Schriften der Mathematisch-naturwissenschaftlichen Klasse
der Heidelberger Akademie der Wissenschaften
Nr. 4 (1999)

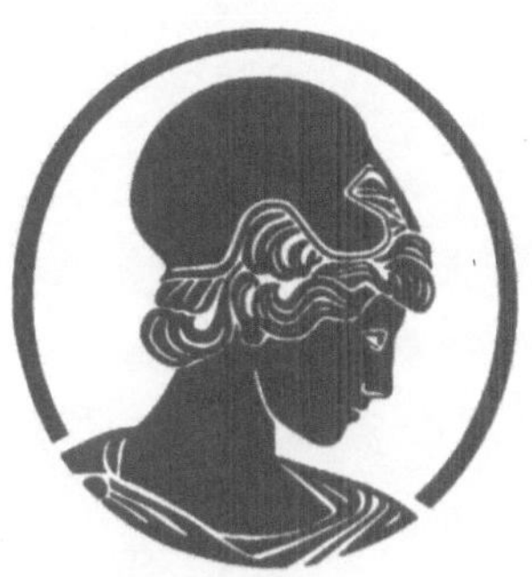

Springer
Berlin
Heidelberg
New York
Barcelona
Hongkong
London
Mailand
Paris
Singapur
Tokio

Heinz Häfner

Gesundheit – unser höchstes Gut?

Vorgelegt in der Sitzung
vom 27.06.98

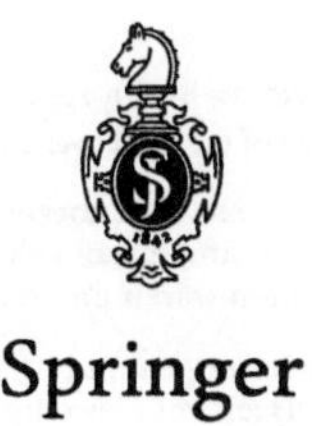

Springer

Prof. Dr. Dr. Dres. h.c.Heinz Häfner
Zentralinstitut für Seelische Gesundheit
Postfach 12 21 20
68072 Mannheim

Die „Sitzungsberichte der Heidelberger Akademie der Wissenschaften – Mathematisch-naturwissenschaftliche Klasse" haben von nun an die geänderte Bezeichnung
„Schriften der Mathematisch-naturwissenschaftlichen Klasse der Heidelberger Akademie der Wissenschaften."
Die Zählung ist nunmehr fortlaufend – beginnend mit 1 – ,
d. h. nicht mehr jahrgangsweise.
Die Supplemente werden mit den „Sitzungsberichten" unter dem neuen Reihentitel vereinigt.

Die Veranstalter danken dem Bundesministerium für Bildung, Wissenschaft, Forschung und Technologie und der Robert-Bosch-Stiftung, Stuttgart, für die großzügige Unterstützung der Tagung und der Veröffentlichung ihrer Ergebnisse.

Die Deutsche Bibliothek – CIP-Einheitsaufnahme

Häfner, Heinz: Gesundheit - unser höchstes Gut? / Heinz Häfner. - Berlin ; Heidelberg ; New York ; Barcelona ; Hongkong ; London ; Mailand ; Paris ; Singapur ; Tokio : Springer, 1999
(Schriften der Mathematisch-Naturwissenschaftlichen Klasse der Heidelberger Akademie der Wissenschaften ; Nr. 4)

Mit 35 Abbildungen und 25 Tabellen

ISBN-13: 978-3-642-64285-2 e-ISBN-13: 978-3-642-60166-8
DOI: 10.1007/978-3-642-60166-8

Softcover reprint of the hardcover 1st edition 1999

SPIN: 10714554 08/3143 - 5 4 3 2 1 0 – Gedruckt auf säurefreiem Papier

Vorwort

Des Bürgers wichtigster Wunsch ist seine Gesundheit. Sozialstaat und Solidargemeinschaft haben ihm Schutz und Wiederherstellung seiner Gesundheit im Rahmen des medizinisch Möglichen garantiert. Solange die arbeitende Bevölkerung und mit ihr die Solidargemeinschaft und die öffentlichen Haushalte expandierten, hatte es damit keine Not. Im Dienst am Kranken schien der Gesundheitssektor der Volkswirtschaft unbegrenzt wachstumsfähig zu sein.

Mittlerweile haben sich die Perspektiven grundlegend verändert: Das Altern der Gesellschaft, die schrumpfende Zahl der Erwerbstätigen, die strukturellen Veränderungen der Wirtschaft, die steigende Zahl erwerbsloser jüngerer und nicht mehr erwerbsfähiger älterer Menschen haben Stagnation und Rückgang auf der Einnahmeseite zur Folge. Der unverhältnismäßig hohe Anstieg der Gesundheitsausgaben der letzten Jahrzehnte kann so nicht weitergehen. Kleinere Reformen des Gesundheitswesens führten zu kleinen Einsparungen. Eine große Reform, die unter Berücksichtigung humanitärer Ziele, medizinischen Fortschritts, demographischer, gesellschaftlicher und wirtschaftlicher Veränderungen Einnahmen und Ausgaben im Rahmen gesellschaftlicher Prioritäten langfristig zum Ausgleich bringt, steht noch vor uns. Sie ist allenfalls angedacht, keineswegs konzipiert und schon gar nicht gegen ökonomische und soziale Besitzstände durchgesetzt.

Die Klärung von Grundsätzen, Möglichkeiten und Perspektiven einer Reform des Gesundheitswesens im Besonderen und der umfassenden Daseinsfürsorge im Allgemeinen bedarf einer vom politischen Tagesgeschäft entlasteten gründlichen Diskussion. Dafür hat sich die Heidelberger Akademie der Wissenschaften von ihrer akademischen Atmosphäre und von der breiten wissenschaftlichen Kompetenz ihrer Mitglieder her als ein geeignetes Forum angeboten. Gefördert durch das Bundesministerium für Bildung, Wissenschaft, Forschung und Technologie und der Robert-Bosch-Stiftung haben wir am 5. Und 6. Februar 1998 ein Symposium unter dem genannten Thema durchgeführt. Das Programm umfaßt systematisch gegliederte Themen, die durch Wissenschaftler und durch Repräsentanten an der Sache beteiligter Institutionen und Verbände präsentiert wurden. Die erfolgreiche Auswahl kompetenter Referenten aus der Frontlinie von Forschung und Politikberatung drückt sich nicht nur in der Qualität der Vorträge und Diskussionen, sondern auch in der Tatsache aus, daß einige neue Forschungsergebnisse von grundlegender Bedeutung erstmals auf dieser Tagung vorgetragen wurden.

In diesem Band werden die Vorträge des Symposiums, ihre Diskussion durch die Teilnehmer und die lebendige und perspektivenreiche Schlußdiskussion vorgelegt. Die Themen von Vorträgen und Diskussionen greifen unter dem Dach des

Rahmenthemas wesentliche Aspekte von Gesundheit und Gesundheitswesen auf. Ein Schwerpunkt der Tagung war naturgemäß der Krise des Gesundheitswesens und ihren Ursachen gewidmet, angefangen von der Geschichte seiner tragenden staatsphilosophischen Ideen über die Sozialgeschichte, internationale Systemvergleiche bis hin zu Reformansätzen der Gegenwart, Reformmöglichkeiten der Zukunft und ihren sozial- und verfassungsrechtlichen Aspekten. Nicht weniger Beachtung fanden die Probleme der Bevölkerungsentwicklung im Hinblick auf Morbiditätsprognosen, Pflegebedarf und Entwicklung der Pflegeressourcen in der Bevölkerung. Interesse fanden auch die epidemiologischen Beiträge zur Entwicklung von Krankheit, Krankheitsverhalten und Inanspruchnahme von Gesundheitsleistungen, zu sozialen Faktoren von Gesundheit und Krankheit und schließlich zum verfügbaren Wissenshorizont über mögliche Förderung von Gesundheit und Gesundheitsverhalten der Bevölkerung.

Das Inhaltsverzeichnis zeigt die Gliederung der Themen und spiegelt so den inhaltlichen Aufbau der Tagung wider. Der weite Horizont der Themen, teilweise auch ihre Komplexität, waren Anlaß zu einer Zusammenfassung wesentlicher Inhalte von Vorträgen und Diskussionen in einem Nachwort. Hier wird der Versuch unternommen, ein Ziel der Tagung, das in der Diskussion bereits in den Vordergrund getreten war, noch ein wenig weiter zu führen: Die Verbindung von Zusammengehörigem über Disziplinen und Gegenstandsbereiche hinweg. Dadurch erschließen sich einige Perspektiven, aber auch Kontroversen.

Ein Patentrezept für eine durchgreifende Reform des Gesundheitswesens, für weniger Krankheit in der Bevölkerung und für ein optimales Gesundheitsverhalten aller Bürger ist allerdings als Ergebnis der Tagung nicht herausgekommen. Dennoch dürften die hier niedergelegten Analysen und Perspektiven von großem Interesse für Leser aus allen Arbeits- und Denkfeldern sein, die sich mit Gesundheit und Gesundheitswesen derzeit intensiver befassen. Dem schnellen Leser ist zu empfehlen, die Lektüre mit „Zusammenfassung und Ausblick“ zu beginnen, denn dieser Text erschließt den Zugang zum Ganzen. Dennoch sollte auf die Lektüre der hervorragenden Einzelbeiträge und der Diskussionen nicht verzichtet werden.

Prof. Dr. Dr. Dres. h.c. Heinz Häfner

Prof. Dr. Dr. h.c. Friedrich Vogel
(Sekretar der mathematisch-naturwissenschaftlichen Klasse der Heidelberger Akademie der Wissenschaften)

Inhaltsverzeichnis

Verzeichnis der Autoren

Arnold, Michael, Prof. Dr. Dr. h.c.
WPI, AG Gesundheitssystemforschung
Im Tannengrund 1, 72072 Tübingen

Badura, Bernhard, Prof. Dr.
Fakultät für Gesundheitswissenschaften der Universität Bielefeld
Postfach 10 01 31, 33501 Bielefeld

Baier, Horst, Prof. Dr.
Sozialwissenschaftliche Fakultät, Universität Konstanz
Postfach 55 60, 78457 Konstanz

Dinkel, Rainer Hans, Prof. Dr.
Bevölkerungswissenschaft, Universität Bamberg
Postfach 15 49, 96045 Bamberg

Gäfgen, Gérard, Prof. Dr. Dr. h.c.
Fakultät für Wirtschaftswissenschaften und Statistik, Universität Konstanz
Postfach 56 60, 78434 Konstanz

Häfner, Heinz, Prof. Dr. Dr. Dres. h.c.
Zentralinstitut für Seelische Gesundheit
Postfach 12 21 20, 68072 Mannheim

Haverkate, Görg, Prof. Dr.
Juristisches Seminar, Universität Heidelberg
Friedrich-Ebert-Anlage 6–10, 69117 Heidelberg

Kickbusch, Ilona, Dr.
Professor of Public Health, Yale University, Department of Epidemiology and Public Health, 60 College Street, New Haven, CT 06520-8034

Manow, Philip, Dr.
Max-Planck-Institut für Gesellschaftsforschung
Paulstraße 3, 50676 Köln

Pitschas, Rainer, Prof. Dr.
Lehrstuhl für Öffentliches Recht und Verwaltungswissenschaft, Deutsche Hochschule für Verwaltungswissenschaften, Postfach 14 09, 67324 Speyer

Raspe, Heinz, Prof. Dr. Dr.
Institut für Sozialmedizin, Medizinische Universität zu Lübeck
Beckergrube 43–47, 23552 Lübeck

Schmidt, Manfred G., Prof. Dr.
Zentrum für Sozialpolitik (ZeS)
Parkallee 39, 28209 Bremen

Schneider, Markus, Dr.
BASYS
Reisingerstraße 25, 86159 Augsburg

Seebaß, Gottfried, Prof. Dr.
Präsident der Heidelberger Akademie der Wissenschaften
Karlstraße 4, 69117 Heidelberg

Siegrist, Johannes, Prof. Dr.
Institut für Medizinische Soziologie, Universität Düsseldorf
Postfach 10 10 07, 40001 Düsseldorf

Vogel, Friedrich, Prof. Dr. Dr. h.c.
Sekretar der mathematisch-naturwissenschaftlichen Klasse der Heidelberger Akademie der Wissenschaften, Karlstraße 4, 69117 Heidelberg

Wille, Eberhard, Prof. Dr.
Lehrstuhl für Volkswirtschaftslehre
Universität Mannheim
A 5, 68131 Mannheim

Grußwort des Präsidenten

Gottfried Seebaß

Magnifizenz Siebke, Magnifizenz Cohen, meine sehr verehrten Damen und Herren,

Sie wissen wahrscheinlich alle, daß der Gedanke, die Gelehrten unterschiedlichster Fachrichtungen in einer Akademie zu versammeln, zu Beginn der Aufklärung entstanden ist, in einer Zeit also, die den Wert der Wissenschaften nicht zuletzt danach bemaß, welchen Nutzen der Mensch als geist-leibliches und als gesellschaftlich-politisches Wesen von ihnen habe. Freilich wurde der Begriff des Nutzens dabei nicht in einem kurzatmig enggeführt-ökonomischen Sinn verstanden, sondern in durchaus umfassender Weise der Mensch als Individuum und gesellschaftlich-bürgerliches Wesen in den Blick genommen. Daß unter einem solchen Aspekt letzten Endes auch alle Naturwissenschaft Humanwissenschaft ist und bleibt, sollte uns vielleicht gelegentlich bewußter sein. Dabei ist freilich zuzugeben, daß der Schwerpunkt der Forschung in den deutschen Akademien der Wissenschaften auf den Geisteswissenschaften ruht. Denn die finanziellen, räumlichen und sonstigen Ressourcen der Akademien erlauben es im allgemeinen ihren naturwissenschaftlichen Mitgliedern nicht, ihre weit angelegten Forschungen unter dem Dach und im Rahmen einer Akademie zu betreiben. Um so mehr aber sind die Akademien der geeignete Ort, um im interfakultären Gespräch den letzten Endes stets auch auf den Menschen und das Humanum bezogenen Aspekt aller wissenschaftlichen Arbeit zu bedenken und zu klären. Es ist deshalb auch durchaus kein unangemessenes Ansinnen, wenn Politiker aller Richtungen immer wieder an Akademien mit der Erwartung herantreten, einen Beitrag zur Bewältigung der uns bedrängenden Probleme zu leisten. Dabei werden die Akademien vielleicht nicht direkt politisch umsetzbare Lösungen erarbeiten, sie werden aber vielleicht zur Klärung dessen beitragen können, was im Vorfeld von politisch zu treffender Entscheidung und politisch zu übernehmender Verantwortung zu bedenken ist.

Der Vorstand unserer Akademie hat es daher sogleich begrüßt, als sich – einer Anregung von Herrn Kollegen Häfner folgend – ein interdisziplinär besetztes Programmkomitee bildete, um ein Programm für ein Symposium zu den vielfältigen Problemen unseres Gesundheitswesens zu entwerfen und es im Rahmen unserer Akademie zu veranstalten. Man muß nicht Mediziner oder Sozialwissenschaftler sein, sondern lediglich aufmerksamer Zeitgenosse, um die Fülle der Probleme zu erkennen, die in diesem Bereich vor uns liegen. Als Kirchenhistoriker wage ich mich kaum dazu zu äußern, obwohl ja der Beruf des Arztes und der des Theologen nicht so fern voneinander liegen. Darauf könnte man mit sehr ernsthaften Gedankengängen hinweisen. Ich erinnere statt dessen an die eher bissige Wortspielerei Georg Christoph Lichtenbergs, der einmal notierte: „Die

Pfarrer bauen den Acker Gottes, die Ärzte den Gottesacker". Freilich füge ich selbstkritisch im Blick auf so manche in unserer Zeit gehaltene Predigt einerseits und auf die erstaunlichen Leistungen er Medizin andererseits hinzu, daß man ja fast in Zweifel kommen kann, ob das noch so stimmt. Erlauben Sie mir aber gleichwohl kurz anzudeuten, was dem aufmerksamen Zeitgenossen sofort zu ihrem Thema präsent ist: Die Lebenserwartung der Menschen in unserer Gesellschaft ist ganz erheblich gestiegen - damit aber auch die Konfrontation mit einer Fülle von Alterskrankheiten. Und ich vermute deswegen, daß ein erheblicher Teil der Ausgaben für unser Gesundheitswesen auf die älter werdenden Menschen entfällt - jedenfalls war das - wenn ich ihr Leben überblicke - im Fall meiner eigenen Mutter so. Wird damit nicht der Generationenvertrag, der schon im Blick auf die Altersversorgung ein Problem darstellt, zusätzlich durch die Gesundheitsfürsorge erheblich strapaziert? Ein wieder anderer Aspekt: Der medizinisch-technische Fortschritt hat sich ungeheuer schnell entwickelt, und es scheint durchaus kein Ende abzusehen. Damit sind - vor dem Hintergrund der bisherigen Erfolge - die Erwartungen der Menschen an die Medizin ins Ungemessene gestiegen - aber eben damit andererseits auch die Enttäuschungen, die dazu führen, daß neben der Medizin ein Geschäft von allen möglichen Heilern blüht, wie man es eigentlich gar nicht erwarten würde. Sicher kann kein Zweifel darüber bestehen, daß in den Zeiten, in denen man dieses Leben für ein kurzes Vorspiel der Ewigkeit hielt, man ganz selbstverständlich bereit war, für die Garantie der ewigen Seligkeit erhebliche Opfer zu bringen, die damals der Kirche zuflossen, und heute ist man - nachdem sich der Ewigkeitsglaube bei vielen Zeitgenossen verflüchtigt hat - bereit, entsprechend viel und vielleicht noch erheblich mehr für die Erhaltung dieses Lebens einzusetzen. Jedenfalls würden die meisten unserer Zeitgenossen, uns selbst wahrscheinlich eingeschlossen, das Thema des Symposiums nicht mit einem Frage-, sondern mit einem Ausrufungszeichen versehen. Aber eben deswegen ertappt man sich dann gelegentlich bei der Frage, ob es denn überhaupt angesichts der medizinischen Möglichkeiten ihrer Kosten und im Blick auf das noch zu erwartende Leben zu vertreten ist, allen alles an medizinisch möglicher Leistung zukommen zu lassen. Und dann ist das keineswegs mehr nur eine Kostenfrage, sondern ein Problem mit einem ganzen Rattenschwanz von schwerwiegenden weiteren Fragen. Und mit all dem habe ich noch nicht einmal die entscheidende Frage berührt, was denn eigentlich als gesund und als Gesundheit, was als krank und als Krankheit zu bezeichnen sei. Vielleicht darf ich auch dazu noch einmal einen der bösen Sprüche Lichtenbergs zitieren, der lautet: „Wie sich viele für körperlich krank halten, ohne es zu sein, so halten umgekehrt sich viele für geistig gesund, die es nicht sind" (Verm. Schriften II, Bemerkungen verm. Inhalts 4). Aber das wäre, wie gesagt, ein weiteres Thema.

Kein Wunder also, daß das Thema des Symposiums auf hohes Interesse stößt. Ich denke, das zeigt sich auch darin, daß heute Vertreter von Bundes- und Landesministerien ebenso unter uns sind wie die von Ärztekammern und Krankenkassen, die ich jedoch nicht einzeln und namentlich begrüße, sondern sie mit all den anderen Teilnehmern an dem Symposium in unserem schönen Anwesen willkommen heiße und meine Freude über Ihr Kommen zum Ausdruck bringe.

Gern und dankbar erwähne ich aber in diesem Zusammenhang die Unterstützung, die die Durchführung dieses Symposiums von seiten des Bundesministeriums für Bildung, Wissenschaft, Forschung und Technologie in Bonn sowie von der Robert-Bosch-Stiftung in Stuttgart erfahren hat.

Das Programm hat in seinen verschiedenen Teilen eine Fülle unterschiedlicher Aspekte des Gesamtfeldes thematisiert. Die damit offensichtliche Komplexität des Themas läßt schnelle und einfache Lösungen, die die Probleme nur in einer bestimmten Blickrichtung angehen wollen, von vornherein nicht zu. Aber wir dürfen wohl erwarten, daß das Symposium zum mindesten einen Dialog auf den Weg bringt, vielleicht sogar an der einen oder anderen Stelle zu begründeten Empfehlungen vorstößt. Das wäre dann ein besonders schöner Erfolg - wobei man vielleicht nicht ganz vergessen sollte, daß Fontane der Auffassung war, daß „der Erfolg am Mut hänge". Die Heidelberger Akademie der Wissenschaften jedenfalls freut sich, wenn sie dazu beitragen kann, Wissenschaftler verschiedener Fachrichtungen und Menschen aus verschiedenen Bereichen unserer Gesellschaft zur gemeinsamen Arbeit an den uns alle bedrängenden Problemen zu vereinen. In diesem Sinne wünsche ich Ihrem Symposium einen guten und ertragreichen Verlauf.

Ideengeschichte der Gesundheitspflege, Explikation der Themen der Tagung

Heinz Häfner

Einleitung

Nachdem Sie der Präsident unserer Akademie freundlich und offiziell begrüßt hat, erlauben Sie mir, Sie auch noch im Namen des Programmkomitees willkommen zu heißen und Ihnen zu danken, daß Sie unserer Einladung gefolgt sind. Wir begrüßen besonders die Vortragenden des Symposions, aber auch die aktiven Diskussionsteilnehmer, und das werden Sie voraussichtlich alle sein. Wir begrüßen besonders die Repräsentanten der beiden Sponsoren, Herrn Dr. von dem Knesebeck, Vertreter des Bundesministeriums für Bildung, Wissenschaft, Forschung und Technologie sowie Herrn Firnkorn von der Robert-Bosch-Stiftung, Stuttgart. Beide Sponsoren sind in hervorragender Weise mit dem Thema unseres Symposions verbunden. Das Bundesministerium für Bildung und Forschung fördert unter Beteiligung des Bundesgesundheitsministeriums, das durch Frau Dr. Fälker hier vertreten ist, seit 1992 den Wiederaufbau von Public Health, auf Deutsch: Volksgesundheitspflege, in Forschung, Ausbildung und Anwendung. Mehrere Vortragende und Teilnehmer sind in leitenden Positionen der vom BMBF geförderten Public Health-Verbünde tätig.

Mit der erfolgreichen Anschubförderung der Public Health-Verbünde ist ein neues Kapitel der Erschließung kompetenten Wissens und der Politikberatung zu Volkgesundheitspflege und zum Gesundheitswesen in der Bundesrepublik aufgeschlagen worden. Die Robert-Bosch-Stiftung hat mit ihren bisher 20 Symposien zur Gesundheitsberichterstattung einen Prozeß kontinuierlicher, disziplinübergreifender Analysen auf diesem Gebiet überhaupt erst in Gang gebracht. Inzwischen befaßt sich der Sachverständigenrat für die konzertierte Aktion im Gesundheitswesen in direkter Politikberatung mit einem wesentlichen Teilbereich unseres Tagungsthemas. Die Bundesärztekammer hat mit unserer Schwesterakademie in Mainz unter dem Titel „Leitlinien und Standards im Gesundheitswesen" 1996 ein Symposium veranstaltet, das wichtige Anregungen gibt. Wir freuen uns, daß wir mehrere Teilnehmer aus dem Kreis der aktiv Mitwirkenden der genannten Tagungen und der Mitglieder der genannten Institutionen als Redner oder Teilnehmer unter uns haben.

Was wollen wir mit diesem Symposion? Es beschäftigt sich mit einem Thema, das Schlagzeilen der Medien, Köpfe von Wissenschaftlern, Ministerialbeamten und Politikern füllt, mit der Krise des Gesundheitswesens. Wir beabsichtigen keine Wiederholung der hitzigen oder besorgten Diskussionen dieses Themas, auch wenn wir nicht umhin können, verschiedene Aspekte der Krise, ihre Gründe und ihre Perspektiven zu erörtern. Aber das Ziel unserer Veranstaltung ist weiter gesteckt. Wir wollen die besonderen Möglichkeiten, die uns die Heidelberger Akademie der Wissenschaften als Veranstalter und Gastgeber dieses Symposions bietet, nämlich die geistige, wissenschaftsübergreifende, vom politischen Aktualitätsdruck entlastete Atmosphäre nutzen für eine nüchterne Bestandsaufnahme, die auch die philosophisch-ethischen, rechtlichen, sozialen und wirtschaftlichen Hintergründe des Themas mit berücksichtigt.

Ein erster Einblick in problematische Perspektiven

Meine Aufgabe, die Tagung einzuleiten, ähnelt jener eines Reiseleiters. Ich werde Ihnen einige Ziele und Reiserouten für unseren geistigen Ausflug aufzeigen. Erreicht und gründlich beschrieben werden diese Landschaften jedoch erst durch die Beiträge unserer Vortragenden und ihre Diskussion.

Lassen Sie mich den Blick auf die erste Reiseroute mit ein paar einfachen Fragen öffnen. Was eigentlich sind die Leitideen und Wertorientierungen hinter dem erstaunlichen politischen Konsens, der den Sozialstaat im allgemeinen und die staatliche Verantwortung für die Gesundheitsfürsorge im besonderen geschaffen hat? Welche historischen Wurzeln haben sie und was ist die Rechtsgeschichte, die sich unter ihrem Einfluß entfaltet hat? Ist Gesundheit, ein privilegiertes Gut, das der Bürger nahezu über alles stellt, ein Verfassungsgut? Und wie soll es unter kritischen Bedingungen finanziert werden? Sie werden dazu im Laufe der Tagung kompetente Wegweisungen vermittelt bekommen.

Wenn die politischen Kräfte unserer Tage über neue Staatsziele sinnieren, dann denken sie eher an Umwelt und Tierschutz als an die Gesundheit der Bevölkerung, weil unsere Mediendemokratie wie ein Vergrößerungsglas die lautverstärkte Artikulation von Minderheitsinteressen vermittelt.

Was aber ist eigentlich dieses Gut „Gesundheit“, für dessen Erhaltung oder Wiederherstellung die Solidargemeinschaft oder die Allgemeinheit via Steuern aufkommen soll? Die gegenwärtige öffentliche Diskussion zeigt deutlich, daß das Verständnis dessen, was als gesundheitsrelevant im politischen Kontext definiert wird, in hohem Maße von den ökonomischen Interessen der Leistungsnehmer, der Leistungserbringer und ihrer Interessenverbände mit abhängt.

Was aber läßt sich durch Rationalisierung an staatlichen oder solidarisch finanzierte Leistungen für die nach heutigen Vorstellungen definierte Gesundheitsfürsorge erhalten, wenn wachsende Bedürfnisse und schrumpfende Mittel zu Einsparungen zwingen?

Wenn Gesundheit im Vergleich mit anderen Gütern dem Souverän nicht mehr wert ist als bisher, wenn alle realisierbaren Spareffekte nicht ausreichen, dann könnte der nächste Schritt in der Rationierung von Gesundheitsleistungen bestehen. Wo sollen dann die ersten Abstriche gemacht werden? Soll man etwa bei über 60jährigen oder bei Diabetikern keine nötige By-pass-Operation, keine Nierendialyse oder Transplantation mehr vornehmen? Das ist eine Frage, die im britischen National Health Service bereits beantwortet ist: Der Staat als Alleinunternehmer des Gesundheitswesens macht hier keine Leistungsangebote mehr. Wer genügend Geld hat, die Operation selbst zu bezahlen, hat im Alter bessere Gesundheits- und Überlebenschancen.

Ein ethisches Problem also. Aber was sind eigentlich die ethischen und rechtlichen Normen, nach denen hier geurteilt wird, wenn wir unser in wachsende finanzielle Bedrängnis geratenes Gesundheitssystem umgestalten sollen? Gibt es Reformvorgaben aus Ländern und Kulturen, die uns Risiken und Konsequenzen besser abschätzen lassen?

Ideengeschichte der Volksgesundheitspflege

Um den Hintergrund dieses Fragenhorizonts für unsere Tagung etwas auszuleuchten, möchte ich, obwohl ich kein Historiker bin, einen kurzen Exkurs in die Ideengeschichte der Volksgesundheitspflege wagen. Die Kardinalfrage, die mich dabei leiten wird, lautet: Was soll der Staat für die Gesundheit seiner Bürger tun? Die beiden Antworttraditionen, die ich gegenüberstellen will, sind die mitteleuropäische, die zum sozialstaatlich verfaßten Gesundheitssystem europäischer Länder, und die englische, die zum liberalen Gesundheitssystem der USA geführt haben.

Die Einsicht, daß es Krankheitsrisiken gibt, gegen die nicht der Einzelne, sondern nur das Gemeinwesen etwas ausrichten kann, reicht weit zürück. Nimmt man als Beispiel einige europäische Städte, dann zeigt die Tabelle 1, daß bescheidenes hygienisches Wissen bereits früh in Maßnahmen des öffentlichen Gesundheitsschutzes umgesetzt wurde. Auch die historischen Wurzeln der Solidargemeinschaft reichen bis in das Mittelalter zurück. 1535 hatten Paracelsus, nach ihm Agricola und 1614 Martin Pansa Vergiftungen, Krankheiten und Unfallrisiken

Tabelle 1. Gesundheitspflege im Mittelalter

Öffentliche Maßnahmen zum Seuchenschutz in europäischen Städten	
1276 Augsburg:	Errichtung einer „Freibank" für Fleisch
14. und 15. Jahrhundert:	Einführung der Isolierung und der Meldepflicht von Pestkranken in europäischen Städten und der Beseitigung von Fäkalien, Abfällen und Ratten; Schließung öffentlicher Bäder bei Epidemien (z.B. Luesepidemie in Lissabon)
1308 Basel:	Medizinalordnung: u.a. Isolierung oder Ausweisung bei Beulenpest, Lungenschwindsucht, Fallsucht, Krätze, Antoniusfeuer (Ergotismus), Milzbrand, Trachom, Lepra
1370 Venedig:	Einlaufverbot für Schiffe mit pestverdächtigen Matrosen
1377 Ragusa:	Einführung der Quarantäne (1 Monat für verdächtige Reisende)
1388 Marseilles:	Einführung der Quarantäne
1403 Venedig:	Errichtung des ersten Quarantänelazaretts, Einführung der Meldepflicht für Seuchen in Reggio d'Emilia, Venedig und Lissabon
1491 Ulm:	Schwangerenfürsorge, Hebammenordnung
1493 Venedig:	Räuchern von Briefen, Geldwäsche in Essig bei der Pestepidemie

bei Abbau und Aufbereitung von Bodenschätzen vor allem in Silberbergwerken beschrieben und die Versorgung von Kranken, Unfallopfern, Witwen und Waisen gefordert. Nachdem die Landesfürsten als Betreiber der Bergwerke den Appell meist überhörten, entwickelten die Bergleute selbst solidarische Zusammenschlüsse zur Minderung der Not von Kranken, Verunfallten und Angehörigen. Diese frühen Formen solidarischer Gesundheitsfürsorge gaben das Modell für die Gründung von Gewerbekrankenvereinen und Arbeiterkrankenkassen im 18. Und 19. Jahrhundert ab.

Der Ursprung des europäischen Wohlfahrtsstaatsgedankens

Mit der aufkommenden Stabilität von Staat und Regierung im Absolutismus widmeten sich Gesellschafts- und Staatsphilosophie wie in der Antike der Frage nach den Aufgaben des Staates oder des Monarchen. Mit Ausbruch der Neuzeit erweiterte sich der handlungstragende Staatszweck von Macht- und Gebietserweiterung nach außen und Gewährleistung von Frieden, Sicherheit und Ordnung nach innen zum Wohlfahrtsgedanken.

Den größten Einfluß auf die Erhebung von Gesundheit und Wohlfahrt des Bürgers zum Staatszweck hatten vermutlich die französischen Gesellschafts- und Staatsphilosophen des 18. Jahrhunderts. Bereits an der Schwelle zum 18. Jahrhundert forderte der Abbé Claude Fleury, Erzieher der Enkel Ludwig XIV:

> „Die wichtigste Funktion des Staates ist diejenige, die Gesundheit und Moral der Untertanen zu erhalten, eine Vermehrung der Bevölkerung anzuregen und Krankheiten und Verbrechen zu verhüten.“ (zit. nach Sand 1952)

Ähnliche Ideen finden sich bei den vorrevolutionären Gesellschaftsphilosophen Rousseau, Voltaire und Beaumarchais. Der Staat oder der Monarch wird in umfassender Weise für Gesundheit, Sittlichkeit und Wohlergehen der Bürger in die Pflicht genommen. Auch Montesquieu weist dem Staat die Fürsorge für Waise, Kranke und Greise zu (De l'Esprit des Lois, 1748). Weil aber die demokratische Staatsform höhere Ansprüche stelle, forderte er, der Bürger habe selbst durch Erziehung und Selbsterziehung einen eigenen Beitrag zu einem gesunden Leben zu leisten.

In den deutschen Fürstentümern und in Österreich-Ungarn setzten sich diese Ideen in monarchistisch-partiarchalischer Gestaltung fort. Ihre beiden Exponenten kamen aus dem Einzugsgebiet der Kurpfälzischen Akademie der Wissenschaften: Franz Anton Mai (Abb. 1), am 16.12.1742 in Heidelberg geboren, Stadtphysikus in Mannheim und Professor der Hebammenkunst an der Universität Heidelberg, und Johann Peter Frank (Abb. 2), – aus Bruchsal. Er publizierte 1770 das achtbändige „System einer vollständigen medizinischen Polizei“ (Abb. 3) und gewann vom Hofe Joseph II aus großen Einfluß: Frank hatte seine Frau am Kindbettfieber und sein einziges Kind an Pocken verloren, Schicksalsschläge, die das Lebensziel Gesundheitspflege verständlich machen. Franz Anton Mai, über dessen Persönlichkeit, Ideen und Leistungen das Akademiemitglied Heinrich Schipperges (z.B. 1991) mehrfach publiziert hat, legte 1800 einen Gesetzentwurf über

„die medizinische Polizei“ vor (Abb. 4). Er sprach erstmals von einem „Recht des Bürgers auf Gesundheit“.

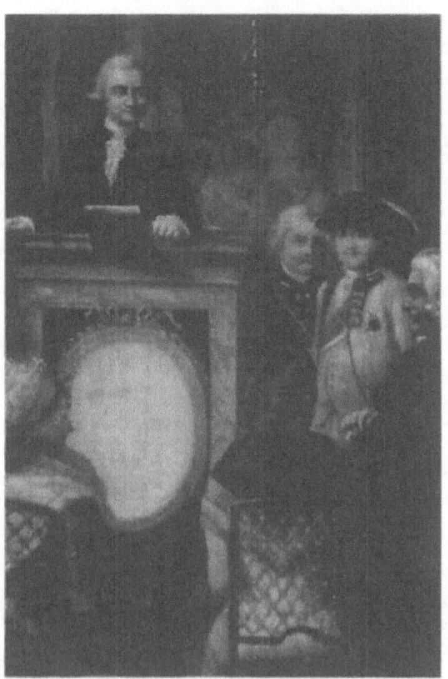

Abb. 1. Mit freundlicher Genehmigung: Reiss-Museum Mannheim

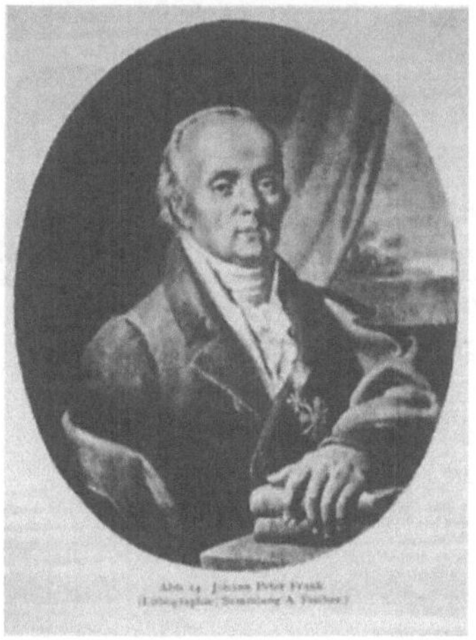

Abb. 2

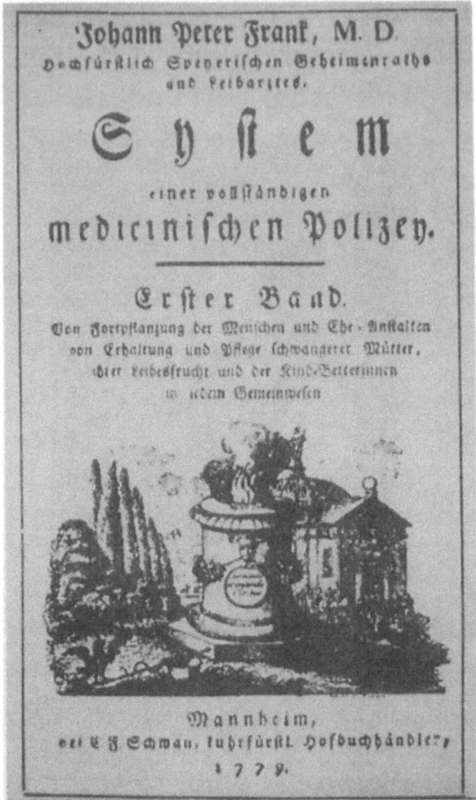

Johann Peter Frank, M. D.
Hochfürstlich Speyerischen Geheimenraths
und Leibarztes.

System
einer vollständigen
medicinischen Polizey.

Erster Band.
Von Fortpflanzung der Menschen und Ehe-Anstalten
von Erhaltung und Pflege schwangerer Mütter,
ihrer Leibesfrucht und der Kind-Betterinnen
in jedem Gemeinwesen

Mannheim,
bei C. F. Schwan, kuhrfürstl. Hofbuchhändler,
1779.

Abb. 3

Tabelle 2. Themenliste des Gesetzentwurfs über die wichtigsten Gegenstände einer medizinischen Polizei (F.A. Mai, 1800)

1. Gesunde Wohnplätze und Reinlichkeit der Luft
2. Gesunde Nahrung und Getränke
3. Gesunde Kleidertracht
4. Hygiene der Volkslustbarkeiten
5. Sicherheit im Handwerk
6. Gesunde Fortpflanzung
7. Fürsorge für Schwangere, Gebärende und Wöchnerinnen
8. Pflege und Erziehung neugeborener Kinder
9. Unfallverhütung
10. Rettung Verunglückter und Scheintoter
11. Umgang mit Sterbenden und Toten
12. Abwendung ansteckender Krankheiten
13. Öffentliche Krankenpflege
14. Vorgehen gegen Viehkrankheiten
15. Verbreitung medizinischer Begriffe unter dem Volk
16. Funktionsfähiges Medizinalwesen.

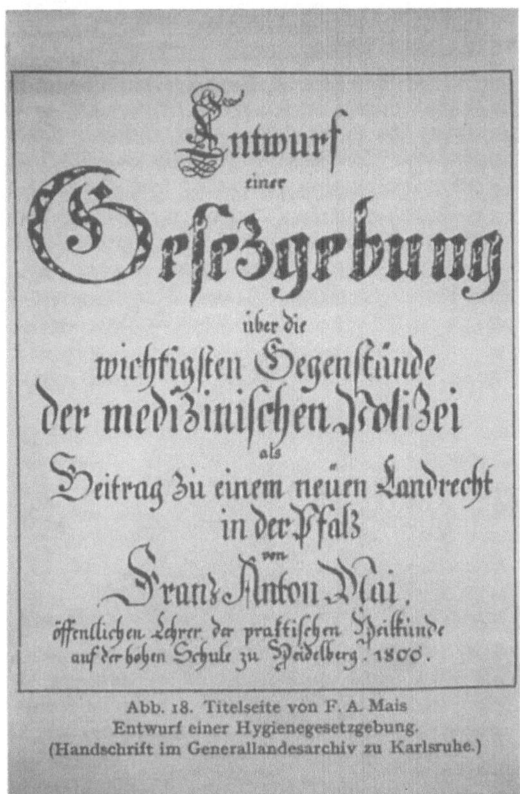
Entwurf
einer
Gesezgebung
über die
wichtigsten Gegenstände
der medizinischen Polizei
als
Beitrag zu einem neuen Landrecht
in der Pfalz
von
Franz Anton Mai,
öffentlichen Lehrer der praktischen Heilkunde
auf der hohen Schule zu Heidelberg. 1800.

Abb. 18. Titelseite von F. A. Mais
Entwurf einer Hygienegesetzgebung.
(Handschrift im Generallandesarchiv zu Karlsruhe.)

Abb. 4

Beide hatten ein erstaunlich umfassendes System der Gesundheitspflege vermittelt, was Tabelle 2 aus Mais Gesetzentwurf über die wichtigsten Gegenstände einer medizinischen Polizei erahnen läßt. Ein großer Teil der Gegenstände moderner Gesundheitspflege und von Gesundheitsschutz hat darin bereits Niederschlag gefunden.

Die Legitimation der Grundideen staatlicher Volksgesundheitspflege Franks und Mais wurzelt im christlichen Schöpferglauben. Der Monarch von Gottes Gnaden hat den in der göttlichen Weltordnung wurzelnden Auftrag, Gesundheit, Sittlichkeit und Wohlfahrt seiner Untertanen zu fördern und zu schützen. Wie bei Montesquieu aus demokratischer Verantwortung, so ist bei Frank und Mai aus christlichem Glauben auch dem Bürger aufgegeben, das Seinige dazu zu tun, das Ziel der Schöpfung - Gesundheit, Sittlichkeit und allgemeines Wohl der menschlichen Gemeinschaften - zu verwirklichen (Abb. 5).

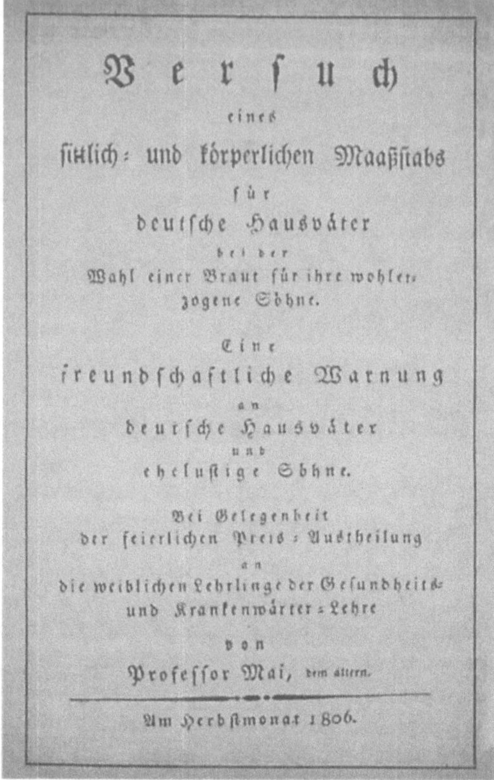

Versuch

eines

sittlich- und körperlichen Maaßstabs

für

deutsche Hausväter

bei der

Wahl einer Braut für ihre wohlerzogene Söhne.

Eine

freundschaftliche Warnung

an

deutsche Hausväter

und

ehelustige Söhne.

Bei Gelegenheit

der feierlichen Preis-Austheilung

an

die weiblichen Lehrlinge der Gesundheits- und Krankenwärter-Lehre

von

Professor Mai, dem ältern.

Am Herbstmonat 1806.

Abb. 5

Krankheit und Armut

Hatten bereits Frank und Mai auf die Bedeutung der Armut als Ursache vieler Krankheiten verwiesen und den Staat als Garant der Gesundheit seiner Bürger zum Handeln aufgerufen, so stellten in der Folgezeit Rudolf Virchow (Abb. 6) und Salomon Neumann (Abb. 7) die soziale Frage in den Mittelpunkt der Gesundheitsfürsorge.

> „Es ist und bleibt einmal unbestreitbar, daß Armut, Not und Elend, wenn nicht identisch mit Tod, Krankheit und Siechtum, so doch ebenso unerschöpfliche Quellen derselben sind; ihre unzertrennlichen Genossen sind Vorurteil, Unbildung und Dummheit“,

schrieb Salomon Neumann in seinem Buch „Die öffentliche Gesundheitspflege und das Eigentum 1847. Angeregt durch die ersten sozialepidemiologischen Untersuchungen in England studierten beide den Zusammenhang zwischen sozialen Bedingungen und Krankheitsrisiken. Das wesentliche Ergebnis war, daß Infektionskrankheiten wie Tuberkulose, Typhus, Cholera und die Gesamtmortalität in entscheidendem Maße von Armut beeinflußt werden. Als die vier wichtigsten

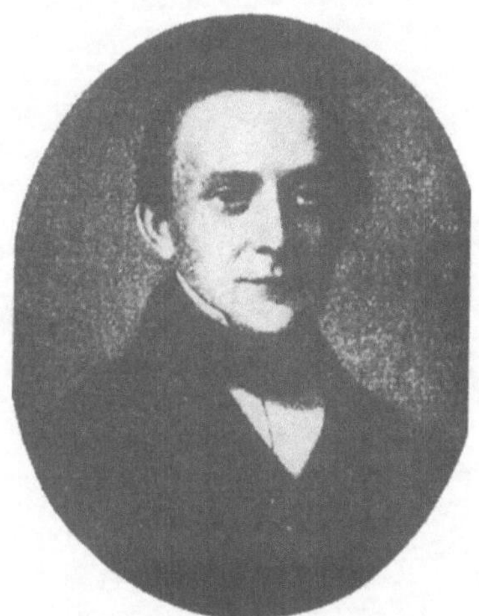

Abb. 6

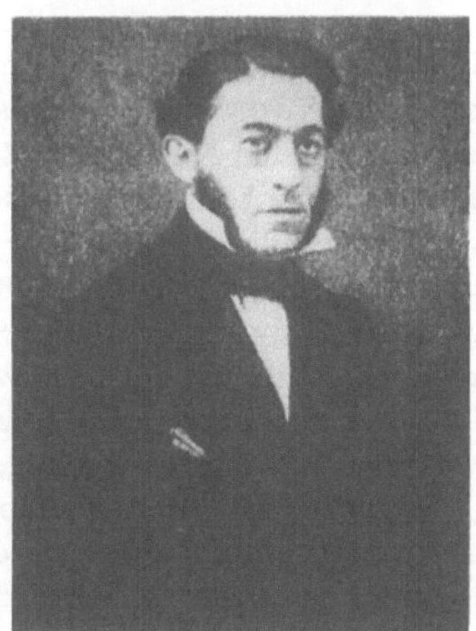

Abb. 7

Faktoren, die den Zusammenhang vermitteln, stellten sich heraus: schlechte Ernährung, sanitäre Verhältnisse, Wohn- und Arbeitsbedingungen.

Die Entwicklung des modernen Gesundheitswesens im 19. Jahrhundert

Die entscheidende Verbesserung der Gesundheit der deutschen Bevölkerung vom letzten Drittel des 19. Jahrhunderts an ist am kontinuierlichen Anstieg der Lebenserwartung abzulesen (Abb. 8). Sie wurde von zwei Entwicklungen - einer medizinischen und einer sozialen - vorangetrieben.

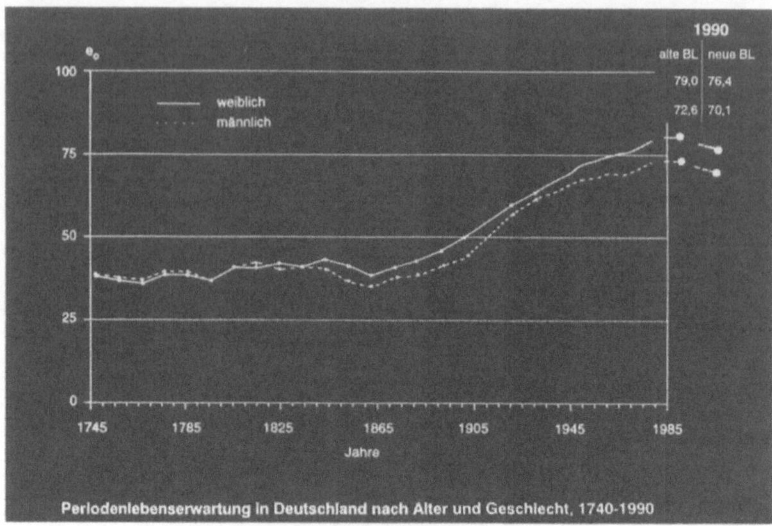

Abb. 8. Quelle: Niehoff 1995

1. Der *Aufbruch des epidemiologisch-hygienischen* und bald auch des medizinischen Wissens zeigte erst die Übertragungs- und Ausbreitungswege jener Infektionskrankheiten auf, die den größten Beitrag zur Mortalität geleistet hatten. Der wachsende Wohlstand erlaubte die Umsetzung dieses Wissens durch riesige Investitionen in Trinkwasserversorgung, Kanalisation, Abfallbeseitigung, Nahrungsmittelhygiene usw. Tabelle 3 greift mit dem Jahr 1876 einen Höhepunkt der Investitionen in die Trinkwasserversorgung deutscher Städte auf. Sie zeigt, daß die Großstädte Anführer in der Realisierung der Trinkwasserhygiene waren und die meist ärmeren Kleinstädte mit einigem Abstand folgten. Die Immunisierung gegen Pocken, Diphterie, Masern und Kinderlähmung, die Entwicklung hochwirksamer Medikamente, diagnostischer und therapeutischer Technologien folgten von der Jahrhundertwende an. In nahezu atemberaubendem Tempo wuchsen der Medizin zahlreiche hochwirksame Mittel der Vorbeugung und Be-

Tabelle 3. Trinkwasserversorgung durch Leitungsnetze in deutschen Städten 1876 in %

	Zahl der Einwohner × 1000									
Städte	10–20	20–30	30–40	40–50	50–60	60–70	70–100	100–200	200–300	über 300
Zahl	48	30	15	11	4	5	11	9	2	1
Mit Trinkwasserleitung (%)	35	47	48	73	75	80	73	89	100	100

Quelle: Grahn (1877). Die berechtigten Ansprüche an städtische Wasserversorgungen vom hygienischen und technischen Standpunkte aus. Deutsche Vierteljahrsschrift für öffentliche Gesundheitspflege, Bd. 9, S. 80 ff, modifiziert d.d. Autor.

Tabelle 4. Aufbruch in die Gesundheits- und Sozialgesetzgebung zur Schaffung einer umfassenden Gesundheitsfürsorge

1800:	F.A. Mai: Forderung der gesetzlichen Verankerung des Rechts auf Gesundheit
1869:	Arbeiterschutzgesetz zur Seuchenprophylaxe
1874:	Impfgesetz (erstes Gesetz zur direkten und spezifischen Krankheitsprävention)
1876:	Gesetz über die eingeschriebenen Hilfskassen
1877:	Errichtung des Reichsgesundheitsamts
1879:	Gesetz zum Verkehr mit Nahrungsmitteln, Genußmitteln und Gebrauchsgegenständen
1883:	Gesetz betreffend die Krankenversicherung der Arbeiter
1884:	Unfallversicherung
1889:	Invaliden- und Altersrentenregelung
1900:	Reichsseuchengesetz
1911:	Reichsversicherungsordnung

handlung von Krankheiten zu. Das Schwergewicht der Probleme verschob sich. Hilflosigkeit und wirkungslose Ersatzhandlungen der Medizin, beispielsweise der Aderlaß, wurden weniger, dagegen nahmen verhaltensabhängige Gesundheitsrisiken bei Krankheitsentstehung und Krankenbehandlung zu. Es kam zu einer enormen Vermehrung der Ärzte und im Zusammenhang mit dem Fortschritt der Medizin zu steigenden Gesundheitsausgaben.

2. Die zweite *Traditionslinie setzt die staatsphilosophische Ideengeschichte* und die frühen Ansätze solidarischer Hilfsvereinigungen fort: Bismarck hat 1876,

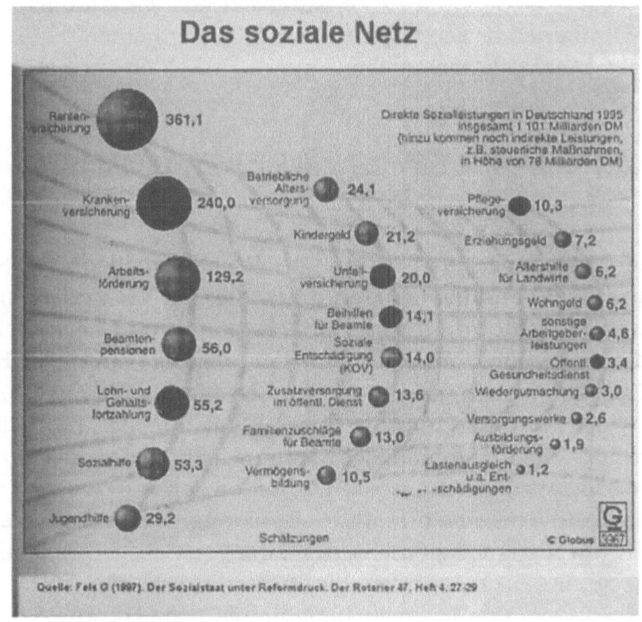

Abb. 9

wenn auch unter anderen tagespolitischen Anlässen (s. Zusammenfassung und Ausblick S. 375 ff.), eine Gesundheits- und Sozialgesetzgebung eingeleitet, die Richtung und Weg zu einer umfassenden staatlich garantierten Gesundheitsfürsorge wies (Tabelle 4). Die Fürsorgepflicht des Staates für Wohlfahrt und Gesundheit der Bürger wurde danach sukzessiv in weiteren Gesetzesschritten und seit dem 2. Weltkrieg im Konsens der Parteien zur umfassenden Daseinsfürsorge des Sozialstaats in Gestalt eines „sozialen Netzes" mit zahlreichen kostenträchtigen „Leistungsknoten" ausgebaut (Abb. 9).

Damit ist eine große historische Idee zur Verwirklichung gelangt. Aber mit der aus Knappschafts- und eingeschriebenen Hilfskassen der Arbeiter- und der Gewerbekrankenvereine hervorgewachsenen Solidargemeinschaft ist ein System entstanden, das auf dem stetigen finanziellen Ausgleich zwischen einzahlenden „Sozialversicherungspflichtigen" und dem Aufwand für die Leistungsempfänger gründet. Es ist deshalb auf Veränderungen der Proportionen zwischen der arbeitenden und nicht arbeitenden anspruchsberechtigten Bevölkerung in hohem Maße krisenanfällig.

Die Verwirklichung des sozialen Ideals „Gesundheit für alle" ist überdies nicht voll geglückt: Zwar sind die Hauptrisikofaktoren, schlechte Ernährung, Hygiene, Wohn- und Arbeitsbedingungen, die einstmals Arme früher sterben ließen, beseitigt. Aber die heute weitaus kleinere, nach Familieneinkommen oder Ausbildungsabschluß definierte Unterschicht unserer Bevölkerung weist immer noch eine signifikant erhöhte Morbidität und Sterblichkeit auf. Nur das Muster der Todesursachen, Krankheiten und Risikofaktoren hat sich verändert: von den Infektionen zu einigen malignen und chronischen Erkrankungen wie Carcinome, Asthma und Herzgefäßleiden und zu Verhaltensrisiken wie Alkohol, Nikotin und Ernährungsgewohnheiten usw.. Sie haben natürlich auch einen deutlich erhöhten Anteil der sozial Benachteiligten an den Gesundheitskosten zur Folge.

Die radikalliberale, staatsferne Tradition von Gesundheitsfürsorge im englischen Kapitalismus

Während die zentraleuropäische Tradition der Wohlfahrtsideen den Staat in eine Garantenstellung für Gesundheitsfürsorge brachte, hat die frühe Emanzipation der englischen Philosophie von Kirche und Religion – John Locke schrieb ihnen nur noch die dienende Funktion einer sittlichen, den Egoismus des Bürgers eindämmenden Kraft zu – den eigenen utilitarischen Weg vorbereitet. 1707 verfaßte Nehemiah Grew ein Memorandum für Queen Anne, das den merkantilistischen Einfluß der erfolgreichen Kolonialmacht spüren läßt: Gesundheit und Bevölkerungswachstum, so führte er aus, seien ein nationaler Wirtschafts- und Machtfaktor, Krankheit und Tod eine öffentliche Belastung. Um Arbeitskräfte und mit ihnen den Reichtum Englands zu mehren, sei der Staat aufgerufen, alles in seiner Macht Stehende zu tun, die Gesundheit der Bürger zu erhalten.

Dieses Staatsziel verlangte in erster Linie billige Arbeitskräfte, was der Reichtum und Macht deutlich mehrende Wirtschaftsliberalismus Englands auch er-

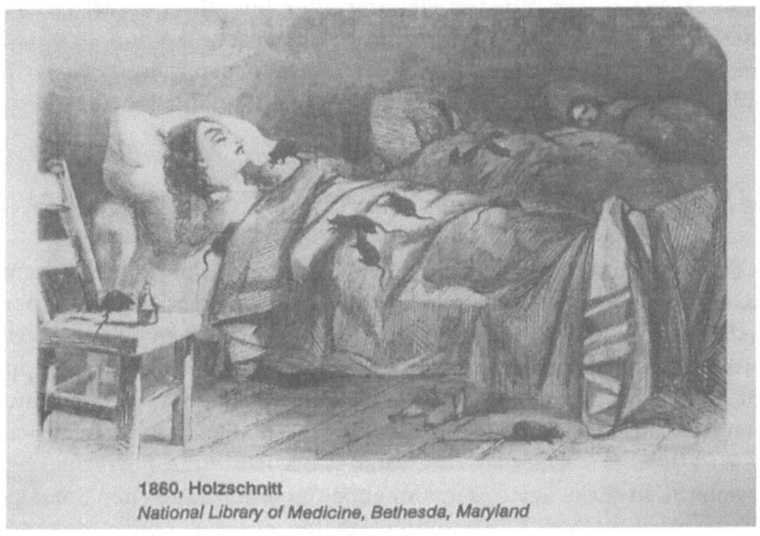
1860, Holzschnitt
National Library of Medicine, Bethesda, Maryland

Abb. 10

folgreich anstrebte. Aber er schwächte mehr und mehr das *christliche Solidaritätsideal* und den *patriarchalen Fürsorgegedanken*. „Je mehr Mäuler, desto größer der Wohlstand", meinte Daniel Defoe. Die Entlastung des Staates von jeder Verantwortung für Wohlstand und Gesundheitsfürsorge formulierte Joseph Priestley (1773–1800), wenn er meinte, die Menschen seien in der Lage, sich selbst überlassen, auch für sich selbst zu sorgen und damit jeden Tag ihre Lebensbedingungen zu verbessern. Er glaubte an eine segensreiche Wirkungskaskade ungehemmter Eigeninteressen: Motivation zur Erwerbsarbeit, materieller Fortschritt, Abnahme der Armut, Verbesserung des Wissens und Verbesserung der Moral.

Der radikale „Manchester"-Liberalismus litt zunehmend an seinen Folgen: wachsende soziale Not, Verarmung, Epidemien und hohe Sterblichkeit in den Zentren der rücksichtslosen Industrialisierung (Abb. 10). Die empirische Sozialforschung wurde mit der sozial engagierten Analyse der Lebensbedingungen der Arbeiter in England geboren. In der Fabian Society fanden ihre Ergebnisse Eingang in eine humanitäre sozialpolitische Utopie, die dem Staat wieder Verantwortung für Wohlfahrt und Gesundheit seiner Bürger zumaß.

Der radikale Umbruch zum „National Health Service" in Großbritannien

Nach dem 2. Weltkrieg erfuhr die liberale Staatsidee in der Gesundheitsfürsorge mit der Einführung des National Health Service einen radikalen Umbruch. Schließlich schöpften die englische Arbeiterbewegung und so auch Marx und Engels, wenn auch höchst einseitig, aus der mitteleuropäischen sozialstaatlichen Denktradition. Die Labour Party hat mit der staatlichen Gesundheitsfürsorge, die in der Thatcher-Ära durch Wiederbelebung alter liberal-kapitalistischer englischer Ideale modifiziert wurde, die mitteleuropäische Wohlfahrtsstaatsidee übernommen. Es war den Vereinigten Staaten überlassen, das Ideal der Selbstverantwortung des Bürgers für seine Gesundheit konsequenter fortzusetzen.

Die liberale englische Tradition im Gesundheitswesen der USA

Lassen Sie mich den gewagten Sprung in die Gegenwart der US-amerikanischen Wohlfahrts- und Gesundheitsfürsorge mit einer Erinnerung an die amerikanische Verfassung von 1776 einleiten. Jefferson hatte die Ideen der französischen Gesellschaftsphilosophen aufgenommen. Aber das „right to pursue happiness" meint nicht die Verpflichtung des Staates zur Fürsorge für das Glück seiner Bürger, sondern die Garantie der Freiheit des Einzelnen sich nach seiner Façon um sein Glück zu kümmern. Dieser Grundsatz ist bis heute die herrschende, wenn auch leidenschaftlich diskutierte Staatsmaxime der amerikanischen Sozialpolitik.

Natürlich wurden auch die Vereinigten Staaten mit den Folgen des radikalen Liberalismus konfrontiert: Armut, Krankheit und soziale Not eines großen Teils der Bevölkerung und spezifische Notlagen bestimmter Risikogruppen: etwa chronisch körperlich und psychisch Kranke, Altenbevölkerung, Kinder unehelicher Mütter, Schwarze und Immigranten. Der Druck der öffentlichen Meinung, hinter dem letztlich mitmenschliche Motive standen, führte lange nur zu sozialem Flickwerk.

Klammert man die Versorgung der Kriegsveteranen aus, die nahezu in allen Ländern aus nachvollziehbaren Gründen umfassend, großzügig und meist unwirtschaftlich erfolgt, beschränkten sich die Hilfen auf wenige Bedarfsfelder. Sie bestanden aus staatlichen Einzelregelungen mit großen Unterschieden, bis mit dem Federal Social Security Law 1935 die Einführung verbindlicher Regeln sozialer Unterstützung für einzelne Risikogruppen begann: Pensionsregelungen für Hinterbliebene und notleidende Alte, Hilfe für Witwen mit abhängigen Kindern

Tabelle 5. American attitudes towards welfare

- The virtues of independence
  Die Tugend der Unabhängigkeit
- Fear that welfare encourages dependence on government
  Befürchtung, Wohltätigkeitsleistungen könnten Abhängigkeit vom Staat fördern
- „Deserving" and „undeserving" poor
  Arme, die Wohlfahrtsleistungen „verdienen", und solche, die sie „nicht verdienen"

  „Our poor laws are manifestly defective ..... Under the ...charitable aspects of allocating relief exclusively to the poor and infirm they frequently invite the able bodied vagrant to partake of the same bounty"
  – New York State Report 1824

Quelle: US Embassy Bonn USIS 1997

Tabelle 6. Anteil der Gesundheitsausgaben am Bruttosozialprodukt (1993) ausgewählter Länder

	Nominal %	Altersstandardisiert %
Vereinigte Staaten	14,3	14,5
Kanada	10,2	10,7
Frankreich	9,8	9,5
Schweiz	9,5	9,1
Deutschland	9,3	8,7
England	6,9	6,5
Japan	6,6	6,3

Quelle: OECD Health Data 96, Paris, OECD/CREDES. Aus: Huber 1998, modifiziert.

Tabelle 7. Gesundheitskosten pro Kopf der Bevölkerung (1995)

	US $
USA	3.701
Schweiz	2.412
Luxemburg	2.206
Deutschland	2.134

Quelle: Deutsches Ärzteblatt 94 (Heft 31/32), C-1534

und in der Folgezeit Medicaid und Medicare, die Gesundheitsversicherung für arme und alte Menschen.

Aber selbst diese begrenzten Regelungen stoßen auf eine Sorge, die in der amerikanischen Mittelklasse und in einem Teil der Führungsschicht tiefverwurzelt ist, nämlich Abhängigkeit vom Staat zu fördern. Das spiegelt sich in der Selbstdarstellung der „american attitudes towards welfare" gut wieder (Tabelle 5).

Andererseits war die Unzufriedenheit mit dem amerikanischen Gesundheitssystem bis in die jüngste Vergangenheit weitverbreitet: Genährt durch den Kontrast: die höchsten Gesundheitskosten, die ein Staat auf dieser Welt aufzuweisen hat - sowohl nach Anteil am Bruttosozialprodukt als auch nach Pro-Kopf-Ausgaben berechnet - (Tabelle 6 und 7), stark ungleiche Vermögensverteilung und hohe Anteile an Armut und sozialer Not (Abb. 11). Japan mit der günstigsten Einkommensverteilung und den niedrigsten Gesundheitskosten hat die höchste Lebenserwartung.

Das alles ließ bei einem Teil der amerikanischen Bevölkerung ein starkes Bedürfnis nach dem europäischen Wohlfahrtsstaat mit seiner umfassenden Gesundheitsfürsorge entstehen. Der politisch und wirtschaftlich zu kurz gedachte Versuch der Clinton-Administration, den Schritt in eine staatlich gelenkte Soli-

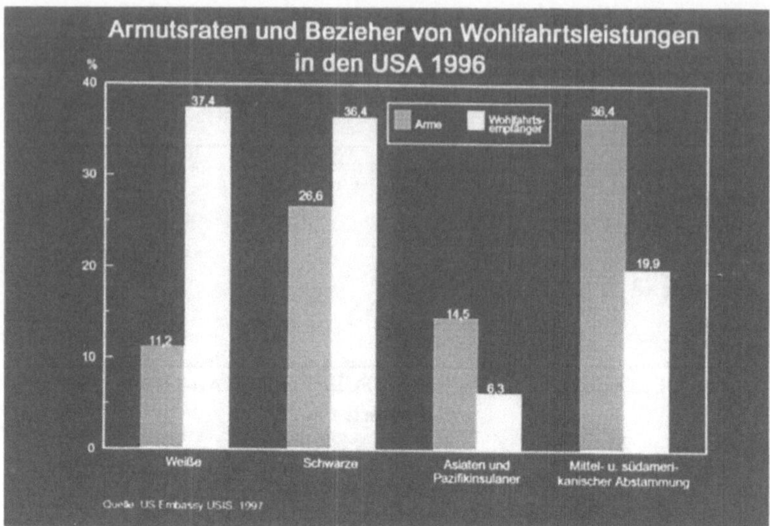

Abb. 11

dargemeinschaft nach deutschem Vorbild zu tun, scheiterte genau an jener Tradition, die ein Artikel über Amerika in „The Economist“ (6. 9. 1997, S. 25) wiedergibt:

> „Amerika ist eher ein Land der Einzelkämpfer als der gemeinsamen Anstrengungen, ein Land des knallharten Kapitalismus und rauhen Unternehmertums, in dem man es entweder aus eigener Kraft schafft oder scheitert. Privat sind die Amerikaner durchaus bereit, den Gestrauchelten zu helfen (solange diese es verdient haben), aber sie haben etwas gegen institutionalisierte Hilfen (wofür das alte Wohlfahrtssystem ein Paradebeispiel ist), die die Bereitschaft des Einzelnen unterminieren, sich selbst zu helfen.“

Das tief verwurzelte Idol des freien, unabhängigen Bürgers und die Abneigung gegen jede Form staatlicher Bevormundung hat die Mehrheit der amerikanischen Wähler dazu bewogen, den Anstoß zum Rückzug zu geben. Die Federal Laws von 1996 geben die Verantwortung für staatliche Hilfe an die Bundesstaaten zurück. In dem Gesetz wird der Anspruch, entitlement, der Bedürftigen durch Beistand oder „assistance“ ersetzt, was dem Almosen näher steht, als dem einklagbaren Anrecht auf Hilfe (Tabelle 8). Der Rückzug des Staates aus der Gesundheitsfürsorge hat das Feld für Markt und private Initiativen geöffnet. In der Krise unserer eigenen Gesundheitsfürsorge sind Analysen des freien Gesundheitsmarkts der USA mit ähnlich großen Hoffnungen aufgenommen worden, wie die Wohlfahrtsstaatlichen Systeme Europas in den USA.

Es ist kein Wunder, daß der Blick aus den USA nach wie vor in die entgegengesetzte Richtung fällt, denn das Gesundheitssystem der USA scheint durch die neuen Regelungen weder erfolgreicher im Hinblick auf das Gesundheitsziel, noch konstengünstiger geworden zu sein. Nach wie vor lasten Ungleichheit, Armut

Tabelle 8. What is Happening in the States?

- The 1996 Federal Law ends individual entitlement.
- Shifting policies to temporary assistance.
  - Diversion - discontinuing welfare and offering alternatives
  - Varying time limits
- Focus on employment
  - „Work first"
  - States increase work requirements and strengthen sanctions (States must have increasing proportions of recipients working or in approved activities: 30 % next year, moves up to 50 %)

Source: US Embassy USIS, Bonn, 1997

und die mit ihnen verbundene gesundheitliche Not auf dem Sozialgewissen der Nation, auch wenn es tragfähiger zu sein scheint als das deutsche.

Die Perversion der Volksgesundheitspflege zum nationalsozialistischen Volksgesundheitspflege ohne humanitären Ethos

In Deutschland hielt mit dem Nationalsozialismus eine andere Form von Volksgesundheitspflege Einzug. An die Stelle der humanitären Ideen einer sozialen Schicksalsgemeinschaft von Gesund für Krank und Stark für Schwach trat in der Tradition von Steward Chamberlain und Joseph Arthur Graf de Gobineau (1852–1855) Hitlers rassistische Größenidee des arischen Herrenvolks. Im deutschen Ärzteblatt von 1935 ist das neue Ziel der Volksgesundheitspflege genannt: Erhaltung und Höherzüchtung des artgleichen gesunden Bestandes durch germanisch-rassische Zuchtwahl. Die Verbindung seiner Rassenideologie mit dem radikalen Sozialdarwinismus eines Herbert Spencer und der Eugenik von Wilhelm Schallmeyer (1903), A. Ploetz und K.F. Günther ermutigten Hitler zum Sprung über die Hürde der Humanität. Es begann mit dem Gesetz zur Verhütung erbkranken Nachwuchses vom 14. 7. 1933 und endete mit dem Euthanasieprogramm. Das „Aufpäppeln der Minderwertigen" wurde eingestellt, die „leeren Menschenhülsen", die den gesunden Ariern nur Kosten verursachen, wurden beseitigt.

> „Wenn die Kraft zum Kampf um die eigene Gesundheit nicht mehr vorhanden ist, endet das Recht zum Leben in dieser Welt des Kampfes."

Mit diesem Satz faßte Hitler sein Prinzip von Volksgesundheitspflege in „Mein Kampf" (S. 282) zusammen. Erbgesundheitspflege (= die Zucht der Starken und die Ausmerzung der Schwachen) war auch in den Lehrplan der Schulen aufgenommen worden. Die Schüler wurden in Anstalten für Schwachsinnige und Geistesgestörte geführt mit dem Ziel, ihnen abschreckende Eindrücke zu vermitteln und sie zu einer Akzeptanz der Euthanasie zu motivieren.

Im Dienst der Utopie eines gesunden Volkskörpers und der germanischen Herrenrasse führte Hitler die systematische Vernichtung angeblich minderwertiger Rassen und der Kranken und Schwachen durch. Was damals dem Blick entglitten war, ist die unbeschreibliche Verrohung, die mit dem massenhaften Überschreiten fundamentaler sittlicher Gebote einem Volk widerfahren mußte. Nichts in unserer Geschichte hat die Notwendigkeit, Volksgesundheitspflege auf ethische Fundamente zu gründen, deutlicher gemacht als deren Zusammenbruch im Nationalsozialismus. Mit den nationalsozialistischen Konnotationen von Volksgesundheitspflege war der mit großer Tradition erfüllte Begriff verständlicherweise in Verruf geraten, so daß er durch den Anglizismus „Public Health" ersetzt werden mußte.

Die Gegenwart der Gesundheitsfürsorge in Deutschland

Lassen Sie mich nun den Sprung in die Gegenwart des Gesundheitswesens in Deutschland tun. Die Problembereiche, mit denen wir uns auseinandersetzen müssen, werden von Berufeneren kompetenter und differenzierter erörtert werden.

Ich will mich darauf beschränken, drei Faktoren zu nennen, aus denen heraus das Gesundheitswesen, die Solidargemeinschaft und die Solidaritätsidee in die Krise geraten sind:

1. die Erweiterung des Leistungsspektrums und seiner Inanspruchnahme,
2. der demographische Wandel,
3. die strukturellen Veränderungen der Wirtschaft mit Abnahme der Beschäftigtenzahl und Zunahme der Unterstützungsbedürftigen.

Die sog. versicherungsfremden Leistungen, etwa kostenlose Mitversicherung von Familienmitgliedern, will ich hier außer Acht lassen.

Die genannten Faktoren sind nicht unabhängig voneinander. Sie haben insgesamt steigende Kosten bei sinkenden Einnahmen zur Folge.

1. Wachsende Ansprüche an das Gesundheitswesen

Die Ausgaben für Gesundheit sind, das zeigt die folgende Abbildung, seit dem letzten Weltkrieg überproportional gestiegen, obwohl die deutsche Bevölkerung in dieser Zeit wesentlich gesünder wurde, wozu wiederum Wohlfahrts- und Gesundheitswesen entscheidend beigetragen haben (Abb. 12).

Verbesserung der Gesundheit einer Bevölkerung bedeutet jedoch nicht notwendigerweise eine Abnahme von Krankheitshäufigkeit. Nachdem die moderne Medizin akute tödliche Erkrankungen ungleich erfolgreicher bekämpfen kann als ehedem, leben viele Menschen mit Behinderungen und chronischen Krankheiten inzwischen wesentlich länger. Durch die Lebensverlängerung chronisch Kranker und Behinderter trägt die Medizin auf einer Seite selbst zum Anstieg von Morbidität in der Bevölkerung und damit zur Steigerung der Gesundheitskosten bei. Dazu kommt, daß eine forschende Medizin und eine erfolgreiche Industrie die Gesundheitskosten durch Innovationen seit dem 2. Weltkrieg enorm gesteigert

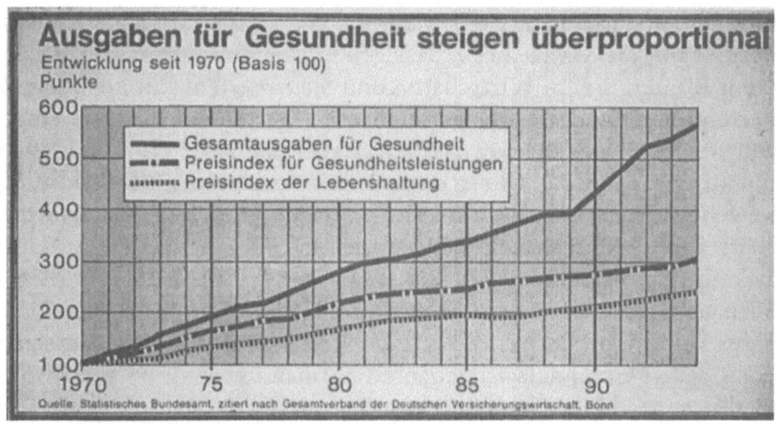

FAZ, 18.08.97, S.18

Abb. 12

haben. Schließlich: ein Gesundheitssystem, das den Leistungsanbietern einen wirtschaftlichen Anreiz für Leistungsausweitung und den Leistungsnehmern eine kostenfreie Ausweitung der Inanspruchnahme gewährt, enthält einen eingebauten Kostensteigerungsfaktor, den der Bundesgesundheitsminister derzeit u.a. durch eine systemfremde Deckelungspolitik zu begrenzen versucht.

Das Thema Ausweitung von Leistungen enthält auch einen psychologischen Aspekt. Lassen Sie mich daran erinnern, daß der Gesetzgeber den Leistungskatalog weit über die schweren krankheitsbedingten Lebenslasten hinaus in die Gewährung sozialer Annehmlichkeit für die Leistungsnehmer und guter Erträge für die Leistungserbringer ausgeweitet hat. Mittlerweile wird viel über Auswüchse und Mißbrauch geklagt, etwa über den hohen Anteil von Medikamenten, Heilmitteln oder Kuren, deren Wirksamkeit nicht nachgewiesen ist. Der Sachverständigenrat für die konzertierte Aktion im Gesundheitswesen tritt hier für das Effizienzpostulat ein. Durch den Verzicht der Bürger auf ineffiziente Leistungen könnten Mittel für eine wirksame Gesundheitsfürsorge frei gemacht werden.

In den USA entspringen die Bedenken gegen eine umfassende Gesundheitsfürsorge der Furcht, die Menschen könnten vom Staat abhängig und damit in ihren Bemühungen um den eigenen Lebensunterhalt nachlässig und passiv gemacht werden. Ähnliche Sorgen beschäftigen inzwischen auch die Kritiker des deutschen Systems. In jüngster Zeit haben wir kritische Stimmen von hoher Warte vernommen. Das Wort der Kirchen zur sozialen Frage mahnt: „Anspruchsdenken und Egoismus nehmen zu und gefährden den solidarischen Zusammenhalt der Gesellschaft." Der Bundespräsident, der über ein lebensnahes moralisches Vokabular verfügt, erklärte, die Vorteilssuche des Einzelnen zu Lasten der Gemeinschaft sei geradezu ein Volkssport geworden.

Ich habe tiefe Zweifel in die Wirksamkeit dieser moralischen Appelle. Unabhängig davon, daß sie allenfalls von anständigen Bürgern aufgenommen werden, kann ich nicht sehen, daß das Verhalten der kleinen Leute, die das Sozialsystem im Eigeninteresse bis zur Grenze des Zulässigen nutzen, unmoralischer ist als das Verhalten jener Bürger, die im Wirtschafts- und Steuersystem mit gleichen Motiven höchst erfolgreich handeln. Der „individuelle Eigennutzen" ist ein entscheidendes Strukturelement der Marktwirtschaft, stellen die Kirchen fest. Das Recht zum Handeln aus diesem Motiv gilt in einer freien Gesellschaft für jeden und, wo immer der eigene Lebensraum rechtmäßigen Zugang gibt. Der Justizwachtmeister, der alle drei Jahre komfortable Zusatzferien in Gestalt eines Kuraufenthalts finanziert bekam, hat in seiner Welt aus den gleichen Motiven rechtlich einwandfrei, aber gegenüber dem gesellschaftlichen Ethos weniger verwerflich gehandelt, als der Unternehmer, der das mit der Kreativität seiner Wissenschaftler und der Arbeit seines Personals aufgebaute Pharmaunternehmen für Mrd. 18,7 ins Ausland verkaufte, ohne einen Pfennig Gegenleistung an den Staat zu entrichten.

Risiken eines extensiven Wohlfahrtssystems sind also tatsächlich in der Ablenkung der Motivation begünstigter Bürger von gesellschaftlich produktiven Zielen auf die individuelle Nutzung sozialer Leistungen zu sehen. Dies zeigt sich vor allem in der Besitzstandsmentalität. Denn der Eigennutz als Motor menschlichen Handelns motiviert auch zum Festhalten an gewonnenen Vorteilen und Begünstigungen. Eine der ernstesten Folgen ist der Verlust an Veränderungsbereitschaft der Bürger, die zum Verzicht auf gewohnte Vorteile führen würde. Deshalb ist es notwendig, das Anreiz- und Motivationssystem zu ändern und das Regelwerk der Gesundheitsfürsorge sorgfältig auch hinsichtlich seiner psychologischen Voraussetzungen und Konsequenzen zu bedenken.

2. Demographischer Wandel

Den gewichtigsten Beitrag leisten jedoch die demographischen Veränderungen. Für das Gesundheitswesen relevant ist vor allem die Alterung der Bevölkerung. 1950 war noch jeder 7. Deutsche, im abgelaufenen Jahr jeder 5. Deutsche und im

Tabelle 9. Beitragsanstieg der Teilsysteme der Solidargemeinschaft allein aufgrund der demographischen Entwicklung
– Geburtenrückgang, Anstieg der Lebenserwartung, Alterung starker Geburtskohorten –

	Beitragssatz	
	1995	2030
Rentenversicherung	19,2%	26 bis über 30%
Krankenversicherung	13,2%	16 bis 26%
Arbeitslosenversicherung	6,5%	6,5%
Pflegeversicherung	1,7%	3 bis 5%
Summe	40,6%	51,5 bis über 60 %

Quelle:Birg H (1995). Globale und nationale demographische Entwicklung und Wanderungen als Rahmenbedingungen für die sozialen Sicherungssysteme in Deutschland. Zeitschrift für die Gesamte Versicherungswissenschaft 4, 593–616.

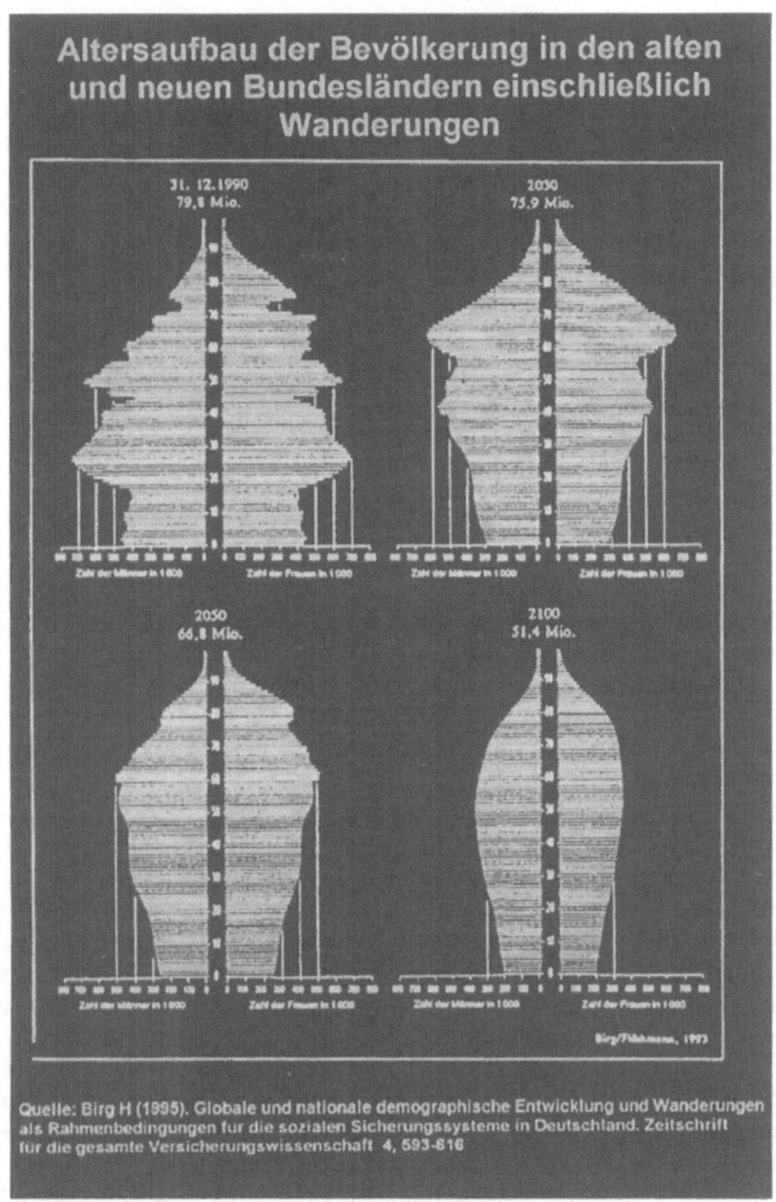

Abb. 13

Jahr 2030 wird bereits jeder 3. Deutsche über 60 Jahre alt sein (Abb. 13). Der Anteil der 65jährigen und älteren wird von 15,4 % 1997 auf 26,7 % im Jahre 2030 steigen. Tabelle 9 zeigt eine Vorausschätzung der Konsequenzen für die Höhe der Sozialversicherungsbeiträge im Jahre 2030 bei unveränderter Berechnungsgrund-

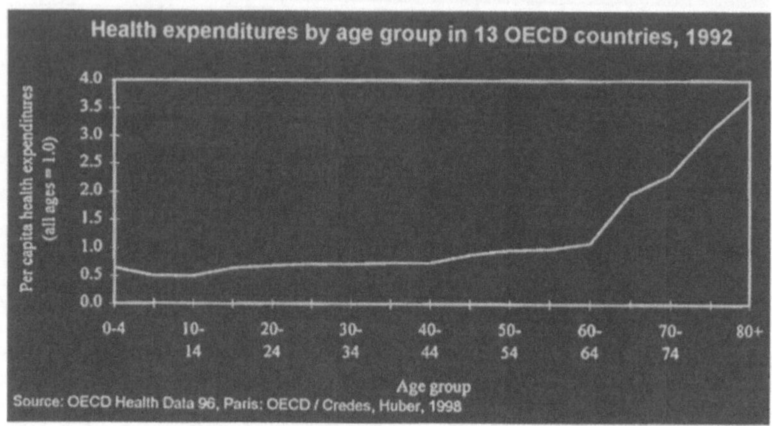

Abb. 14

lage. Sie macht die Notwendigkeit einer Änderung der Rentenformel gegenüber dem Stand von 1995, aber auch gegenüber der Rentenreform von 1996 deutlich.

Die gewonnenen Jahre sind überdies in der Gesundheitsversorgung und Pflege die teuersten, was Abb. 14 demonstriert. Verändert haben sich auch die Familienstrukturen - eine Entwicklung, die noch anhält. Sie führt gleichzeitig mit dem Anstieg des Pflegebedarfs zu einem Rückgang der zur Pflege ihrer Angehörigen fähigen und bereiten Bürger.

Zur Alterung der Bevölkerung trägt auch der Rückgang der Geburtenrate und der arbeitsfähigen Jahrgänge bei. Ein schrumpfender Anteil der Bevölkerung muß damit immer größere Teile seines Verdienstes für einen wachsenden Anteil von Leistungsempfängern aufbringen. Darin steckt sozialer Zündstoff, denn die Jungen haben selbst mit immer größeren Sozialabgaben für immer geringere Gegenleistungen im Alter zu rechnen, was die Weltbank zu der Aussage veranlaßte: „Die umlagefinanzierten von der Hand-in-den-Mund-Systeme führen geradewegs in den Konflikt der Generationen".

Der dritte Sektor der Wohlfahrtspflege, der hier im großen Umfang tätig ist, wird im rudimentären Sozialsystem der USA von freiwilligen Zuwendungen vermögender Bürger gespeist. In diesem Lande wird er bei Investitionen und Pflegesätzen überwiegend durch staatliche Zuschüsse und Sozialleistungsträger finanziert.

Die Freistellung des gut verdienenden Bürgers durch Überbürdung aller sozialen und Gesundheitsleistungen auf Staat und kollektives Solidarsystem führt wahrscheinlich zur Schrumpfung der individuellen Motivation zu solidarischem Handeln gegenüber anderen und der Gemeinschaft. Der Philosoph Max Scheler hat dies einmal mit dem Wort „Sozialversicherung hilft Liebe sparen", ausgedrückt.

3. Rationalisierung und Globalisierung der Wirtschaft und Abbau von Arbeitsplätzen

Der Abbau von Arbeitsplätzen in Deutschland, der sich im Zusammenhang mit der Internationalisierung der Märkte abspielt, ist durch die Konkurrenz billiger Arbeit in Entwicklungsländern bedingt. Er führt zur Verstärkung jener Prozesse, die der demographische Wandel bewirkt: Abnahme des arbeitenden Teils der Bevölkerung, der zur Finanzierung der staatlichen Sozialkassen beiträgt, und Zunahme der Unterstützungsempfänger. Das Ende dieser ungünstigen Entwicklung ist noch nicht klar absehbar, aber Kassandrarufe vom Typus „Die Globalisierung bringt die Botschaft vom Ende des Sozialstaates“ sind weitaus weniger begründet als die Sorgen um die Folgen des demographischen und sozialen Wandels (Tabelle 10).

Tabelle 10. „Die Globalisierung bringt die Botschaft vom Ende des Sozialstaats“ – FAZ 11. 11. 1997, S. 18 –

„Die Globalisierung ist der Bote, der die Nachricht vom Ende des Sozialstaats übermittelt“, formulierte der Würzburger Ökonom Norbert Berthold auf einem Symposion der Freiburger Wirtschaftswissenschaftler, einer Absolventenvereinigung der Freiburger Universität.

„Der Sozialstaat erodiert seine eigenen Grundlagen auf dem Arbeitsmarkt und stärkt die Macht der Arbeitsplatzbesitzer.“ Der Globalisierung komme das Verdienst zu, diesen Preis rasch offenzulegen

Schluß

Ich hoffe, es ist mir gelungen, eine Brücke von staatsphilosophischen Traditionen der Vergangenheit in die komplexe Problematik der Volksgesundheitspflege unserer Tage zu schlagen. Ich habe darauf verzichtet, Ihnen Lösungswege vorzuzeichnen. Das erhoffe ich aus berufenerem Munde. Mir lag daran, einen Horizont von Perspektiven aufzuzeigen, der für Analyse und Entwicklung gesellschafts- und staatsphilosophischer Ideen, ethischer Prinzipien und rechtlicher Normen ebenso offengehalten wird wie für gesundheitswissenschaftliche, wirtschaftliche und sozialpolitische Erwägungen. Wie dringlich solche Perspektiven sind, mag das aktuelle Stimmungsbild der deutschen Bevölkerung von Ende 1997 illustrieren (Tabelle 11).

Tabelle 11. Ausgewählte Zukunftserwartungen (-besorgnisse) der Deutschen Bevölkerung nach Rangordnung Aus: FAZ 12.11.97, modifiziert

Rang	Erwartung/Besorgnis	Bevölkerung insgesamt %
1.	Die Reichen werden immer reicher, die Armen ärmer	78
2.	Die Gesellschaft wird kälter, egoistischer	71
3.	Es wird mehr Arbeitslose geben	69
5.	Nur die Starken werden sich durchsetzen	52
6.	Es kommt zu sozialen Unruhen	48
16.	Die Hilfsbereitschaft der Menschen untereinander wird wachsen	11
17.	Es wird mehr Solidarität, mehr Zusammenhalt geben	9
22.	Es wird mehr gespendet	3

Quelle: Institut für Demoskopie Allensbach

Ausgewählte Literatur

Birg H (1995) Globale und nationale demographische Entwicklung und Wanderungen als Rahmenbedingungen für die sozialen Sicherungssysteme in Deutschland. Zeitschrift für die Gesamte Versicherungswissenschaft 4:593–616

Fels G (1997) Der Sozialstaat unter Reformdruck. Der Rotarier, Heft 4:27–29

Grahn K (1877) Die berechtigen Ansprüche an städtische Wasserversorgungen vom hygienischen und technischen Standpunkte aus. Deutsche Vierteljahrsschrift für öffentliche Gesundheitspflege, Bd 9:80

Huber M (1998) Health care financing in European Union member states. In: Leidl R (ed) Health care and its financing in the single European market. IOS Press, Amsterdam, pp 59–71

Lopez A, Murray RM (1997) The global burden of disease. WHO, Genf, Weltbank, Washington, Harvard School of Public Health, Boston

Montesquieu (1748) Vom Geist der Gesetze (De l'Esprit des Lois). In neuer Übertragung eingeleitet und hrsg. von Ernst Forsthoff, 2 Bde. L. Hauppsche Buchhandlung, Tübingen 1951

Neumann S (1847) Die öffentliche Gesundheitspflege und das Eigentum, Berlin

Niehoff J-U (1995) Sozialmedizin systematisch. UNI-MED Verlag. Lorch/Württemberg

Sand R (1952) The advance to social medicine. St. Martin's Press, London, pp 330–374

Schipperges H (1991) Franz Anton Mai, Stolpertus - ein junger Arzt am Krankenbett. Boehringer Mannheim GmbH, Mannheim

Diskussionsbeitrag

Moderator (Prof. Vogel):
Diesen interessanten Vortrag werden wir diskutieren müssen. Leider haben wir wenig Zeit, ich bitte deshalb um Zurückhaltung, aber bitte schön, Herr Groß.

Prof. Dr. Groß:
Ich hätte eine kurze Frage an Herrn Häfner. Warum ist das Gesundheitsreformsystem von Frau Clinton, abgesehen von den formellen Widerständen im Kongreß und so weiter, so kläglich gescheitert? Ja, wenn Sie darauf etwas sagen könnten, das ist etwas, was mich sehr interessieren würde, Herr Häfner.

Prof. Dr. Häfner:
Ich kann hier kurz antworten. Die Kommission, die Hillary Clinton leitete, war in einer Weise vorbereitet worden, die beträchtliche Sorgen der Realisierung erweckte. Erstens waren die betroffenen Interessengruppen nicht hinreichend berücksichtigt worden. Zweitens hat die Industrie befürchtet, daß sie mit den geforderten Beiträgen, die sie solidarisch, so wie in unserem System, zu den Sozialleistungen erbringen sollte, in eine kritische finanzielle Entwicklung geraten würde. Drittens gab es auch eine breite Welle des Widerstands in der Mittelklasse. Und die hat wahrscheinlich den Ausgang jener Wahl beeinflußt, der dann die Republikanische Mehrheit brachte. Die Republikaner haben im Wahlkampf ausdrücklich die amerikanischen Ideale der Unabhängigkeit, den Kampf gegen Sozialisierung, gegen den Sozialstaat, zum Wahlthema gemacht. Was danach mit den Vorlagen zur Reform des Gesundheitssystems im Kongreß passiert ist, haben Sie alle mitbekommen. Die neue Gesetzgebung hat sogar einiges zurückgenommen von den sozialen Regelungen, die vorher bestanden haben. Der Bundesstaat hat sich zurückgezogen und den Einzelstaaten die Entscheidung über Sozialausgaben übertragen. Der Anspruch - entitlement - auf Sozialleistungen ist zurückgenommen worden in „assistance", in einen „Beistand", so daß das Individuum keinen Rechtsanspruch mehr auf Sozialleistungen hat. Also hier hat es eine echte Trendwende gegeben.

Moderator (Prof. Vogel):
Ja, herzlichen Dank, ich glaube wir sollten dann die Diskussion doch lieber beenden und zunächst in unserem Programm weitergehen. Der nächste Sprecher ist Herr Horst Baier aus Konstanz.

Gesundheit als organisiertes Staatsziel oder persönliches Lebenskonzept?

Zur Sozialgeschichte und Soziologie des Wohlfahrtsstaates

Horst Baier

I. Sozialgeschichte und Soziologie des Wohlfahrtsstaates

Entstehung und Entwicklung des Wohlfahrtsstaates

In der Sozialgeschichte des aufgeklärten Absolutismus und in der älteren deutschen Staatslehre, wie sie Otto Hintze und Gerhard Oestreich bzw. Hans Maier und Werner Conze erforscht haben, findet man die Spuren wieder des typisch deutschen Wohlfahrtsstaates. Die Verdichtung der Staatstätigkeit über die Verwaltungsbehörden und Geldbesteuerung; die Förderung der Wirtschaftsproduktivität der Manufakturen - als Nachhall des Merkantilismus - und der Bodenbearbeitung - unter dem Einfluß der französischen Physiokraten -; die Rekrutierung und Disziplinierung der stehenden Heere; die „Peuplierung" als Ansatz moderner Siedlungs- und Bevölkerungspolitik; schließlich die Gelehrsamkeit der Professoren in den kameralistischen, später wirtschaftswissenschaftlichen Fakultäten - alle diese Tendenzen schieben sich in eine neuartige „Medizinische Polizey" hinein. Am Beispiel des badisch-pfälzischen, später Wiener und St. Petersburger Medizinreformers Johann Peter Frank wird sichtbar, wie „Glückseligkeit" und Gesundheit, „Wohlseyn" und Wohlstand zur Staatsaufgabe wird. Von der Eheberatung, Schwangerenbetreuung und Säuglingspflege über die Bekämpfung der Infektions- und Armutserkrankungen bis zur Gründung von Gebäranstalten und Hospitälern, ja bis in die Arbeitsmedizin und Umwelthygiene reicht der Katalog dieser „Staatsarzneykunde". Hier im kurpfälzischen Heidelberg denke man an den Medizinreformer Franz Anton Mai. Das Thema der öffentlichen Sicherheit verwandelt sich zur sozialen Sicherheit, wobei sich der Begriff freilich erst in unserem Jahrhundert durchsetzt, wie Franz Xaver Kaufmann aufweist.

Der Staat wird unter den aufgeklärten Monarchen, wie Friedrich der Große oder Joseph II., Herzog Carl Eugen von Württemberg oder Markgraf Karl Friedrich von Baden zum Wohlfahrtsstaat in den deutschen Ländern. Die französischen Revolutions- und kaiserlichen Heere werden Deutschland mit Kriegen überziehen, das alte Reich zerstören und manche Errungenschaften der „Großen Revolution" und Napoleons mit sich bringen, aber die Verwaltungsstrukturen und Wohlfahrtseinrichtungen mitsamt der Medizinalreformen werden bleiben, trotz aller revolutionärer oder später restaurativer Um- und Rückbildungen. Nur auf ihrem Boden können die Kriegs- und Hungerjahre vor und nach 1815 überstanden werden, was wiederum eine Voraussetzung der preußischen Reformen unter Staatskanzler von Hardenberg und Reichsfreiherr vom Stein ist.

Hegels „Rechtsphilosophie", mit der die künftigen preußischen Beamten an der neugegründeten Berliner Universität erzogen worden sind, entwickelt aus der

Rechtsgleichheit der Bürger, der Moralität der Familie, dem Wirtschaftsnutzen der „bürgerlichen Gesellschaft" einen korporativ gegliederten und beamtenbeaufsichtigten Rechtsstaat. In seiner preußischen Gestalt ist er die Voraussetzung des Bismarckschen nationalen Macht- und sozialen Versorgungsstaates nach 1871. Seine Vorgeschichte im Vormärz, in der Revolution von 1848/49, im Durchbruch des Nationalliberalismus und in der Ankündigung des Arbeitersozialismus zeigt drastisch, daß staatliche Herrschaft als Sozialpatronage über Versorgungsklientele eine kampf- und streikdurchfurchte Industriegesellschaft bändigen muß. Hans-Ulrich Wehler und Thomas Nipperdey haben uns diesen Prozeß der Herausbildung des deutschen National- und Sozialstaates bis in die Sozialstrukturen und -mentalitäten durchgreifend in mehrbändigen Geschichtswerken vorgeführt. Gerhard A. Ritter und Florian Tennstädt haben in Detailforschungen die Geschichte der Sozialversicherung und Sozialpolitik aus solchen Anfängen heraus geschrieben. Am Ende wird sich der „Homo hygienicus", wie ein Buch von Alfons Labisch betitelt ist, herausmodellieren: Er ist ein Produkt der rechts- und sozialstaatlich verfaßten, der gesundheitsadministrierten und sozialhygienisierten, nicht zuletzt medizinprofessionalisierten Industriegesellschaft mit ihren Industriepathologien.

Die „Soziale Frage" der Industriegesellschaft

Die Industriegesellschaft war der sozialstrukturelle und sozialmentale Effekt des Finanz- und Industriekapitalismus des 19. Jahrhunderts. Ihre sozialen Klassen wurden durch eine neuartige Sozialpolitik pazifiziert und integriert in einen Rechts- und Sozialstaat, der bis heute den Verfassungsrahmen Deutschlands abgibt. Er war die Voraussetzung einer sozialgeschichteten Leistungsgesellschaft, in der sich das Besitz- und Bildungsstreben des Bürgertums verbindet mit der Arbeits- und Verhaltensdisziplinierung der Arbeiterschaft zu Leistung und Einkommen aus Berufsarbeit, zu sozialem Ansehen und persönlichem Konsumbedürfnis am Maßstab der Leistung. Zwei Kriege und eine Diktatur haben diese Entwicklung beschleunigt und ausgeweitet bis zur nivellierten Mittelschichtgesellschaft mit einer kleinbürgerlich proletarischen Mischkultur. Es war das soziale und ideologische Gesetz, nach dem die Bundesrepublik im Nachkrieg angetreten war.

Mittelpunkt und Maßstab des Lebens in der Alltags- und Geisteswelt der Industriegesellschaft war die „Arbeit". Der sich seit dem Ende des 18. Jahrhunderts entfaltende Kapitalismus hat zuerst die Finanzmärkte revolutioniert durch das freibewegliche, auf Gewinn zielende und in Investitionen sich versammelnde Kapital. Der Industriekapitalismus reorganisierte dann die handwerklich und bäuerlich gebundene, in Manufakturen und Gutshöfen schon zentrierte Güter- und Bodenbearbeitung zu den Betriebsformen des Verlags und vor allem der Fabrik.

Karl Bücher hat diesen Prozeß der Arbeits- und Betriebsorganisation des Industrie- und Agrarkapitalismus beschrieben, der im gleichen Zuge eine Ausweitung über die lokalen und regionalen Märkte zu Volkswirtschaften und darüber hinaus ins Europäische und in den Welthandel mit sich zog. Werner Sombart hat gezeigt, daß das 19. Jahrhundert der Nationalstaaten bereits der Übergang zur Weltwirtschaft gewesen war – mit ihrem internationalen Wettbewerb und Welthandel, aber auch ihren Schutzzollrivalitäten und Wirtschaftskriegen.

Die Folgen für die Sozialstrukturen der europäischen Länder waren umstürzend – mit Langfristtendenzen und Kurzfristrevolutionen. Aus der ständischen Gesellschaft mit ihrem Adel, ihren Bürgern und Bauern und dem darunter liegenden, privilegien- und pfründenlosen „gemeinen Volk" wuchs eine bürgerliche Gesellschaft mit zwei großen Sozialklassen hervor: auf der einen Seite das Besitz- und Bildungsbürgertum, in das sich der ständische Adel allmählich auflöste, und die Lohn- und Landarbeiterschaft auf der anderen, die den aus Zünften und Gutshöfen, aus Gemeinden und Landschaften entbundenen Armenpöbel in sich aufnahmen. Denken wir etwa an die Forschungen zur Sozial- und Wirtschaftsgeschichte von Max Weber über Friedrich Lütge bis Wolfram Fischer. Die „soziale Frage" war der sozialpolitische Ausdruck dieser Industrialisierung durch Kapitalisierung und Pauperisierung, die Einrichtung des Sozialstaates und der europäischen Wohlfahrtsstaaten überhaupt war ihre nationalpolitische Lösung. Es war die große Leistung Bismarcks, des Reichstags und der preußischen Verwaltung. Gustav Schmoller und sein Berliner Nachfolger, Heinrich Herkner, haben sie mit einer neuen Wissenschaft und neuartigen Politik, eben der Sozialpolitik begleitet.

Auf dem Boden der Rechtssicherheit der Arbeitsverhältnisse und der sozialrechtlich geschützten Daseinsvorsorge – vom Entwurf eines freiheitsförderlichen Sozialstaats durch den Hegel-Schüler Lorenz von Stein über die großen Juristen des Kaiserreichs bis zu Philipp Lotmar und Hugo Sinzheimer war dies das Thema der Rechtswissenschaft mit ihrem neuen Arbeits- und Sozialrecht -, auf diesem Boden der rechtlichen und sozialen Sicherheit verwandelten sich im 20. Jahrhundert die sozialen Klassen in eine Hierarchie der sozialen Schichtung und ihre politischen Klassenkonflikte in einen Verfassungsstaat als einen Rechts- und Verwaltungsrahmen der Industriegesellschaft. Ausbildung und Berufsleistung, Ansehen und Einkommen waren die Merkmale, die die Bürger des Rechts- und Sozialstaats in Schichten gruppierten und entlang des Leistungsprinzips hierarchisierten. Gleiche Chancen für Qualifikation zu Beruf und Arbeit, verbürgte Ansprüche auf materiellen Besitz und soziale Sicherung waren die Ziele einer Republik, deren Souverän das Volk geworden war.

Nivellierte Mittelstandsgesellschaft

Nach dem totalitären Vorspiel einer „Volksgemeinschaft" mit ihren durchkontrollierten Betriebs-, Wehr- und Landgemeinschaften verschwanden nach dem zweiten großen Krieg vollends die sozialen Klassenformationen; eine nivellierte Mittelstandsgesellschaft (Helmut Schelsky) saugte die Sozialschichten in sich auf und verwandelte bürgerliches Besitz- und Bildungsverhalten wie arbeiterliche Gruppen- und Arbeitsdisziplin in ein kleinbürgerliches Lebenshabit. Noch blieb Grundlage des Erwerbsstrebens und der Konsumbedürfnisse die regelmäßige und geregelte Berufsarbeit, aber nun nicht mehr Lebenszweck, sondern Mittel zu einer befreiten und persönlichen Lebensführung.

Die sozialen Mentalitäten sind also den sozialstrukturellen Metamorphosen gefolgt. Qualifikation zur Arbeit durch Besitzvermehrung und Bildungsstreben, wie sie für das Bürgertum typisch gewesen war, und Disziplinierung zur Arbeit durch Schule, Militär und Fabrik, die für die Arbeiterschaft in den Städten und auf dem Land die habituelle Industrialisierung besorgt hatte, beides schoß in eine Mentalität der Leistung, die eine Seite des steigenden Einkommens durch lebenslange Arbeit und eine andere der wachsenden Befriedigung von Lebensbedürfnissen hatte. Max Weber und Ernst Troeltsch haben die Verwandlung der protestantischen Gnaden- und Erlösungsberechnung für das Jenseits zur selbstkontrollierten und disziplinierten rechenhaften Lebensführung im Diesseits nachgezeichnet. Die politischen Ideologien haben sich diese Kombination von Erwerbsarbeit und Konsumbedürfnis unter der Signatur der „Leistungsgesellschaft" zunutze gemacht, ob in der totalitären Version des Nationalsozialismus und des marxistischen Sozialismus oder in der nachhaltigeren und demokratischen der Volksparteien der Bundesrepublik. Theodor Geiger hat diesen Mentalitätswandel am Ende der Weimarer Republik vor allem in den neuen Mittelschichten der Angestellten- und Beamtenschaft frühzeitig diagnostiziert und für die Nachkriegsgesellschaft, übergreifend auf alle Schichten prognostiziert. Und in der Tat ist die Bundesrepublik eine „Klassengesellschaft im Schmelztiegel" geworden, wie ein Buch 1949 von ihm heißt, eben eine „nivellierte Mittelstandsgesellschaft", im Sinne von Helmut Schelsky – gleichsam zum sozialen Start des westlichen Deutschland.

Wertewandel zu Selbstentfaltung und Selbstgenuß

Der gesellschaftliche Wertewandel im westlichen Europa, überhaupt in den westlichen Zivilisationen hat die Lebenswelt der Arbeit und Freizeit von den Pflicht- und Arbeitsorientierungen zu den Optionen für Selbstverwirklichung und „Natürlichkeit" geführt. Individualisierung und Pluralisierung der Lebensstile bestimmen den Übergang von einer modernen Leistungsgesellschaft zu einer postmodernen Genußkultur. Keinesfalls schließt aber der Individualismus Gemeinschaftsbedürfnisse, der Genuß die Leistung, der Selbstbezug die Verantwortlichkeit für die Lebensumwelt aus. Es entwickelt sich der Sozialtypus des aktiven, kommunikativen, öko-orientierten Hedonisten.

Seit etwa fünfzehn Jahren beobachten Soziologen und Sozialpsychologen, Demoskopen und Marktforscher in den westlichen Ländern Einstellungsveränderungen im Arbeits- und Freizeitverhalten, an den Konsumobjekten und Verbraucherentscheidungen. Früher haben der Markt mit seinen Konsumangeboten und die Menschen mit ihren Konsumbedürfnissen diesen Wertewandel realisiert, später und zögerlicher haben die Wissenschaften vom Markt – die Ökonomie – und die vom Menschen – die Soziologie und Psychologie – auf ihn reagiert. Der wissenschaftliche Anstoß zur Demoskopie, zur Einstellungs- und Verhaltensforschung des Wertewandels kam aus den Vereinigten Staaten.

Ist die erste Nachkriegszeit bestimmt durch Befriedigung von physischen Bedürfnissen der Nahrung, des Wohnens, der Geselligkeit („Freßwelle"); gefolgt in den 70er Jahren vom Streben nach mehr Freizeit, mehr Beweglichkeit, mehr Mediengenuß („Freizeitwelle"); so sind die 80er und unsere Jahre geprägt durch „integrative Lebenskonzepte" – sehr individuell und stark hedonistisch, möglichst „natürlich" und empfindlich umweltbesorgt („Öko-Welle").

Solche ganzheitliche Lebensführung mit persönlichem Lebensstil ist keineswegs konsum- und kommunikationsabwehrend oder arbeits- und leistungsfeindlich, wie von Kulturkritikern voreilig erwartet, sondern integriert auch frühere Phasen der Verhaltens„wellen" der Wohlstandsbevölkerung, freilich auf höheren Konsum- und Aktivitätsebenen. Verfeinerte Ernährungsgewohnheiten und anspruchsvolle Partnerschaften, exotische Reisewünsche und arrangierte Freizeitanimation sind die Erlebnisseite dieser Verhaltensformen, denen auf der Handlungsseite leistungsintensive Selbsttätigkeit, zeitsouveräne Arbeitsgestaltung, umweltaktive Lebenspraxis gegenüberstehen.

Die Erforschung des Wertewandels, ob als Heraufkunft des Postmaterialismus bei den Jugendlichen, bei den Frauen, in der middle class aus der Sicht von Ronald Inglehart, oder ob als Ablösung der Pflicht- und Akzeptanzwerte durch Selbstentfaltungs- und Geselligkeitswerte mit ihren Wertesynthesen und Mischtypen beim Speyerer Soziologen Helmut Klages und seiner Forschungsgruppe – diese Umkehrung der Leistungs- und Genußwerte, diese Ausbreitung eines neuen Hedonismus hat sich lange schon angebahnt und bricht jetzt als Epochenwandel durch. Wie Helmut Klages mit seinen Mitforschern gezeigt hat, verschwindet keineswegs das Prinzip „Leistung" aus den Lebenseinstellungen und Lebensführungen. Es wird nur nach Sozial- und Herkunftsgruppen, Alter und Geschlecht, Religion und Wohnort neu instrumentiert und koordiniert in neuartigen Mentalitäten und Moralen, die drei Züge gemeinsam haben: Individualisierung durch egozentrischen Selbstbezug, Rationalisierung des Leistungseinsatzes und der Bedürfnisbefriedigung, Pluralisierung der Lebensstile bis zur wechselseitigen Tolerierung der Lebensalternativen.

Zur Pluralität der Wertesynthesen gehört eben, daß neben den „ordnungsliebenden Konventionalisten" mit starken Pflicht- und Akzeptanz- sowie schwachen Selbstentfaltungswerten sich „aktive Realisten" mit starker Tendenz zur Selbstverwirklichung wie zur Berufsleistung finden, neben den „perspektivlosen Resignierten", bei denen beide Werteseiten schwach ausgeprägt sind, „nonkonforme Idealisten" mit ausgeprägtem Selbstbezug und doch geselligem Freizeit- oder Sportaktivismus. Unterlaufen wir diese Vierertypik – stärker in den alten, aber anwachsend in den neuen Bundesländern – durch den Typus des „hedonistischen Materialisten" mit der „Bereitschaft zu ordentlicher Leistung ohne besonderen Einsatz" und „konsumfreudigem" mitsamt kommunikativem „Lebensgenuß".

Die Sozialmilieus der Erlebnisgesellschaft

Mit dem Wertewandel zum neuen Hedonismus - im „Tiefenblick“ des Soziologen - läuft ein Strukturwandel der Gesamtgesellschaft ab, der uns nach der Einebnung der Sozialschichten eine neue Herausdifferenzierung von Lebenslagen und Lebensmilieus vorführt. Am besten hat der Bamberger Soziologe Gerhard Schulze diese Komplexion von Werte- und Sozialstrukturen auf den Begriff der „Erlebnisgesellschaft“ gebracht. Aus methodisch sorgfältig bearbeitetem empirischen Material gibt er „fünf Milieubeschreibungen“, die nicht strikt mit der Wertforschung korrespondieren, aber doch mit ihr kompatibel sind.

Es ist das „Niveaumilieu“ der über 40jährigen mit höherer Bildung und leitenden Berufspositionen, mit Streben nach Rang und Ordnung, mit der Lebensphilosophie der Perfektion und persönlichen Leistung, mit der Alltagsästhetik eines gepflegten, antiquitätengesättigten und kunstbeflissenen Wohninterieurs - es ist das Publikum der Hochkultur mit der Präferenz des Kunst- und Bildungsgenusses. Dann haben wir ein „Harmoniemilieu“ der über 40jährigen mit niedriger Schulbildung und abhängigen Berufstätigkeiten mit der Suche nach Geborgenheit in der Familie; nach plüsch- und kissenwarmer Gemütlichkeit in der Wohnung; nach polizeilicher und sozialer Sicherheit im Staat; mit der Lebensphilosophie eben der gemütlichen Geselligkeit; - es ist das Publikum der Volksfeste und der Trivialkultur. Daneben liegt das „Integrationsmilieu“ mit dem ehemals kleinbürgerlichen Konnex von Kitsch und Kunst in mittleren und älteren Altersstufen mit mittlerer Bildung; man will „Schöner Wohnen“ mit rustikalem, antikem Mobiliar, womöglich mit „holzgetäfelter Bauernecke am Kachelofen“, auch hier findet sich das Lebensideal der Harmonie, die aber aktiv in Vereinen und Hobbys perfektioniert wird; - es sind die flottierenden Reste der Angestellten- und Beamtenkultur.

Stärker vom Wertewandel erfaßt ist das „Selbstverwirklichungsmilieu“ aus Jüngeren mit mittlerer und höherer Bildung, häufig der Kern von sozialen Protestbewegungen; seine Alltagsästhetik lebt sich aus in neuen Kulturszenen und lauten Musikfesten; seine Lebensphilosophie ist Selbstverwirklichung und expressive Spontaneität, womöglich mit sporadischem bis zum exzessiven Drogenkonsum; seine Wohnkultur ist eine Art Gegenkultur: provisorisch und provozierend, immer etwas schlampig, - gegen den kuscheligen Mief des Harmoniemilieus wie gegen die Antiquitäten- und Kunstrenommage des Niveaumilieus. Schließlich finden wir das „Unterhaltungsmilieu“ der unter 40jährigen mit geringerer Bildung und großem Beschäftigungsrisiko, also vorwiegend Arbeiterjugendliche; mit dem Genußschema von „action“ und „satisfaction“ einer Lebensphilosophie des ich-verankerten Narzißmus und den ästhetischeu Referenzen der Fan- und Abenteuerbegeisterung - bis zu den Postern mit Stars aus Film und Sport an den Wänden, touristischen und martialischen Trophäen in den Regalen, Stereo- und Video-Anlagen im Dauerbetrieb; schließlich der körperorientierten Sport- und Fitneßaktivitäten, der schnellen Bewegung auf Motorrad oder mit Waffen nach stimulierendem Alkoholkonsum. So skizzenhaft diese Milieubeschreibungen auch wirken mögen, so zeigen sie doch den soziokulturellen Basisprozeß der Mentalitätsbeziehungen und verweisen auf Moralverschiebungen, die wir als Wertewandel bezeichnet haben.

Die vorgetragenen Befunde von Helmut Klages und Gerhard Schulze hat die Demoskopie bestätigt und in Sozialgruppen auseinandergelegt. Ich beziehe mich vorneweg auf Elisabeth Noelle-Neumann mit ihren Mitarbeitern im Institut für Demoskopie in Allensbach, vor allem Erich Piel. Zusammengefaßt kann man sagen, daß sich dieser erlebnisorientierte und „wertegewandelte" Sozialtypus der postmodernen Kultur mehr bei Jugendlichen als bei den mittleren und älteren Jahrgängen findet; häufiger bei Frauen im jugendlichen und mittleren Alter; deutlicher bei den Mittelschichten als bei den Unterschichten; ausgeprägter bei Protestanten als bei Katholiken. Jedoch breiten sich die Selbstverwirklichungs- und Genußeinstellungen allmählich über alle Alters-, Geschlechts- und Sozialgruppen aus, wobei eine Zangenbewegung der jüngeren und älteren Generationen entsteht, die die mittleren Jahrgänge mit traditionellen Pflicht- und Akzeptanzwerten umfassen. Bei den letzten liegt freilich die entscheidende Berufs- und Wirtschaftsleistung, die den Wohlstand in den westeuropäischen Ländern trägt und sie als „sustaining capacity" für alle Freizeit- und Ökowellen steigern muß. Die Erlebnisgesellschaft bleibt mit ihrem aktiven Kern eine Leistungsgesellschaft, aber ihr Mentalitätsprofil kreist um eine erlebnisvolle Lebensführung und ihr Moralkanon um eine glückvolle Selbstverwirklichung. Es ist das Sozial- und Werteprofil des neuen Hedonismus.

Das Gesundheitswesen im hedonistischen Werteschub

Die Medizin, ihre Berufe und Techniken wie ihre Märkte und Güter werden zunehmend vom postmodernen Wertewandel erfaßt. Die medizinischen Anbieter werden gedrängt, Leistungen zu entwickeln, die auf Vorsorge für Gesundheit und auf Nachsorge nach der Behandlung ausgerichtet sind — die kurative Medizin tritt zurück. Die medizinischen Nachfrager wollen Gesundheit gesichert und Lebensgenuß ermöglicht haben; - physische, psychische und soziale Wohlbefindlichkeit wird zum Ausweis der „Lebensqualität". Von diesem postmodernen Werteschub wird verspätet auch das Krankenhaus erfaßt: auf der einen Seite das Krankenhauspersonal, das seine medizinischen und managerialen Kompetenzen kommunikativ ausleben, und auf der anderen die Krankenhaus-Klientel, die Lebensqualität angeboten haben möchte.

Der Wertewandel vom „Pflicht- und Arbeitsmenschen" zu den Optionen für Selbstverwirklichung und Lebensgenuß hat nach den Etappen der vorherrschenden Arbeits- und Berufs-Welt über den alles einsaugenden Freizeit- und Medienkonsum seit einigen Jahren den Gesundheitsbereich erreicht. Neben der konventionellen Medizin haben sich eine Sport- und Körperkultur ausgebreitet, die Gesundheit und Fitneß, körperliche Selbsterfahrung und Selbstbeherrschung bis in extreme Leistungen versprechen. Das ist aber nur die eine, die somatische Seite. Auf der anderen, auf der psychischen und sozialen Seite finden wir das „Begehren" nach lustvoller Selbstverwirklichung, eben nach genußvollen Selbst-

und gemeinschaftlichen Sinnerlebnissen. Es ist nichts anderes als der Mentalitäts- und Moralitätskern der Erlebnisgesellschaft.

Die neuen sozialen Bewegungen, zu denen auch Gesundheitsbewegungen zur Selbsthilfe und Laienmedizin mit Paramedizinen und Naturheilkunde gehören, zeigen mit ihrem Wertekanon, wie das Ideal der Verschmelzung von Körper, Seele und Gemeinschaft aussieht. Es sind ganzheitliche Lebenskonzepte, die den Menschen als körperliches Trieb- und Muskelwesen, seine Seele als Gefühls- und Gedankenmedium, die Gemeinschaft als kommunikative Sinnerfüllung und ökologische Natureinbettung begreifen, besser: verwirklichen wollen. Damit umschreibe ich das Leitwort der nächsten Jahre: Gesundheit als „Lebensqualität".

Die Medizin wird sich einrichten müssen auf das abgeforderte erste Ziel, nämlich Verlängerung der Lebensjahre, Steigerung der Genußfähigkeiten, Stützung der Berufs- und Freizeittätigkeiten, Schutz der Umweltressourcen. Nichts anderes meint der Vorrang der primären, der sekundären und tertiären Prävention als Vorsorge, Früherkennung der Risiken und Nachsorge in einer lebens- und umweltfreundlichen Menschenwelt. Sogar die Gesundheitsökonomie geht neuerdings von Messungen und Bewertungen solcher „Gesundheitsindices" bei ihrer Berechnung der medizinischen Leistungen als Wohlfahrtsfunktionen der Wirtschaft, ja der Gesamtgesellschaft aus. Und die Politik hat sich die Entwicklung zunutze gemacht über das Konzept der „Gesundheitsförderung". So sehr man diese auch von der Ausgabenseite der Gesetzlichen Krankenversicherung und der Rehabilitationsmedizin der Rentenkassen heute problematisiert, kein Zweifel läßt jedoch ihre Akzeptanz bei den Versicherten- und Kurklientelen.

Das Krankenhaus wird von diesen neuartigen Anforderungen an Organisation, Personal und Management von zwei Seiten erfaßt. Zum einen verändert sich die Berufseinstellung der Ärzte, der unabhängigen und abhängigen Gesundheitsberufe, vor allem im Pflegebereich, von einem hierarchischen und routinierten Ordnungsvorbild mit einer an der Chefarztautorität und formalen Arbeitsdisziplin, an emotionaler Neutralität und zweckrationalem Expertenwissen orientierten Professionalität zu einer altruistischen Selbstverwirklichung, einer symbiotischen Zuwendung und einem toleranzfähigen Alternativenwissen. Die Krankenhausorganisation ist in Bewegung geraten durch ihr Personal selbst – durch dessen arzt-, tätigkeits- und verwaltungskritische Einstellungen; es verwandelt sich in ein kommunikatives Miteinander innerhalb eines teils immer außennormierten, teils zunehmend selbstdefinierten Aufgaben- und Verantwortungsfeldes. Dieses „lean management" im Hospital transformiert bürokratische Rationalität und kognitive Kompetenz in Kommunikation und Kompassion.

Zum anderen erwarten heute die Patienten nicht allein perfekte Diagnostik und Therapie in Klinik und durch Medizintechnik, traditionell gerade im Krankenhaus, sondern zunehmend auch individuelle Zuwendung, sehr persönliche Bewältigung, rein subjektive Evidenz in der Krankenhausbehandlung und -führung. Das Verlangen nach Aufklärung und Beratung, von den Medizinjuristen nur auf den rechtsnormativen Kern der informationellen Selbstbestimmung gebracht, drückt diese Individualisierung und Pluralisierung der Verhaltensstile beim niedergelassenen Arzt wie auf der Station eines Spitals aus. Gesundheit als

Lebensqualität im Krankenhaus heißt eben, den Patienten, seinen Klienten, mit existentiellen Erwartungen und varianten Bedürfnissen – neben dem medizinwissenschaftlich und medizintechnisch objektivierten Bedarf an stationären Leistungen – ernst, d.h. als heilungsentscheidend und hilfenötig zu nehmen. Der postmoderne Werteschub verändert also das Krankenhaus nicht nur von seinem Helfer-Personal her, sondern auch von seiner heilungs- und hilfesuchenden Klientel. In der Kurmedizin zeigt sich schon an, was künftig auch die Krankenhaus-Hotellerie bestimmen wird: eine Art Erlebnistourismus, weniger anstößig ausgedrückt: Selbsterfahrung und Selbstverwirklichung nicht nur für Gesundheit, sondern auch bei der Bewältigung von Krankheit, ja im Alter und sogar bei Behinderungen.

Kein Zweifel ist, daß die Medizin mit ihrem System der organisierten und routinierten Krankenversorgung für diesen Wandel der Anforderungen und Ansprüche schlecht gerüstet ist. Die niedergelassenen Ärzte und die Krankenhäuser geben der kurativen Medizin nach wie vor den Vorrang, ohne zu sehen, daß die ambulante und stationäre Versorgung eingebettet sein sollte in eine Vorsorge des bedrohten und in eine Nachsorge des beschädigten Lebens. Die Körperschaften der Ärzte, also Kammern und, in Deutschland, die Kassenärztlichen Vereinigungen, die Verwaltungen der Gesetzlichen Krankenversicherung, die Krankenanstalten und Pflegeeinrichtungen konzentrieren sich – nach dem herrschenden Paradigma der naturwissenschaftlichen Medizin und dem leitenden Wertekanon des Sozial- und Arztrechts – immer noch auf körperliche Erkrankungen, Behinderungen und Alterungen.

Der Wertewandel der Medizin wird zeigen, daß der Patient, der Behinderte, der Alte nicht nur Körper ist, sondern eine psychosoziale Ganzheit, die Lebensgenuß durch Gesundheit erwartet und die Sinnerfüllung durch Geselligkeit anstrebt. „Lebensqualität" im und durch das Gesundheitswesen ist nur ein anderes Wort für eine neue medizinische Ökologie, die den Menschen als Naturwesen und die Natur unter menschlicher Verantwortung begreift. Aufgabe der Medizin wird es sein, ob im stationären oder im ambulanten, im präventiven oder rehabilitativen Angebot, den gesundheitssuchenden und krankheitsbetroffenen Menschen zu einer „neuen Natürlichkeit" zu leiten – im Sinn einer Hinnahme seines Leidens oder einer Bewältigung seiner Behinderung, vor allem aber zu einer selbstverantworteten Lebensführung und einer selbstgelingenden Daseinserfüllung – auch am schmalen Rand einer Krankenexistenz.

II. Verabschiedung des Sozialstaates

Das Versagen des Sozialstaates

Der Sozialstaat steht im Dilemma, einerseits unter dem Diktat der Maastricht-Kriterien die Staatsverschuldung abzubauen und seine Verwaltung zu verschlanken, andererseits aber durch industriepolitische und finanzwirtschaftliche Maßnahmen die Medizin- und Pharmaforschung zu fördern, die Wirtschaftskraft und

Wettbewerbsfähigkeit der Unternehmen zu stützen, die Wohlfahrt und Wohlbefindlichkeit seiner Bürger zu steigern. Da er jedoch bei den sozialen Sicherungssystemen den traditionellen Modellen einer nationalen Sozial- und Gesundheitspolitik folgt, löst er das Dilemma nicht, sondern gerät unter den Druck der Folgen seiner Fehlsteuerungen und Fehlallokationen wie der Wirkungen der nationalräumlich übergreifenden Marktkräfte. Er ist nicht mehr Akteur, sondern Reaktions- und Resonanzmedium der europäischen und globalen Märkte.

Der Staat, hier als Sozialstaat gesehen, betreibt seit 20 Jahren die Rationalisierung des Gesundheitswesens mit der Normierungskraft seiner Gesetze; mit der Regulierungsmacht seiner Sozial- und Gesundheitsverwaltung, einschließlich seiner parastaatlichen Exekutivorgane in Gestalt der Körperschaften der Kassenärzte und Krankenkassen; schließlich unter dem Parteiendruck der Wohlfahrtsideologien und Wählermentalitäten, insbesondere der Sozialflügel der Volksparteien. Dabei gerät er einerseits in die Konjunkturkrisen und Wettbewerbsdefizite der Volkswirtschaft, die ihm unternehmensförderliche Steuer- und Gesellschaftsrechtsreformen wie eigene Verwaltungsverschlankungen aufnötigen. Und andererseits muß er die Wachstumsschübe der Güterproduktion, der Dienstleistungen und der Informationstechnologien in die Wirtschaft lenken und dort, wo nötig, hilfsfinanzieren.

Unter dem Diktat der Maastricht-Kriterien ist der Staat gehalten, hier die Staatsverschuldung abzubauen und Verwaltungseinsparungen vorzunehmen und dort Leistungsausweitungen und Qualitätsverbesserungen zur Wohlfahrtssteigerung zu fördern. Finanzwirtschaftlich ist seine Lösung gegenwärtig, den Konsum über die Mehrwertsteuer abzuschöpfen und die einkommensstärkeren Mittelschichten zu belasten, vorneweg die freien Berufe mit ihren Praxen und Kanzleien, ihren Labors und anderen Privatbetrieben. Steuerlich entlastet werden dagegen die einkommensschwächeren Sozialschichten - zur Erhaltung des sozialen Friedens - und die Unternehmen - zur Stärkung ihrer europäischen und globalen Wettbewerbsfähigkeit.

Gleichwohl wird er dem Dilemma seiner Wirtschafts- und Technikabhängigkeit nicht entkommen, das ihn über die Kippe der Rationalisierung zur Rationierung in die Leistungskontrolle und Ausgabenminderung der immer teureren Gesundheitsgüter hineintreibt und das ihn zur Qualitätssteigerung der immer besseren Gesundheitsangebote antreibt. Der Wohlfahrtsstaat will zwar agieren in der traditionellen Manier seiner Gewährungs- und Umverteilungsräson, er kann aber nur noch reagieren auf dem Boden konjunkturkritischer Finanzwirtschaft und konkurrenzscharfer Weltwirtschaft. Die Folgen sind eben tentativ Rationalisierung durch Nutzen-Kosten-Optimierung, faktisch Rationierung der Leistungen auf legislativem, administrativem und nicht zuletzt massenmedialem Weg, die das Wachstum des Sozialbudgets bremsen und es doch offenhalten für den Finanzbedarf des medizinischen Fortschritts.

Nirgendwo sind Fortschritt und Wohlfahrt so eng verkoppelt wie im Bereich der medizinwissenschaftlichen und medizintechnischen Forschung, Entwicklung und Anwendung, die seit den Zeiten der Reichsversicherungsordnung finanziert und verwaltet werden durch die Kassen der Krankenversicherung, aber auch der

Renten- und Unfallversicherungen. Im europäischen Wettbewerb der Sicherungssysteme der Wohlfahrtsstaaten hat sich das Organisationsprinzip der selbstverwalteten Sozialversicherung aus Zwangsbeiträgen der Versicherten und der Arbeitgeber gegenüber der Staatsversorgung aus Steuermitteln, wie in Großbritannien und den skandinavischen Ländern, durchaus bewährt, zumal es zu verbinden war mit freiberuflichen und freigemeinnützigen Leistungserbringern in der ambulanten und stationären Medizin. Nur funktioniert das Bismarck-Modell des Sozialstaats dann nicht mehr, wenn der „Wirtschaftsstandort Deutschland" einerseits investitions- und beschäftigungsflott gemacht werden muß – durch Abbau der immensen Sozialkosten und Verschlankung der Sozialverwaltung – und andererseits der „Wohlfahrtsstandort Deutschland" die Verläßlichkeit der sozialen Sicherung garantieren und die Leistungsfähigkeit des Angebots an medizinischen Gütern, Dienstleistungen und Informationen gesteigert werden soll. Der Sozialstaat ist eben nicht mehr Gewährleister und Handelnder, sondern ein Getriebener aus den Folgen seiner Fehlsteuerungen und Fehlallokationen und unter den Wirkungen seiner Wirtschafts- und Steuerpolitik, genauer der nationalen, immer mehr der europäischen und globalen Märkte.

Das Beispiel Deutschland

Deutschland ist ein schlagendes Exempel für das Versagen des Sozialstaates. Die Strukturreformen der Bundesrepublik haben seit den Kostendämpfungsgesetzen Mitte der 70er Jahre ihr Ziel nicht erreicht. Statt Rationierung mit dem Ziel einer qualitätsorientierten Nutzen-Kosten-Optimierung greifen Rationierungen medizinischer Leistungen um sich, die den „Standort Deutschland" hinsichtlich des medizinisch-technischen Fortschritts weiter zurückfallen lassen und seine Wettbewerbsfähigkeit auf dem europäischen Binnenmarkt wie auf dem Weltmarkt zunehmend verschlechtern.

Erinnern wir uns: Die Kostendämpfungsgesetze seit Mitte der 70er und die Strukturreformen des sozialstaatlichen Gesundheitswesens seit Mitte der 80er Jahre bewegen sich in der politischen, legislativen und administrativen Ziel- und Wirkungslinie einer Rationalisierung seiner Dienst-, Sach- und Geldleistungen. Gewiß läuft diese nicht mehr – wie in der ersten Phase der staats- und rechtsgesteuerten Kostendämpfung durch Herbert Ehrenberg und Norbert Blüm – alleine auf dem Leistungs- und Kostengebiet ab, sondern hat – in einer zweiten Organisationsphase – auf die Körperschafts- und Professionsebene übergegriffen, um schließlich in einer dritten Phase – die stark durch die Meinungsströme eines politischen und ökonomischen Populismus bestimmt wird – auf die wirtschaftlichen und arbeitsmarktlichen Rahmenbedingungen des „Standorts Deutschland" für den „Umbau", auch schon „Abbau des Sozialstaats" auszugreifen. Die Pflegeversicherung und die Personalzusatzkosten für die Unternehmen hatten ihre Themenkarrieren, die heute konvergieren zu den großen Fragen der globalen Wettbewerbsfähigkeit der deutschen Unternehmen angesichts ihrer Steuer- und Abgabenbelastungen, freilich auch ihrer Innovations- und Managementdefizite, sowie der weltweiten Rivalität um lohnkostengünstige Beschäftigungsreservoirs und qualitätsorientierte Verbrauchermärkte. Die Wiedervereinigung schließlich zu einem gesamtdeutschen Sozialstaat wie die Europäisierung der Wirtschafts- und Sozialpolitik, freilich nachdrücklicher der Industrie- und Arbeitsmarktpolitik als der Sozial- und Gesundheitspolitik, haben den Rahmen einer Gesundheitsstrukturreform in die nationale, europäische und globale Dimension verschoben – und zwar mit gegenläufigen Tendenzen.

Auf der einen Seite haben wir eine verstärkte Nationalisierung der Sozialpolitik durch die Ausdehnung des Regelungsgebietes des Sozialstaats und der Sozialgerichtsbarkeit auf die neuen Bundesländer, durch den Ausbau der ambulanten, stationären und öffentlichen Gesundheitsversorgung nach dem Muster der alten Bundesrepublik, durch den Aufbau der Körperschaften und Kammern der gesetzlichen Krankenkassen, der Ärzte und Apotheker. Auf der anderen Seite durchgreifen Tendenzen der Entnationalisierung den neudeutschen Sozialstaat mit seiner „altdeutschen" Erblast in Gestalt zum einen der Globalisierung der Weltwirtschaft mitsamt der Marktmobilisierung, der Managementflexibilisierung und der Beschäftigtenqualifizierung der Unternehmen, die zunehmend Gesundheitsgüter und Medizinleistungen anbieten müssen auf internationalen Märkten von Arzneimitteln und Medizintechniken, von Informations- und Verfahrenstechnologien für medizinisches Organisations- und Qualitätsmanagement, für hochtechnisierte Diagnostik- und Therapieleistungen. Zum anderen läuft eine Europäisierung ab in Gestalt einer rechtlichen und administrativen Liberalisierung des Austauschs von Gütern, Dienstleistungen und Informationen, des Kapitaltransfers und des Personenverkehrs, die sich noch nicht an den sozialen Sicherungs- und Schutzsystemen zeigt, bereits aber auf den Binnenmärkten der Pharma- und Medizinindustrie, auf den Dienstleistungssektoren der Gesundheitsberufe, schließlich in den Wanderungsbewegungen der Versorgungsklientele.

Angesichts solcher sich überlagernder und widersprechender Tendenzen: der Beharrungskräfte des Sozialstaats mit einer renationalisierten Gesundheitspolitik und -verwaltung, der Befreiungsschübe zu einem gesamteuropäischen Sozial- und Gesundheitsraum, der Konkurrenzdrift auf einem globalisierten Gesundheitsmarkt, – angesichts solcher Tendenzen also wirken sich die Imperative zur Rationalisierung des Gesundheitswesens sehr unterschiedlich aus. Sie verstärken, brechen und hemmen sich je nach den Ebenen erstens der staatlichen und rechtlichen Steuerung; zweitens der Körperschaften der Kassenmedizin und der Krankenversicherung, aber auch der Verbände der Allgemein- und Fachmedizinen; drittens der Rechtsansprüche und Leistungserwartungen der medizinischen Versorgungsklientele. Der Effekt ist nicht Rationalisierung im Sinne einer qualitätsvollen, wettbewerbsstimulierten Nutzen-Kosten-Optimierung, sondern Rationierung über Budgetierung und Pauschalierung, durch enggeführte Körperschaftskontrolle und überregulierte Abrechnungsverfahren, zudem national- und regionalräumlich eingegrenzt, – ohne Perspektive auf den europäischen Binnenmarkt oder gar auf den Weltmarkt.

Körperschaften des Gesundheitswesens

Die formell selbstverwalteten, faktisch staatsgesteuerten Körperschaften des Gesundheitswesens versuchen das Dilemma zwischen der Verknappung der Finanzmittel und der Ausweitung des Leistungsangebots zu lösen durch Qualitätssicherung und Qualitätsmanagement. Durch gesetzliche Vorschriften und Verwaltungsauflagen beschränkt der Staat jedoch hier die Einnahmen der Krankenkassen und begrenzt dort ihre Leistungsaufgaben. Bei den Kassenärzten löst er Organisations- als Bürokratisierungsschübe aus, die nicht in die gesundheitsmarktlich geforderte ständige Qualitätsverbesserung, sondern in die Quantitätsverringerung und den Preisverfall medizinischer Leistungen hineinführen. Es ist die Kippe der Rationalisierung zur Rationierung – als Folge des Staatsversagens und der Körperschaftsstarre inmitten des medizinwissenschaftlichen und medizintechnischen Fortschritts.

Nehmen wir auch hier das Beispiel Deutschland. Gleiche Züge und Blockaden finden sich natürlich auch im seit 1918 republikanisierten franzisko-josephinischen Typ des Sozialstaates Österreichs, bei dem womöglich die korporative Überregulierung, Verpfründung und Klientelisierung noch ausgeprägter sind. Die Körperschaften des Gesundheitswesens in der Bundesrepublik haben unter dem Rationalisierungszwang das Wirtschaftslichkeitsgebot zur Leitmaxime ihrer Leistungsaufgaben und Leistungserbringungen gemacht. Die Körperschaften der gesetzlichen Krankenkassen benützen als parastaatliche Behörde ihre Organisationsgewalt gegenüber ihren Partnern im ambulanten und stationären Leistungssektor, um die Leistungen zu rationalisieren und die Ausgaben zu rationieren. Zumal ihre Einnahmen zuerst unter dem Interessendruck der Wirtschaftsverbände und jetzt zunehmend durch die staatliche Gesetzgebung selbst gedrosselt werden. Und doch geraten sie in den Widerspruch, strukturanalog zum Staat, zwischen Verknappung der Finanzmittel und Ausweitung der Leistungsangebote in Diagnostik und Therapie, in Prävention und Rehabilitation. Die Kassen versuchen, diesen Widerspruch zu lösen durch die Verbindung von Rationierung der Ausgaben und Qualitätsverbesserungen der Leistungen im Zuge von Qualitätssicherungsprogrammen; aber die Frage bleibt, ob sie hierfür die passenden Organisationen und das flexible Management haben. Was heute Marketing bei den Krankenkassen heißt, ist erst der Anfang einer neuen Beweglichkeit im europäischen Sozialraum durch Wettbewerb mit einem Nutzen-Kosten-optimierten, qualitätsvollen Leistungsangebot für die Versicherten.

Die Körperschaften der Kassenärzte wiederum, die Kassenärztlichen Vereinigungen, aber auch die kammerähnlichen Verbände der Krankenhäuser und der zur Verkammerung gedrängten pharmazeutischen und medizintechnischen Industrie geraten in den gleichen Kreisel von Verknappung der Ressourcen hier, der sich als Kontroll- und Sanktionsdruck der Körperschaftsbürokratien und Verbandsführungen äußert, und von Ausweitung der Erwartungen dort, die der medizinische Fortschritt auslöst, wobei dieser sich in einem immer höheren Informations-, Investitions- und Managementbedarf der Professionen niederschlägt. Auch hier meint man, den Widerspruch zwischen Rationierung und

Qualitätsverbesserung in einem „Total Quality Management" aufzufangen, was jedoch nur neue Organisationsschübe auslöst, z.B. mit dem Modell vernetzter Praxen oder integrierter ambulanter, stationärer und medizin- wie labortechnischer Versorgung. Das heute geforderte Qualitätsmanagement unter dem Kontroll- und Sanktionsdruck der Körperschaften bleibt in der Garotte zwischen Staats- und Rechtsimperativen hier und den Markt- und Leistungsexpansionen dort. Staatsversagen und Körperschaftsstarre führen nicht zu einem Qualitätsmanagement mit ständiger Leistungsverbesserung und Kundenorientierung, also zu einer qualitätsvollen Rationalisierung, sondern treiben in die Rationierung, etwa über Praxisbudgets und globale Ausgabenbudgetierungen, schließlich in die arztindividuelle oder in die Pro-Kopf-Pauschalierung.

Die Zwangsorganisationen der deutschen Ärzte haben die ursprünglich selbstverwaltungsverstärkende Gesamtvergütung der vertragsärztlichen Versorgung verwandelt zu einem politischen Steuerungsinstrument der Honorarverteilung entlang einer Volksgesundheitsideologie der Vorrangigkeit der Primärversorgung mitsamt der Verdrängung der freiberuflichen Fachmedizin in Ambulatorien und Kliniken. Die nächste Stufe des gesundheitsideologischen Dirigismus ist gegenwärtig seine Umdrehung in ein finanzielles Rationierungsinstrument, das über den einheitlichen Bewertungsmaßstab mitsamt seiner punktwertminimierten und -manipulierten Entgelte die Preise medizinischer Leistungen verfallen und ihre Qualität sinken läßt. Es ist nur noch offen, ob die globalen oder arztbezogenen Budgetierungen zu arztindividuellen oder zu patientenbezogenen Pauschalierungen zusammenschrumpfen. Ein solches Buchhalterideal, das heute die Kassenärztlichen Vereinigungen beherrscht, bringt jedenfalls keine qualitätsvollere, d.h. bessere, schnellere und nachhaltigere „Fortschritts"medizin, sondern eine quantitätsreduzierte, d.h. entgeltbilligere, mengensortierte, aber verwaltungsteurere „Bedarfs"medizin. Der Korporatismus im Gesundheitswesen führt uns immer tiefer in die Ruinen einer sozialistischen Zentralverwaltungs- und Bedarfsdeckungswirtschaft – paradox inmitten eines liberalisierten Binnenmarktes Europa im globalen Wettbewerb der Märkte, auch des Gesundheitsmarktes.

Selbstverantwortung des Sozialversicherten – im Struktur- und Wertewandel

Bisher war vom Staat, seinen Gesetzen und Verwaltungen, sowie von den Körperschaften der Krankenkassen und der Kassenärzte die Rede, nicht jedoch von den Nachfragern und Anbietern von medizinischen Leistungen. Wir haben uns angewöhnt, von Systemen der sozialen Sicherung zu sprechen mit ihren Zwangsklientelen der Sozialversicherten, sowie mit ihren verbands- und kammerorganisierten Leistungsanbietern, also der zwangskorporierten Kassenärzte. Dabei übersehen wir allzu leicht, daß diese Sozialleistungsorganisation des Verbände- und Körperschaftsstaates im Kern und in der Wirkung marktfeindlich ist. Nicht der Krankenversicherte als „Kunde", als der freie Konsument mit je eigenen Nachfragebedürfnissen ist der Orientierungspunkt, sondern der bedarfsberechnete Inanspruchnehmer des Sozialbudgets. Nicht der Kassenarzt als „Kunde" seiner genossenschaftlichen Dienstleistungsorganisation, also seiner Kassenärztlichen Vereinigung, ist der Ausgangspunkt, sondern der budgetsortierte Verteilungsagent der KV-Honorarmasse. Dabei ist die Entwicklung auf der Seite der Körperschaftsärzte längst über ihre Zwangsorganisationen hinausgegangen.

Richten wir zuerst den Blick auf die Versichertenklientele und die anderen Risikogruppen des Sozialstaats. Es sind die klassischen Versorgungsgruppen der gesetzlichen wie privaten Krankenversicherung, dazu die Beamten mit Beihilfeansprüchen an den Staat, die Kur- und Behindertenklientele in Heil- und Rehabilitationsverfahren, überhaupt die versicherungseigenen und versicherungsfremden Ausgaben der Renten- und Unfallversicherungen. Hinnehmen müssen wir die neue Gruppe der Pflegeversicherten und die schnell wachsende der Sozialhilfeempfänger, die Risikoschutz im Krankheits-, Behinderungs- oder Pflegefall abfordern.

Lassen wir einmal den demographischen Druck mit seinen Alters-, Jugend- und Familienlastquoten, letzte übrigens verstärkt durch die Familienversicherung, beiseite und sehen auf die Einkommens- und Erwartungslagen der Versicherten- und Risikoklientele, die zusammengenommen fast die gesamte Bevölkerung Deutschlands mitsamt seiner Zuwanderer ausmachen, so wird die gleiche Schere sich auftun zwischen rationierten Leistungen und expandierten Bedürfnissen. Nötig ist eine Sozialversicherung, wenn subsidiär nötig, aus steuerfinanzierten Sozialschutzleistungen des Staates oder umlagefinanzierten Solidarleistungen der Kranken- und Rentenkassen.

Es sind nicht mehr die Gewährleistungen des Vorsorge- und Fürsorgestaates, der über die provozierten Ansprüche und vorrechtlichen Sozialleistungen seine Herrschaft durch abhängige Schutzgefolgschaften sichert und legitimiert, sondern es sind heute die verselbständigten und dynamisierten Erwartungen der Populationen der Risikogesellschaft selbst, die die Patronage des Sozialstaates und die Bürokratien der selbstverwalteten Körperschaften überfordern.

Die Versichertenklientele sind der Motor, der den Sozialstaat und seine Verbände in den Widerspruch zwischen Rationierung aus Finanzknappheit und Qualitätssteigerung durch Fortschritts- und Erwartungsspiralen hineintreibt. Und der Wertwandel, der die Massen mental ergriffen hat und sie nach neuen Erwartungs- und Bedürfnislagen sozial umstrukturiert, wird diesen Widerspruch befeuern mit seinen Oszillationen von individueller Selbstverwirklichung und kleingeselliger Selbsttätigkeit hier und kollektiven Schutz- und sozialen Sicherungserwartungen dort. Der vielbesprochene Hedonismus der wert- und sozialgewandelten Gesellschaft ist ja selbst widersprüchlich: genußfreudige Selbstverwirklichung und doch risikoängstliche Sozialsicherheit. Der Sozialversicherte ist längst mit seinen individuellen Erwartungen und Bedürfnissen auf den Markt der Gesundheitsgüter hinausgetreten, vorläufig freilich nur virtuell mit seiner „Eigenverantwortung" in Freiheit gesetzt, denn reell bleibt er noch im Panzer der Zwangsklientele unter dem Kuratel der Körperschaften.

Der Staat freilich, also der Rechts- und Steuerstaat, bleibt in der Pflicht zur Alimentation derjenigen Risikogruppen, die aus eigenen Mitteln und Kräften ihre Kranken-, aber auch Pflege- und Altersversorgung nicht bestreiten können. Die

Europäisierung des Versicherungsmarktes wie die Globalisierung des Wettbewerbs um Gesundheitsleistungen wird die Aufhebung der Zwangskörperschaften, sei es das Oligopol der gesetzlichen Krankenkassen oder das Monopol der deutschen Kassenärzte, Zug um Zug zur Folge haben. Weder die Solidaritätsglocke des nationalen Sozialstaats, so laut auch noch die Töne der „sozialen Gerechtigkeit“ ins Wählervolk hineinrufen, noch die Subsidiaritätspyramide, in deren Mittelbau sich die Funktionärskader so komfortabel eingerichtet haben, werden der Auflösung des europäischen Wohlfahrtsstaates und dem globalen Wettbewerb entgehen. Dafür werden die beschäftigungs- und freizeitmobilen, die qualitäts- und kostenbewußten Bürger des Binnenmarktes notwendig sorgen.

Selbstverantwortung des Kassenarztes – Chance eines freien Berufes

Mentalitäts- und Marktentwicklungen setzen bei den Krankenversicherten und bei den Kassenärzten Kräfte frei, die bei den ersten zu einer Reprivatisierung der Gesundheit und bei den zweiten zu einer Reprofessionalisierung führen. Vorgebahnt ist diese marktkonforme Entwicklung durch die Individualisierung der Erwartungen und Pluralisierung der Bedürfnisse hinsichtlich der Gesundheitsnachfrage sowie durch die Personalisierung und Professionalisierung des Angebots an Gesundheitsleistungen. Die heute leitende Maxime „Gesundheit als Lebensqualität“ heißt, daß sie nicht mehr als kollektives Bedarfsgut kalkuliert und konsumiert wird, sondern als individuelles, selbstbezogenes Bedürfnis. Im Angebot eines solchen Qualitätsgutes liegt die Zukunft einer persönlich erbrachten und wohlorganisierten, kompetenten und kommunikativen Dienstleistung des Arztes. Es ist die Zukunft eines freien, genauer: eines aus Körperschaftszwängen befreiten Berufes.

Haben wir also auf der Seite des Kassenpatienten einen Weg von der Sozialisierung der Krankheit zur Reprivatisierung der Gesundheit im Zeichen neuer Individualität und Pluralität der Lebensführung, so finden wir auf der Seite des Kassenarztes eine Reprofessionalisierung. So nötig seine genossenschaftliche Kollektivierung durch den Leipziger Verband, später durch die öffentlich-rechtlichen Kassenärztlichen Vereinigungen gewesen war – erstens wegen der Verbandsparität gegenüber den mächtigen Krankenkassen, zweitens zwecks Sicherstellung des Versorgungsauftrags, drittens zur Finanzierung des medizinischen und technischen Fortschritts –, so hinderlich sind heute ihre Folgen. Die Kollektivverträge verführen zur Kostendämpfung und führen nicht zur Nutzenoptimierung im Sinne einer Qualitätsverbesserung. Der Sicherstellungsauftrag wiederum ist auf die Herstellung gleicher Lebensverhältnisse mittels ausreichender und zweckmäßiger Medizinversorgung gerichtet, weshalb dieser den individualisierten Lebenslagen und pluralisierten Lebensstilen mitsamt der persönlichen Risikoprofile und Bewältigungen nicht mehr gerecht wird. Und aus den Kassenhaushalten läßt sich der medizinwissenschaftliche und medizintechnische Fortschritt nicht mehr bezahlen. Bildgebende Verfahren, Laboratoriumsdiagnostik, Genomanalysen zum Beispiel, also der Transfer der Methoden und Techniken der Mikrophysik, der Molekularbiologie und Immunologie, der Humangenetik, um nur im Bereich der Diagnostik zu bleiben, verlangen eine Intensivierung wie Extensivierung der Leistungen, die das Sozialbudget der Kassen sprengen und die Honorarbudgets der KVen aushöhlen, zumal unter den Spardiktaten des Staates.

Der Weg jedoch in die Industrialisierung, Technisierung und Automatisierung, nämlich immer mehr und billigere Massengüter zu erzeugen und zu vertreiben, ist einem Dienstleistungs- und Kommunikationsberuf wie dem ärztlichen versperrt, was verstärkt wird durch die Individualisierung und Pluralisierung der Kundenwünsche. Nicht die Vermehrung der Quantitäten gleicher Leistungen ist die Aufgabe, sondern die Steigerung der Qualität unterschiedlicher. Sogar die klassische Industrie der Massenfertigung und des Massenvertriebs, zum Beispiel der Autoproduktion oder der Unterhaltungselektronik, schwenkt um zur ständigen Qualitätsverbesserung und kundenbezogenen Angebotsdifferenzierung. Nichts anderes ist die Unternehmensphilosophie der „lean production" im Wettbewerb des europäischen und des Weltmarktes.

Einem solchen Individualisierungs- und Pluralisierungstrend der Konsumentennachfrage, auch nach Gesundheitsleistungen, kommt die Institution des freien Berufes wie abgepaßt entgegen. Bestimmen wir eine akademische Profession mit dem Recht der freien Niederlassung durch wissenschaftliche und empirische Kompetenz, durch technische und organisatorische Performanz, durch informationsverpflichtete und kundenbezogene Kommunikation, schließlich durch kollegiale, qualitätsorientierte Kontrolle, so ist offensichtlich, daß gerade personenbezogene Dienstleistungen im Gesundheitsbereich Ressourcen für den medizinisch-technischen Fortschritt sind und Adressaten individualisierter Kunden mit Ambitionen nach Gesundheit als Lebensqualität. Mit der Reprivatisierung der Gesundheit läuft eine Reprofessionalisierung der Gesundheitsleistungen.

Freilich bedarf Kompetenz und Performanz, Kommunikation und Kontrolle immer des Transfers von Medizinwissen und Arzterfahrung, neuer Technologien und leistungsfähigerer Organisationsformen, fortentwickelter Kommunkationstechniken und flexiblen Kundenmanagements, sichernder und auswertender Qualitätskontrollen. Der stabile Kern der Institution des freien Berufs, vorneweg der Ärzte, ist die von Personen erbrachte und auf Personen bezogene Dienstleistung. Die Dynamik ständiger und nachhaltiger Qualitätsverbesserung läuft über die Faktoren Wissen, Leistung, Mitteilung und Qualitätsstandard.

Alle vier Faktoren erfordern die weiterlaufende fachliche Spezialisierung, die technische und organisatorische Rationalisierung, die kommunikative und kooperative Informatisierung und die standardisierte Qualitätsauswertung. Es ist deshalb widersinnig, gerade die Fachmedizinen, ob in freier Praxis oder in der Klinik, unter ein Spardiktat mit Leistungsrationierung und Preisverfall zu setzen, davon die Primärversorgung profitieren und dafür die Allgemeinmedizin expandieren zu lassen. Dies ist nur aus einer Perspektive möglich, die Medizin versteht als Bedarfsdeckung national festgeschriebener Bedürfnisse als eine Art Buchhaltung der Volksgesundheit, – und nicht als dynamischen Markt mit Angeboten und Nachfragen von Leistungen aus dem medizinisch-technischen Fortschritt.

Die Zukunftsfrage für die Praxismedizinen ist also nicht die Abwehr von neuen Organisations-, Kooperations- und Kommunikationsformen, womöglich mit Beharren auf die überkommene Ein-Mann-Praxis, sondern ihre berufs- und betriebsrechtliche Freisetzung zwecks Anpassung an die je besonderen Allokations- und Distributionserfordernisse. Das Partnerschaftsgesellschaftsgesetz hat den freien Berufen, vorneweg den qualitätsverbesserten und organisationsverschlankten Fachmedizinen, eine Beweglichkeit gegeben, die Rationalisierungen im Sinne einer Kosten-Nutzen-Optimierung und dazu Qualifizierungen entlang der Fachstandards und Kundenkommunikation zulassen. Aber vergessen wir nicht den ersten Qualitätsfaktor eines freiberuflichen Mediziners: nämlich Ausbildung und Fortbildung, Wissens- und Erfahrungskompetenz für eine persönlich nachgefragte und persönlich erbrachte Dienstleistung, also die Kernkompetenzen eines freien Berufes.

Befreiung von Körperschaftszwängen – Öffnung der Märkte

Im Leistungs- und Preiswettbewerb der europäischen Binnenmarkt- und übergreifenden Weltmarktentwicklungen mit ihren Wirkungen auf den medizinwissenschaftlichen und medizintechnischen Fortschritt sind nationalräumliche und organisationstraditionelle Ordnungspolitiken nicht mehr tauglich. Das Staatsversagen bei den Gesundheitsstrukturreformen im Dilemma zwischen Maastricht-Kriterien und Marktkräften sowie die Körperschaftsstarre mit administrativer Überregulierung und medizinischer Leistungsdrosselung sind Beispiele aus der überholten Hierarchie des deutschen wie des österreichischen Sozialstaates. Er ist nicht fähig, die immensen Privatvermögen für die steigenden Gesundheitsausgaben, auch zwecks Finanzierung des Medizinfortschritts, zu mobilisieren. Staat und Körperschaften gelingt es weiters nicht, statt Rationierung durch Ausgabenbuchhaltung die Rationalisierungschancen in Praxis und Klinik durch Innovationen, Reorganisationen und Qualitätsverbesserungen auszuschöpfen.

Schließlich verfehlen beide den Mentalitäts- und Strukturwandel beim Sozialversicherten zum Dienstleistungskunden, vom verordneten Kollektivgut Gesundheit zur individuell nachgefragten Gesundheitsleistung. Die Zeit der gesetzlichen Zwangsversicherung für alle Erkrankungsrisiken, ob präventiv oder kurativ oder rehabilitativ, ist vorbei. Angesagt ist die Privatisierung der Krankenversicherung – bei steuerlich oder umlagefinanzierten nachhaltigem Sozialschutz im subsidiären Notfall.

Läuft die Reprivatisierung der Gesundheit im Risikofall der Krankheit bei den bislang Sozialversicherten, so müßte die Reprofessionalisierung der bisher zwangskollektivierten Kassenärzte auf der Tagesordnung sein. Der Individualisierung des Gesundheit„nachfragers" entspricht die Personalisierung des Gesundheit„anbieters". Das gilt besonders für den frei niedergelassenen Arzt nach Maß seiner Expertenkompetenz, Organisationsperformanz, Kommunikationspotenz und Standardqualität. Hierfür benötigt der freie Beruf des Arztes, insbesondere auf dem Qualitätsniveau der Allgemein- und Fachmedizinen, keine

Zwangskörperschaft der Kassenärztlichen Vereinigungen mehr. Statt dessen sind die verfassungsverbürgten Vereinigungs-, Wettbewerbs- und Vertragsfreiheiten zu erkämpfen – gegen die Maginotlinie des eingebunkerten Sozialstaats auf den Minenfeldern der Rückzugstruppen der Körperschaften. Hier liegt die Chance der freiberuflichen Ärzte und der freien Ärzteverbände – auf einem Gesundheitsmarkt, der durch die Nachfrage ihrer „Kunden" nach qualitätsvoller Medizin bestimmt wird. Und in der Öffnung der Märkte wird sich der Nachfragedruck der Bürger Bahn brechen – in der Leitlinie: Gesundheit als erste Lebensqualität. Es ist die Verabschiedung des Sozialstaates.

III. Der neue Hedonismus

Unter den Moral- und Mentalitätsschüben des Wertewandels sowie den Strukturverschiebungen der Erlebnisgesellschaft wenden sich auch die Moralen und Realitäten des Staates, der Wirtschaft und der Menschen um. Ich beziehe mich auf die Forschungen von Helmut Klages/Speyer, Gerhard Schulze/Bamberg und Elisabeth Noelle-Neumann mit Renate Köcher/Allensbach am Bodensee. Es ist die Revolution des Hedonismus. Immer mit Blick auf den Sozialstaat zeige ich sie an der Moral des Staates, dessen Räson die Wohlbefindlichkeit seiner Bürger wird; an der Moral des Marktes, dessen Motor Selbstinteresse und Nutzensteigerung ist; schließlich an der Moral der Person mit den Lebensmaximen der Selbstentfaltung und des Selbstgenusses. Gesundheit wird transformiert vom organisierten Staatsziel zum persönlichen Lebenskonzept. Dieser wahrhaft globale Werte- und Strukturwandel profiliert bereits den Sozialraum Europas und formuliert das Leitwort der Zukunft: Selbstgenuß und Lebensqualität.

Die Räson des Staates: Wohlbefindlichkeit

Der demokratische Staat westlichen Typs kennt keine Ethik, die für alle immer gilt. Er hat eine Verfassung, erläßt Gesetze und führt diese mittels seiner Verwaltung aus. Zwar beruft er sich auf ein „ethisches Minimum" (Georg Jellinek) zur Anerkenntnis und Anwendung seiner Normen in Privat-, Straf- und öffentlichem Recht; jedoch schöpft er weder eine Moral noch sanktioniert er Abweichungen von einem Moralkanon. Der Verfassungsstaat schützt die Grund- und Bürgerrechte und zieht damit den Rahmen, innerhalb dessen seine Bürger ihr Leben führen und ihren Tätigkeiten nachgehen.

Der Staat hat sich – mitsamt den Kirchen – dem Wächteramt einer verbindlichen Moral für alle entzogen und dafür die Gesellschaft mit ihren Gestaltungen freigesetzt. Gruppen können ihren Mitgliedern und ihren Einrichtungen Weltanschauungen auferlegen und auf deren Befolgung im Alltag achten. Jedoch haben die Geltung und Verbindlichkeit von solchen normativen Interessen ihre Grenze in den verfassungsgeschützten Lebens- und Entfaltungsrechten der Einzelnen und ihrer Familien, der sozialen Gruppen und Vereinigungen. Die pluralistische

Gesellschaft kennt also nur partikulare Programm- und Alltagsmoralen - seien es Interessenverbände der Wirtschaft und Politik, Weltanschauungsverbände wie die Kirchen und ideellen Gemeinschaften, Berufsverbände und -einrichtungen zum Beispiel im Sozial- und Gesundheitswesen.

Vorbereitet durch den kameralistischen Verwaltungsstaat und mit den Sozialversicherungs- und Arbeitsverwaltungsgesetzen seit dem Kaiserreich über die Weimarer Republik sind dem modernen Staat zu den klassischen Staatsaufgaben der inneren und äußeren Sicherheit die Funktionen der sozialen und wirtschaftlichen Wohlfahrt zugewachsen. Die Bundes- und Berliner Republik haben nicht nur die Sozialabgaben und Sozialleistungen ausgeweitet, sondern zunehmend den Sozialstaat arbeits- und sozialrechtlich, also normativ und exekutiv verdichtet. Das System der sozialen Sicherung ist der Begriff einer solchen gemischten, nämlich öffentlichen und privaten Vorkehrung zur Daseinsvorsorge und -fürsorge. Es folgt keiner „Ethik des Sozialstaats", sondern Rechtsnormen, Finanzvorschriften und Wirtschaftsnutzen. Zwar gibt es in der Massendemokratie - gemäß Max Weber - den demagogischen Zug, formale Rechts-, Finanz- und Wirtschaftsrationalitäten zu ersetzen durch Vorstellungen von „materialer Gerechtigkeit". Insoweit es sich dabei um ethische oder moralische Prinzipien handelt, sind sie - zum Beispiel Solidarität oder Subsidiarität oder Selbstverwirklichung - Themen von sozialen Gruppen in ihrem Wettbewerb um Macht und Mitglieder, jedoch nicht Prinzipien der Staatsräson.

Der Verzicht auf eine öffentliche Moral seitens des Staates hat ihm - wie politikwissenschaftliche Studien von Manfred G. Schmidt und Jens Alber zeigen - eine Rechts- und Institutionenstabilität gegeben, die sich trotz aller Vertrauensverluste in Qualität und Kontinuität der Politiker und ihrer Parteien, von Polizei und Justiz durchgehalten und sich sogar im Zuge der „inneren Wiedervereinigung" bewährt hat. Die Transformation des Sozialstaates in einen europäischen Sozialraum, getragen von welchem überstaatlichen, transnationalen Gebilde der Europäischen Union auch immer, hat gerade dieses Maß von innerer Sicherheit und das Tempo ihrer verläßlichen Gewährung.

Seitens der Bürger - mit einer Umwendung der Perspektive - entsprechen der Gewähr von sozialer Sicherheit deren Erwartungen und Ansprüche auf soziale Sicherung bei den Risiken ihres Lebens, soweit sie diese nicht selbst bewältigen können. Und in der Tat zeigen die demoskopischen, sozialpsychologischen und wertesoziologischen Befunde eine bis heute nicht recht interpretierbare, aber widerspruchsfrei erklärliche Kombination von Pflicht- und Akzeptanzwerten bzw. von Selbstentfaltungs- und Geselligkeitswerten mit staatszugewandten Sekuritätsorientierungen, freilich mit unterschiedlichen Ausprägungen und Musterungen der Werteprofile. Die Moral des Staates ruht auf keinem Gewährleistungsmandat mehr, sondern ist medialer und meinungsbewegter Ausdruck der Intentionen und Aspirationen auf Fremdhilfe in der Risikogesellschaft, zumindest unterstützter Selbsthilfe in den individualisierten und pluralisierten Risikolagen. Nicht soziale Sicherheit aus öffentlicher Autorität, sondern soziale Sicherung nach privater Wahl wird die Räson eines europäischen Wohlfahrtsstaates sein.

Der Motor des Marktes: Selbstinteresse

Noch schärfer wird sich die Subjektivierung der Erwartungen und Differenzierung der Ansprüche zeigen in der Europäisierung der Wirtschaft. Gewiß werden die Gesetze des Einsatzes von Ressourcen und Produktionsfaktoren, der Preisbewegungen auf den Märkten und der Gewinnzyklen der Konjunkturen nicht außer Kraft gesetzt. Nach wie vor läuft der globale Wettbewerb der Europäer mit den Nordamerikanern und Ostasiaten, vorneweg noch mit den Japanern, entlang der ökonomischen Parameter von Kapitalinvestitionen und Ideen-Innovationen, von Rohstoff- und Energiereserven, von Arbeitsproduktivität und Lohnstückkosten, von Infrastruktur und Transportkapazitäten. Aber sein Motor ist nicht mehr nationalstaatliche Machtsteigerung oder sozialstaatliche Bedarfsdeckung, wohlfahrtsökonomische Verteilungsgerechtigkeit oder privatunternehmerischer Kapitalprofit, auch nicht manageriales Organisations- und Kompetenzeninteresse, sondern die persönliche Bedürfnisbefriedigung, die subjektive Kundenzufriedenheit, die individuelle Chance zur Selbstverwirklichung in Arbeit und Freizeit.

Hatte schon die Theorie des freien Marktes bei Adam Smith einen persönlich normativen Kern des Selbstinteresses; war schon im Lust-Unlust-Kalkül der Utilitaristen seit Jeremy Bentham und John Stuart Mill ein individualpsychisches Movens angelegt; zeigte sich schon beim Homo oeconomicus des Wiener, Lausanner und englischen Marginalismus mit seinen Nutzen-Kosten-Berechnungen des Wirtschaftsbedarfs die subjektive Bedürfniskomponente, so durchgreift heute der Kundenwunsch und die Konsumentenzufriedenheit den ganzen Produktionsprozeß. Die Wirtschaft transformiert sich von der betriebsorganisatorischen und marktdynamischen Produktionsorientierung zur Produktorientierung, seien es Güter oder Dienstleistungen, Informationen oder Kommunikationen. Der Zusammenbruch des östlichen Marxismus mit seiner an den Produktionsmitteln ausgerichteten Arbeitswertlehre wie der Niedergang der westlichen Wohlfahrtsökonomie, die Produktionsabschwünge durch Staatsinterventionen, sprich: Staatsverschuldung ausgleichen wollte, demonstrieren die Perversionen solcher Angebotsökonomien. Beider Staatsversagen ist die Folge von gescheiterten Ökonomien, die auf gesellschaftliche Produktion bzw. soziale Verteilung gesetzt hatte.

Für eine zukunftsfähige, d.h. weltwirtschaftlich wettbewerbsfähige Ökonomie der Europäer sollte das erste Ziel nicht Organisierung und Rationalisierung der Produktion nach Produktivitätskriterien sein, sondern diese sind nur Mittel zur Qualifizierung und Individualisierung ihrer Produkte. Es kommt nicht mehr darauf an, billiger und massenhafter zu produzieren, sondern besser, schneller und beweglicher. Der Kampf gegen die Verschwendung von Rohstoffen und Energien, von Personal und Zeit, von Technik und Organisationsleistungen führt zur Verschlankung der Organisation und Vereinfachung des Managements. Aber die Enthierarchisierung der Betriebe, die Autonomisierung der Arbeitsgruppen, die Leistungsorientierung der Mitarbeiterlöhne sind nicht die Ziele einer „lean production“ und eines „lean management“, wie es eine konventionelle Betriebswirtschaftslehre noch vorgibt, sondern alleine Mittel für qualitätsvollere und kundengerechtere Produkte. Eine solche Qualitätsproduktion und ein solches Qualitätsmanagement mit ständiger produktionsorientierter Einsparung und produktorientierter Verbesserung richtet sich nach dem Maßstab aus, der letztlich über die Wettbewerbsfähigkeit der Wirtschaft entscheidet: es ist der Kunde selbst.

Die Moral des Marktes bleibt der Nutzen, aber seine „unsichtbare Hand" lenkt nicht mehr die Schaffung und Verteilung des Reichtums, wie noch die ökonomische Klassik gesehen; verheißt nicht mehr die soziale Wohlfahrt und die Emanzipation der Arbeiterklasse, wie sie der Utilitarismus erwartet; leistet nicht mehr die ausgeglichene Gewinn- und Einkommensverteilung, wie sie der Marginalismus berechnet hatte; sondern seine Moral wird formiert durch die sichtbaren Erwartungen und beobachtbaren Anstrengungen der Wirtschaftsbürger. Sein Motor ist das Selbstinteresse und sein Medium die Selbstentfaltung der Bedürfnisse der Personen, die in der Arbeitsorganisation individuelle Leistungsverträge eingehen und erfüllen, Dienstleistungen je nach eigenen Fähigkeiten und Fertigkeiten erbringen und nachfragen, Informationen und Kommunikationen leisten und abrufen. Es ist nicht mehr der abstrakte Nutzen der Kapitalprofiteure und der Betriebsorganisatoren, schon gar nicht der politischen Klasse und der Verwaltungseliten; es ist der konkrete Nutzen der individuellen Produzenten und Konsumenten des europäischen Marktes.

Die Moral der Person: Selbstgenuß

Ist die Moral des Staates unter der Erwartung seiner Bürger soziale Sicherung in den Risiken des Lebens, die der Wirtschaft der individuelle Nutzen ihrer Produzenten und Konsumenten, so ist die Moral der Person der subjektive Selbstgenuß im Streben nach gelingender Selbstverwirklichung: nach Glück. Die Ethik des Hedonismus in einer radikal säkularisierten Welt - ohne moralgebietende Transzendenz, ohne gattungsgeschichtlichen Auftrag, ohne handlungsimperative Werte -, eine solche Ethik hat als anthropologischen Boden alleine die Person mit ihren psycho-physischen, soziopolitischen und sozialkulturellen „In"texten und Kontexten. Die Individualisierung und Pluralisierung der Mentalitäten und Moralen, wie sie sich im Zuge der Wertewandel in den Sozialmilieus der Erlebnisgesellschaft ausbreiten und vervielfältigen, verdichten sich existentiell in den Personen mit ihren selbstgesteuerten Lust-Unlust-Bilanzen, ihren selbstgewollten Gefühls- und Gedankengleichgewichten, die der Hedonismus seit der Antike Autarkie der Persönlichkeit und Ataraxie der Psyche nennt. Wenn die Moderne durch die Demokratisierung der politischen Institutionen bestimmt ist, so die Postmoderne durch die Emanzipation des Menschen zu sich selbst, zu seinem je selbstgewählten Streben nach Glück.

In der Dimension des Staates nehmen wir mit solchem Blick die Verwandlung des Wohlfahrtsstaates zu einer politischen Gemeinschaft der Wohlbefindlichkeit seiner Bürger wahr. In der Dimension der Wirtschaft beobachten wir die Umkehrung der Produktionsorientierung, die unter dem Diktat von Kapital, Arbeit und

Standort steht, zur Ausrichtung an den Produkten, die als Güter und Dienstleistungen, Informationen und Kommunikationen lustvoll erzeugt und genußvoll verbraucht werden. Und in der Dimension der Person zieht sich dieser universale Prozeß existentiell zur Maxime und zum Muster: Selbstgenuß und Lebensqualität.

Der neue Hedonismus der Wertewandels- und Erlebnisgesellschaft ist nicht mehr geprägt durch Leidensabwehr, Schmerzfreiheit, Todesverdrängung, wie es von Aristipp und Epikur bis zu Bentham und Schopenhauer die Philosophen gelehrt haben. Wenn uns Gott kein Heil mehr gibt, so auch kein Unheil; wenn Leiden und Sterben nicht mehr Strafen für geschicktes Dasein und selbstbeschädigtes Leben ist; wenn Gesundheit und Tüchtigkeit nicht mehr Pflicht für die Gemeinschaft heißt, Krankheit und Gebrechen nicht mehr fremdbestimmte Entpflichtung; dann öffnet sich der Weg zur Selbstbewältigung des Leidens, zur Selbstgestaltung des Alters, zur Hinnahme des Sterbens – als Ausdruck meiner Freiheit zum Selbstsein und Selbstgenuß, auch an den Grenzen des Daseins unter den Schatten der Endlichkeit.

Gesundheit als Lebensqualität

„Es gibt nur Epikureer, und zwar grobe und feine; Christus war der feinste; das ist der einzige Unterschied, den ich zwischen den Menschen herausbringen kann. Jeder handelt seiner Natur gemäß, das heißt, er tut, was ihm wohl tut." So spricht – nach Georg Büchner – Danton zu Robespierre, zum „Polizeisoldaten des Himmels". Damit wird unsere Welt und ihre Geschichte nicht zu „einem ganz behaglichen Selbstgefühl" von Augenblickswesen zurechtgemacht, sondern der Ernst der bürgerlichen Revolution und ihres Streites der Weltbilder sichtbar. „Das Glück ist eine neue Idee in Europa", ruft Saint-Juste im März 1794 in den Konvent.

In diesem literarischen, theatralischen Kostüm der französischen Revolution zeigen sich zwei Tendenzen der Moderne. Dort bildet sich seit 1789 der republikanische Staat heraus, der sich Macht und Mandat der Verkündung und Durchsetzung der Menschen- und Bürgerrechte zuspricht. Hier meldet sich das Individuum selbst mit seinem Streben nach Gewinn und Glück, dem „pursuit of happiness", wie es in der Unabhängigkeitserklärung von 1776 der künftigen Vereinigten Staaten von Amerika heißt. „Der Freiheit eine Gasse" hallt es nach in Büchners „Dantons Tod": entweder als Souveränität des Staates oder als Selbstbestimmung der Person.

Die Geschichte der bürgerlichen Republik ist dieser Doppellauf. Dort teilt sich der nationale Machtstaat auf, womöglich zur Welt- und Weltanschauungsmacht bis in die Diktaturen des Sozialismus und des Faschismus. „Die soziale Revolution ist noch nicht fertig", verteidigt sich Robespierre und meint, daß nur durch den Schrecken der Gewalt und der Guillotine die Tugend herrschen wird. Auf diesen Terror der Moral, der bis in unsere Tage noch viel entsetzlichere Schrecken freigesetzt hat, fällt immer noch der Schatten der Metaphysik, ob sie sich als Gebot des toten Gottes oder im Gerichtshof der Vernunft oder auf den

Kriegszügen der Geschichte drapiert. Erst die katastrophisch erzwungene Umwandlung des Nationalstaats zum Rechts-, schließlich zum Sozialstaat hat seinen menschenfeindlichen Machtkern entblößt. Ich habe es gezeigt entlang der Genealogie des Sozialstaates, seiner Ideologien der Solidarität und Subsidiarität, des Paternalismus seiner „kleinen Herren" in Parteien und Verbänden, die ihre Schutzgefolgschaften der sozialen Versorgungsklientele in lebenslanger Abhängigkeit halten. Wenn wir heute „Abschied vom Sozialstaat" nehmen, dann lassen wir auch die unheilige Geschichte des Gesinnungs- und Gewaltstaates hinter uns, freilich schreckens- und straffrei, denn er steht uns nur noch als Gerippe des demokratischen oder christlichen Sozialismus gegenüber.

Der andere Geschichtslauf der Republik, der des Liberalismus und des Kapitalismus, hat von vorneweg auf das selbstinteressierte und selbstverpflichtete Individuum gesetzt. Im angelsächsischen Bereich ist es der Themenzug von Adam Smith über Jeremy Bentham und John Stuart Mill bis zum amerikanischen Utilitarismus der Gegenwart. Auf dem Boden des Selbstinteresses der wirtschaftenden und arbeitenden Menschen formiert sich der rechtsgeschützte freie Markt, aus dessen Gewinnen sich der Wohlstand der Nationen bildet. Im kontinentalen Europa können wir den Philosophenweg von Kant über Schopenhauer und Nietzsche bis zu Max Weber und Georg Simmel gehen, um uns im französischen Existenzialismus bei Jean-Paul Sartre und noch besser bei Albert Camus wiederzufinden. Die Selbstbestimmung der Person begründet bürgerliche Freiheit, rechtliche Gleichheit und Gesetzesgehorsam inmitten der Gemeinschaft der verfassungsverbürgten Republik, in der nur freie Wissenschaft und förderliche Wirtschaft möglich sind, – und wenn nicht, durch Revolte erkämpft werden müssen.

Am Ende hat sich aber nicht die Pflichten- oder Verantwortungs- oder Revolutionsethik durchgesetzt, sondern das hedonistische Kalkül Benthams und die Nutzenmoral Mills, zuerst in den Wissenschaften der Ökonomie und des Managements, der Psychologie und Soziologie, schließlich in der Evolutionsbiologie. Dann hat das Modell des „homo oeconomicus" die wissenschaftlich-technische Zivilisation des Westens durchformt als idealisiertes Bild und realisierter Begriff des Menschen. Der mentale Werte- und soziale Strukturwandel von der Industrie- zur Erlebnisgesellschaft, so habe ich ausgeführt, läßt den „homo rationalis" von Herbert Simon zur Wirklichkeit der Zivilgesellschaft werden, besser zur verwirklichten Wissenschaft vom Menschen im Staat, auf dem Markt, inmitten seiner Gemeinschaften.

So nimmt es kein Wunder, daß sich dieser Werte- und Strukturwandel auch in der Medizin und im Gesundheitswesen überhaupt auswirkt. Ich bin gefolgt den Sozialstrukturen und Staatsformen, den Moralen und Mentalitäten, den Berufen und Einrichtungen, den Körperschaften und Verbänden, den Klienten und ihrem staatlichen Sozialschutz und habe gezeigt, wie sich aus diesen Korsettagen das „Subjekt", der „Patient", der „Versicherte" herausarbeitet und zu sich selbst kommt. Er dreht gleichsam den Rechtsrahmen, den Betrieb und die Praxis der Medizin, ja ihre Berufsmoral und ihr Berufswissen um. Im Zeichen des Hedonismus, genauer: in der Bewegung zur tätigen Selbstentfaltung und zum existenziellen Selbstsein wird die Definitionsmacht der Medizinexperten, vorneweg der

Ärzte, mitsamt ihren Behandlungszwängen und Lebensprogrammen aufgelöst und umgewendet. Krankheiten und Behinderungen, Gebrechlichkeiten und Alterungen werden an den individuellen Erwartungen und Befindlichkeiten gemessen, an die Richtschnur von persönlicher Wohlbefindlichkeit und Leidensbewältigung gebunden, zur Lebenstüchtigkeit und Selbststeigerung je für und an sich selbst benützt, wenn es nötig ist, mit heilender, lindernder und pflegender Hilfe beruflicher Helfer.

Das Maß der Medizin ist allein der Mensch, und zwar der sich selber sucht und finden kann, der sich selbst steigert im Streben nach seinem eigenen, eigentlichen Glück - auch im Leiden und Altern bis hin zum Sterben. Das nenne ich Gesundheit als Lebensqualität und Selbstgenuß. Suchen wir eine Ethik der Medizin, so finden wir sie im je eigenen Maß des Menschen an Lebenslust und Abschiedsschmerz. „Um der Lust willen befreunde man sich mit der Tugend, nicht um ihrer selbst willen", wird von Epikur überliefert, „wie man es ähnlich mit der Heilkunst mache, allein der Gesundheit wegen."

Veröffentlichungen des Autors

(mit Verweisen auf zitierte Namen und Quellen)

Die Wirklichkeit der Industriegesellschaft als Krankheitsfaktor. In: Der Kranke in der modernen Gesellschaft. Hrsg. Alexander Mitscherlich. Kiepenheuer & Witsch, Köln 1972, S. 37–50

Medizin im Sozialstaat. Medizinsoziologische und medizinpolitische Aufsätze. Ferdinand Enke, Stuttgart 1978

Im Dienst des Leviathan - Ivan Illich herrschaftssoziologisch weitergedacht. In: Maßlose Medizin? Antworten auf Ivan Illich. Hrsg. Rainer Flöhl. Springer, Berlin, Heidelberg, New York 1979, S. 7–31

Pflicht zur Gesundheit? In: Risikofaktoren-Medizin. Hrsg. K.D. Bock. Vieweg, Braunschweig, Wiesbaden 1982, S. 208–225

Gesundheit als öffentliches Gut. In: Wie krank ist unsere Medizin? Salzburger Humanismusgespräche 1982. Hrsg. Oskar Schatz. Styria, Graz, Wien, Köln 1983, S. 111–132

Die „Idee des Menschen" in der Medizin. Überlegungen zu einer Medizinsoziologie zwischen Gesellschaftlichkeit und Leiblichkeit des Menschen. In: Geistige Grundlagen der Medizin. Hrsg. Rudolf Gross. Springer, Berlin, Heidelberg, New York 1985, S. 90–111

Die Medizin in der wissenschaftlich-technischen Zivilisation. In: Helmut Schelsky - ein Soziologe in der Bundesrepublik. Eine Gedächtnisschrift von Freunden, Kollegen und Schülern. Hrsg. Horst Baier. Ferdinand Enke, Stuttgart 1986, S. 204–213

Benötigen wir eine Ethik der Medizin? Der Freiraum des Arztes zwischen Markt, Politik und Recht. In: Medizin und Gesellschaft. Hrsg. Ludwig Bress. Springer, Berlin, Heidelberg, New York 1987, S. 131–147

Gesundheit als öffentliches Gut. In: Medizinisches Denken und Handeln. Eine sozialwissenschaftliche Visite. Hrsg. Franz Wagner. Universitätsverlag R. Trauner, Linz 1987, S. 96–117

„Vater Sozialstaat". Max Webers Widerspruch zur Wohlfahrtspatronage. In: Max Weber. Ein Symposion. Hrsg. Chr. Gneuss und J. Kocka. Deutscher Taschenbuch Verlag, München 1988, S. 47–63

Gibt es eine Ethik des Sozialstaats? Über Moral und Interessen im Sozial- und Gesundheitswesen. In: Neokorporatismus und Gesundheitswesen. Hrsg. Gérard Gäfgen. Nomos, Baden-Baden 1988, S. 231–252

Klientele im Sozialstaat. Der Zugriff der politischen Klasse auf das Gesundheitswesen. In: Ethik und öffentliches Gesundheitswesen. Hrsg. Hans-Martin Sass. Springer, Berlin, Heidelberg, New York 1988, S. 79–90

Das Arzneimittel in der sozialen Kommunikation zwischen Arzt, Apotheker und Verbraucher. In: Arzneimittel im sozialen Wandel. Hrsg. Horst Baier. Springer, Berlin, Heidelberg, New York 1988, S. 63–75

Ehrlichkeit im Sozialstaat. Gesundheit zwischen Medizin und Manipulation. TEXTE + THESEN 207. A. Fromm, Zürich, Osnabrück 1988

Solidarität und Subsidiarität. Ersatzreligionen des Sozialstaats. In: Deutsches Ärzteblatt 86 (1989), Heft 17, S. 783–786

Verwaltete Gesundheit – entmündigte Bürger. In: Experten im Dialog der Gegenwart. TEXTE + THESEN + VISIONEN 250. A. Fromm, Zürich, Osnabrück 1992, S. 312–321

Arzneimittel in der sozialen Kommunikation: Moralität, Legalität und Humanität. In: Arzneimittel und Verantwortung. Grundlagen und Methoden der Pharmaethik. Hrsg. Wolfgang Wagner. Springer, Berlin, Heidelberg, New York 1993, S. 331-342

Der Sozialraum Europas. Werte- und Strukturwandel der sozialen Sicherung im Vergleich. Österreichische Krankenhaus-Zeitung 34 (1993), S. 663–668

Die Arbeits- und Umweltmedizin im Wertewandel der postmodernen Gesellschaft. Verhandlungen der Deutschen Gesellschaft für Arbeitsmedizin und Umweltmedizin. 34. Jahrestagung in Wiesbaden 1994. Güntner, Stuttgart 1994, S. 19–41. Wiederabgedruckt: E.W. Baader Gedächtnis-Vorlesungen für Arbeitsmedizin 1968–1998. Hrsg. H. Valentin u. G. Zerlett. Gentner, Stuttgart 1998, S. 177–192

Der Wertewandel im Gesundheitswesen in europäischer Perspektive. (Angermühler Gespräche Medizin-Ethik-Recht 4). Wissenschaftsverlag Rothe, Passau 1996.

Die Makro-Ebene. Forderungen an die Politik und an den Gesetzgeber. Verantwortungsebenen bei der Verteilung von Gesundheitsgütern. (Der Versicherte als Leitbild von Strukturreformen der gesetzlichen Krankenversicherung. Institut für Gesundheits-Systemforschung Kiel. Schriftenreihe Bd. 55). Kiel 1996, S. 9–20

Kundenorientierung statt Rationierung. Plädoyer für eine marktwirtschaftlich orientierte Gesundheitspolitik. Deutsches Ärzteblatt 93 (1996), Heft 42, S. 1895–1898

Wertewandel in Pflege und Rehabilitation – vom ärztlichen Paternalismus zur Selbstbestimmung des Patienten. Zeitschrift für Gastroenterologie (Suppl. 3) 1997, S. 65–71

Der Werte- und Strukturwandel im Gesundheitswesen – mit medizinsoziologischem Blick auf die Sozialmedizin inmitten der Erlebnisgesellschaft. In: Medizin im Wandel. Hrsg. Volker Becker und Heinrich Schipperges. Springer, Berlin, Heidelberg, New York 1997, S. 41–57

Gesundheit als Lebensqualität. Folgen für Staat, Markt und Medizin (TEXTE + THESEN 270). A. Fromm, Osnabrück, Zürich 1997

Gegen Staat und Körperschaftszwang. Ärzte und Patienten als Kunden des Gesundheitswesens. In: Deutsches Ärzteblatt 95 (1998), Heft 15, S. 652–654

Wertewandel im Gesundheitswesen – mit Blick auf die Rehabilitationsmedizin. In: Rehabilitationsmedizin. Ein Handbuch. Hrsg. H. Delbrück und E. Haupt. Urban & Schwarzenberg, München, Wien, Baltimore, 2. Aufl. 1998, S. 132–139

Tun wir das Richtige im Gesundheitswesen? In: Umbau oder Abbau im Gesundheitswesen? Hrsg. Klaus Merke. Quintessenz, Berlin 1998, S. 20–29 u. 51–62 (Disk.)

Diskussionsbeitrag

Moderator (Prof. Vogel):
Ja, Herr Baier, ich möchte Ihnen sehr danken für diesen temperamentvollen Vortrag. Ich glaube, mit diesem inneren Widerspruch, einerseits persönliches Ziel der Selbstverwirklichung, andererseits dann das Sicherheitsbedürfnis, das einem von anderen gegeben werden soll, haben Sie einen ganz wesentlichen Punkt unserer Diskussion bereits klar auf den Punkt gebracht. Obwohl wir ein paar Minuten über der Zeit sind, würde ich doch denken, daß man ein paar Fragen stellen sollte. Ich darf vielleicht um Folgendes bitten. Alle Diskussionsredner sollten doch Ihren Namen sagen, wir nehmen nämlich die Diskussion auf Band auf, und daß Sie sich außerdem von mir dann das Mikrofon geben lassen, denn das ist notwendig, weil wir nach Möglichkeit die Diskussion, wenn auch vielleicht in verkürzter Form, mitpublizieren wollen. Wer wünscht etwas zur Diskussion zu sagen ? Bitte schön.

Herr Pickl, Wien:
Ich möchte mich sehr bedanken für die Erwähnung der österreichischen Bezüge, insbesondere Lorenz von Stein. Herr Baier, Sie haben das Wohlbefinden erwähnt. Nun erinnere ich mich an die Präambel zur Satzung der WHO, wo Gesundheit ausdrücklich als Wohlbefinden, als physisches, psychisches und soziales Wohlbefinden und nicht nur als Fehlen von Krankheit und Gebrechen, apostrophiert wird. Ist es nicht dasselbe, was Sie jetzt gemeint haben im Zusammenhang mit dem Hinweis auf Wohlbefinden?

Prof. Dr. Baier:
Kann schon sein, daß die WHO in diese Richtung ging. Wir müssen auch mitdenken, welche großen Abwehrreflexe es ausgelöst hat, wie bei mir selbst auch, indem der Medizin eine Leistung zugesprochen wird, die sie ja in ihrer klassischen Gestalt mitsamt ihrer Paramedizinen überhaupt nicht leisten kann, wenn man nur an die soziale Wohlbefindlichkeit denkt. Wir haben eine jahrzehntelange Debatte in Deutschland, auch in Österreich, wenn ich an Alpbach denke, hinter uns. Erst indem das Thema „well being – well feeling“- nicht als Staatsaufgabe, diese Wohlbefindlichkeit zu fördern, definiert wird, wie auch immer, indem dieses nun zu einem Ziel wird, das der Staat zwar fördern, aber nicht leisten soll, bekommt diese WHO-Formel ihren Sinn. Und jetzt können wir nicht mehr ausweichen. Das heißt, wir müssen von der klassischen Medizin – ich sehe ja hier bedeutende Mediziner im Raum, von denen ich selbst sehr viel gelernt habe, wie Herrn Bock oder Herrn Gross und andere – wir müssen von dieser klassischen Medizin Abschied nehmen, die natürlich nach wie vor in den Zentren der klinischen Medizin oder Paramedizinen geleistet werden muß. Auch von der Medizin wird heute in einem solchen, auch europäischen Wohlfahrtsstaat, mehr verlangt, eben auch soziale Wohlbefindlichkeit, zusammen mit öffentlichen, kirchlichen und privaten Einrichtungen, zu leisten.
Ja, herzlichen Dank, Weitere Fragen?

Prof. Dr. Kohl:
Herr Baier, Sie haben im ersten Teil Ihres Vortrages einen besonderen Akzent auf ein Strukturmerkmal des deutschen Sozialstaates gelegt, die Organisation mittels Körperschaften des öffentlichen Rechts unter der Rechtsaufsicht des Staates. Das ist sicher historisch richtig und es ist formal richtig, was die rechtliche Konstruktion anbetrifft. Ich frage mich nur, wie weit dieses Prinzip heute noch trägt, also materiell noch zutreffend ist. Hat nicht die staatliche Gesetzgebung sowie der über Verwaltung und Rechtsaufsicht ausgeübte Einfluß materiell dieses Selbstverwaltungsprinzip schon weitgehend ausgehöhlt, indem beispielsweise im Bereich des Gesundheitswesens der Leistungsumfang, die Honorarordnung, die Zulassungsverfahren und die Beitragssätze praktisch durch die staatliche Gesetzgebung weitgehend determiniert werden, so daß der Gestaltungsspielraum der Selbstverwaltungskörperschaften wesentlich geringer wird? Und daran schließt sich dann im Umkehrschluß die Frage an: Würde eine Revitalisierung des Selbstverwaltungsprinzips nicht geradezu erfordern, den autonomen Handlungsspielraum der Selbstverwaltungskörperschaften (an denen nicht nur die Gewerkschaften und Arbeitgeber, sondern auch die Anbieter und Nachfrager von Gesundheitsleistungen zu beteiligen wären) zu stärken und die Gesundheitspolitik sozusagen dem Monopol der staatlichen Gesetzgebung zu entziehen.

Prof. Dr. Baier:
Ja, das ist ein sehr wichtiges Thema für die künftige Entwicklung. Drei Dimensionen möchte ich ausziehen. Zuerst: Die Verschlankung, die Enthierarchisierung der staatlichen Verwaltung hat ja nicht nur zur Folge, daß in Baden Württemberg jetzt die Wasserämter, die chemischen Untersuchungsämter, die Kollegen aus der Veterinärmedizin, die jetzt besonders darunter leiden, zusammengelegt, am Ende sogar die Regierungspräsidien aufgelöst werden. Sondern das sind immer auch Tendenzen, die natürlich auch das korporativ gegliederte System der sozialen Sicherung erreichen werden. Und ich halte alle diese intermediären Körperschaften und Verbände, auch Professionsverbände, die gar nicht öffentlich-rechtliche Körperschaften sein müssen, aber Körperschaftscharakter haben, alle diese Verbände mit Zwangsmitgliedschaft halte ich für überholt. Durch die Verschlankung, Enthierarchisierung des Staates wird auch das Gesundheitswesen erreicht werden. Und das heißt auch, daß sich bestimmte Markttendenzen dann durchsetzen. Angebot und Nachfrage, wo sie heute noch gesteuert, ja blockiert werden durch die Körperschaften, werden freigesetzt werden müssen. Sozusagen durch das Prinzip des Marktes selbst.

Das führt mich auf die zweite Dimension, die europäische Dimension. Die Kartellierung der ambulanten Medizin in den Kassenärztlichen Vereinigungen von medizinischen Leistungen wird sich vor dem europäischen Gerichtshof – ich bin kein Jurist, aber wage das in der Verlängerung der Spruchpraxis des Luxemburger Gerichts zu sagen – wird sich so nicht halten. Es wird danach sehr schnell den Kurbereich treffen. Wenn die Italiener und Südfranzosen, die übrigens nach deutschem Vorbild durchaus auch ein vortreffliches Kurwesen haben, wenn diese bessere und billigere Leistungen anbieten und unseren schwer angeschlagenen und schon im Wettbewerb stehenden Kurklinken Konkurrenz machen, wird die Forderung nach europäischer Wahlfreiheit im Kurwesen durchgreifen. Und das wird auf die stationären Leistungen - die Herzklinik in Konstanz ist ein schönes Beispiel bereits dafür - übergreifen. Also die Entkartellierung, die Entmonopolisierung von Gesundheitsleistungen, das ist die erwartbare europäische Entwicklung. Und dazu sind diese Körperschaften nicht in der Lage, dazu sind sie dysfunktional: immobil, leistungsteuer und kundenunfreundlich. Sie passen eigentlich schon heute gar nicht mehr in die Landschaft.

Ich will aber noch eine dritte Dimension zeigen, die sehr wichtig ist, die freilich schwieriger zu diagnostizieren ist. Wir haben über die von mir geschilderte wohlfahrtsstaatliche Entwicklung eine hohe Moralisierung des deutschen Gesundheitswesens. Die ersten Modelle des Wohlfahrtsstaates, damals übrigens als Cura ausgedrückt und der Arzt als Curator, die Sorge um das Wohlergehen sind ja aus christlichen Motiven entstanden. Die „biblische Polizey“, die Gesundheitssorge mittels der Medizinischen Polizey, wie von Hans Maier nachgewiesen, aus der Bibel direkt abgeleitet, hat Verantwortlichkeiten des Landesfürsten für seine Untertanen, auch für Gesundheit und Krankheit, aus einem christlichen Ethos entfaltet. Diese Moralisierung finden Sie übrigens bei Hegel noch, ich habe das vorher nicht ausgeführt. Die Moralität der Familie wird zwar in der bürgerlichen Gesellschaft zerrissen, führt aber zu einer dem Allgemeinwohl verpflichteten Beamtenkultur. Der Staat selbst ist in seinem korporativen und polizeilichen Aufbau ja sittlich. Lorenz von Stein, er selbst Protestant, aber natürlich gern gehört von den katholischen Studenten in Wien, wohlgefällig vom Kaiser selbst, hat gerade auf diese sittlichen Wurzeln des Sozialstaates, er nennt ihn ja bereits so, hingewiesen. Und wir haben diese Moralisierung heute noch in der Solidarität aus liberalem oder sozialdemokratischem Gemeinschaftssinn und in der Subsidiarität der katholischen Morallehre. Für Europa ist Wohlfahrt aus der Moralität seiner Bürger und der Sittlichkeit des Staates nicht mehr tauglich, eben für eine künftige Entwicklung eines durch den Markt und seine Produktivitätssteigerungen und Qualitätsverbesserungen, bestimmten europäischen Wohlfahrtsstaates. Wir müssen von der Moral des alten Wohlfahrtsstaates, auch des Bismarckschen Sozialstaates, Abschied nehmen. Das wäre die dritte Dimension als Antwort auf Ihre Frage.

Moderator (Prof. Vogel):

Ja sehr herzlichen Dank, Herr Baier für dieses, ich würde sagen ergänzende Referat. Wir sind leider mit unserer Zeit so weit fortgeschritten, daß ich jetzt Herrn Dinkel zu seinem Vortrag bitten muß.

Demographische Entwicklung und Gesundheitszustand

Eine empirische Kalkulation der Healthy Life Expectancy für die Bundesrepublik auf der Basis von Kohortendaten

Reiner Hans Dinkel

1. Einführung

Die demographische Entwicklung und der Gesundheitszustand sind auf vielfache Weise miteinander verknüpft, was angesichts des knappen zur Verfügung stehenden Raums zwangsläufig eine starke Eingrenzung der Themenstellung bedingt. Besonders eng ist naturgemäß der Zusammenhang zwischen der Mortalität und der Morbidität. Aus den vielen in diesem Zusammenhang relevanten Fragen wird im weiteren zur detaillierten Behandlung ein Teilaspekt ausgewählt, der einerseits theoretisch und politisch relevant ist und andererseits zugleich mit konkreten empirischen Daten der Bundesrepublik beantwortet werden kann.

Der Anstieg des Parameters „Lebenserwartung bei Geburt" verlief (mit Ausnahme einiger ehemals sozialistischer Staaten, bei denen in den letzten Jahren ein absoluter Rückgang zu beobachten war) spätestens seit Beginn des Jahrhunderts in den entwickelten Ländern sehr systematisch und ist gegenwärtig (noch) im vollen Gang. Die vom Statistischen Bundesamt jährlich neu berechneten abgekürzten Sterbetafeln zeigen, daß dieser Fortschritt gerade in der Bundesrepublik ungebrochen voranschreitet. Wurde in der Sterbetafel 1986/88 für Frauen beispielsweise noch ein Wert von 78,7 Jahren berechnet, liegt die Lebenserwartung bei Geburt für Frauen nach der abgekürzten Tafel 1994/96 bereits bei 80 Jahren. Gegenüber der Vergangenheit ist nur in soweit eine Änderung eingetreten, daß sich die Sterblichkeit in den Säuglings- und Kinderjahren bereits auf einem derart niedrigen Niveau befindet, daß weiterer Zugewinn nur noch in immer kleiner werdenden Schritten überhaupt möglich ist. In den letzten Jahrzehnten konzentriert sich der Fortschritt der Überlebensraten deshalb stärker als früher auf die oberen Altersstufen, wo naturgemäß auch das Potential für zukünftigen Fortschritt noch relativ groß ist. Alleine diese Verschiebung hat bereits gewichtige Konsequenzen für die Zukunft des Gesundheitswesens, da alleine aufgrund der Mortalitätsentwicklung ein absoluter und relativer Anstieg der oberen Altergruppen an der Gesamtbevölkerung resultiert. Aufgrund des seit rund 100 Jahren mehr oder weniger systematisch verlaufenden Fertilitätsrückgangs wird diese Entwicklung weiter verstärkt.

Eine ganz andere, für das Thema dieser Tagung allerdings zentrale Frage ist, wie denn die durch Mortalitätsreduktion „gewonnenen" Lebensjahre aus medizinischer oder gesundheitspolitischer Sicht zu bewerten sind. Wirklich uneingeschränkt positiv zu bewerten wäre dieser Fortschritt vor allem dann, wenn die gewonnenen Lebensjahre ganz oder überwiegend Jahre in „guter Gesundheit" oder Jahre „ohne wesentliche Aktivitätseinschränkungen" wären. Bereits seit einigen Jahrzehnten gibt es in diesem Zusammenhang eine intensive internationale Diskussion, deren Spektrum von extrem pessimistischen bis zu durchaus optimistischen Urteilen schwankt. Die Demographie gehört sicherlich zu jenen Wissenschaftsgebieten, bei denen von der Natur der Sache her sehr viele und relativ genaue Meßdaten anfallen. An die Stelle von Spekulationen und als Ergänzung zu rein theoretischen Argumenten sollte deshalb stets das Bemühen treten, quantitative Aussagen zu treffen, weil anders die seit längerem schwelende internationale Diskussion nicht befruchtet werden kann. Diese Frage systematisch zu behandeln, führt zwangsläufig dazu, viele anderen im Zusammenhang zwischen Gesundheitszustand oder -kosten und der demographischen Entwicklung wichtige Zusammenhänge auszublenden. Da im folgenden eine konkrete empirisch begründete Antwort für die Situation der Bundesrepublik gesucht wird, kann deshalb im weiteren unter anderem auch kein systematischer Überblick über die internationale Literatur dieser Fragestellung geboten werden kann.

2. Sind die in den letzten Jahrzehnten in der Bundesrepublik „gewonnenen Jahre" überwiegend „Jahre in Krankheit und Behinderung" gewesen?

2.1 Das Konzept der „disability free life expectancy" oder der „healthy life expectancy"

Aufgrund der in der Bundesrepublik sehr detaillierten Messung der Bevölkerungsvorgänge kann hier für Einzelalter die Sterbewahrscheinlichkeit direkt gemessen und zu einer Sterbetafel multiplikativ verknüpft werden. Eine Sterbetafel beschreibt in der l(x)-Kurve den tatsächlichen oder hypothetischen Überlebensverlauf einer Ausgangsgesamtheit von z.B. 100 000 Personen ausgehend vom Moment der Geburt bis zu dem Alter, in dem das letzte Mitglied gestorben ist. Mathematisch exakt ausgedrückt bezeichnet dann das Integral unter der kontinuierlichen l(x)-Kurve die Summe der von der gesamten Sterbetafelpopulation „insgesamt gelebten Jahre". Geteilt durch die Zahl der Personen im Alter Null (normalerweise 100 000 Personen) entsteht daraus der Parameter Lebenserwartung bei Geburt. Nehmen wir an, der Geburtsjahrgangs 1880 möge in den folgenden 100 Jahren bis zum Jahr 1980 insgesamt 4 Mio. Jahre (mit einer Lebenserwartung bei Geburt von 40 Jahren), ein später geborener Jahrgang (z.B. 1895) dann z.B. 4,3 Mio. durchlebt haben. Im Vergleich der beiden Jahrgänge 1895 und 1880 kann man davon sprechen, der Jahrgang 1895 hätte insgesamt 300 000 zusätzliche Jahre „gewonnen". Wirklich im Wortsinn darf man diese Aussage allerdings nur bei einer sogenannten Kohortensterbetafel verstehen, die den tatsächlichen Überlebensverlauf eines Geburtsjahrgangs wie z.B. dem Jahrgang 1880 beschreibt. Dieser Jahrgang durchlief in den beiden Kalenderjahren 1880 und 1881 seine Säuglingssterblichkeit (Alter 0 bis 1), in den Jahren 1910 und 1911 die Sterblichkeit im Alter 30, in den Jahren 1950 und 1951 die Sterblichkeit im Alter 70 etc.

Erfährt Geburtsjahrgang 1880 im Vergleich mit dem vorangegangenen Jahrgang 1879 eine Reduktion der Sterblichkeit nur im Alter 30, während die Sterblichkeit aller anderen Altersstufen identisch mit dem Vorjahrgang ist, dann erreichen von den ursprünglich 100 000 Lebendgeborenen tatsächlich mehr Personen das Alter 31, aber auch Alter 61 oder 88 (alle Altersstufen oberhalb derjenigen, in der die Verbesserung stattfand) werden nun stärker besetzt. Gegenüber dem Vorgängerjahrgang 1879 werden als Folge des Mortalitätsrückgangs bei Alter 30 zusätzliche „echte" Lebensjahre z.B. in Alter 60 gewonnen. Wenn nun der 15 Jahre später geborene Jahrgang 1895 auf vielen oder allen Altersstufen eine niedrigere Mortalität als der Jahrgang 1880 erfährt, dann mögen sich, wie oben angenommen, die insgesamt mehr gelebten Jahre der ursprünglich 100 000 Nulljährigen in allen Altersstufen auf eine Zahl von 300 000 Lebensjahren aufsummieren. Vollständig gemessen werden kann die Summe aller gelebten (und damit auch die Zahl der gewonnenen) Jahre erst dann, wenn das letzte Mitglied des Geburtsjahrgangs gestorben ist. Die zusätzlichen Jahre werden aber über das gesamte spätere Leben hinweg und teilweise erst Jahrzehnte nach der ursprünglichen Mortalitätsreduktion durchlebt. Aber auch wenn sie sehr viel später „erlebt" werden, sind die gewonnenen Jahre aber doch eine Folge der früheren Sterblichkeitsverbesserung(en).

Ganz anders im typischen Konzept der Sterbetafel, der Periodensterbetafel, die eigentlich ein rein theoretisches Konstrukt ist und die genaugenommen nichts anderes als ein besonders raffiniertes Standardisierungsverfahren zur Messung der momentanen Gesamtsterblichkeit darstellt. In der Periodensterbetafel des Kalenderjahres 1970 wird die Säuglingssterblichkeit des Jahres 1970 verknüpft mit der Sterblichkeit im Alter 5 im Jahr 1970, der Sterblichkeit im Alter 30, 70 oder 95 im gleichen Kalenderjahr. Das Ergebnis ist eine hypothetische l(x)-Kurve und eine hypothetische Zahl gelebter Jahre, die nur dann das zukünftige Schicksal der Neugeborenen dieses Jahres zutreffend beschreiben würde, wenn über 100 Jahre alles so bliebe, wie es im Moment gemessen wird. Da sich die Mortalität aber ständig ändert, kann mit einer Periodensterbetafel natürlich dem Geburtsjahrgang 1970 zu diesem Zeitpunkt nicht vorhergesagt werden, wie viele Jahre ein in diesem Jahr Neugeborener wirklich erleben wird, und der Ausdruck „Lebenserwartung bei Geburt" ist in diesem Fall letztlich etwas „hochstaplerisch". Auch in der Vergangenheit erlebte im übrigen niemand eine Sterblichkeit, wie sie in irgendeiner Periodentafel beschrieben wurde. Auch hier ist und war wieder alleine die „echte" Längsschnittsterbetafel des jeweiligen Geburtsjahrgangs relevant.

Wenn wir zwei Periodensterbetafeln (im Jahr 1970 und im Jahr 1980) vergleichen, entsteht wiederum eine unterschiedliche Gesamtzahl (hypothetischer) gelebter Jahre. Enthält die Periodentafel 1980 eine größere hypothetische Zahl von Jahren als die Tafel von 1970, könnte man rein theoretisch wieder von „gewonnenen Jahren" sprechen. Diese Jahre werden allerdings von niemandem wirklich erlebt bzw. gewonnen. Stellen wir uns erneut vor, es würde sich zwischen den beiden betrachteten Zeitpunkten 1970 und 1980 nur die Sterbewahrscheinlichkeit im Alter 30 ändern. Aufgrund des Berechnungskonzepts der Sterbetafel entstehen auch jetzt wieder „gewonnene Jahre im Altersbereich zwischen 70 oder 80", obwohl sich dort nichts geändert hat und jene Personen, deren Sterblichkeit wirklich gesunken ist, erst 40 oder 50 Jahre später Alter 70 oder 80 durchlaufen werden. Es kann sogar folgender Fall eintreten: Die Sterblichkeit zwischen Alter 70 und 80 möge von 1970 auf 1980 gesunken sein, gleichzeitig aber die Sterblichkeit zwischen Alter 20 und 40 gestiegen. Im Vergleich der beiden Periodentafeln können nun auch zwischen Alter 70 und 80 trotz des Mortalitätsrückgangs im relevanten Alter sogar „verlorene" Jahre gemessen werden, die allerdings wiederum niemand verloren hat.

Daß die Lebenserwartung bei Geburt sowohl in Perioden- als auch in Kohortenmessung in den letzten 100 Jahren in allen Ländern systematisch angestiegen ist (in Deutschland hat sie sich zwischen 1870 und 1995 mehr als verdoppelt) ist unstrittig, auch wenn es im Tempo des Sterblichkeitsrückgangs im internationalen Vergleich Unterschiede gibt. In weiten Bereichen der internationalen Literatur wird aber vermutet, daß dieser Anstieg auf Kosten des Gesundheitszustandes gegangen sei: Es werden zwar insgesamt mehr Jahre erlebt, aber die zusätzlichen Jahre würden überwiegend als Jahre der Beeinträchtigung und Krankheit erlebt und würden damit u.a. auch die Kosten des Gesundheitswesens erhöhen. Dieses Argument wird normalerweise mit dem Konzept der „disability free life expectancy" DFLE quantifiziert. Dort wird gefragt, zu welchem Anteil in den oberen Altersstufen erlebte Jahre im Zustand der „Behinderung" erlebt werden, wobei die Behinderung typischerweise durch sog. ADL-Skalen (activities of daily living wie „alleine essen können", „sich alleine anziehen können" etc.) gemessen wird. Von „Behinderung" wird dann gesprochen, wenn eine oder mehrere Funktionen der ADL-Skalen, die inzwischen international weitgehend angeglichen wurden, nicht (mehr) selbständig ausgeübt werden können. Mit Ausnahme der neu entstandenen Pflegeversicherung (die auf ein ganz ähnliches Konzept aufbaut) kann man solche ADL-Skalen in Deutschland wie in anderen Ländern nur für numerisch kleine Stichproben der Bevölkerung und nur auf der Basis von Selbsteinschätzungen der Betroffenen gewinnen. Je nachdem, wie viele oder welche Beeinträchtigungen gleichzeitig vorliegen, kann man im übrigen zusätzlich unterschiedliche Schweregrade der Behinderung unterscheiden.

Setzt man an die Stelle der „Jahre ohne Behinderung" die „Jahre im Zustand der Gesundheit" erhält man den ebenfalls häufig verwendeten Begriff der „healthy life expectancy" HLE. Auch die Messung des Gesundheitszustands erfolgt typischerweise durch Surveys und basiert auf Selbsteinschätzungen der Betroffenen, solange „objektive" und „harte" Daten wie Blutwerte oder verschiedene Serum-Konzentrationen nicht bevölkerungsrepräsentativ vorliegen. Angesichts der prinzipiell sehr weit faßbaren Begriffe von „Krankheit" oder „Gesundheit" muß man allerdings generell zweifeln, ob es hier überhaupt so etwas wie eine allgemein akzeptiertes „hartes" und einheitliches Meßkriterium geben kann, da zumindest die seelische Gesundheit nicht anders als über persönliche Kontakte meßbar sein wird. Auch wenn die Indikatoren „krank" bzw. „gesund" und „behindert" und „behinderungsfrei" zu unterschiedlichen Meßergebnissen führen können, sind beide Arten von Datenquellen doch im wesentlichen gleich zu bewerten: Es handelt sich um Selbst- oder Fremdeinschätzungsdaten, die aus oft kleinen und nur unter besonderen Voraussetzungen bevölkerungsrepräsentativen Stichproben gewonnen wurden und interkulturell nur mit größter Vorsicht verglichen werden sollten.

Erstmals wurde eine Berechnung von DFLE durch Sullivan (1971) vorgestellt und seither in vielen Ländern wiederholt, wobei sich zur Vereinheitlichung der Vorgehensweise eigene internationale Netzwerke wie REVES (Robine et al. 1992) bildeten. Zur Berechnung von DFLE (häufig auch Active Life Expectancy ALE genannt) oder der HLE (healthy life expectancy) wird in die Sterbetafel zusätzlich nur noch eine Prävalenzverteilung von „Krankheit" oder „Behinderung" nach dem Alter benötigt. Besitzt man eine solche altersspezifische Prävalenzverteilung für den Gesundheitszustand der Bevölkerung möglichst für den gleichen Zeitpunkt oder Zeitraum wie die Periodentafel, kann man die in der Sterbetafel tatsächlich oder hypothetisch im Alter x gelebten Jahre nach den in der Stichprobe gemessenen Anteilen aufteilen in „im Zustand der Gesundheit verbrachte Jahre" und „im Zustand der Krankheit verbrachte Jahre". Wenn z.B. im Alter 67 in der Periodensterbetafel des Jahres y im Durchschnitt 64 000 Lebensjahre gelebt werden (weil l(67) genau 65 000 und l(68) genau 63 000 sein und die Sterbefälle in diesem Altersjahr gleichverteilt sein mögen) und bei einer Befragung ein Anteil „Kranker" im Alter 67 von 25 Prozent ermittelt wurde, dann kann man die 64 000 von der Sterbetafelpopulation insgesamt gelebten Jahre im Alter 67 in 48 000 „gesunde" (= 0,75 × 64 000) und 16 000 „kranke" (= 0,25 × 64 000) Jahre aufspalten. Addiert man die Jahre in den jeweiligen Kategorien über alle Altersstufen erhält man die Gesamtheit der gelebten gesunden und kranken Lebensjahre. Der Wert DFLE (oder healthy life expectancy) ist dann einfach die Summe aller in Gesundheit verbrachten Lebensjahre geteilt durch die Zahl aller Lebendgeborenen. Selbstverständlich kann eine solche Berechnung auch erst bei einem definierten Alter (wie z.B. Alter 60) beginnen, ohne die Gesamtlogik zu verändern.

Kann man eine Sterbetafel für verschiedene Bevölkerungsgruppen berechnen und besitzt man Prävalenzdaten für diese Gruppen, läßt sich DFLE in unveränderter Methodik z.B. nach Bildungsstufen differenziert berechnen (Valkonen et al. 1997). Aber auch beliebige andere Differenzierungsfaktoren können in gleicher Weise verwendet werden, z.B. Verheiratete gegenüber Ledigen, in Heimen lebende gegenüber in Privathaushalten lebende Personen und viele mehr. Auch andere Gesundheitsindikatoren können gewählt und in die Sterbetafel eingesetzt werden. So läßt sich beispielsweise auch eine „demenzfreie Lebenserwartung" (Ritchie et al. 1994) und viele andere Anwendungen mehr nach der gleichen Logik berechnen.

Kann man mehrere Grade der Behinderung unterscheiden, läßt sich das methodische Konzept auch weiter ausdifferenzieren (mit 7 Graden der Behinderung z.B. die Global Burden of Disease Study). Mit dieser Erweiterung auf mehrere Zustände wird allerdings zwangsläufig eine konzeptionell neue Ebene betreten. Wird zwischen mehreren Zuständen und variablen Übergängen unterschieden, wird die mathematisch weitaus komplexere „multiple increment decrement life table" Methodik relevant (Land und Rogers 1982). Es müßten nun zwangsläufig die altersabhängigen Übergangsraten, die Inzidenz- und nicht Prävalenzdaten sind, zwischen allen betrachteten Zuständen der Behinderung sowie zur Wiederherstellung der Gesundheit und dem Tod explizit ausformuliert werden (können). Würde man allerdings, wie in den Mehrzustandsmodellen erforderlich, tatsächlich die Inzidenzdaten verwenden wollen, bräuchte man gleichzeitig für alle angesprochenen Übergangsraten auch Meßwerte nach dem Alter. Die für jeden einzelnen Zustand ermittelten Sterberaten müßten sich aber dann beispielsweise wieder in jedem Alter genau so zu einer Gesamtsterberate zusammenfügen, wie sie in der (undifferenzierten) Sterbetafel für ein bestimmtes Alter beobachtet wird. Es müßten somit vielfältige gegenseitige Interdependenzen und Restriktionen beachtet werden. Man mag darüber streiten, ob die vorhandenen Prävalenzdaten für die Beantwortung der vorliegende Fragestellung geeignet sind. Wir dürfen aber ganz sicher sein, daß für die komplexe Beschreibung der vielen Übergangsstrukturen ganz sicher keine bevölkerungsrepräsentativen Daten vorliegen. Prävalenzdaten sind somit geradezu unentbehrlich, um das Konzept zumindest in seiner Grundform überhaupt anwenden zu können.

Kehren wir deshalb zum Grundmodell zurück: Führt man gleichartige Berechnungen sowohl für das Jahr 1970 (mit der Periodensterbetafel und der Prävalenzverteilung von 1970) und für das Jahr 1980 (mit der Periodensterbetafel und der Prävalenzverteilung von 1980) durch, erhält man für 1980 einen neuen Wert der insgesamt und auch der „im Zustand der Gesundheit" erlebten Jahre, der nur durch Zufall mit dem für 1970 entstandenen Wert übereinstimmt. Die Differenz bei der Gesamtheit der gelebten Jahre ist eine hypothetische Zahl an „gewonnenen (oder verlorenen) Jahren", die wiederum aufgeteilt werden kann in „gewonnene oder verlorene gesunde" und „gewonnene oder verlorene kranke Jahre". Solche „gewonnenen" oder „verlorenen" Jahre in den einzelnen Kategorien entstehen dadurch, daß entweder die Mortalität (bzw. die Überlebensraten), die Prävalenzverteilung oder beide gemeinsam sich zwischen 1970 auf 1980 verändert haben. Nehmen wir an, die Prävalenz von Krankheit sei bei unveränderter Mortalität, aus welchen Gründen auch immer, von 1970 bis 1979 gleichgeblieben, im Jahr 1980 in jedem Alter um einen konstanten Prozentsatz gestiegen, im Jahr 1981 und den Folgejahren aber wieder auf den alten Werten vor 1980 konstant geblieben. Jeder Jahrgang, der innerhalb dieser Zeit lebte, sollte deshalb genau für ein Lebensjahr von der Prävalenzerhöhung betroffen gewesen sein, so daß lebenslang eine leichte Erhöhung der (Gesamt)Prävalenz von Krankheit folgen sollte gegenüber einer Situation, in der es den Anstieg von 1980 nicht gegeben hätte. Im Periodenkonzept der Kalkulation dagegen wird die erhöhte Krankheitsprävalenz von 1980 in diesem Jahr gleichzeitig auf allen Altersstufen als wirksam unterstellt. Bei unveränderter Mortalität wird die Prävalenzänderung, die von jedem Jahrgang konkret ein einziges Jahr erlebt wird, auf allen Altersstufen gleichzeitig multiplikativ berücksichtigt und damit in ihren Auswirkungen weit überschätzt. Alleine dieses Argument zeigt, daß zwischen einer Kohorten- und einer Periodeninterpretation der gleichen Daten stets ein Unterschied bestehen dürfte.

Was man allerdings nicht einmal unter idealen Voraussetzungen der Kohortenmessung kann, ist die Beantwortung der Frage, wer die zusätzlichen Lebensjahre erlebt hat und ob es gerade die gewonnenen Lebensjahre sind, die überwiegend als gesunde oder kranke Jahre erlebt wurden. Der Logik einer Sterbetafel liegt zugrunde, daß immer die Sterblichkeit einer gesamten Personengruppe betrachtet wird. Im nachhinein sind einzelne Personen oder Eigenschaften nicht mehr identifizierbar. Durchlebt eine Personengesamtheit (ein Geburtsjahrgang) zwischen Alter x und x + 1 genau 64 000 Lebensjahre, die nächstfolgende im gleichen Alter 65 000 Jahre, können die 1000 zusätzlich gelebten Jahre grundsätzlich nicht als solche und damit natürlich auch nicht als gesunde oder kranke Jahre identifiziert werden.

Mit dem dargestellten Konzept des Vergleichs zweier nach dem Gesundheitszustand ausdifferenzierter Periodentafeln gaben beispielsweise Crimmins et al. (1989) für die USA und den Zeitraum zwischen 1970 und 1980 eine relativ pessimistische Antwort. Sie stellten fest, daß die im Zehnjahreszeitraum gewonnenen Lebensjahre zu einem erheblichen Anteil Jahre in Behinderung waren. Bei einer neuerlichen Wiederholung dieser Messung mit neueren Daten erhielten sie allerdings bereits deutlich „optimistischere" Ergebnisse (Crimmins et al. 1997), was wir später aufgreifen werden. Auch diese gewissermaßen logische Erweiterung des ursprünglichen, nur auf eine Momentbetrachtung beschränkten DFLE-Konzepts wurde in den letzten Jahren zunehmend angewandt. Es bedarf keiner weiteren Diskussion, daß ein eigentlich nur für die Kohortenlogik sinnvolles Konzept nicht auf die dazu ungeeignete Periodenmessung und -interpretation übertragen werden sollte, was im übrigen auch Anwender dieses Konzepts in Periodenlogik (wie etwa House et al. 1990) durchaus erkennen. Weder die 1970 noch die 1980 in Periodentafeln gemessenen hypothetischen Jahre können irgendwelchen Personen zugeordnet werden und Fehlinterpretationen entsprechend den oben angesprochenen Zusammenhängen sind möglich und wahrscheinlich. Voraussetzung für die konsequent der eigentlichen Logik entsprechende Anwendung des Konzepts in Kohortenbetrachtung ist allerdings, daß sowohl die Sterblichkeit in Form von Kohorten-Sterbetafeln als auch die Prävalenz von Krankheit oder Behinderung im zeitlichen Längsschnitt für Geburtsjahrgänge gemessen werden können muß. Daß das Konzept bisher nicht in dieser Form angewandt wurde, dürfte in erster Linie auf die fehlenden Datenvoraussetzungen für eine solche Anwendung beruhen, obwohl gerade Kohortensterbetafeln bereits für eine ganze Reihe von Ländern berechnet wurden.

2.2 Die Aufspaltung gewonnener Lebensjahre der Geburtsjahrgänge in Deutschland in gesunde und kranke Jahre: Meßkonzept und Daten

Vor einigen Jahren wurden für alle Geburtsjahrgänge ab 1900 in den alten und neuen Ländern der Bundesrepublik Kohortensterbetafeln erstellt (Dinkel 1992), die inzwischen bis zum Jahr 1996 erweitert werden konnten. Für den Geburtsjahrgang 1900 beispielsweise kann damit die Sterblichkeit (und der tatsächlich durchlaufene Überlebensstatus) bis zu Alter 96, für Jahrgang 1915 bis zum Alter 81 etc. angegeben werden und damit auch die Summe der von den Geburtsjahrgängen gelebten Jahre in den bereits durchlebten Altersabschnitten berechnet

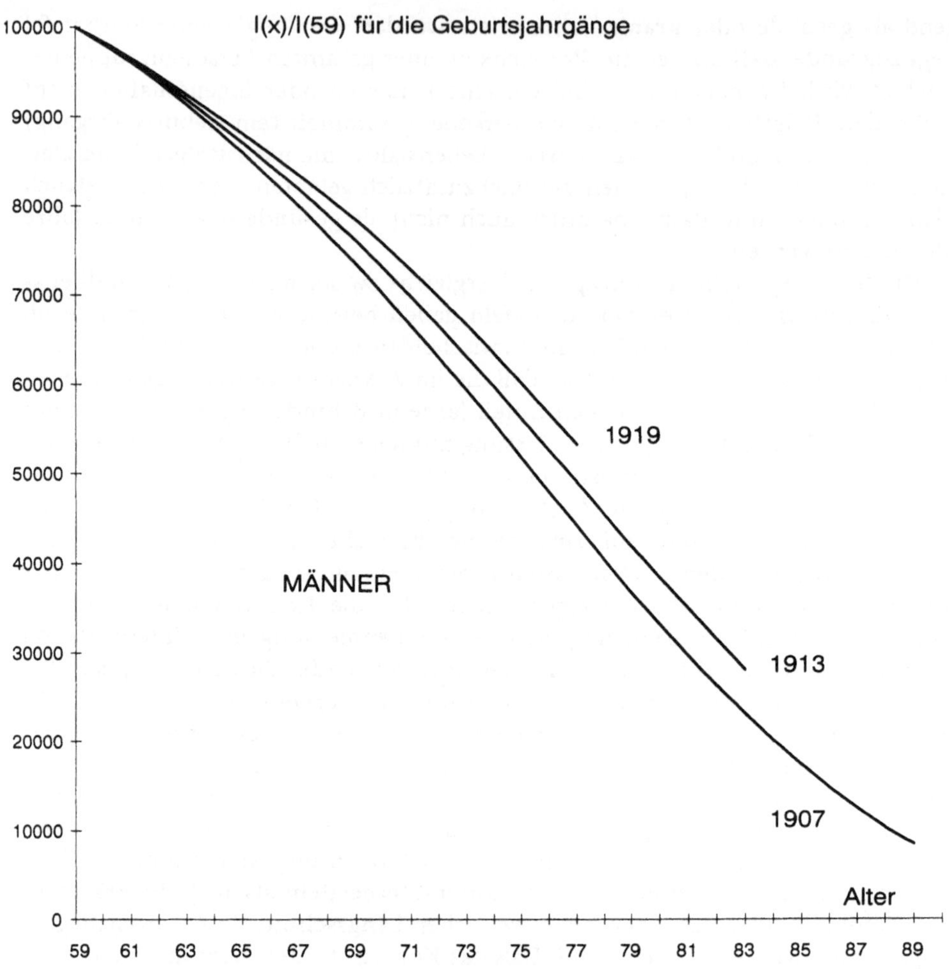

Abb 1. Bedingte Überlebenswahrscheinlichkeiten der Geburtsjahrgänge oberhalb von Alter 59: Männer. Quelle: Eigene Berechnungen

werden. Im weiteren werden für die konkrete empirische Argumentation sowohl für Männer als auch für Frauen drei Geburtsjahrgänge der alten Bundesländer exemplarisch ausgewählt, die Jahrgänge 1907, 1913 und 1919. Diese Jahrgänge sollen stellvertretend für alle Jahrgänge stehen, die in den letzten Jahrzehnten in Deutschland das Seniorenalter erreichten und durchliefen. Aus später behandelten Gründen beschränkt sich die Messung auf den Zeitabschnitt von 18 Jahren zwischen 1978 und 1995.

In den Abbildungen 1 und 2 ist für die Männer und Frauen der drei ausgewählten Geburtsjahrgänge der Verlauf der bedingten Überlebenswahrscheinlichkeit oberhalb von Alter 59 dargestellt. Bei beiden Geschlechtern erfuhren ober-

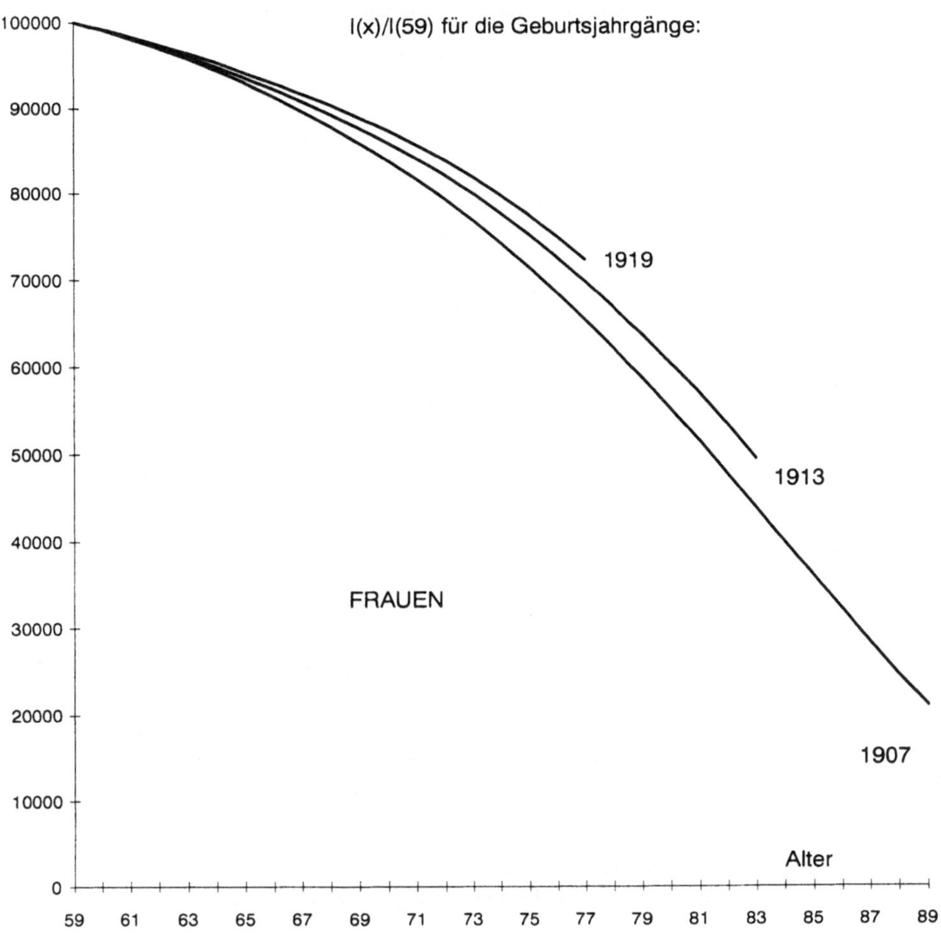

Abb. 2. Bedingte Überlebenswahrscheinlichkeit der Geburtsjahrgänge oberhalb von Alter 59: Frauen. Quelle: Eigene Berechnungen

halb von Alter 59 der Geburtsjahrgang 1913 und noch stärker 1919 Verbesserungen im Überlebensverlauf gegenüber Jahrgang 1907. Der gesamte in Abb. 1 und 2 erkennbare Fortschritt der Überlebensverhältnisse, wie er in anderer Form und für andere Geburtsjahrgänge bereits mehrfach dargestellt wurde (Dinkel 1984, 1992), geht alleine auf Mortalitätsreduktionen zurück, die nach dem 59. Geburtstag stattfanden. Selbstverständlich unterscheiden sich die Überlebensverhältnisse dieser Jahrgänge auch (und besonders) vor dem 59. Geburtstag, was aber zur Erleichterung der Anschaulichkeit hier ausgeblendet wurde, da die gesamte weitere Argumentation sich auf Entwicklungen beschränkt, die jenseits von Alter 59 stattfinden. Aufgrund der dargestellten Entwicklungen dürfen wir auch sicher sein, daß sich diese Jahrgänge auch in ihrem weiteren (noch nicht

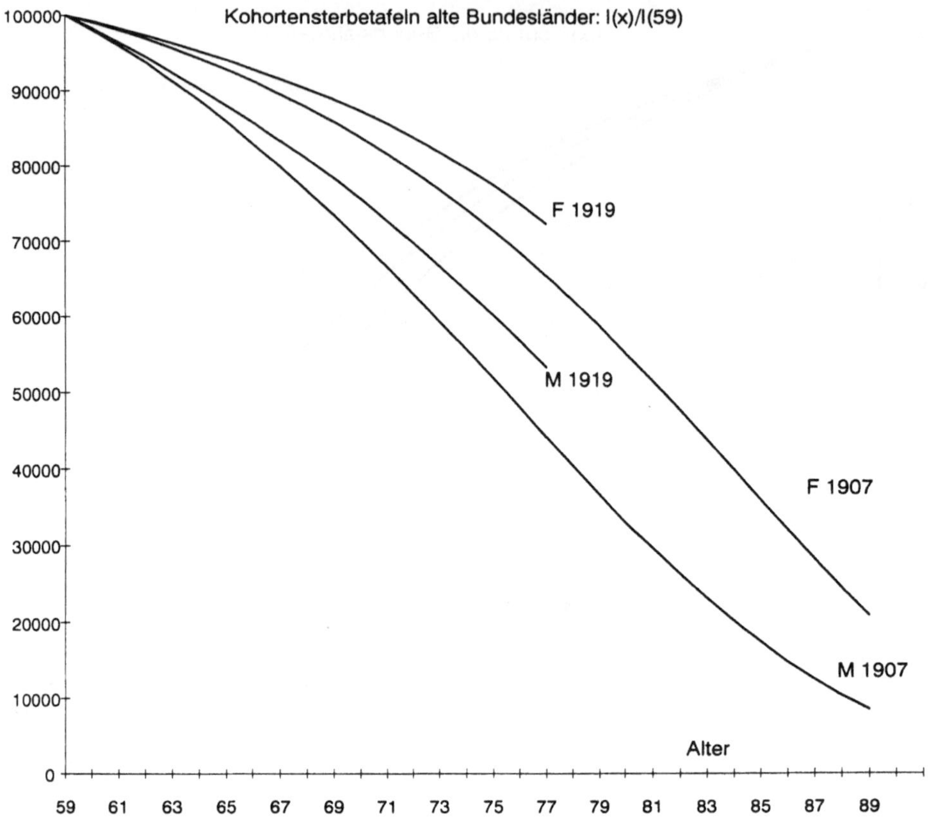

Abb. 3. Vergleich der Überlebensraten beider Geschlechter oberhalb von Alter 59: Geburtsjahrgänge 1907 und 1919. Quelle: Eigene Berechnungen

bekannten) Lebensschicksal unterscheiden werden, was ebenfalls unberücksichtigt bleiben muß.

Da Sterbedaten im Moment jeweils bis zum Kalenderjahr 1996 vorliegen, kann der Sterbetafelverlauf von Jahrgang 1907 nur bis zum Alter 89, der Verlauf des Jahrgangs 1913 bis zu Alter 83 und der Verlauf des Jahrgangs 1919 bis zu Alter 77 berechnet werden. Im Vergleich der beiden Geschlechter ist unter anderem erkennbar, daß in den betroffenen Altersstufen die Sterblichkeit der Frauen um soviel günstiger ist als jene der Männer, daß von je 100 000 Lebenden im Alter 59 die Frauen des Jahrgangs 1907 deutlich besser überlebt haben als die 12 Jahre später geborenen Männer des Jahrgangs 1919 (Abb. 3).

Als Datenbasis für die Messung des Gesundheitszustands (Prävalenz) nach Geburtsjahrgängen im Zeitablauf steht für die Bundesrepublik der regelmäßig durchgeführte Mikrozensus zur Verfügung, eine auf gesetzlicher Basis durchgeführte 1% Stichprobe der gesamten Bevölkerung der Bundesrepublik (momentan in einer Größenordnung von rund 800 000 bevölkerungsrepräsentativ ausgewählten Personen, die zur Teilnahme verpflichtet sind). Der Mikrozensus ist die einzige Datenquelle für die Bundesrepublik, die auf der Basis einzelner Geburtsjahrgänge ausreichend große Fallzahlen liefern und damit überhaupt eine Kohortenauswertung ermöglichen kann. Zwar wurde bereits in den Mikrozensus-Runden der 60er Jahre der Gesundheitszustand im regelmäßigen Turnus abgefragt (und nach groben Altersklassen ausgewertet veröffentlicht), die Ergebnisse des Mikrozensus stehen aber für eine nachträgliche Auswertung nach dem Geburtsjahrgang für die alten Bundesländer (auf die wir uns beschränken wollen) erst ab dem Jahr 1978 zur Verfügung. Allerdings zeigen die veröffentlichten Auszählungen der Erhebungen vor 1978, daß das, was wir im weiteren zu zeigen versuchen, auch für die Zeit vor 1978 bereits gegolten haben dürfte. Die jüngsten nach Geburtsjahrgängen im Moment verfügbaren Daten über den Gesundheitszustand sind die Ergebnisse des Mikrozensus 1995, so daß insgesamt für einen Zeitraum von 18 Jahren für alle einzelnen Geburtsjahrgänge eine Längsschnittinterpretation der Ergebnisse des Mikrozensus vorgenommen werden kann. Der Geburtsjahrgang 1907 war im Jahr 1978 (dem Beginn der Verfügbarkeit der Gesundheitsdaten) im Alter 71, der jüngste betrachtete Jahrgang 1919 im Alter 59, was erklärt, warum die folgende empirische Analyse genau im Alter 59 beginnt.

Im folgenden wird angenommen, daß die Daten über den aktuellen Gesundheitszustand an dem Tag, an dem der Mikrozensus jeweils durchgeführt wird, für das entsprechende Kalenderjahr repräsentativ sind, was im übrigen auch bei jeder anderen Datenquelle der empirischen Sozialforschung ohne weitere Diskussion unterstellt wird. Da im Mikrozensus ein Familienmitglied über die gesamte Familie abgefragt wird und Institutionen in den Mikrozensus einbezogen sind, stellt diese Datenbasis (anders als typische Umfragen, die nur eine gesundheitlich vorselektierte Personengruppe erfassen) im Hinblick auf den Gesundheitszustand der Gesamtbevölkerung die denkbar verzerrungsfreieste Messung dar. Im Mikrozensus wird unter anderem gefragt: „Waren sie in den letzten vier Wochen krank oder unfallverletzt?“, oder: „Sind Sie im Moment krank oder unfallverletzt?“. Daneben wird auch ermittelt, ob die betreffende Person in den letzten vier Wochen (oder im Moment) in ärztlicher Behandlung oder im Krankenhaus war (im Moment ist). Von allen Personen, die sich selbst oder vom befragten Haushaltsmitglied als krank bezeichnet wurden, waren unabhängig vom Alter rund 90 Prozent gleichzeitig in ärztlicher Behandlung oder im Krankenhaus. Die Mikrozensus-Angabe „im Moment krank oder unfallverletzt“ ist somit ein zwar subjektiver, aber zugleich vergleichsweise „harter“ Indikator des Gesundheitszustands der Bevölkerung, der im weiteren als Kriterium für die Aufteilung in „gesunde“ und „nicht gesunde“ Lebensjahre herangezogen wird. Aufgrund der Größenordnung des zugrundeliegenden Datensatzes soll aus Vereinfachungsgründen der Argumentation auf die an sich unbedingt notwendige Angabe von Konfidenzintervallen verzichtet werden. Bei den in diesem Zusammenhang sonst verwendeten Datenquellen, wo zumeist nur Befragungsergebnisse mit wenigen Tausend teilnehmenden Personen und unbekannten Ausschöpfungsquoten genutzt werden, kann eine solche Vorgehensweise allerdings kaum mehr gerechtfertigt werden.

Tabelle 1. Anteil aller Kranken und Unfallverletzten im Mikrozensus, die sich in ambulanter oder stationärer Behandlung befanden (in %)

Mikrozensus:	Männlich		Weiblich	
	Antworten	Anteil	Antworten	Anteil
1978	100	83,92	100	84,29
1980	100	84,00	100	84,82
1982	100	83,42	100	84,86
1986	88,24	89,81	88,21	90,78
1989	89,70	89,10	88,22	89,73
1992	89,81	90,39	89,60	90,30
1995	90,73	89,37	90,69	89,47

Quelle: Eigene Berechnungen auf der Basis von Mikrozensus-Sonderauszählungen

Erstmals mit dem Mikrozensus 1986 wurde die Beantwortung der Fragen zur Gesundheit, die vorher gesetzlich vorgeschrieben war, zur freiwilligen Beantwortung freigegeben. Die Folge war, daß seither nur mehr für etwa 90 Prozent aller Teilnehmer auch Antworten zum Gesundheitszustand vorliegen (Tabelle 1). Gleichzeitig stieg seit dem Mikrozensus 1986 der Anteil derjenigen, die in ärztlicher Behandlung waren oder im Krankenhaus behandelt wurden, wenn sie vom Befragten als „im Moment krank oder unfallverletzt" bezeichnet wurden, von etwa 84 auf 90 Prozent. Die Freigabe der Beantwortung hat somit den „Härtegrad der Antworten" erhöht. Personen, die zu Fragen der Gesundheit seit 1986 keine Antwort mehr gaben, gehören in einem etwas höheren Anteil zur Gruppe der Personen, die nicht „krank oder unfallverletzt" sind. Wenn wir davon ausgehen, daß sich beide Effekte in etwa ausglichen, was sie zumindest der Größenordnung nach getan haben könnten, müssen wir zur Berücksichtigung dieses Tatbestands keine zusätzliche Korrektur vornehmen. Bereits dieser Punkt (wie viele andere auch, die vorzubringen wären) zeigt allerdings, daß alle folgenden Berechnungen stets nicht bis in ihr letztes Detail, sondern in ihrer Grundaussage beurteilt werden sollten.

Trotz der vergleichsweise großen Fallzahlen schwanken die Einzeldaten vor allem in höherem Alter (das uns naturgemäß besonders interessiert) relativ stark. Zudem wurden Gesundheitsfragen nur in mehrjährigen Abständen in den Mikrozensus einbezogen. Aus diesem Grund wurden zuerst die verfügbaren Werte der Jahre 1978, 1980, 1982, 1986, 1989, 1992 und 1995 aller Geburtsjahrgänge in den verschiedenen Altersstufen erhoben. Die erhobenen Werte wurden dann mit einem in der Demographie international üblichen Verfahren auf den Gesamtzeitraum aufgespalten (zum Verfahren siehe Smith 1994). Anschließend wurde der gesamte Datensatz aller Geburtsjahrgänge mit einem Flächenglättungsverfahren (nach den Dimensionen Alter, Kalenderjahr und Geburtsjahrgang) unter Verwendung der einfachen polynomialen Glättungsformel aus der deutschen Sterbetafel 1949/51 geglättet. Aus diesem Datensatz der geglätteten Prävalenzwerte aller Jahrgänge wurden dann die Werte der drei Geburtsjahrgänge 1907, 1913 und 1919 für Männer und Frauen ausgewählt (Abbildungen 4 und 5). Da

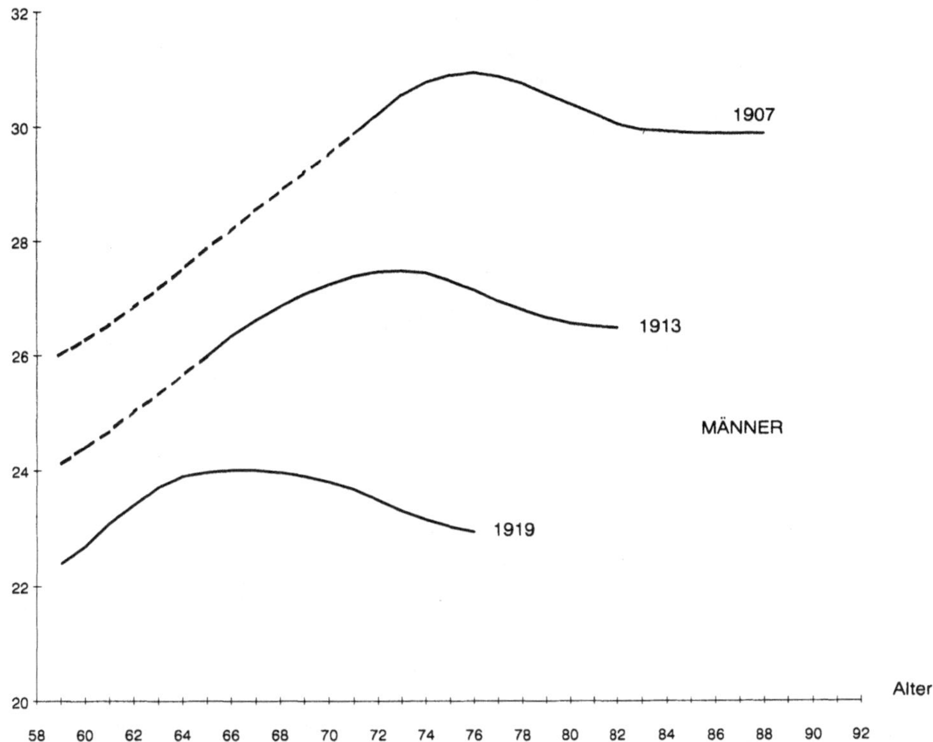

Abb. 4. Prävalenzverteilung der Geburtsjahrgänge 1907, 1913 und 1919: Männer. Quelle: Eigene Berechnungen auf der Basis von Mikrozensus-Sonderauszählungen

der verfügbare Zeitraum 18 Jahre beträgt, führt der gewählte Sechsjahresabstand der betrachteten Geburtsjahrgänge dazu, daß stets ein Altersbereich von 6 Jahren existiert, für den Werte aller drei betrachteten Jahrgänge gleichzeitig vorliegen.

Der (geglättete und auf Einzelalter aufgespaltene) Anteil der Kranken an der Gesamtbevölkerung der betrachteten Jahrgänge zeigt (wie dies alle anderen nicht einbezogenen Jahrgänge ebenfalls zeigen würden) neben dem erwarteten Altereffekt einen klar erkennbaren Kohorteneffekt: Später geborene Jahrgänge sind im gleichen Alter weniger häufig „im Moment krank und unfallverletzt" als ihre jeweiligen Vorgänger. Diese Aussage gilt für Frauen wie für Männer, auch wenn Frauen – trotz niedrigerer Sterblichkeit auf allen Altersstufen – in den hier relevanten Altersstufen häufiger krank sind als Männer. Wichtig ist auch, daß die Krankheitshäufigkeit im den oberen Altersstufen nicht strikt mit dem Alter steigt: Es gibt ein Alter, in dem die Krankheitshäufigkeit ein absolutes Maximum aufweist und danach wieder sinkt. Auch dieses Alter verschiebt sich (auf niedriger werdendem absoluten Niveau) für die aufeinanderfolgenden Jahrgänge nach vorne. Der auch in Periodenbetrachtung sichtbare Rückgang der Krankheitshäufigkeit im Mikrozensus und in anderen Quellen wird hin und wieder mit der

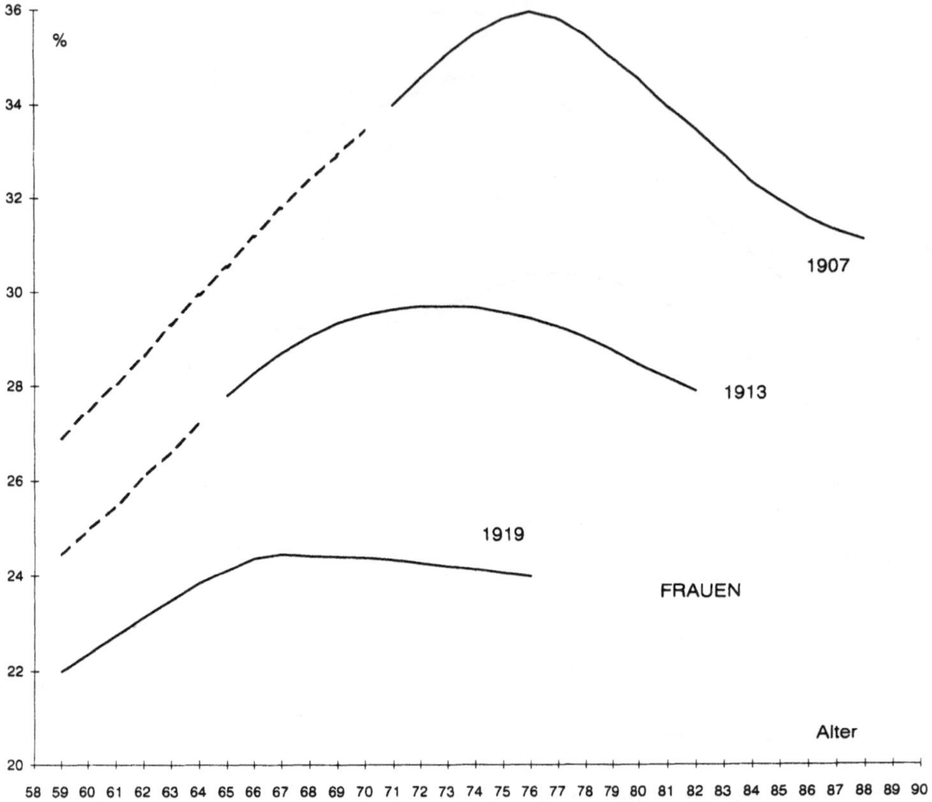

Abb. 5. Prävalenzverteilung der Geburtsjahrgänge 1907, 1913 und 1919: Frauen.
Quelle: Eigene Berechnungen auf der Basis von Mikrozensus-Sonderauszählungen

konjunkturellen Entwicklung in Verbindung gebracht und als „Scheinerfolg" bezeichnet: Schlechte Arbeitsmarktbedingungen würden dazu führen, daß vor allem Erwerbstätige sich weniger häufig krank melden würden. So relevant dieses Argument grundsätzlich sein mag, kann es doch kaum mehr für die hier betrachteten Jahrgänge eine größere Rolle spielen, die größtenteils in einem Alter beobachtet wurden, in dem sie sich bereits jenseits der erwerbstätigen Lebensphase befinden.

Um die vorliegenden Daten voll ausnutzen zu können, werden im weiteren nicht, wie sonst üblich, Altersabschnitte von 5 Jahren, sondern Abschnitte von 6 Jahren betrachtet. Dann liegen für den Altersbereich 59 bis unter 65 Jahre jeweils bei beiden Geschlechtern für alle drei betrachteten Jahrgänge ebenso Sterbedaten vor wie für die Altersabschnitte 65 bis unter 71 und 71 bis unter 77 Jahre. Für den Altersbereich 77 bis unter 83 liegen Daten nur noch für die Jahrgänge 1907 und 1913 vor, für den Altersbereich 83 bis unter 89 nur noch für Geburtsjahrgang 1907. Aus dem Mikrozensus gewonnene Meßwerte des Gesundheitszustands liegen für den Jahrgang 1907 in den drei obersten Altersabschnitten oberhalb vom Alter 71 vor, für Jahrgang 1913 zwischen Alter 83 und 89 (noch) nicht, dafür aber im darunterliegenden Altersbereich 65 bis unter 71 und für Jahrgang 1919 in den drei untersten betrachteten Altersabschnitten (Alter 59–77). Jeweils zwei der betrachteten Jahrgänge lassen somit für je zwei Altersabschnitte einen direkten Vergleich zu, so etwa die Jahrgänge 1907 und 1913 in den beiden Altersbereichen 71 bis unter 77 und 77 bis unter 83, die Jahrgänge 1913 und 1919 in den beiden Bereichen 65 bis unter 71 und 71 bis unter 77. Für den Sechsjahres-Altersbereich 71 bis unter 77 liegen Daten aller drei betrachteten Jahrgänge vor. Ein Blick auf die Abbildungen 3 und 4 zeigt allerdings, daß man ohne großen Fehler für die Jahrgänge 1913 und 1907 die vor dem Jahr 1978 liegenden Werte des Gesundheitszustandes durch Schätzung ergänzen kann, wobei man den Kohortentrends der bekannten Werte folgen kann. Die gestrichelten Werte in den Abb. 3 und 4 stellen jene Werte der Jahrgänge 1907 und 1913 dar, die in den anschließend vorgestellten Berechnungen als Schätzwert eingesetzt wurden.

2.3 Die Zahl der erlebten „gesunden" und „kranken Lebensjahre" in Kohortenbetrachtung: Ergebnisse der Sterbetafelberechnungen

Unter den beschriebenen Voraussetzungen kann im Vergleich der Geburtsjahrgänge einerseits die Zahl und Veränderung an insgesamt gelebten Jahren quantifiziert und zugleich die Gesamtentwicklung in „gesunde Jahre“ und „kranke Jahre“ aufspalten werden. In Tabelle 2 ist das Ergebnis der Berechnung für Männer der Geburtsjahrgänge 1907 und 1913 dargestellt. Alleine aufgrund der Sterblichkeitsverbesserungen oberhalb von Alter 59 haben in den 24 Lebensjahren bis zum 83. Geburtstag die 100 000 Personen, die im Alter 59 bei beiden Jahrgängen annahmegemäß am Leben waren, bei Jahrgang 1913 insgesamt 1,625 Mio. (= 231 189 + 357 694 + 473 165 + 563 693) Lebensjahre durchlebt. Die gleiche Ausgangsgesamtheit von Männern des Jahrgangs 1907 durchlebte in diesem Altersabschnitt „nur“ 1,11 Mio. Jahre. In diesem Altersbereich ist aber gleichzeitig die

Tabelle 2. Von je 100 000 Männern der Geburtsjahrgänge, die Alter 59 erreichten

Jahrgang:	1907		1913			
	Gelebte Jahre	Jahre in Krankheit	Gelebte Jahre	Jahre in Krankheit	Differenz gelebte Jahre	Differenz „kranke“ Jahre
Alter:						
59–64	561 167	149 867	563 693	140 113	2 526	- 9 754
65–70	459 744	131 797	473 165	126 186	13 421	- 5 611
71–76	333 275	101 724	357 694	97 991	24 419	- 3 733
77–82	200 172	61 156	231 189	61 715	31 017	559
83–88	91 149	27 284	–	–	–	–

Quelle: Eigene Berechnungen auf der Basis von Mikrozensus-Sonderauszählungen

Gesamtzahl der im Zustand der Krankheit durchlebten Jahre von insgesamt 444 544 (= 149 867 + 131 797 + 101 724 + 61 156) bei Jahrgang 1907 auf 426 005 bei Jahrgang 1913 zurückgegangen. Der Jahrgang 1913 hat im betrachteten Altersintervall somit nicht nur absolut mehr sondern auch einen relativ größeren Anteil gesunder Jahre erlebt (73,8 Prozent aller gelebten Jahre von Jahrgang 1913 waren Jahre in Gesundheit gegenüber 71,4 Prozent bei Jahrgang 1907).

Nur in der letzten einbezogenen Altersstufe (zwischen Alter 77 bis unter 83) ist die Zahl der gelebten kranken Jahre von Jahrgang 1913 (= 61 715) absolut überhaupt größer gewesen als bei Jahrgang 1907 (= 61 156). In allen anderen Altersintervallen gab es einen Zuwachs an insgesamt gelebten Jahren und gleichzeitig eine absolute Reduktion der im Zustand der Krankheit verbrachten Jahre. Um es noch einmal zu wiederholen: Auch dieses eindeutige Ergebnis sagt nicht, daß genau die gewonnenen Jahre alle im Zustand der Gesundheit durchlebt worden sein müssen. Es könnte im Prinzip der Fall eingetreten sein (auch wenn dies sehr unwahrscheinlich ist), daß z.B. alle 2 526 von Jahrgang 1913 im Altersintervall 59 bis unter 65 Jahre zusätzlich gelebten Jahre „kranke Jahre“ waren. Da dieser Jahrgang aber insgesamt 9 754 in Krankheit verbrachte Jahre weniger durchlebte, hätte dann unter den restlichen 561 167 Jahren, die von beiden Kohorten im Altersabschnitt gelebt wurden, die Zahl der „kranken Jahre“ um genau (2 526 + 9 754) Jahre geringer sein müssen.

Unbeschadet der Aufteilung auf einzelne Personen bleibt festzuhalten: Jahrgang 1913 erlebte im angesprochenen Altersintervall absolut und relativ mehr gesunde Jahre als der sechs Jahre vorher geborene Jahrgang 1907. Würden wir anstelle der bedingten Sterbetafeln, die mit 100 000 Personen im Alter 59 beginnen, die vollen Kohortensterbetafeln (mit 100 000 Nulljährigen) als Ausgangspunkt der Kalkulationen wählen, würden oberhalb von Alter 59 insgesamt jeweils weniger gelebte Jahre (und damit auch weniger gesunde und kranke Jahre) entstehen, da nur ein Teil der Lebendgeborenen Alter 59 erreicht. Das relative Gewicht der gewonnenen gesunden und kranken Jahre würde sich allerdings nicht verändern. Würden wir andererseits mit den konkreten Zahlen der wirklichen Besetzung in der Bundesrepublik rechnen, müßten sich die Werte (wiederum proportional) erhöhen.

Verstärkt gilt das für den Jahrgang 1913 beobachtete Ergebnis für Männer des Jahrgangs 1919, deren „Gewinne und Verluste“ an Jahren in den einzelnen Altersabschnitten gegenüber den Jahrgängen 1907 und 1913 in Tabelle 3 bilanziert sind. In den drei Altersintervallen, in denen ein Vergleich möglich ist, gibt es nun keinen einzigen Fall mehr, wo die Gesamtzahl der kranken Jahre überhaupt noch absolut angestiegen ist. Der Anteil der gesunden Jahre an allen gelebten Jahren im Intervall der 18 Altersjahre zwischen 59 und 77 lag bei Jahrgang 1907 noch bei 71,69 Prozent, bei Jahrgang 1913 bereits bei 73,88 und bei Jahrgang 1919 dann bei 76,52 Prozent. Da der Zugewinn an gesunden Jahren in den betrachteten Altersintervallen größer gewesen ist als der Zugewinn an allen Jahren, hat sich der durchschnittliche Gesundheitszustand aller in diesem Alterssegment lebenden Männer der ausgewählten Geburtsjahrgänge deutlich verbessert.

Tabelle 3. Von je 100 000 Männern der Geburtsjahrgänge, die Alter 59 erreichten

Jahrgang:	1907		1919					
	Gelebte Jahre	Jahre in Krankheit	Gelebte Jahre	Jahre in Krankheit	Differenz gelebte Jahre		Differenz „kranke"Jahre	
					1907	1913	1907	1913
Alter:								
59–64	561 167	149 867	566 237	131 297	5 070	2 544	- 18 570	- 8 816
65–70	459 744	131 797	485 141	116 231	25 397	11 976	- 15 566	- 9 955
71–76	333 275	101 724	379 914	88 510	46 639	22 220	- 13 214	- 9 481
77–82	200 172	61 156	–	–	–	–	–	–
83–88	91 149	27 284	–	–	–	–	–	–

Quelle: Eigene Berechnungen auf der Basis von Mikrozensus-Sonderauszählungen

Die gleiche Art der Kalkulation kann man für die Frauen der gleichen Geburtsjahrgänge durchführen, wo die Ergebnisse noch eindeutiger ausfallen. Je 100 000 Frauen des Geburtsjahrgangs 1907, die das Alter 59 erreichten, erlebten in den 24 Jahren bis zum 83. Geburtstag insgesamt 1,881 Mio. Jahre (Tabelle 4), die gleiche Zahl von Frauen des Jahrgangs 1913 erlebten im gleichen Altersintervall 1,943 Mio. Jahre (30 905 Jahre mehr). Bei den betrachteten Jahrgängen ist in allen Altersbereichen die Differenz der gelebten Jahre positiv und der „im Zustand der Krankheit" verbrachten Jahre negativ. Der Anteil der gesunden an allen erlebten Jahren stieg im Altersintervall von 67,88 (Jahrgang 1907) auf 71,94 Prozent (1913).

Wiederum werden die Verhältnisse noch eindeutiger, wenn Geburtsjahrgang 1919 einbezogen wird (Tabelle 5): Die Gesamtzahl der von Alter 59 bis unter Alter 77 gelebten Jahre steigt gegenüber den beiden anderen Jahrgängen weiter systematisch an, wie in Abb. 2 erkennbar ist. Die Gesamtzahl der „in Krankheit" verbrachten Jahre von Jahrgang 1919 dagegen ist absolut und relativ kleiner als bei den Vorjahrgängen. Die zwischen Alter 59 und dem 77. Geburtstag durchlaufenen Jahre bestanden bei Frauen des Jahrgang 1907 zu 68,46 Prozent aus im Zustand

Tabelle 4. Von je 100 000 Frauen der Geburtsjahrgänge, die Alter 59 erreichten

Jahrgang:	1907		1913			
	Gelebte Jahre	Jahre in Krankheit	Gelebte Jahre	Jahre in Krankheit	Differenz gelebte Jahre	Differenz „kranke" Jahre
Alter:						
59–64	580 753	164 761	582 118	150 083	1 365	- 14 678
65–70	526 308	168 534	535 120	153 930	8 812	- 14 604
71–76	443 968	155 886	464 739	137 680	20 771	- 18 206
77–82	330 043	114 980	360 948	103 407	30 905	- 11 573
83–88	193 402	61 890	–	–	–	–

Quelle: Eigene Berechnungen auf der Basis von Mikrozensus-Sonderauszählungen

Tabelle 5. Von je 100 000 Frauen der Geburtsjahrgänge, die Alter 59 erreichten

Jahrgang:	1907		1919					
	Gelebte Jahre	Jahre in Krankheit	Gelebte Jahre	Jahre in Krankheit	Differenz gelebte Jahre		Differenz „kranke"Jahre	
					1907	1913	1907	1913
Alter:								
59–64	580 753	164 761	583 696	133 817	2 943	1 578	- 30 944	- 16 266
65–70	526 308	168 534	541 541	131 901	15 233	6 421	- 36 633	- 22 029
71–76	443 968	155 886	477 068	115 333	33 100	12 129	- 40 553	- 22 347
77–82	330 043	114 980	–	–	–	–	–	–
83–88	193 402	61 890	–	–	–	–	–	–

Quelle: Eigene Berechnungen auf der Basis von Mikrozensus-Sonderauszählungen

stand der Gesundheit verbrachten Jahren, bei den Jahrgängen 1913 und 1919 stieg dieser Anteil dann auf 72,08 und 76,22 Prozent. Die Frauen und Männer des Jahrgangs 1919 verbrachten in diesem Lebensabschnitt einen annähernd gleichen Anteil ihrer Lebensjahre im Zustand der Gesundheit. Absolut betrachtet war aber sowohl die Zahl aller und damit auch der in Gesundheit (und in Krankheit) verbrachten Jahre bei den Frauen etwas größer ist als bei gleichaltrigen Männern.

3. *Interpretation der Ergebnisse und Schlußfolgerungen*

Selbstverständlich darf man die numerischen Ergebnisse der vorgelegten Kalkulation nicht überinterpretieren. Bis auf ein einzelnes gelebtes Jahr genau lassen sich naturgemäß die vorliegenden (wie auch alle anderen gleichartigen) Berechnungen nicht rechtfertigen. Bei allen denkbaren Einwänden im Detail bleibt aber das Grundergebnis bestehen: Viele Beobachter der Entwicklung von Morbidität und Mortalität schlußfolgern mit theoretischen und empirischen Argumenten, daß die steigende Lebenserwartung der Menschen in Vergangenheit und Zukunft mit einem verschlechterten Gesundheitszustand vor allem in den oberen Altersstufen erkauft werden müßte. Es lassen sich a priori auch durchaus plausible theoretische Argumente für eine solche Annahme finden. So dürften beispielsweise die früher gestorbenen und heute überlebenden Patienten nach schweren Operationen oder mit chronischen Leiden kaum mehr in den Zustand „perfekten Wohlergehens" zurückversetzt werden. Im Rahmen der in der Demographie weitverbreiten Argumentation „heterogener Populationen" folgt beispielsweise, daß aus einer ursprünglich heterogen zusammengesetzten Bevölkerung eine hohe selektive Mortalität die überlebende Restgesamtheit in der Zusammensetzung immer „günstiger" zusammengesetzt hinterläßt. Die bei lebenslang hoher Sterblichkeit nur wenigen Überlebenden im hohen Alter waren danach früher die jeweils „fittesten" Teile der ursprünglichen Geburtsjahrgänge. Sinkt die Sterblichkeit, reduziert sich die Geschwindigkeit der Selektion, was die größere Zahl der Überlebenden im gleichen Alter in einem im Durchschnitt „ungünstigeren" Zustand hinterläßt (Vaupel et al. 1979). Unter den heutigen Senioren sind viele, die früher ohne die heute bestehenden medizinisch-technischen und ökonomischen Bedingungen vorher gestorben wären. Alleine daraus würde bei steigender Lebenserwartung zumindest ein relativer Anstieg der gelebten „Jahre in Krankheit" folgen.

So relevant die rein theoretischen Argument auch sein mögen, ist doch leztlich noch gewichtiger, daß mit dem Maß DFLE oder HLE in den letzten Jahrzehnten praktisch ohne Ausnahme in sehr vielen Berechnungen das Argument empirisch gestützt wurde, daß die Mehrheit der unzweifelhaft gewonnenen Jahre vor allem der Senioren auch tatsächlich überwiegend Jahre in Krankheit bzw. in Behinderung waren. Das bei der Mortalitätsentwicklung so günstige Bild wurde dadurch stark eingetrübt, vor allem dann, wenn man die aus diesem Zusammenhang resultierenden Kosten für das Gesundheitswesen mit in Betracht zog. Erstmals in den 90er Jahren wurde nun für die USA eine generelle Reduktion der Behinderungsraten in den oberen Altersstufen beobachtet (Manton et al. 1997), so daß nun erstmals auch in Periodenberechnung die Zahl der gewonnenen aktiven Jahre zwischen 1980 und 1990 als absolut größer ermittelt wurde als die Zahl aller gewonnenen Jahre (Crimmins et al. 1997). Auch für Frankreich wurden in den letzten Jahren erstmals veränderte Ergebnisse gemessen (Robine und Mormiche 1994).

Stellt man an die Stelle der objektiv ungeeigneten Periodenbetrachtung einen Meßversuch auf der Basis konsequenter Kohortenbetrachtung, so folgt jedenfalls für Deutschland (und manches spricht dafür, daß ähnliches auch für andere Länder gelten würde) bereits über einen deutlich längeren Zeitraum ein erstaunlich klares Ergebnis: Für die hier betrachteten (und ähnlich für viele andere nicht explizit einbezogene) Jahrgänge haben sich sowohl die Überlebensverhältnisse als auch der Gesundheitszustand zwischen 1978 und 1995 eindeutig gebessert. Falls man an dieser Stelle einwenden möchte, daß der Mikrozensus für die Messung des Gesundheitszustandes eine zu unsichere oder möglicherweise gar nicht geeignete Datenbasis sei, muß man allerdings ganz klar entgegenhalten: Es gibt und wird auch in Zukunft in Deutschland keine Datenquelle geben, die in ähnlicher numerischer Größenordnung und mit derart ausgefeilter Bevölkerungsrepräsentativität praktisch ohne Ausfälle arbeiten kann. Auf der Basis von bereits außergewöhnlich großen Datenquellen der empirischen Sozialforschung wie dem Nationalen Survey der DHP (Deutsche Herz-Kreislauf-Präventionsstudie) in einer Größenordnung von insgesamt 10 000 Fällen hätte man eine Berechnung auf der Grundlage einzelner Geburtsjahrgänge nie und nimmer durchführen können.

Vor einigen Jahren stellt Verbrugge(1984) die durchaus provokante Frage: „Longer life but worsening health?" Solange das Gegenteil nicht bewiesen ist, sollte man zumindest für die jüngere Vergangenheit in der Bundesrepublik die weitverbreitete pessimistische These nicht länger aufrechterhalten, wir würden zwar immer älter, aber gleichzeitig auch immer „kränker". Alle Daten, mit denen diese Hypothese in der Vergangenheit gestützt wurde, waren mindestens genauso angreifbar, wie die hier verwendeten und wie es alle Daten der Morbidität, zumindest im Vergleich mit „harten" Mortalitätsdaten, zwangsläufig stets sein müssen. Auf jeden Fall muß aber geschlußfolgert werden, daß die hier verwendete Meßmethode dem an sich durchaus plausiblen theoretischen Grundgedanken entspricht, was für den Großteil der bisherigen Meßversuche nicht zutrifft. Solange man Periodendaten der Prävalenz heranzieht, hat man mit dem Einbau dieser Daten in eine Periodensterbetafel nichts anderes getan, als die Prävalenzdaten auf eine besondere Art und Weise zu standardisieren. Dies mag an sich durchaus nützlich sein, läßt aber die aus den Ergebnissen gezogenen Schlußfolgerungen nicht zu.

Die hier entstandenen wesentlich positiveren Ergebnisse stehen und fallen mit dem Tatbestand, daß sich der durchschnittliche Gesundheitszustand der Bevölkerung im Beobachtungszeitraum nicht nur nicht verschlechtert hat, sondern sich sogar verbesserte. In groben Altersklassen betrachtet zeigt ein Vergleich der Mikrozensusergebnisse auch vor 1978, daß sich auch in Querschnittsbetrachtung der durchschnittliche Gesundheitszustand spätestens seit dem Jahr 1970 verbessert hat. In Kohortenbetrachtung auf der Basis einzelner Geburtsjahrgänge ist dieser Tatbestand um so eindeutiger. Wer andererseits als Beweis für das Gegenteil bereit ist, Ergebnisse von Befragungen mit unklarem Stichprobenplan und wenigen tausend Teilnehmern bei einer Ausschöpfungsquote von vielleicht 50 Prozent zu folgen, sollte auch diesen Tatbestand hinzunehmen bereit sein.

Das Konzept der Healthy Life Expectancy oder der DFLE wurde in den letzen Jahrzehnten noch im mehrfacher Hinsicht erweitert, was aber selbst in konsequenter Kohortenlogik zumindest aus demographischer Sicht nicht mehr zu rechtfertigen ist. So wurde beispielsweise in der internationalen „global burden of disease study" (Murray und Lopez 1996) für sehr viele Länder der Welt (mit teilweise nur sehr unsicheren demographischen und Gesundheitsdaten) neben der Ausdifferenzierung in sieben Stufen der Behinderung, für die es nicht einmal in Deutschland ausreichend Daten gibt, zusätzlich ein Index für die Schwere der Behinderung, und, was besonders kritisch – und unnötig – ist, eine zusätzliche Gewichtung der einzelnen Lebensjahre eingeführt. Falls ein Lebensjahr im Alter 60 behinderungsfrei ist, wird dies in der DALY-Methodik explizit anders bewertet, als wenn dies im Alter 30 der Fall wäre. Vor allem in ökonomischen Studien gibt es solche zusätzlichen Gewichtungen „geretteter Jahre" als QALY´s bereits seit Jahrzehnten. Ob und wie durch Messungen der Präferenzen oder Schattenpreise dafür Begründungen gefunden werden können, kann hier nicht diskutiert werden (als deutschsprachiger Überblick Breyer und Zweifel 1992).

Bereits Barendregt et al.(1996) wiesen darauf hin, daß bei einem Einbau solcher zusätzlicher Gewichtungen in das Konzept der Sterbetafel Widersprüche auftreten: Aufgrund ihrer Konstruktionslogik enthält jede Sterbetafel bereits implizit ein Gewichtungskriterium. Durch die multiplikative Verknüpfung der einjährigen Überlebenswahrscheinlichkeiten werden Veränderungen je weiter unten im Alter desto stärker gewichtet. Fortschritt bei den Säuglingen wirken auf das Überleben aller folgenden Altersstufen, Fortschritte im Alter 70 nur noch bei den Altersstufen oberhalb von Alter 70. Jede zusätzliche „Gewichtung" macht das Konzept nur undurchschaubar und ist ethisch nicht zu begründen (siehe dazu die Diskussionsbeiträge von Murray und Lopez (1997) und Sayers und Fliedner

(1997)). Zumindest die implizite Gewichtung in der Sterbetafel selbst ist allerdings in Kohortenlogik (anders als in der Periodensterbetafel) genau angemessen, da sie exakt die Auswirkung von Veränderungen der Sterblichkeit auf einzelnen Altersstufen auf die Gesamtzahl der gelebten Jahre dieses Jahrgangs *im weiteren Lebensablauf* wiedergibt.

Eng verwandt damit ist eine zweite Art von Ausweitung des Konzepts, die erstmals von Colvez und Blanchet (1983) vorgenommen wurde, die Kombination der DFLE mit dem Konzept der „cause-elimination life table". Man kann zumindest zu berechnen versuchen, wie groß die altersspezifische Sterbewahrscheinlichkeit auf allen Altersstufen wäre, wenn man die auf Ursache i entfallenden Sterbefälle nicht berücksichtigt und dabei gleichzeitig annimmt, daß alle anderen Ursachen in unveränderter Häufigkeit auftreten würden. Allerdings enthält man damit nicht die (hypothetische) Absterbeordnung, die in einer Situation ohne Existenz von Todesursache i tatsächlich entstehen würde. Aufgrund vielfältiger Interdependenzen kann die Wirkung einer Elimination einer wichtigen Todesursache (wie Neubildungen oder cardiovaskuläre Erkrankungen) nicht einfach durch Nichtberücksichtigung dieser Todesursache simuliert werden (siehe dazu etwa Keyfitz 1977 oder Dinkel 1987). Zu glauben, daß man eine wichtige Todesursache wie die Herz-Kreislauf-Erkrankungen, auf die rund 50 Prozent aller Sterbefälle fallen, eliminieren könnte, ohne gleichzeitig das Auftreten anderer Ursachen zu verändern (ohne den unter dem Stichwort competing risks diskutierten Zusammenhang zu berücksichtigen), bedeutet letztlich, daß man den Menschen für potentiell unsterblich hält. Wären die Todesursachen additiv und voneinander unabhängig, bräuchte man ja nur nacheinander alle einzelnen Ursachen eliminieren und könnte dann ewig leben. Tatsächlich gilt zum Beispiel bei Herz-Kreislauf-Erkrankungen, daß die durchaus gewinnbringende Reduktion im Alter 60 oder 70 nur dazu führt, daß dann im Alter 80 oder 90 die Häufigkeit der gleichen Todesursache noch weiter ansteigt. Degenerative Erkrankungen können grundsätzlich nicht eliminiert werden, sie können nur im Alter nach hinten verschoben werden. Selbst wenn man eine Todesursache wie die Unfälle reduzieren oder ganz beseitigen könnte, würden aber andere Ursachen zwangsläufig ihr Auftreten verändern müssen.

Ungeachtet der Verwendung ausgefeilter mathematischer Verfahren und Annahmen (so etwa Nusselder et al. 1996) gilt deshalb: Anders als die Summe der gewonnenen Jahre aufgrund der tatsächlichen Mortalitätsentwicklung läßt sich die niemals beobachtbare hypothetische Summe der gewonnenen Jahre bei Elimination einer oder mehrerer Todesursachen nicht messen und schon gar nicht mit der hypothetischen Entwicklung gesunder und kranker Jahre kombinieren, die unter dieses Annahmen möglicherweise entstehen würden. In einer solchen Berechnung kann man als Ergebnis grundsätzlich nur erhalten, was man als Annahme vorher in die Kalkulation einstellte.

Eine sinnvolle und angesichts der aktuellen sozialpolitischen Diskussion auch notwendige Erweiterung des vorgestellten Konzepts wäre, an Stelle der „gesunden und kranken Jahre" die „Jahre in Pflegebedürftigkeit" und die „Jahre frei von Pflegebedürftigkeit" zu stellen. Da die gesetzliche Pflegeversicherung in der Bundesrepublik erst seit wenigen Jahren eingeführt ist, ist es allerdings bis jetzt noch nicht möglich, die Prävalenzdaten der Pflegebedürftigkeit für Geburtsjahrgänge im Längsschnitt zu messen. Die Verwendung von Querschnitts-Prävalenzdaten der Jahre 1996 oder 1997 wäre angesichts der vorne vorgestellten Argumente eine unzulässige Fehlinterpretation des Konzepts. Sobald eine Längsschnittinterpretation möglich sein sollte, wäre eine entsprechende Berechnung unbedingt nachzuholen.

Literatur

Breyer, F., und Zweifel, P, Gesundheitsökonomie, Berlin u.a., 1992

Barandregt JJ, Bonneux L, Van der Maas PJ (1996) DALYs: the age-weights on balance. Bulletin of the World Health Organisation 74:439–443

Colvez A, Blanchet M, (1983) Potential gains in life expectancy free of disability: a tool for health planning. Int J Epidemiol 12:224–229

Crimmins EM Saito Y, Ingenieri D.(1989) Changes in life expectancy and disability-free life expectancy in the United States. Population and Development Review 15:235–267

Crimmins EM, Saito Y, Ingegneri D (1997) Trends in Dissability-Free Life Ex-pectancy in the United States, 1970–90. Population and Development Review 23:555–572

Dinkel RH (1984) Sterblichkeit in Perioden- und Kohortenbetrachtung, Zeitschrift für Bevölkerungswissenschaft 10:477–500

Dinkel RH (1987) Mortalitätsindikatoren und ihre Eignung zur Beurteilung der Effizienz von Gesundheitsmaßnahmen. In: Ökonomie des Gesundheitswesens, Schriften des Vereins für Socialpolitik, N.F., Bd 195

Dinkel RH (1992) Kohortensterbetafeln für die Geburtsjahrgänge ab 1900 bis 1962 in den beiden Teilen Deutschlands. Zeitschrift für Bevölkerungswissenschaft 18:95–116

House JS, Kessler RC, Herzog AR, Mero RP, Kinney AM, Breslow MJ (1990) Age, socioeconomic status, and health. The Milbank Quarterly 68:383–411

Keyfitz N (1977) What Difference Would it Make id Cancer Were Eradicted? An Examination of the Taeuber Paradox. Demography 14:411–418

Land KC, Rogers A (eds) (1982) Multidimensional Mathematical Demography. New York

Manton LC , Stallard E (1997) Chronic Disability Trends in elderly United States Population: 1982–1994. Proceedings of the National Academy of Sciences: Medical Science 94:2593–2598

Murray CJL, Lopez, AD (eds) (1996) The Global Burden of Disease. Cambridge, MA

Murray CJL, Lopey AD (1997) The utility of DALYs for public health policy and research: a reply. Bulletin of the World Health Organisation 75:377–381

Nusselder WJ, van der Velden K, van Sonsbeek JLA, Lenior ME, van der Boos GAM (1996) The Elimination of Selected Chronic Diseases in a Population: The Compression and Expansion of Morbidity. Am J Public Health 86:187–194

Ritchie K, Robine J-M, Letenneur L, Dartigues J-F (1994), Dementia-Free Life Expectancy in France. American Journal of Public Health 84:232–236

Robine J-M, Michel JP, Branch LG (1992) Measurement and utilization of healthty life expectancy: conceptual issues. Bulletin of the World Health Organisation 70:791–800

Robine J-M, Mormiche P (1994), Estimation de la valeur de l´espérance de vie sans incapacité en France en 1991. Solidarité Santé 1:17–36

Sayers BMcA, Fliedner TM (1997) The critique of DALYs: a counter reply. Bull. of the World Health Organisation 75:383-384
Sullivan DF (1971) A single index of mortality and morbidity. HSMHA Health Reports 86:347-354
Valkonen T, Sihvonen A-P, Lahelma E (1997) Health Expectancy By Level Of Education in Finland.Social Science and Medicine 44:801-808
Vaupel JW, Manton KG, Stallard E (1979) The Impact of Heterogeneity in Individual Frailty on the Dynamics of Mortality. Demography 16:439-454
Verbrugge L (1984) Longer life but worsening health?: Trends in health and mortality of middle-aged and older persons. The Milbank Quarterly 62:475-519

Diskussionsbeitrag

Moderator (Prof. Vogel):
Ja, ich darf Herrn Dinkel für diese Sache wirklich sehr herzlich danken. Trotzdem ist es uns jetzt leider doch nicht möglich, wir sind mit der Zeit schon deutlich fortgeschritten, nun jetzt in die Diskussion einzutreten. Möglicherweise können, werden Sie in der Kaffeepause überfallen werden durch eine ganze Menge Kollegen, die dann doch in die Diskussion mit Ihnen eintreten werden.

Stand und Entwicklung ausgesuchter Gesundheitsindikatoren

Heiner Raspe

Die Formulierung des Themas erlaubt es, über beides zu sprechen, über Gesundheitsindikatoren selbst und über das, was sie anzeigen sollen, ihre Indikanda.

Im einzelnen werde ich

- Gesundheitsindikatoren zuerst definieren und einige methodische Hinweise geben,
- dann ihre Nutzung im klinischen Kontext behandeln,
- mich ihnen drittens im Kontext von Epidemiologie und Public Health zuwenden und
- mit wenigen Anmerkungen zur aktuellen Gesundheitspolitik schließen.

1. Was sind, wozu dienen Gesundheitsindikatoren?

Definition und Klassifikation

Das von Last herausgegebene Wörterbuch der Epidemiologie (3/1995) definiert einen *Gesundheitsindikator* (GI) als eine „direkt meßbare Variante, die den Gesundheitszustand von Personen in einer Gemeinde reflektiert".

Indikatoren und aus ihnen gebildete Indices sind also *personenbezogene Merkmale*, sie werden an Individuen erhoben. Sie können *aggregiert* werden, um den Gesundheitszustand von Bevölkerungen und Personengruppen anzuzeigen.

Eine lange Tradition hat die Erfassung von *Mortalitätsindikatoren.* Zu ihnen zählen u.a. rohe, spezifische und standardisierte Sterblichkeitsmaße, Maße der verlorenen Lebenszeit, Schätzungen und Lebenserwartungen und – im klinischen Kontext – auch Sterbewahrscheinlichkeiten (Letalität) und Überlebenszeiten.

Schwieriger ist die Vergegenwärtigung von verschiedenen Aspekten der *Morbidität.* Neben der Erfassung von klinischen Diagnosen, krankheitsspezifischen Beschwerden und Befunden wird in jüngerer Zeit zunehmend Wert gelegt auf „qualitative" Komponenten des durch Krankheit beeinträchtigten Lebens. In diesem Zusammenhang ist oft von „gesundheitsbezogener Lebensqualität" die Rede („health related quality of life"). Zur Erfassung ihrer verschiedenen Dimensionen und Komponenten ist eine breite Palette von Techniken entwickelt worden. Im Vordergrund stehen hochstandardisierte Selbstausfüllfragebögen, teils krankheitsspezifischen, teils krankheitsübergreifenden Charakters. Zwei heute häufig benutzte „gegnerische" Skalen zur Messung wahrgenommener Einschränkungen des subjektiven Gesundheitszustandes sind der SF-36 (Bullinger 1996) und das Nottingham Health Profile (Kohlmann 1997).

Beschäftigt man sich näher mit den Indikanda und der Methodik solcher GI, dann wird rasch deutlich, daß man sie besser *Krankheitsindikatoren* nennen würde. Ihr Konzept folgt in der Regel einem Modell, das von einem Durchschnitt oder öfter noch von einem Optimum an Gesundheit ausgeht. Dieses wird z.B. als 100 (oder als 0) gesetzt. Aktuelle gesundheitliche Einschränkungen führen zu Abschlägen (oder auch Aufschlägen, etwa im Falle einer Schmerzskala).

Einem solchen 100-x-Modell folgt auch der von uns entwickelte Fragebogen zur Quantifizierung der subjektiven Behinderung bei rückenbeanspruchenden Tätigkeiten des täglichen Lebens (Kohlmann und Raspe 1996). Er umfaßt 12 Fragen, die alle mit „Können Sie ..." beginnen; z.B. „Können Sie sich strecken, um z.B. ein Buch von einem hohen Schrank oder Regal zu holen". Bejaht man jede Frage, dann ist die Funktionskapazität optimal, sie liegt bei 100. Je häufiger man mit „ja, aber mit Mühe" oder „nein oder nur mit fremder Hilfe" ankreuzt, um so niedriger ist sie. Würde man alle Items mit „nein" ankreuzen, wäre sie 0.

Ein solcher Index ist sehr gut geeignet, ausgeprägtere Störungen zu differenzieren. Er ist aber ungeeignet, ein vollständiges oder sogar gesteigertes Wohlbefinden (Frank 1991) darzustellen. Lebensqualität wird in einer einfachen Gleichung mit der Abwesenheit von Beeinträchtigungen identifiziert. Andersherum: je stärker eine gesundheitliche Einschränkung, um so schlechter die Lebensqualität. Unzugänglich wird damit das *Paradox der Krankheit* (Raspe 1995), d.h. die Wahrnehmung einer hohen „Lebensqualität" in Anwesenheit einer schweren Krankheit.

Unter die GI im engeren Sinne werden auch *Risikofaktoren* gerechnet, soweit sie personengebunden sind, wie etwa genetische und biologische oder auch Verhaltensmerkmale wie Rauchen, Alkohol, Bewegungsmangel.

Weiter wird üblicherweise die *Zufriedenheit* der Patienten mit Prozessen, Strukturen, Ergebnissen ihrer Behandlung zu den Gesundheitsindikatoren gerechnet. In einem weiteren Sinne kann man schließlich auch *Versorgungs-, Leistungs- und Kostenindikatoren* dazurechnen, also Variablen, die uns Art, Umfang und Verteilung gesellschaftlicher Reaktionen auf Krankheit anzeigen.

Fast alle der genannten Bereiche - interessanterweise (noch) nicht die Zufriedenheitsmaße - nehmen heute in der *Gesundheitsberichterstattung* einen breiten Raum ein. In diesem Jahr (1998) wird der *Gesundheitsbasisbericht* zur Gesundheitsberichterstattung des Bundes mit rund 100 Kapiteln erscheinen (Brückner 1997). Damit wird auf Bundesebene eine seit Jahren beklagte Lücke in der Sozialberichterstattung geschlossen.

Gesundheitsindikatoren können, wie gesagt, den Gesundheitszustand von Personen, Personengruppen und Bevölkerungen charakterisieren. Aggregiert sind sie für die Klinik ebenso nützlich wie für die Epidemiologie und Public-Health-Praxis.

Beschäftigen wir uns zuerst mit ihrer Nutzung in klinischen Zusammenhängen. Dabei werde ich auch auf eine *aktuelle Aufgabe* in der medizinischen Versorgung unserer Bevölkerung eingehen, auf ihre *Rationalisierung*.

2. Gesundheitsindikatoren in der Klinik

Inhalte, Funktionen und metrische Qualitäten von Gesundheitsindikatoren

GI können, wie gesagt, ganz unterschiedliche *Inhalte* repräsentieren. Ebenso wichtig ist, daß sie ganz unterschiedliche *Funktionen* erfüllen müssen. Sie sind jeweils in einen spezifischen pragmatischen Kontext eingebunden. Ohne dessen Berücksichtigung blieben sie mißverständlich oder sogar stumm.

Die Übersicht 1 zählt wesentliche Funktionen auf.

Klassen und Funktionen von Indikatoren des Gesundheitszustandes in der Klinik	
1. Deskription Unterscheidung	Erfassung inzidenter oder prävalenter Gesundheitsprobleme Bestimmung der individuellen Krankheitslast Beobachtung des Krankheitsverlaufs Diskrimination von Individuen bzw. Gruppen
2. Screening	Sensitive Erfassung von Krankheiten oder Problemen
3. Klassifikation Diagnose	Erfassung pathognomonischer und Ausschlußsymptome Klassifikationskriterien
4. Indikation	Unterstützung diagnostischer/therapeutischer (Kontra)Indikationen
5. Prognostik	Vorhersage des klinischen Verlaufs und seiner Ergebnisse
6. Evaluation	Beobachtung und Beurteilung der Zweckmäßigkeit medizinischer Maßnahmen: „Outcomes"-Beobachtung und -Forschung („effectiveness") vs. kontrollierte klinische Studien („efficacy")

Eine besondere Bedeutung hat heute die evaluative Funktion von GI. Bevor ich auf sie eingehe, möchte ich auf den engen Zusammenhang zwischen Funktionen und *metrischen Qualitäten* eines GI hinweisen.

Kein Indikator dient allen Funktionen in gleicher Weise. Ein Indikator, der eine Indikationsstellung unterstützen soll, schlägt z.B. ein anderes Zeitintegral als einer, der für eine Langzeitprognose herangezogen wird. Geht es um die wiederholte und langfristige Beobachtung von Krankheitsverläufen, kommt es eher auf Ökonomie, Robustheit und Akzeptanz des GI an – anders als in der kurzfristigen therapeutischen Evaluation, wo die Eigenschaft der Veränderungssensitivität zu fordern ist.

Soll ein GI einzelne Patienten voneinander unterscheiden können, dann ist eine hohe Meßgenauigkeit relevant – anders als etwa bei einem Screening, bei dem typischerweise die Sensitivität des GI im Vordergrund steht.

Dann ist zu fragen, für wen ein GI die gewünschte Funktion erfüllen soll, für einen der sehr heterogenen Kostenträger, für eine Gruppe von Klinikern und Therapeuten oder für die Patienten selbst?

Neben der *funktionellen* und *methodischen Adäquanz* wird hier eine *inhaltliche* sichtbar. Um ein Beispiel zu geben: GI, die Kliniker interessieren und sich auf paraklinische und klinische Befunde beziehen (etwa auf den Gelenkstatus bei rheumatischen Erkrankungen), sind für einen Rentenversicherungsträger relativ uninteressant. Für diesen stehen Indikatoren der Leistungs- und Erwerbsfähigkeit im Vordergrund.

Hieran läßt sich - drittens - die Frage der *Relevanz* eines Gesundheitsindikators knüpfen. Ein relevanter Indikator ist dem besonders nahe, was er anzeigen soll. Er ist, anders gesagt, besonders valide. Je nach ihrer Entfernung vom eigentlich gemeinten Outcome unterscheidet man intermediäre und Surrogat-Indikatoren („proxies").

Lassen Sie mich zur Verdeutlichung dieser Gesichtspunkte noch einmal auf die *Patientenzufriedenheit* zurückkommen. In den letzten Jahren hat unsere Gruppe verschiedene Fragebögen zu ihrer Messung entwickelt (Raspe et al. 1997). Wir sind von der Bedeutung der Patientenzufriedenheit überzeugt - vorzugsweise jedoch im Zusammenhang mit der Messung von GI im engeren Sinne.

Wir beobachten, daß klinische Einrichtungen, u.a. Rehabilitationskliniken, im Augenblick die Patientenzufriedenheit stärker betonen als gesundheitliche Effekte. Dies geschieht vorzugsweise dort, wo Patienten nicht als Kranke in Not, auch nicht als Klienten (d.h. sich freiwillig Anlehnende), sondern als Kunden oder sogar Verbraucher erscheinen. Dabei werden gelegentlich die krankheitsbedingten Einschränkungen der „Kundensouveränität", ihre Abhängigkeit und Unfreiheit, der Auftrag und die Garantenstellung der Kliniker, aber auch die Ansprüche von Solidargemeinschaften (s.u.) übersehen.

Gerade bei besonders vulnerablen Gruppen von Kranken - etwa bei Kindern, Hochbetagten, psychisch Gestörten, Sterbenden, fremdsprachlichen Mitbürgern - ist die Zufriedenheit ein schlechter Indikator von Versorgungsqualität.

Man wird auch berücksichtigen müssen, daß sich Zufriedenheit verhältnismäßig leicht und kostengünstig „herstellen" läßt; in der Rehabilitation etwa dadurch, daß man „Kurlaub"-Erwartungen der Rehabilitanden erfüllt, in lebensbedrohlichen Situationen dadurch, daß man - wahrheitswidrig - zu verstehen gäbe, daß man das Leben nicht mehr retten, wohl aber das Sterben erleichtern könne. Die Studie von Imbus et al. (1977) hat gezeigt, daß Patienten - hier waren es Brandverletzte „whose survival was unprecedented" - sich mit bewundernswerter Haltung für die ihnen angebotene Option einer „nonheroic or ordinary medical care" entschieden, und nicht die parallel angebotene aber in ihrem Fall vorhersehbar erfolglose Intensivtherapie gewählt hatten.

Es gibt nur wenige Bereiche in der Medizin (kosmetische Chirurgie?), in denen das Hauptziel klinischen Handelns Zufriedenheit und nicht die Erhaltung und Verbesserung des Gesundheitszustandes ist.

Die ICIDH/ICIDH-2

Ein umfassendes Konzept zur Erfassung von Krankheitsmerkmalen und Krankheitsfolgen stellt die *International Classification of Impairments, Disabilities, and Handicaps* zur Verfügung. Sie liegt seit 1995 in einer (gesamt)deutschen Fassung vor (Matthesius et al. 1995).

Diese ICIDH wurde von der WHO zuerst 1980 veröffentlicht, ausdrücklich als ein Manual zur Klassifikation von *Krankheitsfolgen* („a manual of classification relating to the consequences of disease"). Sie ergänzt die bekannte ICD, die Krankheiten, nicht Krankheitsfolgen klassifiziert.

Die ICIDH befindet sich im Augenblick in der Revision. Die *ICIDH-2* wird den Titel tragen: International Classification of Impairments, Activities, and Participation. Hier wird einer „political correctness" Rechnung getragen, „to avoid the negative connotations of certain of the terms previously used" (WHO 1997). Dennoch wird sie weiter von „activity limitations" und von „participation restrictions" handeln.

Wichtiger ist, daß die ICIDH-2 eine Liste „kontextueller Faktoren" enthält. Mit ihr lassen sich Lebensumstände erfassen, die eine Fähigkeitsstörung erst zu einer Beeinträchtigung werden lassen oder, allgemeiner gesagt: die den „level of participation" erniedrigen oder auch erhöhen können.

Die zentrale Rolle von Behinderungsmaßen

Die wachsende Akzeptanz der ICIDH reflektiert die zunehmende Bedeutung *rehabilitativer Dienste und Leistungen.*

Und dies reflektiert die zunehmende Bedeutung *chronischer Erkrankungen und Residuen.*

Eine chronische Erkrankung ist nicht dadurch ausgezeichnet, daß sie schleichend begann oder schon lange anhält – „chronisch" ist eine prognostische Kategorie. Es bedeutet, daß der oder die Kranke die Lasten und Folgen der Krankheit voraussichtlich bis an sein/ihr Lebensende wird tragen müssen. Etwas Chronisches geht – salopp gesagt – nicht mehr weg, es wird lebensbestimmend.

Es ist offensichtlich, daß die Folgen chronischer Erkrankungen kaum jemals in der Diagnose mitgenannt sind. Immer gibt es innerhalb einer diagnostischen Kategorie, eines ICD-Codes, benigne und maligne, rasche und protrahierte, typische und atypische Krankheitsverläufe, mehr oder weniger Behinderung.

Um hier zu differenzieren, ist die ICIDH unverzichtbar. Eine genauere Definition ihrer Grundbegriffe gibt die Übersicht 2.

Bei einer rheumatischen Erkrankung wäre eine schmerzhafte Gelenkschwellung ein „impairment", die nachfolgende Behinderung des Gehens wäre eine „disability" und die sich daraus ergebende Arbeitsunfähigkeit ein „handicap".

Im Vergleich mit einem der zahlreichen Lebensqualitätskonzepte hat die ICIDH für klinisch Geprägte einen besonderen Reiz: einerseits durch ihre Modellierung zeitlicher und sachlicher Zusammenhänge zwischen den Krankheitsfolgen, andererseits dadurch, daß die ICIDH den *Fähigkeitsstörungen/disabilities* (heute activity limitations) einen zentralen Platz zuweist.

Sie sind sozusagen das Gelenk zwischen der Klinik einer Erkrankung und ihren sozialen Folgen. An ihrer Ausprägung entscheidet sich im allgemeinen das weitere soziale Schicksal der Kranken. Insofern hat die Messung von Fähigkeitsstörungen in den Disziplinen, die sich mit chronischen Erkrankungen beschäftigen mußten, etwa der Rheumatologie, Kardiologie oder Neurologie, eine relativ lange Tradition. Diese geht in der Rheumatologie auf die 30er Jahre unseres Jahrhunderts zurück.

Die Kernbegriffe der ICIDH (1980/1995) und ICIDH-2 (1997)		
1. ICIDH	Impairment	any loss or abnormality of psychological, physiological, or anatomical structure or function („Schädigung")
ICIDH-2	Impairment	a loss or abnormality of body structure or of a physiological or psychological function
2. ICIDH	Disability	any restriction or lack of ability to perform an activity in the manner or within the range considered normal for a human being („Fähigkeitsstörung")
ICIDH-2	Activity	the nature and extent of functioning at the level of the person. Activities may be limited in nature, duration and quality („Beeinträchtigung")
3. ICIDH	Handicap	a disadvantage for a given individual ... that limits or prevents the fulfilment of role that is normal (depending on age, sex, and social and cultural factors) for that individual
ICIDH-2	Participation	the nature and extent of a person's involvement in life situation in relationship to Impairments, Activities, health conditions, and Contextual factors. Participation may be restricted in nature, duration and quality

Ihren jüngsten Bedeutungszuwachs hat die Behinderungsmessung im Bereich der Pflegeversicherung erfahren, der vorerst jüngsten Säule unseres Sozialversicherungssystems.

Heute existiert ein ganzes System von Methoden und Techniken der Behinderungsmessung. Unter diesen sind hochstandardisierte Selbstausfüllfragebögen/ADL-Listen besonders wichtig geworden. Sie messen die subjektiv wahrgenommene Behinderung („perceived disability") bei Tätigkeiten des täglichen Lebens (Beispiel s.o.). Jedes Inventar zur Erfassung von „gesundheitsbezogener Lebensqualität" umfaßt wenigstens eine Sektion mit funktionsbezogenen Fragen. Dies gilt auch für die heute weit verbreitete Short Form 36 (SF 36; cf. Bullinger 1996). Es enthält einen Bereich „functional status" mit Fragen nach Fähigkeitsstörungen und Beeinträchtigungen.

Gesundheitsindikatoren in der Klinik – Evidence-Based Medicine

Soweit Krankheitsfolgen patientennah zu messen und durch medizinische Interventionen beeinflußbar sind, spricht man von *„Outcomes"*.

Sie stehen heute im Zentrum der *klinischen Forschung*. Der Begriff „klinische Forschung" ist unterschiedlich interpretiert worden, u.a. von der DFG (1979) und vom Wissenschaftsrat (1986). Heute meinen wir mit ihm vor allem die wissenschaftliche Evaluation der Zweckmäßigkeit klinischen Handelns. In einem Kommentar für die Zeitschrift Nature haben Hiyatt und Goldman (1994) unter der

Überschrift „making medicine more scientific" von der Notwendigkeit sog. „clinical evaluative sciences" gesprochen.

Die Medizin ist seit etwa einer Dekade von einer *„Outcomes-Bewegung"* erfaßt. Epstein verstand 1990 darunter eine „Ära eines noch nicht dagewesenen Wachstums an Aktivitäten, die sich richten auf die Erfassung von Outcomes, die Analyse von Effektivität und auf Qualitätssicherung".

Man kann sie auch als eine zeitgemäße *Rationalisierungsbewegung* der Medizin verstehen. Klinische Medizin und gesundheitliche Versorgung werden heute stärker als jemals darauf verpflichtet, allein das Notwendige und Zweckmäßige zu tun. Im Kern geht es um Zweckrationalität, wertrationale und traditionale Bestimmungen klinischen Handelns treten in den Hintergrund.

Notwendig und zweckmäßig sind etwas anderes als wirksam. Es kommt nicht darauf an, irgendeinen Effekt zu erzielen, sondern nur solche, die Arzt und Patient einem bestimmten Ziel mehr oder weniger näherbringen.

Oft ist das zu verfolgende Ziel dem Kranken *heteronom* vorgegeben, etwa durch den bestimmten Rat eines Arztes, das Drängen von Angehörigen oder auch durch eine sozialrechtliche Norm.

So wird ein *Arzt* etwa in der Logik der Früherkennung auf ein für den Patienten unmerkliches aber prognostisch entscheidendes Krankheitszeichen reagieren; *Angehörige* drängen in der Regel früher und entschiedener als die direkt Betroffenen auf die Abklärung schon diskreter Krankheitszeichen; eine *Rentenversicherung* gewährt eine Rehabilitation (nach §§ 9, 10 SGB VI) nicht zum Zweck der vom Kranken eventuell auch gesuchten Erholung, sondern um einer erheblichen Gefährdung oder Minderung der Erwerbsfähigkeit entgegenzuwirken.

Das jüngste Derivat dieser weltweiten Rationalisierungsbewegung der Medizin ist die sog. *„Evidence-based Medicine"* (Sackett et al. 1996), die Evidenz-gestützte Medizin (EBM).

In der klinischen Medizin geht es seit jeher um *verschiedene Arten von Evidenz:* es gibt

- eine Evidenz des unmittelbaren zwischenmenschlichen Verstehens, gegründet auf die von Fritz Hartmann sogenannte Isopathie,
- eine Evidenz des klinischen Blickes und der klinischen Intuition,
- eine Evidenz des quantitativen und qualitativen Unterscheidens, des Messens und
- eine Evidenz der theoriegeleiteten ätiopathogenetischen Erklärung.

Diese Typen von Evidenz sind weiter gültig. Sie erschließen zweierlei: das, was vorliegt, und das, was „dahinter steckt", seine Ätiopathogenese. Aktuell wichtig geworden ist ein jüngerer Typ von diskursiver *Evidenz:* sie ergibt sich aus dem abwägenden Urteil über alle empirischen Belege für/gegen die Zweckmäßigkeit einer medizinischen Intervention, diene sie nun der Diagnostik, Prognostik, Prävention, Kuration, Rehabilitation, Qualitätssicherung oder Effizienzsteigerung.

Die verschiedenen Typen von Evidenz ersetzten einander nicht; sie dürfen nicht gegeneinander ausgespielt werden. Bei uns besteht – historisch vorgegeben –

die Tendenz, die Evidenz kausaler über die finaler Erklärungen zu stellen. Wir beschäftigen uns lieber mit dem „Warum?" als mit dem „Wozu?".

Zweckmäßigkeitsbelege werden heute in *kontrollierten klinischen oder Feld-Studien* gewonnen. Ihre Basis ist zwar die Beobachtung individueller Krankheitszustände und -verläufe. Was aber mehr interessiert, sind die über zahlreiche Kranken aggregierten Daten, ausgedrückt in Kennwerten wie Summen, Mittelwerten oder Proportionen in speziell behandelten Gruppen und im Vergleich zu den Verhältnissen in Kontrollgruppen. Je nach der wissenschaftlichen Qualität der Studien gibt es schwächere oder stärkere Evidenz.

„Evidenz" nimmt hier die Bedeutung an, die das Oxford Dictionary of Current English ausweist (1992): „available facts or circumstances, etc. indicating whether or not a thing is true or valid". Und diese Definition bringt uns leicht zum Bild einer Anhörung bzw. Gerichtsverhandlung, in der Indizien, Zeugen, Gutachter dafür genutzt werden, um die Wahrheit einer Behauptung abzuklären.

Die Behauptung, um die es in der EBM geht, ist, daß ein bestimmtes Verfahren signifikant schneller, näher, langfristiger, sicherer oder sparsamer ans Handlungsziel führt als Abwarten oder ein Konkurrenzverfahren.

Die Wiege der EBM steht in Kanada und dem Vereinigten Königreich. Evans sah in ihrer „attitude of mind" „a reformed and new-cast manifestation of that religion of English Empiricism in which modern Western Medicine has been born and nurtured" (1995). Dazu passend wird in diesem Jahr in Großbritannien der 50jährige Geburtstag der randomisierten klinischen Studie gefeiert (Medical Research Council 1948; cf. Vandenbroucke 1987).

Zusammenfassend kann es ohne inhaltlich und methodisch adäquate und valide Gesundheits- oder Outcomes-Indikatoren keine EBM geben. Diese Indikatoren bilden die selten reflektierte Basis jeder klinischen Evaluationsstudie. Auch von ihnen hängt die Strenge der Evidenz für oder gegen die Zweckmäßigkeit einer bestimmten medizinischen Handlung ab. Eine Leistung wäre nicht evidenzgestützt, wenn sich ihre Effekte nur in inadäquaten und irrelevanten Indikatoren wiedergeben ließen.

Dieses Feld der GI/Outcomes ist von der EBM bisher nicht genügend kultiviert worden. Auch für die Auswahl von Outcomes-Indikatoren bedarf es eines vernünftigen Konzepts. Meine persönliche Präferenz geht in Richtung der ICIDH/ICIDH-2. Diese Klassifikation von Krankheitsfolgen ist m.E. den sehr unterschiedlichen Lebensqualitätsansätzen überlegen. Unter anderem stellt sie Behinderungen bei alltäglichen Leistungen und Verrichtungen, d.h. Indikatoren von „disabilities" oder „activity limitations" in den Mittelpunkt.

3. Gesundheitsindikatoren in Epidemiologie und Public-Health-Praxis

Bisher haben wir über einzelne Patienten, Patientengruppen und die klinische Medizin gesprochen. Ich gehe nun von der Betrachtung kranker Individuen über zur Betrachtung *kranker Populationen*, um eine berühmte Arbeit von Geoffrey Rose zu zitieren (1985).

Diese bevölkerungsmedizinische und Public-Health Perspective bekommt ein zunehmendes Gewicht. Die dem Bundesrat im Dezember 1997 zur Zustimmung vorgelegte neue *Approbationsordnung* (AO) für Ärzte fokussiert die ärztliche Ausbildung (§ 1) auf die „grundlegende(n) Kenntnisse, Fähigkeiten und Fertigkeiten in allen Fächern ..., die für eine *umfassende Gesundheitsversorgung der Bevölkerung* (Hervorhebung HR) erforderlich sind". Der einzelne Kranke wird – befremdlicherweise – nicht mehr genannt.

Man muß die AO allerdings in Zusammenhang mit der Bundesärzteordnung sehen, in der es heißt (§ 1): „Der Arzt dient der Gesundheit des einzelnen Menschen und der gesamten Bevölkerung". Dennoch ist die zunehmende Ausrichtung der Medizin auf Public Health nicht zu übersehen.

Welche Bedeutung haben Gesundheitsindikatoren (GI) in der Epidemiologie und der Public-Health-Praxis?

Sie sind unverzichtbar. Einerseits zeigen sie den Gesundheitszustand einer Bevölkerung an und ermöglichen es, seine Verteilung nach Raum, Zeit, biologischen wie sozialen Kriterien zu untersuchen. Andererseits brauchen wir GI, um die Effekte bevölkerungsbezogener Interventionen zu bewerten.

Im folgenden konzentriere ich mich ganz auf die Situation in Westeuropa und in der größer gewordenen Bundesrepublik Deutschland. Wir dürfen dabei nicht übersehen, daß die Staaten des ehemaligen Ostblocks die weit größeren Gesundheits- und Versorgungsprobleme und die schlechteren Zukunftsaussichten haben (Murray und Lopez 1997a).

Wir haben von Herrn Kollegen Dinkel über die Zunahme der Lebenserwartung gehört. Das von Hufeland 1796 formulierte Projekt der *Makrobiotik* ist in Westeuropa in blendender Weise erfolgreich gewesen.

Und die mittlere *Lebenserwartung* wird weiter zunehmen. Projektionen der Global Burden of Disease Study halten Werte von annähernd 80 Jahren für Männer und annähernd 90 Jahre für Frauen im Jahre 2020 für wahrscheinlich (Murray und Lopez 1997b).

Zum Vergleich: Für Männer erreichte die Lebenserwartung in Westdeutschland 1994 74, für Frauen 80 Jahre. In den neuen Bundesländern und Ostberlin lag sie drei bzw. zwei Jahre darunter. Die Unterschiede zwischen dem am besten gestellten westlichen (Baden-Württemberg) und dem am schlechtesten gestellten östlichen Bundesland (Mecklenburg-Vorpommern) erreichten 1989 sogar 4 und 5 Jahre. Die Sterblichkeit in Ostdeutschland übersteigt die im Westen um rund 30%, bei Männern im mittleren Alter um mehr als 50% (1991; Robert-Koch-Institut 1995).

Es ist zu befürchten, daß die Unterschiede eher noch zunehmen, besonders für das männliche Geschlecht. So betrug die Zunahme an Lebenserwartung zwischen 1980 und 1994 in Sachsen für männliche Neugeborene 1,9 Jahre (Rossa und Schott 1997). Der Zuwachs in der alten Bundesrepublik lag im etwa gleichen Zeitraum bei 3,6 Jahren (Daten des Gesundheitswesens 1983 und 1997; für weibliche Neugeborene zeigte sich kein Unterschied).

Die Betrachtung wäre aber unvollkommen und das Potential von Gesundheitsindikatoren nicht ausgeschöpft, wenn wir allein auf die Sterblichkeit blicken würden. Der bekannte Slogan der WHO fordert zweierlei: „add years to life" und „add life to years".

Dies zweite scheint weniger gut gelungen, wenn wir einer Veröffentlichung der WHO von 1992 folgen: Zwischen 1970 und 1985 hat in den USA und in England und Wales die Lebenserwartung deutlicher zugenommen als die „disability-free life expectancy at birth". Diese scheint in diesem Zeitraum und in diesen Ländern annähernd gleich geblieben zu sein.

Dies deutet darauf hin, daß das Projekt der *„compression of morbidity"* heute noch Not leidet (Fries 1989). Damit meinte Fries ein Verschieben und Zusammendrängen von Gesundheitsstörungen auf den letzten Lebensabschnitt bei gleichzeitiger Verlängerung der Lebenszeit. Nur so würde ein Gewinn an behinderungsfreien Lebensjahren resultieren.

Um dieses Projekt überhaupt beobachten und beurteilen zu können, brauchen wir einen Gesundheitsindikator, der neben verlorenen Lebensjahren vor allem auch *behinderungsbelastete Lebensjahre* quantifizieren kann. Ein entsprechender Index ist im Konzept der *DALYs*, der „disability adjusted life years" entwickelt worden (Murray 1994). Er erfaßt in einer Summe beides: durch vorzeitigen Tod verlorene Lebensjahre *und* erlebte aber durch Behinderungen belastete Lebensjahre.

Er bringt uns geradewegs zur oben besprochenen ICIDH zurück. Murray unterschied 6 Behinderungsklassen und versah sie nach der Konsultation von Experten mit zunehmenden Gewichten:

Eine geringe Behinderung („limited ability to perform at least one activity in one of the following areas: recreation, education, procreation or occupation") erhielt das Gewicht 0,096, eine Behinderung mit dem höchsten Hilfsbedarf („needs assistance with activities of daily living such as eating, personal hygiene or toilet use") das Gewicht 0,92. Ein so belastetes Jahr wird damit fast so hoch bewertet wie ein durch Tod verlorenes Lebensjahr, das 1,0 Einheiten zählt.

Würde man allein die durch einen vorzeitigen Tod verlorenen Lebensjahre berücksichtigen, darin würde man die sog. „global burden of disease" weltweit um 34% zu niedrig schätzen. Ein Drittel der gesamten Krankheitslast geht global auf behinderungsbelastete Lebensjahre zurück. Dieser Anteil dürfte in Europa wesentlich höher sein.

Konzentriert man sich noch einmal auf die Staaten mit entwickelter Marktwirtschaft (in Europa und Nordamerika), dann wird unsere Krankheitslast vor allem durch die chronisch-degenerativen, die nicht-übertragbaren Krankheiten geprägt. Sie bestimmen rund 80% unserer heutigen Krankheitslast. Ein besonders Gewicht haben darin die neuropsychiatrischen, die kardiovaskulären, die malignen und (mit 5%) auch die muskuloskelettalen Erkrankungen. Bis zum Jahre 2020 werden diese Krankheiten an Bedeutung (nach verlorenen DALYs) weiter zunehmen – absolut wie relativ. Noch einmal ein Schlaglicht auf die Gesamtsituation wirft, daß in unseren Regionen der Verlust an DALYs unter Frauen im Jahre 2020 vor allem determiniert sein wird durch Demenzen, das Mammacarcinom und die Osteoarthrose.

Leider liegen solche Daten und Schätzungen bisher nur im Weltmaßstab vor. Welche Tendenzen lassen sich im Vergleich *Ost- und Westdeutschland* erkennen, wenn man neben der Lebenserwartung auch die Lebensqualität in der Form subjektiver Morbidität einführt?

Vergrößert sich der Vorteil, den die Westdeutschen nach Sterblichkeit und Risikofaktorenbelastung (und wohl auch nach Pflegebedarf, cf. Infratest 1992) aufweisen, bleibt der Vorsprung gleich oder verringert er sich?

Zur Antwort ziehe ich verschiedene Indikatoren der subjektiven Gesundheit bzw. Morbidität heran. Die Daten stammen teils aus nationalen Surveys (Hoffmeister et al. 1995) und teils aus eigenen Erhebungen (Berger-Schmitt et al. 1996), jeweils vom Anfang der 90er Jahre:

Zuerst soll es um den *allgemeinen subjektiven Gesundheitszustand* gehen. Personen in Ost und West wurden gebeten, ihn fünfstufig zwischen „sehr gut" und „schlecht" einzustufen. Die westdeutschen Angaben stammen aus einer lokalen Studie in Lübeck. „Weniger gut" und „schlecht" beurteilten ihren Gesundheitszustand 1991/92 11% der Männer in Ostdeutschland vs. 18% in Lübeck. Für Frauen sind die rohen Raten 16% (Ost) vs. 23% (West). Die altersspezifischen Unterschiede zugunsten der ostdeutschen Bevölkerung sind weniger deutlich, aber immer noch nachweisbar.

Als zweites schauen wir auf die Belastung mit unspezifischen oder *„funktionellen" Beschwerden,* wie sie mit Beschwerdelilsten vom Typ der BL-Skala (v. Zerssen und Koeller 1976) erhoben werden können.

Es zeigen sich in den nationalen Surveys signifikante Unterschiede zugunsten der Neuen Bundesländer. Ostdeutsche Männer und Frauen geben in allen Altersgruppen zwischen 25 und 69 Jahren eine geringere Beschwerdenbelastung an als Westdeutsche.

Besonders drastisch sind die Unterschiede im Bereich *muskuloskelettaler Beschwerden.* Westdeutsche klagen über aktuelle Rückenschmerzen 1,5mal so häufig wie Ostdeutsche (standardisierte Prävalenzraten 27% vs. 40%, Berger-Schmidt et al. 1996).

Vergleichbares gilt für eine Reihe ähnlicher Beschwerden und Schmerzen (Berger-Schmidt 1995). Anfang der 90er Jahre lag das Beschwerdeniveau in Ostdeutschland immer niedriger.

Gleichgerichtete Unterschiede fanden Befragungssurveys auch in Hinblick auf die subjektive Morbidität an Herzinfarkt, zerebralen Durchblutungsstörungen, Hypotonie, Heuschnupfen und Allergien und für Männer auch beim Diabetes mellitus (Hoffmeister et al. 1995).

Die mit den erwähnten Beschwerden und (subjektiv bestehenden) Erkrankungen einhergehenden Behinderungen begründen wohl selten eine Pflegebedürftigkeit. Dennoch werden sie einen gewissen Verlust an DALYs beinhalten – zuungunsten der sog. alten Bundesländer.

Damit ist eine interregionale Unterschiedlichkeit im Gesundheitszustand zwischen Ost- und Westdeutschland behandelt worden. Zudem und gleich wichtig läßt sich für fast jeden der erwähnten Gesundheitsindikatoren in Ost- und Westdeutschland ein Schichtgradient nachweisen. Sozial schlechter gestellte Personen haben eine größere Morbidität. Von den erwähnten Gesundheitsstörungen machen nur die Allergien eine bisher nicht verstandene Ausnahme.

4. Zusammenfassung

Hätten wir keine adäquaten und relevanten Gesundheitsindikatoren, dann gäbe es keine *Epidemiologie.* Wir könnten die angedeuteten globalen, nationalen und sozialen Unterschiede im Gesundheitszustand von Bevölkerungen und Bevölkerungsteilen nicht beschreiben, nicht analysieren und auch nicht kontrolliert ändern.

Nur eine systematische Gesundheitsbeobachtung und -berichterstattung macht es möglich, eine ungleiche Verteilung von Gesundheit und Krankheit festzustellen, sie in ihrer Entwicklung zu beobachten und sie so weit wie möglich zu verringern.

Dies ist und bleibt notwendig. Ich erinnere an § 1 SGB I, an das Grundgesetz unseres *Sozialrechts.* Sozialleistungen dienen der „Verwirklichung sozialer Gerechtigkeit und sozialer Sicherheit".

Es ist wohl keiner so naiv zu glauben, daß der mehr und mehr in den Vordergrund geschobene *Markt* gesundheitlicher Versorgung diese Ziele sozusagen von selbst verwirklicht. Was immer ein freier Markt sicherstellen kann – und das ist nicht wenig! –, soziale Gleichheit und Gerechtigkeit gehören nach aller historischen Erfahrung nicht dazu.

So beobachten Epidemiologen und Public-Health-Praktiker in vielen europäischen Ländern mit Sorge, daß die sozialen Unterschiede im Gesundheitszustand seit einigen Jahren eher zu- als abnehmen.

Es wäre auch naiv zu glauben, daß die Elimination bestimmter Risikofaktoren (z.B. des Rauchens) und vieler tödlicher Erkrankungen langfristig zu Einsparungen führen würde. Vor kurzem erschien im British Medical Journal ein Aufsatz mit dem Titel „Preventing fatal diseases increases healthcare costs" (Bonneux et al. 1998). Drei Monate zuvor war im New England Journal of Medicine vorgerechnet worden (Barendregt et al. 1997), daß eine vollständige Elimination des Rauchens nur kurzfristige Einsparungen brächte, danach nähmen die Gesundheitsausgaben wieder zu.

Wir müssen erneut lernen, daß Medizin der immer kostspielige Versuch ist, krankheitsbedingtem Leiden vorzubeugen, es zu lindern oder in seinem Fortschreiten aufzuhalten; kein Weg, Geld zu sparen oder – umgekehrt – durch forciertes Geldausgeben für Wohlstand und Beschäftigung einer überschaubaren Klientel zu sorgen.

In der *Klinik* wären wir ohne adäquate und relevante GI weiter auf die traditionellen Formen von Evidenz, d.h. persönliche Erfahrung, die Meinung respektierter Autoritäten und herkömmliches Handeln (Raspe 1996) angewiesen.

Mit der systematischen Auswahl und Beobachtung adäquater und relevanter Outcomes beginnt klinische Forschung. Nur sie gibt uns jene Evidenz, die wir in der Medizin für mehr Ergebnisorientierung und Zweckrationalität heute brauchen.

Am Ende möchte ich in Verbindung der klinischen und epidemiologischen Perspektive darauf hinweisen, daß auch die (vertragsärztliche) medizinische Versorgung sozialrechtlich gebunden ist. Ich erinnere an § 70 SGB V:

„Die Krankenkassen und die Leistungserbringer haben eine bedarfsgerechte und gleichmäßige, dem allgemein anerkannten Stand der medizinischen Erkenntnisse entsprechende Versorgung der Versicherten zu gewährleisten. Die Versorgung der Versicherten muß ausreichend und zweckmäßig sein, darf das Maß des Notwendigen nicht überschreiten und muß wirtschaftlich erbracht werden. Die Krankenkassen und die Leistungserbringer haben durch geeignete Maßnahmen auf eine humane Krankenbehandlung ihrer Versicherten hinzuwirken."

In einer Zeit, in der die Medizin selbst zu einer epidemiologischen Produktivkraft geworden ist, also das Krankheits(folgen)panorama wesentlich mitbestimmt, scheint es mir besonders wichtig, auf die Grundforderungen der Bedarfsgerechtigkeit und Gleichmäßigkeit hinzuweisen. Sonst würde die medizinische Versorgung selbst zu einem Faktor der uns heute erneut beunruhigenden gesundheitlichen Ungleichheit. Dies darf nicht sein.

Literatur

Barendregt JJ, Bonneux L, Van der Maas PJ (1997) The health care costs of smoking. N Engl J Med 337:1052–1057

Berger-Schmitt R (1995) Rückenschmerzen und weitere rheumatische Beschwerden in Deutschland Ost. Ergebnisse des Nationalen Gesundheitssurvey Ost. Arbeitsbericht. Karlsruhe/Lübeck

Berger-Schmitt R, Kohlmann T, Raspe HH (1996) Rückenschmerzen in Ost- und Westdeutschland. Gesundheitswesen 58:519–524

Bonneux L, Barendregt JJ, Nusselder WJ, Van der Maas PJ (1998) Preventing fatal diseases increases health costs: cause elimination lif table approach. BMJ 316:26–29

Bullinger M (1996) Erfassung der gesundheitsbezogenen Lebensqualität mit dem SF-36 Health Survey. Rehabilitation 35:XVII–XXX

Brückner G (1997) Gesundheitsberichterstattung des Bundes. In: Noll HH (Hrsg) Sozialberichterstattung in Deutschland. Weinheim, München, Juventa, S 47–41

Daten des Gesundheitswesens, Band 152 (1983) Schriftenreihe des Bundesministers für Jugend, Familie und Gesundheit. Kohlhammer, Stuttgart

Daten des Gesundheitswesens, Band 91 (1997) Schriftenreihe des Bundesministeriums für Gesundheit. Nomos Verlagsgesellschaft, Baden-Baden

Deutsche Forschungsgemeinschaft (1979) Zur Lage der klinischen Forschung in der Bundesrepublik Deutschland. Harald Boldt, Boppard

Epstein AM (1990) The outcomes movement – will it get us where we want to go? New England J Med 232:266–270

Evans JG (1995) Evidence-based and evidence-biased Medicine. Age and Ageing 24:461–463

Frank R (1991) Körperliches Wohlbefinden. In: Abele A, Becker P (Hrsg) Wohlbefinden. Juventa, Weinheim, München, S 71–91

Fries JF, Green LW, Levine S (1989) Health promotion and the compression of morbidity. Lancet, p 481–483

Hiatt H, Goldman L (1994) Making medicine more scientific. Nature 371:100

Hoffmeister H, Bellach B (Hrsg) (1995) Die Gesundheit der Deutschen. RKI-Heft 7/1995. Robert-Koch-Institut, Berlin

Imbus SH, Zarwacki BE (1977) Autonomy for burned patients when survival is unprecedented. New Engl J Med 297:308–311

Kohlmann T, Raspe H (1996) Der Funktionsfragebogen Hannover zur alltagsnahen Diagnostik der Funktionsbeeinträchtigung durch Rückenschmerzen (FFbH-R). Rehabilitation 35:I–VIII

Kohlmann T (1997) Die Messung der gesundheitsbezogenen Lebensqualität mit dem „Nottingham Health Profile". In: Bullinger M (Hrsg) Lebensqualitätsforschung. Bedeutung – Anforderung – Akzeptanz. Schattauer, Stuttgart, New York, S 7–17

Last J (ed) (1995) A dictionary of epidemiology. Oxford University Press, New York, Oxford, Toronto, p 74

Matthesius R-G, Jochheim K-A, Barolin GS, Heinz C (Hrsg) (1995) Die ICIDH – Bedeutung und Perspektiven (Teil 1); WHO (Hrsg) Internationale Klassifikation der Schädigungen, Fähigkeitsstörungen und Beeinträchtigungen (Teil 2). Ullstein Mosby, Berlin, Wiesbaden

Murray CJL, Lopez AD (1997a) Regional patterns of disability-free life expectancy and disability-adjusted life expectancy: Global Burden of Disease Study. Lancet 349:1347–1352

Murray CJL, Lopez AD (1997b) Global mortality, disability, and the contribution of risk factors: Global Burden of Disease Study. Lancet 349:1436–1442

Murray CJL (1994) Quantifying the burden of disease: the technical basis for disability-adjusted life years. Bulletin of the World Health Organization 73:429–445

Raspe HH (1995) Quality of life measurement in rheumatology. In: Guggenmoos-Holzmann I, Bloomfield K, Brenner H et al. (eds) Quality of life and health. Blackwell Wissenschafts-Verlag, Berlin, Vienna, p 97–106

Raspe HH (1996) Evidence based medicine: Modischer Unsinn, alter Wein in neuen Schläuchen oder aktuelle Notwendigkeit? Z ärztl Fordbild 90:553–562

Raspe H, Weber U, Voiegt S et al. (1997) Qualitätssicherung durch Patientenbefragungen in der medizinischen Rehabilitation: Wahrnehmungen und Bewertungen von Rehastrukturen und -prozessen („Rehabilitandenzufriedenheit"). Rehabilitation 36:XXXL–XLII

Robert-Koch-Institut (1995) Mortalität und Todesursachen in Deutschland. RKI-Heft 10/1995. Robert-Koch-Institut, Berlin

Rose G (1985) Sick individuals and sick populations. Int'l J Epidemiol 14:32–38

Rossa K, Schott J (1997) Berechnung von Sterbetafeln und Trends der Lebensdauermaße für die sächsische Bevölkerung im Zeitraum 1980 bis 1994. Gesundheitswesen 59:315–320

Vandenbroucke JP (1987) A short note on the history of the randomized controlled trial. J Chron Dis 40:985–987

Wissenschaftsrat (Hrsg) (1986) Empfehlungen zur klinischen Forschung in den Hochschulen. Köln

World Health Organization (1980) International Classification of Impairments, Disabilities, and Handicaps. WHO, Geneva

World Health Organization (1992) Women's health: across age and frontier. WHO, Geneva

World Health Organization (1997) ICIDH-2: International Classification of Impairments, Activities, and Participation. WHO, Geneva

Zerssen D von, Koeller M (1976) Die Beschwerden-Liste. Beltz Test GmbH, Weinheim

Diskussionsbeitrag

Moderator (Prof. Vogel):
Sie haben uns ja doch einiges zum Nachdenken gegeben, und ich glaube manchen von uns auch sehr beunruhigt, das muß man schon sagen. Nun, Herr Helmchen hatte sich, glaube ich, gemeldet.

Prof. Dr. Helmchen:
Herr Raspe, ich habe zwei unterschiedliche Bemerkungen.

Zum einen sprechen Sie einerseits von Gesundheitsindikatoren, haben aber andererseits als Entwicklungsziel der modernen Medizin die Zweckmäßigkeit, die zweckrationale Bewertung von Gesundheits- oder von medizinischer Tätigkeit angeführt. So müßte man doch eigentlich jetzt auch den Begriff von Zweckmäßigkeitsindikatoren einführen. Dabei hätte ich gerne gewußt, wie das Verhältnis von Gesundheits- zu Zweckmäßigkeitsindikatoren ist. Und zweitens: In welchem Verhältnis stehen die Zweckmäßigkeitsindikatoren zu den verschiedenen Adressaten? Ich könnte mir vorstellen, daß ein Versicherter Zweckmäßigkeit völlig anders definiert als die Krankenkasse. Das war meine erste Bemerkung.

Meine zweite Bemerkung zielt auf die Diskrepanz der Daten, die Sie etwa aus England und Wales gezeigt haben und dem, was Herr Dinkel gesagt hat. Es könnte ja sein, daß hier eine Rolle spielt, welches Alter man betrachtet. Die Daten von Herrn Dinkel gehen, wenn ich mich erinnere, bis zum 82. Lebensjahr. Wir haben in der Berliner Altersstudie,* einer empirischen Studie im Rahmen der Berlin-Brandenburgischen Akademie der Wissenschaften, gefunden, daß eigentlich erst mit dem, wie Herr Baltes das dann genannt hat, vierten Lebensalter – also 85 plus – die Morbidität wirklich durchschlägt. Dort wird die Lebensqualität der sehr alten Menschen deutlich vermindert, während die jungen Alten bis fünfundachtzig eigentlich das zeigen, was Herr Dinkel jetzt mit seinen Zahlen belegt hat. Also, man muß wohl wirklich beachten, auf welches Lebensalter man sich bezieht.

Meine letzte Bemerkung zu dem, was Sie auch im Hinblick auf Herrn Dinkel angedeutet haben, gilt der subjektiven Bewertung. Sie wiesen anhand Ihrer Daten darauf hin, daß die subjektive Negativbewertung des eigenen Zustandes im Alter eher abnimmt. Wir sind auf ein auch von anderen beschriebenes Paradoxon gestoßen, nämlich daß die Morbidität, gemessen etwa an Diagnosenhäufigkeiten, Multimorbidität und so weiter, altersabhängig steil zunimmt. Aber die subjektive Einschätzung der Gesundheit durch die Bevölkerung, die, die wir untersucht haben, ist altersunabhängig etwa stabil bis zum hundertsten Lebensjahr.

Prof. Dr. Dr. Raspe:
Ihr Beispiel, Herr Helmchen, macht noch einmal sehr schön deutlich, wie wichtig es ist, diese subjektive Ebene für sich zu werten und ernst zu nehmen. Sie haben angedeutet, daß mit dem Alter Umwertungsprozesse einsetzen und daß Vergleiche mit Gleichaltrigen oder mit Erwartungswerten eine Rolle spielen.

---

* Mayer KU, Baltes PB (Hrsg): Die Berliner Altersstudie. Akademie-Verlag, Berlin 1996.

Daß Herr Dinkel mit seinen Daten zu anderen Schlüssen kommt als die WHO, kann methodische Ursachen haben: Es handelt sich um unterschiedliche Länder, die zu unterschiedlichen Zeiten und im Hinblick auf unterschiedliche Variablen untersucht worden sind.

Der Begriff „Zweckmäßigkeitsindikatoren“ stellt natürlich eine Herausforderung dar. Hierüber wird man länger und genauer nachdenken müssen. Im Augenblick wird Zweckmäßigkeit meist durch einen Prä-Post-Vergleich dargestellt. Man wählt relevante „Outcomes“ aus, mißt sie vor und nach einer Intervention und bildet die Zweckmäßigkeit in der Differenz ab.

Ein anderes Verfahren ist die sog. direkte Veränderungsmessung. Dabei werden Probanden oder Patienten nur post festum gefragt, ob es ihnen infolge der Intervention heute besser oder schlechter oder gleich gehe. Wir haben beunruhigende Daten darüber, daß diese beiden Methoden der Veränderungsmessung nur schlecht miteinander korrelieren. Unter Rehabilitationspatienten der Gesetzlichen Rentenversicherung haben wir für verschiedene Indikatoren kappa-Werte im Bereich von weniger als 0.40 gefunden. Zur Zeit ist offen, welche Methoden man wählen soll. Kommt man aus dem Bereich der klinischen Forschung, wird man vermutlich die indirekte Veränderungsmessung (Prä-Post-Vergleich) bevorzugen.

Möglicherweise ist auch die Zufriedenheit ein Zweckmäßigkeitsindikator. Damit werden sich aber nicht alle wichtigen Veränderungen, Zweckmäßigkeiten darstellen lassen. Medizin verfolgt weitere Zwecke, über die Zufriedenheit hinaus – ganz abgesehen davon, daß man Zufriedenheit vor allem auch durch Täuschungen erreichen kann.

Moderator (Prof. Vogel):
Ja Herr Baier, Sie wollten etwas sagen.

Prof. Dr. Baier:
Ja, daß das Thema „neuer Hedonismus“ gemessen als Patientenzufriedenheit in ihrer geschlossenen Expertenorganisationswelt beunruhigend ist, ja das kann ich mir gut vorstellen. Es ist keine Frage, daß die Objektivierung von individuellen und sozialepidemiologischen Risikofaktoren, die ja hier in Heidelberg durch Herrn Schäfer und Frau Blohmke erforscht und dann zu einem großen Thema geworden sind über die primäre und sekundäre Prävention hinaus bis in die allgemein- und fachärztliche sowie klinische Diagnostik. Aber das jetzt, und das haben Sie jetzt übrigens selbst gezeigt, über die Faktoren von „well- being“ und „disease perception“, daß die subjektiven Faktoren immer deutlicher werden, fordert eine Erweiterung, ja einen Paradigmenwechsel der Sozialmedizin. Die Psychologie hat hier übrigens sehr genaue und zuverlässige Meßindikatoren entwickelt. Die Zufriedenheitsforschung ist eine große Leistung übrigens auch der deutschen Psychologie gewesen, die jetzt in die Medizinforschung integriert wird.

Das ist eine Aufgabe für die Sozialepidemiologen, ich nehme den Ausdruck von Badura sehr gerne auf, das ist ganz fraglos, und Sie haben auch etwas dazu beigetragen. Aber eines möchte ich doch gerne aufgelöst haben – den Widerspruch zwischen den Befunden von Herrn Dinkel und denen von Ihnen. Es ist natürlich schon sehr wichtig, ob die Zunahme des Lebensalters mit einer Verringerung oder mit einer Steigerung der Morbidität zusammengeht. Der Widerspruch war schon bis jetzt deutlich. Demoskopisch, auch sozialpsychologisch, konnte man schon länger feststellen, daß z.B. die Zufriedenheit auch in der Gesundheitseinstellung mit dem Alter zunimmt. Gleichwohl wissen wir, daß die Krankenversicherung der Rentner eine derartige Last für die Budgets der Krankenkassen ist. Es wird ja sehr viel mehr in Anspruch genommen, als es dem objektivierten Zustand der Alten, unserer Rentner/Rentnerinnen entspricht, aber daß das natürlich wieder zu tun hat mit deren subjektiven Krankheitseinstellungen, die sich gleichwohl widersprüchlich wieder positiv mit hohen Zufriedenheiten darstellen.

Nun zum letzten, was Sie gesagt haben. Daß Sie aus den von Herrn Dinkel so mustergültig vorgeführten kohortenstatistischen Gruppen, daß Sie dann über Schichtindizes, also indem Sie Schichtfaktoren, soziale Ungleichheiten von Erkrankungen- warum nicht Gesundheit und Gesundheitseinstellungen? – daß Sie dann auf soziologische, soziale Kollektive umgeschwenkt sind, obwohl es doch in den Vorführungen von Herrn Dinkel wie den Ihren nur statistische sind. Es gibt keine „sick populations", es gibt keine Krankenbevölkerung an sich. Das sind entweder Konstruktionen von völkischen Rassekollektiven, wie wir sie aus der NS-Volksgesundheit kennen, oder es sind Konstruktionen von sozialistischen Klassenkollektiven. Das kennen wir aus der sozialistischen Medizin sehr gut. Sie haben ein sozialdemokratisches Konzept vorgetragen, das sei Ihnen durchaus zugestanden. (Gelächter). Das heißt, demgegenüber: Krankheit ist immer etwas Individuelles. Und die Individualisierung, Pluralisierung, Ethnisierung der Risikogesellschaft wird das noch viel deutlicher machen. Gleichwohl können wir mit den Nützlichkeiten, die Sie dargestellt haben, natürlich solche sozialen Ungleichheiten von Erkrankungsrisiken ohne weiteres konstruieren, in der Wissenschaft. Das sind aber noch keine sozialen, keine politischen Kollektive, auf die man dann eine Gesundheitspolitik aufbauen kann. Das hat schon Max Weber hier in Heidelberg sehr gut gezeigt, daß gerade in die Sozialpolitik Werturteile massiv hineingerührt werden. Und zum Schluß: Daß chronisch Kranke besonders eine solche Objektivierung verlangen, leuchtet mir gar nicht ein. Nach Martini, dem großen Bonner Kliniker, sind gerade die chronisch Erkrankten die Spezialisten ihrer eigenen Krankheit. Das heißt, mit einer hohen Subjektivität, aber natürlich auch mit Kenntnis ihrer eigenen Krankheitsverläufe, ihrer Krankenbiographien versehen. Je chronischer jemand krank oder behindert ist, um so wichtiger ist seine Individualität, seine alltagspraktische, subjektive Verarbeitung. Das sehen wir übrigens auch bei Behinderten und ihren Lebensläufen. Da passen Ihre kollektiven Rezepte sozialdemokratischer Gesundheitspolitik schon überhaupt nicht.

Moderator (Prof. Vogel):
Vielen Dank. Ja, wir kommen also endlich in das rein, was ich Kontroverse nennen würde. Was ja auch die Absicht war. Nun darf ich Sie bitten, dazu kurz zu antworten. wir werden dann leider schließen müssen, weil eine Mittagspause

auch sein muß. Herr Dinkel, wollen Sie noch ein paar Worte direkt dazu sagen und dann antworten, Herr Raspe als Letzter.

Prof. Dr. Dinkel:
Ich glaube jetzt wird endgültig klar, warum ich selbst über mein Ergebnis so überrascht war. Auch ich habe vor Jahren all diese Veröffentlichungen mit derartigen Ergebnissen gelesen, wie sie beispielsweise bei Crimmins et al. zitiert sind. Dort wurden allerdings Periodensterbetafeln verglichen, was einem Vergleich von Äpfeln und Birnen entspricht. Das sind nämlich nicht wirklich gewonnene Jahre, sondern rein rechnerische Konstrukte. Deshalb habe ich mir überlegt, wie man diese Frage so weit wie möglich beantworten kann. Ein gewonnenes Jahr kann nur ein Jahr von einer Person im Lebensablauf sein. Deshalb muß man die ganze Logik auf den Lebensablauf abstellen. Daß Perioden- und Kohortendaten sehr häufig ganz verschiedene Ergebnisse erbringen, darf uns nicht verwundern. Ich glaube, daß die Darstellung nach Geburtsjahrgängen die angemessene ist. Deshalb hab ich mir als Reaktion auf die unbefriedigende Situation in der internationalen Literatur, wo mit Periodensterbetafeln gearbeitet wurde, auch die große Mühe mit der Datenumstellung gemacht. Wenn nämlich in einer Periodensterbetafel irgendwo die Summe der Jahre größer oder kleiner ist, bedeutet das nicht, daß irgend jemand ein Jahr gewonnen hat. Dies gilt aber für Kohortensterbetafeln. Ein Geburtsjahrgang überlebt dann tatsächlich insgesamt mehr Jahre.

Zur Diskussion, die wir in der Zwischenzeit hatten, möchte ich noch zusätzlich anmerken, daß ich aus einem Zugewinn an insgesamt gelebten Lebensjahren und einem Zugewinn an gesundem Leben natürlich nicht schlußfolgern kann, daß die Zugewinne an gesunden Lebensjahren aus diesem Zugewinn an insgesamt gelebten Jahren stammen. Hierfür müßte ich nämlich die einzelnen Jahre identifizieren können. Ich kann also nur sagen, der Geburtsjahrgang hat insgesamt mehr Jahre gelebt und er hat auch mehr gesunde Jahre. Aber welches Jahr nun welches ist, ist natürlich unmöglich festzulegen. Zusammenfassend kann man nur sagen, daß der Unterschied einfach aus den verschiedenen Analyserezepten resultiert.

Moderator (Prof. Vogel):
Ja, herzlichen Dank Herr Dinkel.

Prof. Dr. Dr. Raspe:
Ich habe nach dieser Diskussion eher das Gefühl, daß Herr Dinkel recht hat, daß wir im Westen Deutschlands gesunde Lebensjahre gewonnen und krankheitsbelastete Jahre vermieden haben. Das ist aber nicht der Punkt gewesen. Das Problem ist, daß wir in verschiedenen Gesellschaften – in England besonders gut untersucht – eine Verschärfung altbekannter sozialen Gradienten wiedersehen. Und mir ging es darum, diese zunehmende Binnendifferenzierung, genauer soziale Schichtung zu zeigen. Auch in unserer Gesellschaft spielt sie eine Rolle, und sie wird nicht geringer. Das ist beunruhigend und muß mitbedacht werden, wenn wir großzügig über neue Formen der Selbstbeteiligung, über Marktmodelle reden. Wir stehen ja an einer sozialstaatlichen Tradition, die bis heute noch durch

alle sozialrechtlichen Normen gestützt wird. Beides, Tradition und Normen sind nicht einfach abzuschaffen, obwohl es natürlich im zweiten NOG Hinweise darauf gibt, daß andere Entwicklungen gewünscht und gefördert werden. Nochmals zur Zufriedenheit: Wir selber engagieren uns im Bereich der medizinischen Rehabilitation und der Akutmedizin für Zufriedenheitsmessungen. Wir nehmen das Thema also durchaus ernst. Ernster aber nehme ich Unterschiede in Gesundheitsindikatoren im klassischen Sinne. Unser System der gesundheitlichen Versorgung ist nicht deshalb entwickelt worden, um Zufriedenheit zu produzieren, sondern Gesundheit. Dies schien mir bisher ein sozialer Grundkonsens. Wir sollten uns hüten, ihn aufzugeben.

Moderator (Prof. Vogel):
Ja sehr herzlichen Dank. Ich glaube, die verschiedenen Vorträge dieses Vormittags haben schon den Problembereich, mit dem wir uns befassen, sehr gut abgesteckt, und es ist zum Glück auch zur Überraschung fachlicher Art und zu Meinungsverschiedenheiten konzeptioneller Art gekommen. Und genau das war unsere Absicht. Ich bedanke mich sehr herzlich.

Soziale Perspektiven von Gesundheit und Krankheit

Johannes Siegrist

Sozial ist eine Perspektive, welche die zwischenmenschliche Dimension von Gesundheit und Krankheit und die ihr zugrunde liegenden Werte der Hilfe und Solidarität, der Gerechtigkeit und Gleichheit ins Zentrum rückt. Auf der Ebene wissenschaftlicher Analyse bedeutet die soziale Perspektive von Gesundheit, daß die genannten Werte zu Zielkriterien empirischer, d.h. medizinsoziologisch-sozialepidemiologischer Forschung werden, deren Ergebnisse idealerweise dazu beitragen sollen, das Spannungsverhältnis zwischen defizitärem Ist-Zustand und angestrebtem Soll-Zustand zu verringern. Meine Ausführungen leiten sich konsequenterweise aus der von Karl Popper besonders prägnant vertretenen Position des negativen Utilitarismus ab (Popper 1958). Danach besitzen wir kein konsensfähiges Wissen über die Art und Weise, wie die angesprochenen Werte im gesellschaftlichen Leben optimal verwirklicht werden können. Wohl aber ist es möglich, einen Konsens darüber zu erzielen, wie offensichtliche Abweichungen von diesen Werten – der defizitäre Ist-Zustand – verringert werden können, mit andern Worten, wie ein Mangel an Solidarität, der Gerechtigkeit und der Gleichheit angesichts von Erkrankungsrisiken und Krankheitslasten abgeschwächt werden kann.

In diesem Beitrag werde ich mich in der Perspektive des negativen Utilitarismus auf ein einziges der drei genannten Zielkriterien beschränken, auf Aspekte der Gleichheit. Der wesentliche Grund für diese Beschränkung ist darin zu sehen, daß soziale Ungleichheiten der Morbidität und Mortalität in entwickelten Industriegesellschaften mit ausgebauten sozialstaatlichen Versicherungssystemen nach wie vor – und, wie zu zeigen sein wird, sogar zunehmend – ein drastisches Ausmaß aufweisen, und dies trotz der großen Fortschritte der medizinischen Wissenschaft, der spürbaren Verbesserung der Qualität der medizinischen Versorgung und steigender Ausgaben im Gesundheitssektor. Offensichtlich spielen Aspekte der Gerechtigkeit bezüglich Zugang zu und Qualität erfahrener medizinischer Versorgung bei der Verminderung sozialer Ungleichheiten von Gesundheit und Krankheit eine untergeordnete Rolle. Dies bedeutet natürlich nicht – wie ein Blick auf die Verhältnisse in den Vereinigten Staaten von Amerika zeigt –, daß ein ausgebautes System der solidarischen Versicherung und des freien und gleichen Zugangs zur medizinischen Grundversorgung nicht wesentliche Voraussetzungen eines demokratisch legitimierten Gesundheitssystems wären. Es bedeutet lediglich, daß wir, um soziale Ungleichheiten zu vermindern, nach weiteren, im Lebensstil und in gesellschaftlichen Belastungsstrukturen verankerten Einflußgrößen suchen müssen. Zuvor soll jedoch geklärt werden, was mit der regulativen Idee einer Verminderung sozialer Ungleichheiten in diesem Fall eigentlich gemeint ist. Diese regulative Idee meint nicht das utopische, irreale Ziel der Gleichheit aller Menschen angesichts von Gesundheit und Krankheit. Vielmehr zielt sie auf den gesellschafts- und gesundheitspolitischen Gestaltungsspielraum, der sich einer Analyse jener sozial verteilten Gesundheitseinschränkungen und Krankheitslasten eröffnet, die subjektiv ungewollt und objektiv vermeidbar sind (Stronks & Gunning-Schepers 1993) Dies bedeutet, daß Maßnahmen zur Förderung der Gesundheitspflege als Staatsziel, Bürgerpflicht und Kostenfaktor, soweit sie eine Verminderung sozialer Ungleichheit zum Ziel haben, vorwiegend jene Krankheitsrisiken betreffen, die nach gegenwärtigem wissenschaftlichen Erkenntnisstand vermeidbar und von den Betroffenen nicht intendiert sind. Schließlich scheint es mir wichtig, zu verdeutlichen, was der Begriff „soziale Ungleichheit" genau meint. Im Unterschied zur individuellen Ungleichheit geht es hier nicht um personale Merkmale, sondern um Lebensumstände und Lebenschancen, die als angestrebte, begehrte Güter einer gesellschaftlichen Verteilung unterliegen und von der überwiegenden Mehrheit ihrer Mitglieder als wichtig erachtet und dementsprechend bewertet werden – so zum Beispiel Eigentum, Einkommen, Bildung, Ansehen, Macht. Soziale Ungleichheit ist damit ein wesentliches Merkmal der Sozialstruktur, d.h. einer relativ beständigen, das individuelle Leben mit bestimmenden und zugleich überdauernden Anordnung von Lebensumständen in bessere und schlechtere Lagen. Soziale Ungleichheit wird sozialstrukturell als eine vertikal angeordnete Abfolge von Statuslagen interpretiert, die es gestattet, jedes Mitglied der Gesellschaft anhand relevanter Statuskriterien (v.a. Bildung, berufliche Position, Einkommen) einer als relativ homogen gedachten Bevölkerungsgruppe (sozialen Schichten) zuzuordnen. Soziale Schichten sind demnach Personengruppen, welche sich im Hinblick auf „Lebensstandard, Chancen und Risiken, Glücksmöglichkeiten, aber auch Privilegien und Diskriminationen, Rang und öffentliches Ansehen" (Geiger 1932) in vergleichbarer Lage befinden.

Nachfolgend sollen anhand von sechs Thesen die wesentlichen Erkenntnisse der medizinsoziologisch-sozialepidemiologischen Forschung zum Thema in den vergangenen Jahrzehnten zusammengefaßt werden. Wenn hierbei mehrheitlich ausländische Studienergebnisse herangezogen werden, so liegt dies daran, daß in Deutschland vergleichbare Daten kaum vorliegen, bzw. die entsprechende Forschungsrichtung erst mit großer Verspätung etabliert wurde.

1. These: Die soziale Ungleichheit von Gesundheit und Krankheit betrifft nicht eine benachteiligte soziale Unterschicht, die sich vom Rest der Gesellschaft, von dem, was Helmut Schelsky einmal die nivellierte Mittelstandsgesellschaft nannte, durch ihr besonders sichtbares Maß der Verelendung unterscheidet. Vielmehr durchzieht die soziale Ungleichheit von Gesundheit die gesamte Sozialstruktur einer Gesellschaft. Diese weist, mit andern Worten, einen sozialen Gradienten auf: Je höher die soziale Schichtzugehörigkeit, desto niedriger das Morbiditäts- und Mortalitätsrisiko. Im Zentrum steht somit der Tatbestand der relativen sozialen Deprivation, nicht derjenige der absoluten, materiellen Verelendung.

Der soziale Gradient von Krankheit und Tod stellt kein Novum der sozialepidemiologischen Forschung der letzten 30 Jahre dar. Grundlegend neu ist jedoch die Beobachtung, daß er jetzt nicht so sehr die Säuglingssterblichkeit bzw. die Verteilung der häufig zum Tode führenden klassischen Infektionskrankheiten betrifft, sondern vielmehr die sogenannten Zivilisationskrankheiten, wie Herz-Kreislauf-Erkrankungen, Krebserkrankungen, Atemwegs- und Stoffwechselerkrankungen. Besonders deutlich wird dies am Beispiel der koronaren Herzkrankheit, die lange Zeit als eine Krankheit der sozial besser gestellten Gruppen galt und die tatsächlich einen Wandel in der schichtenspezifischen Prävalenz und Inzidenz erfahren hat. Der soziale Gradient koronarer Herzkrankheiten, d.h. vor allem von Herzinfarkt und plötzlichem Herztod, ist in vielen sozialepidemiologischen Studien für eine große Zahl westlicher Industrieländer nachgewiesen worden. Die in dieser Hinsicht bahnbrechende und bis heute exemplarische Studie, die sogenannte Whitehall Studie an mehr als 10000 Beschäftigten des öffentlichen Dienstes in London, zeigt beispielsweise, daß das Erkrankungs- und Sterberisiko an Herzinfarkt in der niedrigsten im Vergleich zur höchsten sozialen Schicht etwa dreimal so hoch ist. Konkret bedeutet dies, daß in zehn Jahren etwa 6,5% der 40–65jährigen Männer in Arbeiter- und einfachen Angestelltenposition an Herzinfarkt sterben, aber nur etwa 2,5% der Männer in Führungs- und Managementpositionen (Marmot et al. 1978). Der soziale Gradient besteht jedoch nicht nur für kardiovaskuläre Erkrankungen, sondern auch für die Summe der übrigen Todesursachen. Zur Zeit beträgt die Differenz in der Lebenserwartung bei Geburt für Männer zwischen der obersten und der untersten sozialen Schicht in Großbritannien fünf Jahre, bei Frauen gut drei Jahre. Ein sozialer Gradient der Mortalität ist in allen europäischen Ländern vorzufinden, aus denen Informationen vorliegen. Zwar ist das Ausmaß der Mortalität unterschiedlich ausgeprägt, aber überall finden sich hypothesenkonform markante Unterschiede nach sozialem Status. Eine vergleichende Studie zu Sterblichkeitsunterschieden zwischen manuell und nicht-manuell beschäftigten Männern im Alter von 45 bis 65 Jahren, welche in den vergangenen Jahren durchgeführt wurde, verdeutlicht dies für insgesamt 11 westeuropäische Länder (Kunst 1997).

Allererste Ergebnisse zu diesem Tatbestand in Deutschland liegen mittlerweile aus einer am Düsseldorfer medizinisoziologischen Institut durchgeführten sekundäranalytischen Studie vor. Es handelt sich um Survivalanalysen bei über 80000 männlichen Hauptversicherten einer großen allgemeinen Ortskrankenkasse im Alter von 30 bis 70 Jahren nach beruflicher Stellung. Analysiert wurden Endpunkte wie allgemeine Mortalität, Haupttodesursachen und Herzinfarktinzidenz. Hier überall zeigte sich das erwartete Muster: höhere Krankheitslast und Sterblichkeit in geringer qualifizierten Berufsgruppen (Geyer 1998, persönliche Mitteilung).

2. These: Der soziale Gradient von Morbidität und Mortalität hat sich in der jüngsten Vergangenheit weiter vergrößert. Dies zeigen neueste Ergebnisse aus der offiziellen nationalen Gesundheitsberichterstattung in Großbritannien. Während beispielsweise die altersstandardisierte Sterbeziffer der untersten gegenüber der höchsten Sozialschicht zu Beginn der siebziger Jahre 1,8mal höher war, war sie im Zeitraum 1991 bis 1993 bereits 2,8mal höher. Auch bezüglich spezifischer Todesursachen hat sich der soziale Gradient in Großbritannien ausgeweitet: so hat er sich beispielsweise für Suizid in dem angeführten Zeitraum verdoppelt (Stationary Office 1997). Auch aus Finnland liegen entsprechende Ergebnisse vor: Während Bevölkerungsgruppen mit höherem Bildungs- und beruflichem Qualifikationsgrad altersstandardisiert einen Abnahme der Sterblichkeit zwischen 1981 und 1990 aufwiesen, steigt diese bei un- und angelernten, vorwiegend manuell Beschäftigten weiter an (Valkonen et al. 1993). Ähnliche Ergebnisse liegen aus Schweden vor. Alle diese Befunde stimmen auch deshalb besonders nachdenklich, weil zumindest die skandinavischen Länder lange Zeit als wohlfahrts- und sozialstaatliches Modell galten.

Gewisse Anhaltspunkte einer sich verschärfenden sozialen Ungleichheitsproblematik auch in Deutschland ergeben sich aus dem nationalen Untersuchungssurvey der Deutschen Herzkreislauf-Präventionsstudie, die Mitte der achtziger Jahre begonnen und in der ersten Hälfte der neunziger Jahre beendet wurde. In diesem Zeitraum haben sich wichtige Risikofaktoren der Herzkreilaufkrankheiten in der deutschen Bevölkerung schichtenspezifisch verändert, so daß sich das kardiovaskuläre Risiko vor allem in unteren Schichten bei Männern wie bei Frauen erhöht hat, während es in höheren Schichten, wenigstens in der Tendenz, gesenkt werden konnte (Forschungsverbund DHP 1998).

Die wachsende soziale Disparität der Lebenserwartung ist jedoch nicht auf einzelne Nationen beschränkt. Eine wachsende Kluft in der Lebenserwartung dramatischen Ausmaßes zeigt sich zwischen west- und osteuropäischen Ländern. Während die Mehrzahl der osteuropäischen Länder in den ersten 20 Jahren nach dem 2. Weltkrieg einen deutlichen Zugewinn an Lebenserwartung aufwiesen und damit den Abstand zum Westen beinahe aufgeholt hatten, öffnete sich die Schere unterschiedlicher Lebenserwartung zwischen West und Ost seit Ende der sechziger Jahre zunehmend. So hat beispielsweise die durchschnittliche Lebenserwartung junger Männer in den letzten 20 Jahren in den meisten westeuropäischen Ländern deutlich zugenommen, während sie in beinahe allen osteuropäischen Ländern zurückgegangen ist (Bobak & Marmot 1996). Nach neuen Berechnungen der Weltgesundheitsorganisation existiert hier eine Kluft in der durchschnittlichen Lebenserwartung von mehr als sechs Jahren. Und dies ist lediglich der Durchschnittswert über alle Länder. Vergleicht man den Abstand zwischen dem ungünstigsten osteuropäischen (Turkmenistan) und dem günstigsten westlichen (Island) Land, so beträgt die Differenz mehr als zehn Jahre! Zu dem als alarmierend zu bezeichnenden Rückgang der durchschnittlichen Lebenserwartung insbesondere in Rußland, der seit den späten achtziger Jahren immer drastischer in Erscheinung tritt, trägt die Gruppe der 35 bis 64-jährigen Männer am stärksten bei. Und hier bilden in über 50% Herzkreislauf-Krankheiten die Todesursache (World Health Organization 1994).

These 3: Der soziale Gradient von Gesundheit und Krankheit zeigt sich zwar in allen Phasen des Lebenslaufs von Bevölkerungsgruppen in entwickelten Gesellschaften, am deutlichsten ist er jedoch im mittleren Erwachsenenalter ausgeprägt. Während der soziale Gradient in der Kindheit wesentlich durch schichtspezifische Säuglingssterblichkeit sowie unfallbedingte Sterblichkeit bestimmt wird, scheint er, nach bisher vorliegenden Erkenntnissen, während der Adoleszensphase „maskiert" zu sein, d.h. bei insgesamt niedrigem Niveau noch nicht wesentlich durch sozialstrukturelle und lebensstilbedingte Faktoren beeinflußt zu sein (Siegrist et al. 1997). Diese zeigen sich jedoch mit wachsender Deutlichkeit im frühen und mittleren Erwachsenenalter. Übereinstimmend zeigt sich in allen bisher untersuchten Ländern der steilste soziale Gradient in der Lebensphase 35 bis 64 Jahre. Im höheren Lebensalter dagegen schwächt sich der soziale Gradient wieder ab, aus zwei Gründen: zum einen bestehen hier durch die Exzeßmortalität in früheren Phasen Selektionseffekte, zum anderen treten in dieser Lebensphase die biologischen und genetisch determinierten Einflußfaktoren in sehr starkem Maße in den Vordergrund.

Wie läßt sich nun der soziale Gradient im mittleren Erwachsenenalter erklären? Am Beispiel der bereits zitierten Whitehall Studie – und bezogen auf die für die Morbidität und Mortalität in dieser Lebensphase besonders relevanten Herzkreislaufkrankheiten – sollen nachfolgend fünf Erklärungsansätze diskutiert werden.

4. These: Diese These besagt, daß drei der fünf Erklärungsansätze, nach bisher vorliegenden Erkenntnissen der Public Health-Forschung von vergleichsweise nachgeordneter Bedeutung sind: 1. die soziale Selektion, 2. die ungleiche Inanspruchnahme des medizinischen Versorgungssystems sowie 3. die schichtspezifischen Einflüsse genetischer Ausstattung bzw. frühkindlicher Entwicklungsbedingungen. Gemeinsam vermögen sie maximal ein Drittel der Varianz koronarer Herzkrankheiten nach dem Kriterium sozialer Ungleichheit zu erklären (Marmot 1996).

Die sogenannte Drift-Hypothese bezweifelt die kausale Verknüpfung zwischen sozialer Lage und Krankheit, wie sie im sozialen Gradienten zum Ausdruck kommt. Hier wird argumentiert, der soziale Gradient stelle ein statistisches Artefakt dar, dergestalt, daß kranke Menschen häufiger sozial absteigen und sich daher in den unteren sozialen Schichten häufiger finden. Auf einen knappen Nenner gebracht, lautet das Argument: „soziale Selektion" anstelle von sozialer Verursachung. So plausibel das Argument im ersten Augenblick erscheint, so wenig hält es einer vertieften Analyse stand. Längsschnittstudien haben gezeigt, daß die Abwärtsmobilität von Kranken bzw. Risikoträgern vom Umfang her so begrenzt ist, daß sie keinesfalls den gesamtgesellschaftlich stark ausgeprägten Trend eines sozialen Gradienten zu erklären vermag.

Eine weitere Erklärung, die besonders nahe liegt, betrifft das medizinische Versorgungssystem. Zweifellos hat die klinische Medizin, die Pharmakotherapie und insbesondere die Hochleistungs- und Intensivmedizin bei der Behandlung chronischer Erkrankungen beeindruckende und nachhaltige Fortschritte erzielt. Dennoch zeigen neue Studien aus den USA und Großbritannien, daß die schichtspezifische Sterblichkeit nicht in substantieller Weise durch Unterschiede in der medizinischen Behandlung erklärt werden kann (Williams 1990). Dies gilt auch für einen dritten Erklärungsansatz, die materiellen Bedingungen, welche die

Gesundheit bereits während der Schwangerschaft sowie im Säuglings- und Kleinkindalter, in Ergänzung zu genetischen Vulnerabilitäten, beeinträchtigen. Allerdings wird man hier Ergebnisse der interessanten Längsschnittstudien von Geburtskohorten aus den vierziger und fünfziger Jahren dieses Jahrhunderts abwarten müssen. Erste Befunde deuten darauf hin, daß ungünstige materielle Lebensumstände der Elterngeneration über biologische und verhaltensbezogene Einflußwege zum kumulierten Gefährdungspotential der heranwachsenden Generation beitragen (Power et al. 1996).

5. These: Den quantitativ bedeutsamsten Beitrag zur Erklärung des sozialen Gradienten von Morbidität und Mortalität im mittleren Erwachsenenalter leisten allerdings die folgenden zwei Faktoren: 1. gesundheitsschädigendes Verhalten; 2. Exposition gegenüber sozio-ökonomischen und psychosozialen Belastungsbedingungen im Erwachsenenalter.

Gut gesichert und plausibel ist die Erklärung, die besagt, daß gesundheitsschädigende Verhaltensweisen wie Zigarettenrauchen, fettreiche Ernährung, starker Alkoholkonsum ebenso wie mangelnde Gewichtskontrolle und Bewegungsarmut einen sozialen Gradienten aufweisen, der mit der Verteilung der Herz-Kreislaufkrankheiten zur Deckung gebracht werden kann. In besonders beunruhigender Weise trifft dies für das Zigarettenrauchen zu, dem bevölkerungsmedizinisch bedeutsamsten Risikofaktor vermeidbarer chronischer Erkrankungen. So schätzt eine internationale Studie, daß 36% der gesamten Sterblichkeit von Männern und 31% der Sterblichkeit von Frauen im Alter von 35 – 69 Jahren auf Todesursachen zurückgeführt werden können, die durch Zigarettenrauchen wesentlich mit verursacht sind (Peto et al. 1994). Prävalenz und Intensität des Zigarettenkonsums sowie Rückfallraten bei Ex-Rauchern weisen nach wie vor einen deutlichen Schicht- und insbesondere Bildungsgradienten auf.

Aber auch mangelnde Gewichtskontrolle und Bewegungsarmut, fettreiche und vitaminarme Ernährung sowie exzessiver Alkoholkonsum tragen zur schichtspezifischen Exzessmorbidität und -mortalität wesentlich bei, und zwar sowohl zur Erklärung sozialer Differentiale innerhalb von Gesellschaften wie auch im Gefälle zwischen Ost- und Westeuropa. So kommen Bobak und Marmot in einer neuen Arbeit zu der Erkenntnis, daß mehr als 50% der Varianz bei der Lebenserwartung von Männern und Frauen zwischen ost- und westeuropäischen Ländern auf unangemessenes Ernährungsverhalten, Zigarettenrauchen und Alkoholkonsum zurückgeführt werden können(Bobak & Marmot 1996). Darin zeigt sich das gewaltige präventivmedizinische, die Public Health-Dimension von Gesundheit und Krankheit verdeutlichende Potential dieser Forschungsbefunde.

Auch wenn nach den psychosozialen Motivlagen gesundheitsschädigender Lebensweisen, den sie begünstigenden Einstellungen und sozioökonomischen Zwängen gefragt werden muß, so zeigt sich doch, daß ein weiterer substantieller Teil sozial differentieller Morbidität und Mortalität unerklärt bleibt. Damit komme ich zum fünften und letzten Erklärungsansatz: chronischen Distressbelastungen im Erwachsenenalter, die sich aus ungünstigen Arbeitsbedingungen, belastenden Umständen der Lebensführung im außerberuflichen und persönlichen Bereich ergeben. Die streßtheoretischen Grundlagen und pathophysiologischen Mechanismen, die dieser These zugrundeliegen, sind durch Fortschritte der experimentellen Grundlagenforschung, der klinischen und sozialepidemiologischen Forschung der vergangenen drei Jahrzehnte in umfassender Weise geklärt worden (Weiner 1992). Besondere Bedeutung kommt fortgesetzten nervalen und neuroendokrinen Aktivierungsprozessen sowie Veränderungen der Immunkompetenz zu, die langfristig funktionale Dysregulationen und organische Läsionen zur Folge haben.

Im Bereich der sozialepidemiologischen Streßforschung zu sozialer Ungleichheit sind in den vergangenen Jahren die nachfolgend genannten fünf Tatbestände mit besonderer Intensität untersucht und diskutiert worden. Ihnen allen ist gemeinsam, daß sie in unteren sozialen Schichten häufiger sind und daß sie in multivariaten statistischen Analysen einen eigenständigen Einfluß auf Morbiditäts- und Mortalitätshäufigkeit ausüben:1. erhöhtes Arbeitslosigkeitsrisiko; 2. Betroffensein von hoher Einkommensdisparität, insbesondere einschneidenden Einkommensminderungen; 3. eine verminderte, eingeschränkte Teilhabe am sozialen Kapital in der Gemeinde, insbesondere in der Nachbarschaft; 4. Berufstätigkeit an Arbeitsplätzen, die durch geringen Kontrollspielraum, hohe Eintönigkeit und häufig hohe quantitative Arbeitsanforderungen (Zeitdruck) gekennzeichnet sind; 5. fortgesetzte Erfahrungen beruflicher Gratifikationskrisen, d.h. eines Ungleichgewichts zwischen hoher Verausgabung und niedrigen Belohnungen, sowohl monetärer als auch nicht-monetärer Art, wobei fehlende Aufstiegschancen im beruflichen Fortkommen, erzwungene Abwärtsmobilität und Arbeitsplatzunsicherheit von besonders großer Bedeutung sind.

Wie bereits betont, ist für jede der genannten Bedingungen in prospektiven Studien ein eigenständiger Einfluß auf erhöhte Morbidität bzw. Mortalität nachgewiesen worden. So hat beispielsweise eine sehr umfangreiche finnische Studie an 2,5 Millionen 25- bis 59jährigen Beschäftigten ein um 30 bis über 70 Prozent erhöhtes Mortalitätsrisiko in den nachfolgenden beiden Jahren nach erster erfahrener Arbeitslosigkeit, im Vergleich zu stabil Beschäftigten, belegt (Schwankungen je nach untersuchtem Jahr, sowie nach Geschlecht) (Martikainen & Valkonen 1996). Aufgrund der mittlerweile hohen Prävalenz von Arbeitslosigkeit, in Finnland im Zeitraum der untersuchten Studie zwischen 10 und 22% liegend, ergibt sich damit ein gesundheitspolitisch hoch relevantes attributables Mortalitätsrisiko infolge von Arbeitslosigkeit.

Kontrovers wird zur Zeit in der Forschung der Zusammenhang zwischen Einkommen und Sterblichkeit diskutiert. Im Vordergrund stehen drei Hypothesen:

a) Je höher die Disparität der Einkommensverteilung, desto höher die Mortalität. Diese Hypothese ist von Richard Wilkinson in verschiedenen Studien untermauert worden und inzwischen auch an umfangreichen Aggregatdatensätzen in den USA bestätigt worden (Wilkinson 1992). Allerdings gibt es auch methodische Einwände gegen diesen Untersuchungsansatz.
b) Eine konkurrierende Hypothese besagt: je niedriger die sozio-ökonomische Schicht, desto höher das Risiko von Einkommensverschlechterungen und nachfolgend erhöhter Mortalität; der Mortalität erhöhende Effekt hoher Ein-

kommensungleichheit läßt sich im wesentlichen auf den wachsenden Anteil von Beziehern niedriger Einkommen mit erfahrener Einkommensverschlechterung zurückführen (Judge et al. 1998).

c) eine interessante Kombination ökonomischer und soziologischer Aspekte enthält die These von Kawachi et al. (1997), wonach der Effekt der Einkommensdisparität auf die Mortalität wesentlich über geringe Teilhabechancen ärmerer Bevölkerungsgruppen am sozialen Kapital ihrer Wohngemeinde vermittelt wird. Die Autoren erklären dies so, daß wichtige Ressourcen zur Aufrechterhaltung von Lebensqualität in der Wohngemeinde weniger genutzt werden, daß weniger soziale Netzwerke in Krisensituationen zur Verfügung stehen und damit die soziale Teilhabe und sozio-emotionale Rückhaltserfahrungen geschmälert, Isolations- und Ausgrenzungserfahrungen, die Distress erzeugen, dagegen erhöht werden.

Wesentlich besser empirisch abgesichert sind beim gegenwärtigen Kenntnisstand die beiden zuletzt genannten Erklärungsansätze, wonach in unteren sozioökonomischen Schichten die psychosoziale Arbeitsumgebung häufiger in hohem Maße belastend ist.

Das Anforderungs-Kontroll-Modell nach Karasek bezieht sich auf das Erwerbsleben und definiert Distress-induzierende Tätigkeitsprofile an Arbeitsplätzen, welche durch das Zusammenwirken von hohen Belastungen (z.B. Zeitdruck) mit geringen Kontroll-, Entscheidungs- und Gestaltungsmöglichkeiten gekennzeichnet sind. Unter diesen Bedingungen werden Lernprozesse, Initiativ- und Entwicklungschancen blockiert und es bauen sich chronifizierte Distresserfahrungen auf. Solche ungünstigen Tätigkeitsprofile finden sich wesentlich häufiger in statusniedrigeren Berufsgruppen (Karasek & Theorell 1990). Eine große Anzahl epidemiologischer Studien hat die pathogenetische Bedeutung ungünstiger Arbeitsbelastungen, wie sie durch das Anforderungs-Kontroll-Modell gemessen werden, insbesondere beim frühzeitigen Ausbruch von Herz-Kreislaufkrankheiten belegt. Dabei scheint der Kontrolldimension größeres Gewicht als der Anforderungsdimension zuzukommen (Theorell & Karasek 1996).

Ein alternatives Modell psychosozialer Arbeitsbelastungen wird mit dem Begriff ‚berufliche Gratifikationskrisen‘ bezeichnet (Siegrist 1996). Dieses Modell legt den Akzent auf das Ungleichgewicht zwischen Leistung und Belohnung: intensive, distress-erzeugende Erfahrungen resultieren demnach aus Arbeitsverhältnissen, in denen einer hohen Verausgabung vonseiten der Erwerbstätigen vergleichsweise geringe Belohnungen entgegenstehen (finanzielle, sozio-emotionale sowie an das berufliche Fortkommen gebundene Gratifikationen). Auch dieses Modell hat sich in einer Reihe von Studien als erfolgreich bei der Vorhersage frühzeitiger Herz-Kreislauferkrankungen im Erwerbsleben erwiesen (Siegrist 1996), und zwar zum Teil auch nach Berücksichtigung des Einflusses der oben erwähnten Arbeitsbelastungserfahrungen. So konnte vor kurzem anhand von Daten der bereits zitierten Whitehall Studie gezeigt werden, daß das Risiko koronarer Neuerkrankungen bei Männern und Frauen in einem fünfjährigen Beobachtungszeitraum dreifach erhöht war, wenn sie unter beruflichen Gratifikationskrisen litten, jedoch auch mehr als zweifach erhöht war, wenn der Arbeitsplatz durch geringe Kontrollmöglichkeiten charakterisiert war (Bosma et al. 1998).

Auf einer höheren Abstraktionsstufe lassen sich die skizzierten theoretischen Konzepte zur Erklärung des sozialen Gradienten möglicherweise integrieren. An anderer Stelle habe ich die Hypothese aufgestellt, daß gesundheitsgefährdenden chronischen Disstresserfahrungen eine fehlende Reziprozität in sozialen Austauschprozessen im Medium zentraler Rollen des Erwachsenenlebens zugrundeliegt (Siegrist 1996). Diese Ausführungen führen mich zur sechsten und letzten These, welche die praktischen gesundheits- und gesellschaftspolitischen Konsequenzen aus diesen neuen wissenschaftlichen Erkenntnissen zum sozialen Gradienten von Gesundheit und Krankheit betreffen.

6. These: Die genannten wissenschaftlichen Erkenntnisse eröffnen neue Handlungschancen im Gebiet von Gesundheitsförderung und Prävention. Sie zielen nicht mehr vorwiegend auf das Individuum, sondern in stärkerem Maße auf die es umgebenden Vergesellschaftungs- und Arbeitsbedingungen ab. Ansatzpunkte hierzu liegen in erster Linie im strukturellen Bereich. Allerdings wird es auf einer makrosozialen Ebene häufig sehr schwer sein, wirkungsvolle Maßnahmen wie beispielsweise einkommenspolitische oder beschäftigungspolitische Änderungen durchzusetzen. Größer ist, wenn auch bei begrenzter Reichweite, der Spielraum - und absehbarer sind häufig die Wirkungen- auf der mesosozialen Ebene einzelner Institutionen, Organisationen, Verbände etc.

Als Beispiel mögen neuartige Interventionsansätze betrieblicher Gesundheitsförderung dienen, welche die besprochenen theoretischen Modelle psychosozialer Arbeitsbelastungen zum Ausgangspunkt gezielter organisatorischer, aber auch verhaltensbezogener Maßnahmen machen (Theorell & Karasek, 1996, Siegrist, 1996). Aber auch im Bereich der Beschäftigungspolitik gibt es vielversprechende ‚Mikro'-Initiativen, wie beispielsweise in einer jüngst veröffentlichten Studie aus Großbritannien verdeutlicht wurde (Proudfood et al., 1997). Basierend auf Erkenntnissen der kognitiven Verhaltenstherapie wurden bei einer Gruppe von Langzeitarbeitslosen psychosoziale Kompetenzen gezielt gestärkt, um ihre beruflichen Wiedereingliederungschancen zu erhöhen. Im Vergleich zu einer ungeschulten Kontrollgruppe erzielten die so Geschulten mit 40% gegenüber 17% erfolgter Stellenangebote einen deutlich höheren Erfolg.

Der Spielraum struktureller und verhaltensbezogener Interventionen auf mesosozialer Ebene, die sich an den neuen Erkenntnissen von Sozialepidemiologie, Verhaltensmedizin und Public Health-Forschung orientieren, ist wesentlich größer als zunächst vermutet. Durch konzertierte Bemühungen von Wissenschaft und Praxis können auf diese Weise soziale Ungleichheiten in begrenzten, jedoch wichtigen Bereichen gezielt vermindert werden, und es kann der Teufelskreis kumulativer Benachteiligung zumindest an einzelnen Stellen durchbrochen werden. Eine Orientierung an den Zielsetzungen des negativen Utilitarismus erweist sich somit als fruchtbar und hilfreich, wenn auch die Postulate der Gleichheit, der Gerechtigkeit und der Solidarität angesichts von Leiden und Krankheit eine große und dauernde Herausforderung bleiben werden.

Literatur

Bobak M, Marmot M (1996) East-West mortality divide and its potential explanations: proposed research agenda. British Medical Journal 312:421–425

Bosma H, Peter R, Siegrist J, Marmot M (1998) Two alternative job stress models and the risk of coronary heart disease. American Journal of Public Health 88:68–74

Forschungsverbund DHP (Hrsg) (1998) Die Deutsche Herzkreislauf-Präventionsstudie. Huber, Bern

Geiger T (1932) Die soziale Schichtung des deutschen Volkes (Nachdruck 1987). Enke, Stuttgart

Judge K, Mulligan JA, Benzeval M (1997) Income inequality and population health. Social Science & Medicine 46:567–579

Karasek RA, Theorell T (1990) Healthy work: stress, productivity, and the reconstruction of working life. Basic Books, New York

Kawachi I, Kennedy BT, Lochner K, Prothrow-Smith D (1997) Social capital, income inequality, and mortality. American Journal of Public Health 87:1491–1498

Kunst A (1997) Cross-national comparisons of socio-economic differences in mortality. Erasmus University Press, Rotterdam

Marmot M (1996) Das gesellschaftliche Muster von Gesundheit und Krankheit. In: Kaiser G, Siegrist J, Rosenfeld E, Wetzel-Vandai K (Hrsg) Die Zukunft der Medizin. Campus Verlag, Frankfurt, S 329–413

Marmot M, Adelstein AM, Robinson N, Rose GA (1978) Changing social-class distribution of heart disease. British Medical Journal 2:1109–1112

Martikainen PT, Valkonen T (1996) Excess mortality of unemployed men and women during a period of rapidly increasing unemployment. The Lancet 348:909–912

Peto R, Lopez AD, Borcham J, Thun M, Heath C (1994) Mortality from smoking in developed countries 1950–2000. Indirect estimates from national vital statistics. Oxford University Press, Oxford

Popper KR (1958) Die offene Gesellschaft und ihre Feinde. Mohr, Tübingen

Power C, Bartley M, Davey-Smith G, Blane D (1996) Transmission of social and biological risk across the lifecourse. In: Blane D, Brunner E, Wilkinson R (Hrsg) Health and Social Organization. Routledge, London, p 188–203

Proudfood J, Guest D, Carson J, Dunn G, Gray J (1997) Effect of cognitive-behavioral training on job-finding among long-term unemployed people. The Lancet 350:96–100

Siegrist J (1996) Soziale Krisen und Gesundheit. Hogrefe, Göttingen

Siegrist J, Frühbuß J, Grebe A (1997) Soziale Chancengleichheit für die Gesundheit von Kindern und Jugendlichen. Expertise im Auftrag des Bundesministerium für Gesundheit. Unveröffentlichtes Manuskript, Düsseldorf

Stationary Office (1997) Health Inequalities. Decenial Supplement, London

Stronks K, Gunning-Schepers LJ (1993) Should equity in health be target number 1? European Journal of Public Health 3:104–111

Theorell T, Karasek RA (1996) Current issues relating to psychosocial job strain and cardiovascular disease research. Journal of Occupational Health Psychology, 1:9–26

Valkonen T, Martelin T, Rimpela A, Notkola V, Savela S (1993) Socio-economic mortality differences in Finland 1981–90. Populations Statistics Finland, Helsinki

Weiner H (1992) Perturbing the organism. The biology of stressful experience. The University of Chicago Press, Chicago

Wilkinson R (1992). Income distribution and life expectancy. British Medical Journal 304:165–168

Williams DR (1990) Socio-economic differentials in health: review and re-direction. Social Psychology Quartely 53:81–99

Diskussionsbeitrag

Moderator (Prof. Sonntag):
Es ist noch etwas Zeit zur Frage und Gegenfrage gegeben. Wenn ich Ihre Ausführungen in Zusammenhang mit dem, was heute vormittag schon besprochen worden ist, sehe, dann meine ich, wenn wir von Gesundheitsstrukturreform reden im politischen Umfeld, dann sollten wir uns mit diesen Fragen beschäftigen und nicht damit, wie man Krankenhausbudgets deckt. Ich glaube Krankenhausversorgungspolitik und Gesundheitsreform sind zwei Dinge, die nicht zusammenpassen.

Einwurf: Sich zumindest ergänzen müssen, ja.

Ich darf um Wortmeldung bitten. Herr Baier bitte nicht zu lange, kein Koreferat.

Prof. Dr. Baier:
Die Frage ist, was ist soziale Ungleichheit? Die Frage im Visier des Soziologen ist also, ob Ihre Konstruktion des sozialen Gradienten überhaupt noch mit unserer gesellschaftlichen Wirklichkeit übereinstimmt. Die neue Soziologie, die jetzt besonders von Jüngeren betrieben wird, wozu Sie anscheinend kognitiv nicht mehr gehören, geht ja gar nicht mehr vom Modell der sozialen Schichtung aus. Wir haben eine durchgreifende soziale Entschichtung, die Herausbildung von Lebenslagen, Lebensmilieus, Lebenseinstellungen, in der Individualisierungs-, Pluralisierungs-, Ethnisierungsprozesse ablaufen. Dies muß uns auch dazu führen, den sozialen Gradienten nach milieubedingten Lebens- und Gesundheitschancen zu definieren. Das heißt nicht mehr orientiert auf lebenslangen Beruf, Arbeitsverhältnisse, Erwerbstätigkeit usw., was jeder niedergelassene, jeder Krankenhausarzt an seinen Patienten selbst bemerkt. Daß aus dem Arbeitsverhältnis heraus weder die soziale Krankenversicherung zu konstruieren und zu bezahlen ist, noch eine Sozialmedizin zu machen ist – Stefan Hradil hat eine sehr schöne Studie vorgelegt im Auftrag des Statistischen Bundesamtes, in dem er diese Forschung auf das Thema der Veränderung von Gesundheit und Krankheit angewandt hat.

Moderator (Prof. Sonntag):
Ja Herr Baier, die Frage ist glaube ich verstanden und wir sollten es dabei bewenden lassen. Ich darf vielleicht Herrn Häfner bitten.

Prof. Dr. Häfner:
Die hochinteressante Frage ist ja, welche Faktoren sind es, von denen die Wirkungen der sozialen Ungleichheit auf die Gesundheit vermittelt werden. Ich habe die klassischen Faktoren, die lange Zeit den Zusammenhang vermittelten, in meinem Vortrag genannt: Aber schlechte Ernährung, schlechte Hygiene, schlechte Arbeitsverhältnisse und schlechte Wohnverhältnisse sind es heute offensichtlich nicht mehr, oder nicht mehr in erster Linie.

Sie haben ein paar Faktoren aufgezeigt, die gegenwärtig wirksam sein sollen. Nun geht mir durch den Kopf, ist das wirklich eine unidirektionale lineare Beziehung, die auf der einen Seite als Outcome-Variable die Gesundheitsindikatoren und auf der anderen Seite die Sozialindikatoren als unabhängige Variable miteinander verbindet. Denn wir haben es ja mit einer offenen Gesellschaft zu tun, in der sich die Individuen zwischen sozioökonomischen Schichten bewegen und die Akte ihrer Mobilität, die Konsequenzen ihres Verhaltens wirken sich nicht nur auf die Gesundheit, sondern auch auf ihren Sozialstatus aus. Sie wirken sich auf den Sozialstatus mindestens in jener Altersperiode aus, in der Sie den stärksten Einfluß auf die Gesundheit gezeigt haben. Das heißt, wenn wir dies steuern wollen, denn Gesundheitsverhalten ist Ressourcennutzung, und sozialer Erfolg ist auch Ressourcennutzung- dann glaube ich müssen wir in der Tat komplexere Zusammenhänge mit ins Auge fassen. Es ist durchaus denkbar, daß eine dritte Variable – etwa Persönlichkeit, Intelligenz oder Bildung – beides, sozialen Aufstieg und Gesundheitsverhalten in gleicher Weise beeinflußt.

Prof. Dr. Siegrist:
Ja gut, darf ich erstmal die beiden Fragen, weil sie wirklich zentral sind, zu beantworten versuchen? Ich bin Ihnen dankbar, Herr Baier, daß Sie hinweisen auf die Grenzen dieser Operationalisierung. Die meritokratische Triade, wie sie genannt wird, also eben an Einkommen, an Beruf und an Bildung orientierte soziale Positionen, erfaßt die soziale Ungleichheit nur approximativ. Das Problem ist aber, daß die Schichtungstheoretiker – ich sag jetzt etwas polemisch in ihrem „armchair-thinking"- ein bißchen weit weg sind von der sozialen Wirklichkeit, wie sie sich eben tatsächlich z.B. im Gesundheits- und Krankheitsbereich erfassen läßt. Als Medizinsoziologe muß ich klar feststellen: Die Schichtkonzepte sind besser als ihr Ruf. Die sozialen Gradienten erweisen sich als stabil, auch in Deutschland, auch in Frankreich, auch in Großbritannien. Die neuere Forschung geht weiter: wir erfassen auch Statusinkonsistenz und berufliche Mobilität, vor allem intergenerative Mobilität. Beispielsweise ist in dem Modell beruflicher Gratifikationskrisen, das wir entwickelt haben, gerade der Berufskarriereverlauf, d. h. die Bedrohung von Kontinuität, eine wesentliche Quelle von solchen unterschiedlichen Chancen, Wohlbefinden und Gesundheit zu erleben. Das heißt: diese Flexibilisierung des Erwerbslebens ist tatsächlich vorhanden und muß auch in die soziologische Theorienbildung und -messung einbezogen werden. Dies ändert nichts an der Tatsache, daß die konventionellen Schichtungskonzepte robuste Konstrukte sind, die zumindest im Hinblick auf Gesundheit und Krankheit nach wie vor eine hohe Aussagekraft haben.

Nun zu Ihrer Frage Herr Häfner: Die ersten faszinierenden Ergebnisse aus Geburtenkohortenstudien in Großbritannien, die zur Zeit gerade veröffentlicht werden, zeigen, daß das, was einem Jugendlichen im Alter zwischen 12 und 17 Jahren im Schulalltag zustößt, wie er oder sie auf Belastungen reagiert, welche Ressourcen vorhanden sind etc., offensichtlich von prädiktiver Bedeutung für den Gesundheitszustand 10 oder 15 Jahre später ist. Das heißt, es existieren offenbar sozialstrukturell vermittelte Vulnerabilitäten, die in spezifischen Milieus wie dem Schulalltag zunächst verborgen bleibendes pathogenetisches Potential enthalten. In noch viel größerem Ausmaß gilt dies für die früheste Kindheit, für die soziokulturell von Eltern auf Kinder „vererbten" gesundheitsrelevanten Verhaltensweisen und Einstellungen. Die von Ihnen angesprochene Komplexität wird aber in diesen britischen Längsschnittstudien auch dadurch unterstrichen, daß beispielsweise biologische Faktoren wie ein niedriges Geburtsgewicht die sozialen Aufstiegschancen und damit die Gesundheitschancen im späteren Leben beeinflussen können. All dies spricht dafür, die Wechselwirkung zwischen Sozialverhältnissen und Gesundheitszustand im Längsschnitt differenziert zu erforschen, um daraus Konsequenzen für die Prävention abzuleiten.

Moderator (Prof. Sonntag):
Ja vielen Dank, keiner kann für seine Eltern. - Darf ich bitten, noch ein letztes Wort.

Prof. Dr. Gäfgen:
Mit Herrn Siegrist bin ich davon überzeugt, daß es schichtenspezifische Unterschiede gibt. Politisch ist das immer schon höchst bedeutsam gewesen. So war eines der Ziele des britischen National Health Service, gerade solche Unterschiede abzumildern. Schon die ersten Jahre und der einschlägige „Black Report" haben gezeigt, daß diese Wirkungen leider nicht erzielt wurden. Man muß also wahrscheinlich ganz andere Maßnahmen ins Auge fassen, solche der allgemeinen Sozialpolitik und der Bildungspolitik, und nicht auf das Gesundheitssystem im engeren Sinne, das Versorgungssystem, gerichtete. Dabei wäre zugleich darauf zu achten, daß Unterschiede in mehreren Dimensionen bestehen, daß z.B. die Einflüsse von Einkommens- und Bildungsunterschieden nicht gleichgerichtet sind. Bekannt ist das Beispiel des reichen, aber ungebildeten Schrotthändlers, der ungesund lebt und früh stirbt.

Spezifische Egalität bei der Gesundheit anzustreben, versteht sich auch nicht von selbst. Im Gegensatz zur Forderung nach mehr Gleichheit oder nach Angleichung der Einkommen läßt sich die nach möglichst gleicher Gesundheit aus einem übergeordneten sozialethischen Prinzip gleicher Chancen der Lebensgestaltung, darunter auch der Erwerbschancen, ableiten; denn Gesundheit ist zentral instrumentell für die Lebensgestaltung („.... ohne Gesundheit ist alles nichts."). Bei der Kritik an ungleicher Gesundheit und ungleicher medizinischer Versorgung fehlt es oft an einer solchen sozialethischen Begründung - weshalb ich diese Ergänzung anbringen wollte.

Prof. Dr. Siegrist:
Vielleicht darf ich ganz kurz, am besten noch mal mit einem Hinweis auf diese neue amerikanische Studie, noch zeigen, die Dinge sind wirklich komplizierter und ich habe einfach ein Stück weit Komplexität zu reduzieren versucht, wie das Wissenschaft im allgemeinen tut. Wir wissen, daß nicht die Einkommenshöhe, sondern tatsächlich die Einkommensdisparität mit einer erhöhten Mortalität zusammenhängt. Und dieses ist wohl die erste Studie, die zeigt, daß der Hauptpfad

der Erklärung zwischen Einkommensdisparität und Mortalität nicht der direkte ist, sondern daß er vermittelt ist über das, was die Forscher, „disinvestment in social capital" nennen. Und man muß natürlich gerade die amerikanischen Großstädte nur mal angucken, um zu sehen, wie hier das kommunale Leben zerfällt. Das ist dann eine Konsequenz von „shareholder"-Kapitalismus, und hier sieht man, daß Gesundheitspolitik dann tatsächlich Gesellschaftspolitik und auch Einkommenspolitik ist, wenn Sie so wollen.

Moderator (Prof. Sonntag):
Ja vielen Dank, ich danke Herrn Siegrist und den Diskussionspartnern für diesen interessanten Ausflug. Und ich komm schon jetzt zum nächsten Vortrag.

Verantwortung für Gesundheit als Verfassungsproblem

Görg Haverkate

I. Einleitung

Als der Gesetzgeber vor 10 Jahren das Recht der gesetzlichen Krankenversicherung neu faßte und als Buch V dem Sozialgesetzbuch eingliederte, stellte er eine grundlegende Definition voran, welchen Zweck die soziale Krankenversicherung haben sollte. Vorher hatte es geheißen, die Krankenversicherung sei „eine Versicherung für den Fall der Krankheit".[1] Jetzt wurde als Aufgabe der Krankenversicherung bestimmt: „die Gesundheit der Versicherten zu erhalten, wiederherzustellen oder ihren Gesundheitszustand zu bessern".[2] Und danach folgt ein erstaunlicher Satz: „Die Versicherten sind für ihre Gesundheit mitverantwortlich..."; sie sollten nämlich durch gesundheitsbewußte Lebensführung, durch frühzeitige Beteiligung an Vorsorgemaßnahmen sowie durch aktive Mitwirkung an Krankenbehandlung und Rehabilitation dazu beitragen, den Eintritt von Krankheit und Behinderung zu vermeiden oder ihre Folgen zu vermindern. – Die Versicherten – nur „mitverantwortlich" für ihre Gesundheit? Die gesetzlichen Krankenkassen hingegen, da zuerst genannt, wohl „primär" verantwortlich? – Ein Denkunfall des Gesetzgebers? Er hatte offenbar seinen krankenversicherungsrechtlichen Regelungen den Gedanken der Gesundheit voranstellen wollen, die gesetzlichen Krankenkassen zu Gesundheitskassen umwidmen wollen, hatte es aber, so scheint es, im Eifer des Gefechts, vor lauter Begeisterung für seine gesundheitsbewußte Neufassung des Gesetzeszwecks, wohl nicht mehr geschafft, unbefangen die originäre Verantwortung des einzelnen Bürgers für seine individuelle Gesundheit wahrzunehmen. So blieb nur noch Platz für eine „Mitverantwortung" des Bürgers für seine Gesundheit. Und da unglückliche gesetzliche Festlegungen, einmal in der Welt, zu dauern pflegen, wird uns diese Formulierung, die (aus dem Munde einer liberal-konservativen Mehrheit) an „staatssozialistische" Vorstellungen erinnert, wohl noch lange erhalten bleiben.

In der Sache steckt aber ein Problem. Gesundheit, für den einzelnen vielleicht „das höchste Gut", ist Gegenstand einer Fülle von rechtlichen Regelungen und Rechtsbeziehungen privatrechtlicher und öffentlich-rechtlicher Art; es gibt hier viele Akteure und Interaktionen. Da ist die Frage nach der „Verantwortung für Gesundheit" ebenso naheliegend wie schwer zu beantworten. Ich versuche im folgenden, die verfassungsrechtlichen Koordinaten der Gesundheitspolitik aufzuzeigen und aktuelle Grundsatzprobleme der „Verantwortung für Gesundheit" hier einzuordnen.

---

[1] § 165 RVO.

[2] § 1 S. 1 SGB V; eingeführt mit Wirkung vom 1. 1. 1989 durch Art. 1 des Gesundheitsreformgesetzes vom 20.12. 1988, BGBl. I 2477.

II. Grundsätzliches zur Funktion der Verfassung im Gesundheitsbereich

1. Die Durchsetzung der Strukturentscheidungen der Verfassung

Die Verfassung ist die rechtliche Grundordnung des Gemeinwesens. Ihre regulierende Kraft ist gefordert, um die verfassungsrechtlichen Grundentscheidungen – Freiheit, Demokratie und Sozialstaatlichkeit – in den einzelnen Politikbereichen durchzusetzen. Im Bereich der Gesundheitspolitik stehen wir vor großen Herausforderungen. Wir müssen die Aktionsfreiheit des parlamentarischen Gesetzgebers gegenüber mächtigen Interessen sichern. Wir müssen die Freiheitsrechte des Bürgers gegenüber den Zwängen eines hoch differenzierten öffentlich-rechtlichen Verwaltungsapparats schützen. Wo wir demokratisch-selbstverwaltungsrechtliche Prozeduren eingebaut haben, müssen wir darauf achten, daß hier wirkliche Mitwirkungsmöglichkeiten der Berechtigten bestehen und keine scheindemokratischen Fassaden. Es dürfen vor allem nicht die Instrumente der demokratischen Selbstverwaltung der Krankenkassen und der Ärzte dazu benützt werden, um Regelungen gegenüber außenstehenden Dritten zu treffen. Wir haben schließlich darauf acht zu geben, daß der Grundgedanke des Sozialstaates, den Schwächeren zu schützen und soziale Gleichheit herzustellen, nicht als ideologischer Schutzschild zur Durchsetzung mächtiger Interessen mißbraucht wird. Bei Fontane lesen wir: „Sie sagen Gott und meinen Kattun". Wir müßten das heute abwandeln: „Sie sagen 'Freiheit' und 'Sozialstaat' und meinen Eigennutz, Privilegien und Einkommenssicherung."

2. Die Abgrenzung Verfassungsrecht – einfaches (Gesetzes-)Recht

Von Gesundheit und Krankheit ist im Grundgesetz nicht die Rede. Wir sind also auf Interpretation angewiesen. Es gibt ein Grundrecht auf Achtung der körperlichen Integrität (Art. 2 Abs.2 GG) und auf Achtung der psychischen Integrität (Art. 2 Abs.1, Art. 1 Abs.1 GG): Dies sind gegen den Staat gerichtete *Abwehrrechte des Bürgers.*

Der Staat hat auch die Aufgabe, die körperliche und seelische Integrität eines jeden Bürgers gegen Übergriffe Dritter *zu schützen*; es gibt in diesem Bereich einen *Anspruch auf staatlichen Schutz.* So muß etwa der Staat Leib und Leben seiner Bürger durch strafrechtliche Normen bewehren; es muß ein zivilrechtliches Haftungsrecht geben. Wie solches aber im einzelnen auszusehen hat, ist Sache des Gesetzgebers.

Manche meinen, der Staat sei auch von Verfassungs wegen verpflichtet, einem jeden Bürger bestmögliche *Leistungen* zur Wiederherstellung und zur Erhaltung der Gesundheit *zu gewähren*; eine solche Interpretation der Grundrechte sei sozialstaatlich geboten. Wenn man dieser Interpretation folgte, so könnte man viele gute Absichten der Gesundheitspolitik, an dem vielleicht allzu zögerlichen Gesetzgeber vorbei, unmittelbar durch Verfassungsinterpretation durchsetzen. Alle guten Grundsätze wären anscheinend leicht zu verwirklichen – kraft eines

„Grundrechts auf Gesundheit".[3] (Wir müßten nur noch recht viele finden, die solches Recht einklagten.)

Demgegenüber ist zweierlei zu beachten:
Verfassungsrecht ist ein prinzipiell auf Dauer, sogar auf Unveränderlichkeit angelegtes Recht; es soll über dem politischen Tagesstreit und über dem Wechsel der Mehrheiten stehen. Über die Gestaltung einer sinnvollen und vernünftigen Gesundheitspolitik streitet man allerdings mit guten Gründen heftig. So verführerisch für viele der Gedanke eines „Grundrechts auf Gesundheit" auch sein mag: Ein solcher Gedanke ist von vornherein zu harmonistisch angelegt. Er unterschätzt die Eigenart der Konflikte, die mit einem Recht auf bestmögliche Versorgung mit Gesundheitsgütern angesprochen sind: es sind Verteilungskonflikte. Gute Gründe sprechen dafür, Konflikte dieser Art nicht ohne Not auf der Ebene der Verfassung zu lösen. Denn: Was man ins Verfassungsrecht hineinholt, ist der politischen Entscheidung, nämlich der Wahlentscheidung der Bürger und der Entscheidung des parlamentarischen Gesetzgebers, entzogen. Über Verfassungsrecht judizieren die Richter, vor allem die der Verfassungsgerichtsbarkeit. Man darf nur das ins Verfassungsrecht hineinziehen, was man mit gutem Gewissen dem Richter zur Entscheidung überlassen darf. Nun sollte eines klar sein: Der Richter ist nicht dazu berufen, in den hin- und herwogenden Verteilungskämpfen der Innenpolitik den Schiedsrichter zu spielen. Gesundheitspolitik kostet Geld, das der Bürger als Steuer- oder Beitragszahler aufzubringen hat; darüber muß politisch gestritten werden und darüber muß politisch entschieden werden. Gesundheitspolitik steht in Konkurrenz zu vielen anderen Politikbereichen. (Wieviel Geld soll in die Ausbildung gehen? Wieviel Geld soll zur Förderung von Arbeitsplätzen ausgegeben werden? Wieviel soll in wissenschaftliche Entwicklung und Forschung gehen? Wieviel sollen Rentner, Bauern, Schüler, Studenten oder Sozialmieter bekommen?) Darüber muß politisch entschieden werden. Gesundheitspolitik ist ein Konfliktfeld, in dem Träger vieler Interessen – die Patienten, die Krankenkassen, die Ärzte, die Krankenhäuser, die Anbieter anderer Gesundheitsleistungen – sich gegenseitig ihren Anteil streitig machen. Wer hier den Richter – über die Konstruktion eines „Rechts auf Gesundheit" – zur austeilenden Instanz machen will, überfordert den Richter und entmündigt die politischen Entscheidungsorgane und letztlich den Wähler.

3. Das verfassungsrechtlich relevante Grundverhältnis: Arzt und Patient

Verfassungsrechtliche Rechtssätze sind konkrete Antworten auf konkrete fundamentale Konflikte.

Wenn wir nach den konkreten Konfliktbezügen im Bereich Gesundheit und Krankheit fragen, so stoßen wir auf einen Grundbefund, der sich so umschreiben läßt: Der Kranke sucht einen Arzt, der ihn gesund machen könnte; der Leidende sucht jemand, der sein Leiden lindert. Hier haben wir den konkreten Ausgangs-

[3] Vgl. hierzu Otfried Seewald, Zum Verfassungsrecht auf Gesundheit, 1981.

punkt aller unserer Überlegungen. *Es geht im Kern zunächst um das Verhältnis zwischen dem Kranken und dem Arzt.* In diesem Verhältnis spielt sich alles Entscheidende ab; hier ist auch die zentrale Konfliktzone. Alle anderen Rechtsverhältnisse haben eine dienende Funktion.

Wenn ich sage: das Verhältnis zwischen Patienten (Kranken) und Arzt sei Ausgangspunkt für alle weiteren Überlegungen, heißt das nicht, dies Verhältnis sei dem Recht vorgegeben; es wird vielmehr vom jeweils geltenden Recht geformt und ausgeprägt. Hier gilt Dienstvertragsrecht; hier hat man ein höchst differenziertes Arzthaftungsrecht. Aber das geltende Recht muß jedenfalls auch die Eigengesetzlichkeit der Sachlage, die Eigengesetzlichkeit des zentralen Verhältnisses Arzt - Patient erfassen und aufnehmen, soll es nicht sachfremd werden. Der Kranke, der Leidende sucht einen Arzt seines Vertrauens, dem er sich mit körperlichen oder seelischen Leiden offenbaren kann. Dieses Offenbaren betrifft ersichtlich die Intimsphäre des Menschen; der Kranke muß Vertrauen geben können, der Arzt in der Lage und bereit sein, Vertrauen zu empfangen, er muß verpflichtet sein, sein fachliches Wissen zum Wohl des Patienten einzusetzen. *Das Verfassungsrecht muß zu allererst dieses Gegenseitigkeitsverhältnis zwischen dem Kranken und dem Arzt schützen.*

a) Dazu muß zunächst die Eigenverantwortung des Patienten erkannt und anerkannt werden. Der Patient ist nicht „mitverantwortlich", wie der Text des Gesetzes es glauben machen will, sondern ist im Gegenteil primär verantwortlich für seine Gesundheit. Verantwortung ist, im persönlichen Bereich, das Synonym für Freiheit. Die freiheitliche Verfassung läßt jeden nach seiner Fasson glücklich werden, solange er nicht Rechte Dritter verletzt. Die Verantwortung des Bürgers für seine Gesundheit ist also nicht als eine „Pflicht" (etwa: eine Pflicht gegen sich selbst) zu verstehen, sich gesund zu ernähren, sich regelmäßig zu bewegen, nicht übermäßig zu rauchen oder zu trinken. Der Bürger ist für seine Gesundheit selbst verantwortlich, also auch frei, sich unvernünftig zu verhalten; er darf auch völlig untrainiert Skilaufen, er darf Drachen fliegen und am Sprungseil in die Tiefe stürzen. Das geltende Recht geht sogar so weit, gesundheitlich ganz unvernünftige Verhaltensweisen auch im Hinblick auf die Sozialversicherung nicht zu sanktionieren. Das ist aber gewiß nicht zwingend; es widerspricht vielleicht sogar dem Gedanken der Selbstverantwortung des Bürgers. Mehrkosten, die der Krankenkasse durch bewußte oder grob fahrlässige Selbstschädigung entstehen, müssen gewiß nicht zwingend sozialisiert werden und der Allgemeinheit oder der Solidargemeinschaft aufgebürdet werden.
b) Das Arztwesen muß freiheitlich ausgestaltet sein, damit der Arzt seiner Verantwortung gegenüber dem Patienten gerecht werden kann.

   Wer als Kassenarzt tätig sein will, bedarf der staatlichen Zulassung. Früher bestehende Zulassungsbeschränkungen - nach Maßgabe fester Verhältniszahlen zwischen Sozialversicherten und Kassenärzten - hatte das Bundesverfassungsgericht im Jahre 1960 aufgehoben.[4] Seitdem herrschte eine wirklich freie Wahl des Berufs Kassenarzt. Zulassungsbeschränkungen wurden hinge-

[4] BVerfGE 11, 30 ff.

gen errichtet beim Studium; das Bundesverfassungsgericht hat sie effektiver gerichtlicher Kontrolle unterworfen.[5] Aber diese gerichtliche Kontrolle änderte nichts an dem Grundbefund massiver staatlicher Intervention in diesem Bereich. Gerade weil der Staat hier intervenierte, rechneten die Studierenden damit, um so bessere Chancen späterhin im Beruf zu haben, wenn sie einmal die Zulassungssperre überwunden hatten. Die staatliche Intervention machte das Medizinstudium besonders begehrt. Zudem standen die Ärzte mit an der Spitze der Einkommensskala. Insgesamt muß man sagen, daß die Politik der Studienplatzbeschränkung im Bereich Medizin eher die Attraktivität des Medizinstudiums erhöhte und im Endergebnis den Andrang ins Medizinstudium verstärkte.

Seit 1992 sieht der Gesetzgeber Zulassungssperren für Kassenärzte bei Überversorgung bestimmter Gebiete vor.[6] Man sieht: Jede staatliche Intervention macht eine neue staatliche Intervention nötig. Die Reglementierung des Hochschulzugangs mit bundesweit einheitlichen Notenvorgaben, mit vereinheitlichen Ausbildungsstandards, mit einer völlig umgestalteten Hochschullandschaft, hat die Reglementierung der Kassenarztzulassung nach sich gezogen. Schon die Auswahl der Medizinstudenten nach Abiturnoten war – im Hinblick gerade auf das spätere Verhältnis zwischen dem Arzt und dem Patienten – durchaus sachwidrig. Viele Studienbewerber wären ihren Patienten gute Ärzte geworden, konnten das Studium ihrer eigentlichen Wahl aber nicht ergreifen. Das Einkommensniveau der Ärzte tat ein übriges, die Abiturienten, denen nach ihren Noten das Medizinstudium offenstand, mit „sachfremden" Vorteilen zu locken. Neigung und eigenständige Überlegungen zum wirtschaftlichen Risiko des Arztberufes waren als Bestimmungsfaktoren bei der Berufswahl weitgehend ausgeschaltet. Insgesamt: ein System öffentlich-rechtlicher Irreführungen und Fehlleitungen.

Klagen gegen die Zulassungssperren für Kassenärzte liegen dem Bundesverfassungsgericht vor. Es steht jetzt noch einmal, freilich unter sehr veränderten Bedingungen gegenüber 1960, vor der Wahl, ob es ein Signal für ein freiheitliches Berufswesen setzen soll oder ob es eine verhängnisvolle closed-shop-policy hinnehmen soll. Maßnahme gegen eine „Überversorgung", also gegen zu viele Kassenärzte, sind nicht mit dem Geist eines freiheitlichen Berufswesens vereinbar. Gewiß muß sich der Gesetzgeber Gedanken machen, wie verhindert werden kann, daß immer mehr Ärzte, die in den Beruf drängen, die Patienten nicht durch falsche Mittel an sich zu binden suchen: etwa durch allzu großzügiges Verschreiben von Arzneimitteln, durch ausufernde Diagnostik oder teuere, aber unnötige Therapien. Richtig ist auch, daß es der Arzt nach wie vor weitgehend in der Hand hat zu bestimmen, wieviel er verdient, je nachdem was er dem Patienten an Maßnahmen angedeihen läßt. Die alte Regel mag trotz aller Budgetierungen und Deckelungen immer noch gelten, daß der Arzt der Krankenkasse viermal soviel Kosten verursacht, wie er verdient. Aber dieses Verhältnis ist kein Naturgesetz, sondern Folge einer be-

[5] BVerfGE 33, 303 ff.

[6] §§ 101 ff. SGB V

stimmten Honorierung der Einzelleistungen; und diese Honorierung kann man ändern. Wenn der Gesetzgeber, offenbar vor allem aus Angst vor dem Widerstand mächtiger Ärztegruppen und unter dem Beifall der Krankenkassen, die eine Kostenausweitung durch immer mehr Ärzte fürchten, den politisch leichten Weg der Zulassungsbeschränkungen geht, dann zeigt sich hier eine verfassungsrechtlich zu beanstandende, nicht mit dem Geist der Berufsfreiheit nach Art. 12 GG zu vereinbarende Neigung zu ständischen Absperrungen und zur Sicherung des Status quo zu Gunsten der Glücklichen, die eine Zulassung bereits haben. Die nachwachsenden jungen Ärzte müssen dann eben sehen - das ist mit dieser Politik impliziert - wo sie bleiben. Daß eine solche closed-shop-policy vor allem aber auch nichts beiträgt zu einem lebendigen Verhältnis zwischen dem Patienten und dem Arzt, ist offenbar.

c) Das Gegenseitigkeitsverhältnis zwischen dem Arzt und dem, der sich ihm anvertraut, wird auch durch die Verwissenschaftlichung der Medizin in Frage gestellt.

Es mag vielleicht erstaunen, daß ich hier die Verwissenschaftlichung der Medizin nenne. Aber es scheint mir offenbar: Der wissenschaftliche Fortschritt in der Medizin ist begleitet von dem Begriff eines objektiven, methodischen nachvollziehbaren, jederzeit reproduzierbaren Wissens. Solches objektiv gesicherte Wissen drängt auf „Anwendung". Das Vertrauen dessen, auf den es anzuwenden ist, spielt nach der Logik solchen objektiv gesicherten Wissens eine deutlich geringere Rolle, da man ja weiß - oder zu wissen meint -, was nach dem Stand der medizinischen Wissenschaft an Diagnosemitteln anzuwenden und welche Therapie geboten ist. Die Überzeugungen von „wissenschaftlicher Richtigkeit", die Standards der medizinischen Wissenschaft wollen sich durchsetzen - notfalls an der Person des Patienten wie an der Person des Arztes vorbei, der vielleicht eine abweichende („überholte"?) Ansicht vertritt. Sie alle kennen die Diskussion um die alternativen Heilmethoden. Die Vertreter der medizinischen Wissenschaft halten in dieser Diskussion das Ideal objektiver Erkenntnisse hoch und zeigen wenig Verständnis für „alternative" Minderheiten in der Ärzteschaft. Der Verfassungsrechtler neigt dazu, der Pluralität medizinischer Ansichten Raum zu geben, wo es sachlich vertretbar ist.[7] Das gilt bei der Frage der Zulassung von „alternativen" Arzneimitteln nach dem Arzneimittelgesetz, aber auch bei der Frage ihrer Erstattungsfähigkeit (in der privaten wie in der gesetzlichen Krankenversicherung oder im Rahmen der Beihilfe).[8] Werden Methoden der Schulmedizin von konsolidierten Minderheiten mit Gründen bestritten, so neigt der Jurist dazu, beide Ansichten für vertretbar zu halten. Ich denke zu Recht: Wenn denn das Verhältnis von Arzt und Patient der Angelpunkt unseres Systems ist, dann müßte es eigentlich na-

---

[7] Grundlegend: Martin Kriele, „Stand der medizinischen Wissenschaft" als Rechtsbegriff, NJW 1976, S. 355 ff.

[8] Vgl. Bertram Schulin/Wolfgang Enderlein, Die Leistungspflicht der gesetzlichen Krankenkassen bei Anwendung von Außenseitermethoden, ZSR 1990, S. 502 ff.; Andreas Schmidt-Rögnitz, Die Gewährung von alternativen sowie neuen Behandlungs- und Heilmethoden durch die gesetzliche Krankenversicherung, Berlin 1996.

he liegen, das gelten zu lassen, was im Rahmen einer konsolidierten Meinungsvielfalt vom Arzt für seinen Patienten für gut befunden wird. Dem Verfassungsrechtler muß es genügen, daß eine bestimmte abweichende Ansicht von seriösen Wissenschaftlern vertreten wird.

d) Das Gegenseitigkeitsverhältnis zwischen Arzt und Patient verlangt, daß Verteilungsfragen nichtmedizinischer Natur nicht auf den Arzt abgewälzt werden. Dies könnte vor allem in Zukunft noch stärkere Bedeutung gewinnen. Denn immer mehr wird medizinisch machbar. Und das Machbare wird zunehmend teurer. Die optimale (oder auch nur: die gute) gesundheitliche Versorgung ist ein knappes Gut. Der Sozialstaat will, daß dieses knappe Gut möglichst allen Bürgern unabhängig von Einkommen und Vermögenslage zur Verfügung steht. Bis jetzt haben wir noch nicht recht begriffen (noch nicht begreifen müssen), daß die Verteilung des knappen Gutes optimaler oder guter Versorgung im Krankheitsfall nicht nach lediglich immanent-medizinischen Kriterien erfolgen kann - einfach deshalb, weil medizinisch gesehen mehr sinnvoll ist, als wir bezahlen können. Es bedarf insoweit eines Verfahrens der Verteilung knapper Güter. Daß medizinisch mehr machbar und sinnvoll ist, als wir bezahlen können, haben wir in vielen Fällen deshalb nicht gemerkt, weil die Leistungen von den Berechtigten nicht nachgefragt werden; es fehlt an der gebotenen Aufklärung. Am einfachsten läßt sich das im Bereich der medizinisch sinnvollen Prävention darstellen. Wenn der erwünschte Zustand eintritt, daß die Patientin hinreichend über medizinisch sinnvolle Leistungen Bescheid wissen und sie nachfragen, würde man merken, daß nicht genügend Geld da ist, alles medizinisch Sinnvolle zu bezahlen. Bislang scheinen wir zu hoffen, daß wir Verteilungsfragen solcher Art auf den Arzt abschieben können. Der Arzt ist aber nicht berufen, nach nichtärztlichen Kriterien zu handeln. Manche sind auch geneigt, Einrichtungen gemeinsamer Selbstverwaltungen der Ärzte und Krankenkassen mit Verteilungsverantwortung zu betrauen. Man läuft hier aber leicht Gefahr, die engen Grenzen verfassungsrechtlich zulässiger Selbstverwaltung zu überschreiten. Denn Gegenstand der *selbst*verwaltenden Tätigkeit könne nur „eigene Angelegenheiten" der beteiligten Ärzte und Krankenkassen selbst sein. In Zukunft wird zunehmend klar werden, daß eine politische Entscheidung über die Verteilung knapper Gesundheitsgüter gefordert ist, die weder von den Ärzten, noch von Einrichtungen der Selbstverwaltung der Krankenkassen oder der Ärzte geleistet werden kann, sondern nur vom Gesetzgeber. Der Gesetzgeber aber fühlt sich bislang nicht zuständig. Am deutlichsten ist dies bei dem jüngst verabschiedeten Organtransplantationsgesetz[9] geworden: Der Gesetzgeber selbst hat keine Regelung über die Verteilung der einzupflanzenden Organe getroffen. Er hat die gesamte Organisation der Organvermittlung in die Verantwortung der Spitzenverbände der Krankenkassen, der Bundesärztekammer und der Deutschen Krankenhausgesellschaft oder (!) des Bundesverbandes der Krankenhausträger gestellt, die Delegation an die bisherige faktische Verteilungsstelle Eurotransplant jetzt auch formell

[9] Gesetz über die Spende, Entnahme und Übertragung von Organen (Transplantationsgesetz), vom 5. 11. 1997, BGBl. I, S. 2631 ff.

gebilligt. Die ermächtigten Stellen haben die knappen Organe, man staune, „nach Regeln, die den Erkenntnissen der medizinischen Wissenschaft entsprechen, insbesondere nach Erfolgsaussicht und Dringlichkeit für geeignete Patienten zu vermitteln".[10] Solche Art von „Selbstverwaltung", wie sie hier der Gesetzgeber installiert hat, ist gerade eben nicht eine eigenständige Regelung eigener Angelegenheiten durch die von der Regelung Betroffenen; sie ist in Wahrheit keine Selbstverwaltung, sondern Fremdverwaltung. Und es sollte auch klar sein, daß der Gesetzgeber den genannten Stellen die Verantwortung nicht lediglich mit der Maßgabe überlassen durfte, die Vergabe der knappen Organe sollte nach medizinischen Kriterien erfolgen. Damit wird das eigentliche Verteilungsproblem - es sind medizinisch mehr Transplantationen sinnvoll, als Organe zur Verfügung stehen - schlicht übergangen.

e) Die Gegenseitigkeit zwischen Arzt und Patient wird aber auch durch vielfältige Einwirkungen von seiten des Sozialrechts überformt. Solche Einwirkungen sollten im Ansatz dazu beitragen, daß ärztliche Hilfe für jedermann (im Kontext des arbeitnehmerzentrierten Sozialversicherungsrechts genauer gesagt: für alle Arbeitnehmer und ihre Angehörigen) unabhängig vom Einkommen erreichbar sein sollte. Solchen öffentlich-rechtlichen Interventionen ist die Gefahr immanent, daß die Standards der staatlichen Sozialpolitik das gewissermaßen „naturwüchsige" Verhältnis von Arzt und Patient überformen. Im folgenden sollen eben dieser öffentlich-rechtliche Überbau und die in ihm angelegten Konflikte Gegenstand der Betrachtung sein. Das System öffentlich-rechtlicher Kollektivvereinbarungen zwischen den Krankenkassen bzw. ihren Verbänden auf Landes- wie Bundesebene und der Kassenärztlichen Vereinigung, der der jeweiligen Vertragsarzt kraft Zulassung angehört - dieses öffentlich-rechtliche System ist in Bewegung geraten. Ich möchte im folgenden einige grundlegende Fragen herausgreifen, die gerade die öffentlich-rechtliche Grundkonstruktion der Kollektivvereinbarungen treffen.

III. Das Verfassungsrecht angesichts des Konzepts von „mehr Markt" im Gesundheitswesen

Das geltende Recht überlagert das Verhältnis von Arzt und Patient durch ein System von Kollektivvereinbarungen (zwischen den Krankenkassen bzw. ihren Verbänden und den Kassenärztlichen Vereinigungen), aber auch durch unmittelbare Steuerung (wie wir sie im Krankenhausbereich finden). Man geht nun im Augenblick daran, diese öffentlich-rechtlichen Überlagerungen zu reduzieren und sie „zurückzubauen".[11] Man verfolgt diese Absicht, um „mehr Markt", mehr

---

[10] § 12 Abs. 3, S. 1 TPG

[11] Die wichtigsten Reformvorschläge finden sich in den Gutachten folgender Einrichtungen: Sachverständigenrat zur Begutachtung der gesamtwirtschaftlichen Entwicklung, Jahresgutachten 1985/86; Frankfurter Institut für wirtschaftspolitische Forschung (Kronberger Kreis), Mehr Markt im Gesundheitswesen, Bad Homburg 1987; Wissenschaftliche Arbeitsgruppe Krankenversicherung der Robert-Bosch-Stiftung: Vorschläge zur

Bewegungsfreiheit für die Beteiligten zu erreichen. So ist der Vorschlag gemacht worden, die Kompetenzen der gesetzlichen Krankenkassen um eine Zuständigkeit zum Abschluß von Individualverträgen mit konkreten Leistungserbringern zu ergänzen.[12] Der Gesetzgeber hat solche Vorschläge bereits im Ansatz aufgegriffen.[13] Es ist offensichtlich, daß mit solchen Konzepten eine grundsätzliche Neubestimmung der Verantwortungsbereiche im Gesundheitswesen verbunden sein soll. Was sagt das Verfassungsrecht hierzu? Diese Frage wird man nur beantworten können, wenn man sich verdeutlicht, wie es zu dem heutigen System der Steuerung durch Kollektivvereinbarungen und staatliche Planung gekommen ist und in welche Schwierigkeiten uns dieses System gebracht hat.

1. Die Entwicklung des Systems öffentlich-rechtlicher Steuerung durch die Einführung der gesetzlichen Krankenversicherung

Die Bedeutung der rechtspolitischen Vorschläge, Marktelemente in das Krankenversicherungsrecht einzufügen, erschließt sich nur durch einen Blick auf die historische Entwicklung. Diese ist im wesentlichen dreiaktig.

(1) In einem System ohne gesetzliche Pflichtversicherung gibt es nur Individualverträge zwischen Nachfragern und Anbietern von Gesundheitsgütern; diese Verträge sind rein privatrechtlicher Natur. Leistungen sind faktisch nicht für jedermann erreichbar.

(2) Mit der Einführung einer öffentlich-rechtlichen Pflichtversicherung für den Fall der Krankheit vor gut 100 Jahren haben sich nach und nach die ursprünglich privatrechtlich-individualvertraglichen Beziehungen zwischen den Leistungsanbietern im Gesundheitswesen und den Nachfragern grundlegend verändert. Öffentlich-rechtliche Krankenkassen wurden errichtet; sie schlossen Individualverträge mit Ärzten und Zahnärzten, die bereit waren zur ärztlichen Versorgung der in den gesetzlichen Krankenkassen und den Ersatzkassen Versicherten; sie schlossen weiter Individualverträge mit Krankenhäusern, die zur Aufnahme und Behandlung von Kassenpatienten bereit waren. Die Entwicklung ging also zunächst dahin, an die Stelle privatrechtlicher Individualverträge nunmehr öffentlich-rechtliche Individualverträge[14] treten zu lassen. Leistungsanbieter (Ärzte, Krankenhäuser) kommen unter erheblichen

Strukturreform der gesetzlichen Krankenversicherung, Gerlingen 1987; Sachverständigenrat für die Konzertierte Aktion im Gesundheitswesen, Jahresgutachten 1989 Qualität, Wirtschaftlichkeit und Perspektiven der Gesundheitsversorgung, Baden-Baden 1989; ders., Sondergutachten 1995, Gesundheitsversorgung und Krankenversicherung 2000.

[12] Sondergutachten 1995 des Sachverständigenrats für die konzertierte Aktion im Gesundheitswesen, Gesundheitsversorgung und Krankenversicherung 2000, Abschn. 370 ff., S. 243 ff.

[13] S. § 73a SGB V

[14] Genauer und historisch richtiger wäre es zu sagen: Verträge, die nach der heutigen Dogmatik des Verwaltungsrechts als öffentlich-rechtliche zu qualifizieren wären.

ökonomischen Druck; dadurch ist wiederum die Versorgung der Patienten gefährdet.

(3) In Reaktionen darauf bildeten sich Gegengewichte zu den Krankenkassen. Es geht im wesentlichem um zwei Typen von Gegengewichtskonstruktionen.

Zunächst sind hier Zusammenschlüsse der Vertragspartner der Krankenkassen zu nennen, z.B. die Kassenärztlichen Vereinigungen, die ihren Ursprung in einer Art von „gewerkschaftlichem Zusammenschluß“ der den Krankenkassen zunächst hoffnungslos unterlegenen Kassenärzten hatten. Diese Zusammenschlüsse hat sich der Gesetzgeber nutzbar gemacht, indem er ihnen öffentliche Aufsichts- und Kontrollfunktionen übertrug und ihnen den Status öffentlich-rechtlicher Körperschaften mit Selbstverwaltung verlieh. Das bedeutete insoweit: An die Stelle öffentlich-rechtlicher Individualverträge traten nunmehr öffentlich-rechtliche Kollektivverträge zwischen den Krankenkassen einerseits und dem Zusammenschluß bestimmter Leistungsanbieter wie z.B. der Kassenärzte.

Diese Tendenz zu öffentlich-rechtlichen Kollektivverträgen entfaltete Sogwirkung auch in den Bereichen, die nicht unmittelbar von ihnen erfaßt waren. So ordnete der Gesetzgeber für den zahntechnischen Bereich eine kollektivvertragliche Vereinbarung von Preisgrenzen für die individualprivatrechtlichen Vereinbarungen zwischen Zahntechniker und Zahnarzt an, wobei die eigentlichen vertraglichen Beziehungen zwischen den Beteiligten, zwischen Zahntechniker und Zahnarzt, nach wie vor rein privatrechtlicher Natur sind.

In anderen Bereichen wurde das System der öffentlich-rechtlichen Einzelvereinbarungen unmittelbar durch staatliche Planung abgelöst; so im Krankenhausbereich. Seit 1972 gibt es hier eine staatliche Investitionsplanung; zudem haben die Krankenkassen nach der Pflegesatzverordnung den Krankenhäusern deren Betriebskosten zu erstatten. Hier gibt es zwar Verhandlungen zwischen den Beteiligten; maßgeblich geprägt wird dieses Gebiet jedoch durch das staatliche Planungsrecht in Bezug auf die Krankenhäuser.

Durch die Einrichtung eines staatlichen Planungsrechts und durch die Konstruktion öffentlich-rechtlicher Kollektivvereinbarungen war die Marktmacht der Krankenkassen eingedämmt, wenn nicht gar abgeschafft worden. Damit war ein gewichtiger Nachteil verbunden: Der eigentliche Kostenträger im Gesamtsystem der gesetzlichen Krankenversicherung, diejenige Stelle, die als einzige unter den beteiligten Institutionen ein genuines Interesse an einer Begrenzung der Kosten und an sparsamem Umgang mit den vorhandenen Mitteln haben konnte, nämlich die Krankenkasse, hatte nur noch minimalen oder gar keinen Einfluß auf die Entstehung von Kosten. So haben die Krankenkassen allenfalls einen höchst vermittelten Einfluß auf das Behandlungs- und Verschreibungsverhalten der Ärzte; sie hatten wegen des Kostendeckungsprinzips nahezu keinen Einfluß auf die Kosten im Krankenhausbereich.

2. Erneut stellt sich das Problem der Marktmacht

Seit Jahren werden erhebliche Kostensteigerungen im Gesundheitswesen beklagt; sie werden jedenfalls z.T. darauf zurückgeführt, daß die gesetzlichen Regelungen den „Kosten-Akteuren" keine Anreize zu wirtschaftlichem Handeln setzen. Abhilfe ist in zweierlei Weise denkbar: Entweder durch noch mehr Staatlichkeit, durch bürokratische Kontrollen der Ärzte und Zahnärzte, durch Reglementierungen und Budgetierungen. Oder aber dadurch, daß dem Wettbewerbsgedanken mehr Raum gegeben wird, indem den Krankenkassen, also den Kostenträgern, Handlungskompetenzen zu vertraglichem Handeln eingeräumt werden und diese Handlungskompetenzen von den Krankenkassen tendenziell in der Weise genutzt werden, daß durch Einzelverträge mit Leistungsanbietern ein Wettbewerb um die kostengünstigste Deckung der Nachfrage entfacht wird.

Freilich wird sich dann wiederum das Problem stellen, wie ein Preisdiktat der Krankenkassen vermieden werden kann. Denn es war gerade das Marktungleichgewicht zwischen Krankenkassen und Leistungsanbietern gewesen, das zum System der öffentlich-rechtlichen Kollektivvereinbarungen geführt hatte, das jetzt abgeschafft oder modifiziert werden soll.

Das „alt-neue" Problem des Marktungleichgewichts zwischen Krankenkassen und Leistungsanbietern zeigte sich in aller Schärfe, als der volkswirtschaftliche Sachverständigenrat in seinem Jahresgutachten 1985/86 umfassend konkrete Vorschläge zur Verwirklichung des Konzepts „mehr Markt im Gesundheitswesen" machte.[15] Der volkswirtschaftliche Sachverständigenrat forderte darin Einzelverträge zwischen Krankenkassen und Ärzten (einschl. einer Abschaffung der Kassenzulassung); er forderte Einzelverträge zwischen Krankenkassen und Krankenhäusern (notfalls sollten die Krankenkassen selbst Krankenhäuser betreiben). Es findet sich in diesen umfangreichen Vorschlägen sehr grundsätzlicher Art nicht einmal der Ansatz einer Überlegung, wie dem Marktungleichgewicht zwischen den Krankenkassen und dem einzelnen Arzt oder dem einzelnen Krankenhaus begegnet werden könnte. Dabei ist es im Krankenhausbereich selbst für einen Laien unübersehbar, daß - eine hinreichende Zahl von Krankenhäusern in einer bestimmten Region unterstellt - das einzelne Krankenhaus gar nicht die Freiheit hat, sich den Preiswünschen einer großen Krankenkasse zu versagen. Denn wenn es nicht zu einem Vertragsschluß käme, so könnte das Krankenhaus wegen seiner gewaltigen Vorhaltekosten nur Konkurs anmelden. Die Möglichkeit, vielleicht doch im nächsten Jahr zu einem Vertragsschluß zu kommen, wäre rein theoretisch.

Das im Jahre 1995 vorgelegte Gutachten des Sachverständigenrats für die konzertierte Aktion im Gesundheitswesen greift den Vorschlag „mehr Markt" im Prinzip wiederum bejahend auf. Die Sachverständigen schlagen allerdings nicht die Ersetzung von Kollektivvereinbarungen durch Individualverträge vor, sondern ein Nebeneinander beider Typen, wobei den Kollektivvereinbarungen wohl die Funktion zukommt, die Rahmenbedingungen zu regeln, die einen Vergleich

---

[15] Sachverständigenrat zur Begutachtung der gesamtwirtschaftlichen Entwicklung, Jahresgutachten 1985/86, BT-Drucks. 10/4295, S. 166 ff., 170 ff.

von Leistungen, Qualität und Preisen sowie Vergütungen überhaupt erst ermöglichen. Die Umsetzung von den bislang umfassenden Kollektivvereinbarungen hin zu Individualverträgen bzw. zu Verträgen mit bestimmten Gruppierungen auf Seiten der Leistungserbringer soll nicht auf einmal vollzogen werden, sondern sich in zeitlich aufeinander folgenden Schritten vollziehen.

Das Gutachten stellt erfreulicherweise klar die wettbewerblichen Probleme heraus: „Allerdings ist ein Rahmen zu schaffen, der einen funktionsfähigen Wettbewerb ermöglicht und sicherstellt. So ist zu garantieren, daß es ein Gleichgewicht der Verhandlungspositionen gibt und keine Seite eine vorherrschende Stellung erlangt. Dies bedarf der gesetzlichen Regelung und Überwachung.“[16] Dies Bekenntnis zum wettbewerblichen Gleichgewicht der Verhandlungsposition ist allerdings so wenig mit der zu erwartenden Realität der Nachfragemacht der Krankenkassen vermittelt, daß es fast schon wie ein Lippenbekenntnis wirkt. An anderer Stelle fordert das Gutachten „..., daß es Wahlmöglichkeiten zwischen autonomen Verhandlungspartnern auf beiden Seiten geben muß.“[17] Stehe nämlich ein einziger Verhandlungspartner mehreren möglichen Partnern gegenüber, könne er durch seine alleinige Verkaufs- oder Einkaufsmacht die Vertreter der anderen Seite gegeneinander ausspielen und allein dadurch Vorteile erzielen. Diese rein formale Sicht des Wettbewerbsverhältnisses befremdet; es kommt in Wahrheit nicht auf die Zahl möglicher Verhandlungspartner an, sondern auf ihre Stärke am Markt. Wettbewerbsfeindlichen Monopolkampf statt eines fairen Wettbewerbs kann es auch dort geben, wo dem formalen Erfordernis mehrerer denkbarer Vertragspartner Genüge getan wäre. Eine realistische Sicht auf das Problem der Marktmacht ist auch hier nicht festzustellen.

Von der Geschichte des Sozialrechts her ist es nahezu unverständlich, daß der Gesichtspunkt des Marktungleichgewichts, der die Entwicklung hin zu den Instituten des öffentlich-rechtlichen Kollektivvertrages wesentlich geprägt hat, bei der Korrektur dieses Institut so wenig Berücksichtigung gefunden hat. Die gegenwärtige Reformdiskussion ist in ihrem „Zurückgehen“ auf die Idee der Individualvereinbarung historisch und sachlich unreflektiert.

3. Grundrechtliche Schutzpflichten des Gesetzgebers bei der Einführung von Individualverträgen

Die Möglichkeiten der Krankenkassen, Individualverträge mit Leistungsanbietern zu schließen, bedarf der gesetzlichen Ermächtigung; wo diese nicht bereits jetzt vorliegt, bedarf es einer gesetzlichen Neuregelung. Es kann nicht zweifelhaft sein, daß der Gesetzgeber grundsätzlich zu einer Neuregelung befugt ist. Der Gesetzgeber ist nicht zur Systemtreue verpflichtet; er kann von dem bisherigen System der Kollektivvereinbarungen abgehen, ein neues System an seine Stelle setzen oder Mischformen vorsehen. Der Gesetzgeber ist aber verpflichtet, die spezifischen Gefahren zu bedenken, die aus diesem Systemwechsel entstehen können.

[16] Ebendort, Rn. 378.
[17] Ebendort, Rn. 372.

Das Konzept der Individualverträge würde bedeuten: Der Gesetzgeber verleiht öffentlich-rechtlichen Körperschaften, die auf der Grundlage einer gesetzlichen Pflichtversicherung gebildet sind, abweichend vom bisherigen Konzept der Kollektivvereinbarungen nunmehr die Kompetenz zum Abschluß von Individualverträgen mit den konkreten Leistungserbringern selbst. Das stellt im Grunde den Versuch dar, mit zwei Systemen gleichzeitig zu arbeiten: Da ist zum einen das System hoheitlicher Verwaltung mit den Mitteln Gebot/Verbot - denn es sind ja gerade Verwaltungsträger auf der Grundlage einer Zwangsversicherung, denen öffentlich-rechtliche Kompetenzen zum Abschluß von Einzelverträgen eingeräumt werden - und dann das System „Markt" - mit der Vorstellung eines gewissermaßen privatautonomen Austauschs unter Gleichen. Es ist klar, daß hier das öffentlich-rechtliche Element in offenen Widerstreit zum sozusagen privatrechtlichen Element des freien vertraglichen Verkehrs tritt. Wenn die öffentlichrechtlichen Krankenkassen Vertragspartner von Einzelverträgen mit Lieferanten von Gesundheitsleistungen werden, dann wird im Grund aus Staatsmacht nunmehr Marktmacht. Und Marktmacht gefährdet den erstrebten Austausch unter den Partnern. Den Gesetzgeber trifft die Pflicht, diese Marktmacht zu bedenken. Diese Pflicht folgt aus der Berufsfreiheit der Ärzte und der „Verbraucherfreiheit" der Patienten. Dagegen kann nicht eingewandt werden, der Staat, der bestimmte öffentlich-rechtliche Regelungsbereiche dereguliere, eröffne generell neue Handlungsmöglichkeiten, er erweitere Freiheit und beschränke sie nicht. Dieser Einwand räumt grundrechtliche Bedenken deswegen nicht aus, weil die grundrechtliche Frage nach den Schutzpflichten des Gesetzgebers mit „generellen Betrachtungen" der hier vorgebrachten Art nicht hinreichend beantwortet ist. Grundrechtlich geboten ist die konkrete Erfassung von Freiheitsverlusten und -gefährdungen konkreter Personen. Es kommt also hier nicht auf eine politische Globalsicht an - „Deregulierung = Freiheitsgewinn" -, sondern auf die konkrete rechtliche Betroffenheit. Die Krankenkassen werden ermächtigt, mit bestimmten konkreten Leistungserbringern Leistungsverträge abzuschließen. Damit können sie zum einen konkrete Leistungserbringer ausschließen. Es besteht zum anderen die Gefahr, daß diese Vereinbarung, soweit sie erfolgt, entscheidend durch die monopolartige Machtstellung der Krankenkasse geformt wird. Möglicherweise sind also zum einen die Grundrechte derer betroffen, mit denen die Krankenkassen Individualverträge abschließen, insoweit es hier nämlich an einem annähernd freien Aushandeln fehlen würde. Zum anderen sind möglicherweise die Grundrechte derer berührt, mit denen der Quasi-Monopolist nicht zum Abschluß kommt.

Man muß sich in diesem Zusammenhang vergegenwärtigen: Hinreichender Schutz einer funktionierenden Wettbewerbsordnung ist Freiheitsschutz und damit Grundrechtsschutz.

4. Staatliche Verantwortung aufgrund staatlich geschaffener Marktmacht

Bietet hier das geltende Wettbewerbsrecht hinlänglichen Schutz? Das geltende, im GWB einfachgesetzlich geregelten Wettbewerbsrecht hat im Kern zwei Schutzrichtungen:

a) Wirtschaftliche Freiheit soll geschützt werden durch das Verbot, wettbewerbshindernde Verträge zu schließen (Verbot von Kartellen und wettbewerbshindernden Absprachen, § 1 GWB). Es sollen Machtzusammenschlüsse verhindert werden, die die Freiheit der Marktteilnehmer gefährden können. (Dem selben Zweck dient auch die Fusionskontrolle.)
b) Bei marktbeherrschenden Unternehmen muß verhindert werden, daß sie ihre Marktmacht mißbrauchen (§ 26 GWB).

Es soll also die Entstehung von Marktmacht durch Kartellbildung verhindert werden. Zudem soll ein mißbräuchlicher Einsatz bereits vorhandener Marktmacht durch den wirtschaftlich Überlegenen unterbunden werden.

Denkbar ist aber auch eine dritte Schutzwirkung, zu der im geltenden Gesetzesrecht in signifikanter Weise Ansätze fehlen: Das Gesetz gegen Wettbewerbsbeschränkungen sieht wohl die Gefahren wirtschaftlicher Übermacht; es ordnet aber nicht an, sie zu entflechten oder gar zu zerschlagen. Insoweit geht der Schutz privaten Eigentums (Art. 14 GG) vor; die im freien Spiel der Kräfte auf nicht verbotene Weise entstandene Marktmacht ist ihrerseits geschützt. Der Gesetzgeber trägt für sie, die gewissermaßen „naturwüchsig“ entstanden ist, keine Verantwortung.

Gerade in diesem Punkt gibt es einen gravierenden Unterschied, wenn der Gesetzgeber eine spezielle Verantwortung trägt. Während private Marktmacht „naturwüchsig“ entstanden ist, ist der Gesetzgeber für öffentlich-rechtlich geschaffene Marktmacht verantwortlich. Und gerade dies ist bei der überlegenen Nachfragemacht der Krankenkassen der Fall.

Der Gesetzgeber trifft, wenn er öffentlich-rechtliche Monopolisten in eine quasi privatwirtschaftliche Freiheit entläßt und sie „auf den Markt“ hin orientiert, eine grundrechtliche Schutzpflicht aus vorangegangenem Handeln. Eine „Freistellung zum Markt“ darf nicht mehr Freiheit gefährden als verwirklichen. Marktkonzepte werden im Gesundheitsbereichs mit dem Argument propagiert, sie seien „freiheitlicher“ als die Gegenkonzepte bürokratischer Verwaltung im Gesundheitsbereich. Es ist aber zu betonen: Sie dürfen nicht nur *im Ansatz* freiheitlicher sein, sie müssen es auch im *Endergebnis* sein. Der Gesetzgeber trägt die Verantwortung dafür, daß die von ihm geschaffene Marktmacht sich nicht als freiheitsgefährdende oder gar freiheitsvernichtende Übermacht über andere Marktteilnehmer darstellen. Der Gesetzgeber hat sich der Frage zu stellen, wie sich die von ihm geschaffenen Machtstellungen auf den wirtschaftlichen Wettbewerb auswirkt. Daraus folgt: Es ist eine Frage des grundrechtlich gebotenen Freiheitsschutzes, daß der Gesetzgeber umfassend die Folgen bedenkt, wenn er öffentlich-rechtlich geschaffene Mächte in die Freiheit entläßt, sich auf dem Markt „wie Private“ zu bewegen. Der Gesetzgeber realisiert „mehr Markt“, er entläßt

Träger öffentlich-rechtlicher Kompetenzen durch die Einräumung von Kompetenzen zum Abschluß von Einzelverträgen in den wirtschaftlichen Wettbewerb. Hier bedarf es gesteigerter Wachsamkeit: Denn die wahre Macht der Krankenkassen kommt gerade dann zum Ausdruck, wenn sie aus dem Korsett öffentlichrechtlicher Kollektivvereinbarungen entlassen werden und sich auf dem Markt mit den Leistungsanbietern frei bewegen können. An dieser Stelle ist von Verfassungs wegen ein Schutz des freien Wettbewerbs vor der Übermacht der Krankenkassen gefordert. Den Gesetzgeber trifft hier eine gesteigerte Verantwortung, weil die Marktmacht der Krankenkassen durch ihn geschaffen ist.[18]

Gewiß läßt sich nicht leicht bestimmen, was von der Verfassung her an Schutz durch den Gesetzgeber geboten ist. Es fehlen hier Erfahrungen. Das Wichtigste wäre, auch bereits in den Erprobungsstadien den richtigen Ansatz klarzumachen. Der Gesetzgeber ist also verpflichtet, das Problem der Marktmacht anzusprechen; er muß Problembewußtsein deutlich machen. Er könnte dies etwa dadurch, daß er das Problem der Marktmacht in aller Deutlichkeit zumindest in der Gesetzesbegründung anspricht. Und dies muß in realistischer Weise, in Ansehung der konkreten Gefahren geschehen, die die Machtstellung der Krankenkassen heraufbeschwören. Es muß nicht betont werden, daß der Gesetzgeber damit auch entscheidend die „Grundstimmung" für das konkrete Handeln der Krankenkassen für die Ausübung der Kompetenzen zu einzelvertraglichem Handeln festlegen würde. Ein Schweigen des Gesetzgebers zu dem einzig wichtigen Punkt im Konzept „mehr Markt im Gesundheitswesen" könnte von den mächtigen Akteuren, den Krankenkassen, durchaus mißverstanden werden. Das muß der Gesetzgeber, um seines guten Grundkonzeptes willen, verhindern.

IV. Die Perspektiven des Europäischen Rechts

Wir haben bislang aktuelle Fragen einer „Verantwortung für Gesundheit" unter dem Blickwinkel des Verfassungsrechts behandelt, nämlich unter dem Blickwinkel des Grundgesetzes. Verfassung kann dabei aber nicht nur das Grundgesetz meinen. Im Rang über den Verfassungen der Mitgliedstaaten, im Rang über dem Grundgesetz also, gibt es das Verfassungsrecht der Europäischen Union; das Gemeinschaftsrecht genießt Anwendungsvorrang vor allem Recht der Mitgliedstaaten, auch vor nationalstaatlichem Verfassungsrecht.

1. Gesundheitspolitik der Gemeinschaft durch die Hintertür

Art. 129 EGV (in der künftigen Neufassung: Art. 152 EGV) begründet Kompetenzen der Gemeinschaft auf dem Gebiet der Gesundheitspolitik. Auf den ersten Blick sind es eher unscheinbare Zuständigkeiten: Die Gemeinschaftsorgane ha-

[18] Dabei bestünde Veranlassung, dem Problem des Machtungleichgewichts gerade im Augenblick besonderer Beachtung zu schenken, da gegenwärtig eine Konzentrationsbewegung festzustellen ist: bestehende Krankenkassen schließen sich zu wirtschaftlich stärkerer Einheiten zusammen.

ben die Aufgabe, die Zusammenarbeit mit den Mitgliedstaaten zu fördern und zu unterstützen (Art. 129 Abs. 2 EGV). Sie haben aber auch die Aufgabe, gesundheitliche Belange bei der Festlegung und Durchführung aller Gemeinschaftspolitiken sicherzustellen (Art. 129 Abs. 1 EGV). Um diese Regelung an einem aktuellen Beispiel zu verdeutlichen: Der Rat darf keine Richtlinie zum Verbot der Tabakwerbung machen, um die Gesundheit der Gemeinschaftsbürger zu schützen; denn es fehlt ihm eben an einer unmittelbaren Kompetenz zu gesundheitspolitischen Maßnahmen. Er kann aber Maßnahmen ergreifen, um unterschiedliche Regeln für die Tabakwerbung, wie sie in den verschiedenen Mitgliedstaaten gelten, zu vereinheitlichen, denn das ist lediglich Harmonisierung wettbewerbsrelevanter Regeln im gemeinsamen Markt. Im Rahmen dieser rechtlichen Harmonisierung darf er dann auch das Ziel eines hohen Gesundheitsschutzniveaus sicherstellen. Gesundheitspolitik darf also nicht das eigentliche Ziel des Handelns der Gemeinschaftsorgane sein, ist aber immer dann, wenn ein anderes Ziel verfolgt wird, mit zu berücksichtigen. Eine solche „Gesundheitspolitik durch die Hintertür" wird immer für Streit sorgen.

2. Gesundheitspolitik im Lichte des Europäischen Wettbewerbsrecht

Ungleich bedeutsamer könnte für die Gesundheitspolitik eine Vorschrift werden, deren Bedeutung für unseren Bereich sich nicht leicht erschließt. Art. 90 EGV (in der künftigen Neufassung: Art. 86 EGV) stellt folgende Regel auf: Öffentliche Unternehmen sind an das Wettbewerbsrecht gebunden. Wenn der Staat sich unternehmerisch betätigt, muß er sich dem Wettbewerb öffnen. Insbesondere dann, wenn er sich ein Monopol vorbehalten will, bedarf er eines rechtfertigenden Grundes: Die Beschränkung des Wettbewerbs muß im öffentlichen Interesse geboten sein (die Verwirklichung des öffentlichen Interesses müßte sonst verhindert werden). Aber auch in diesem Fall dürfen die Ziele des gemeinsamen Marktes nicht konterkariert werden. Dies gilt für unternehmerisches Handeln des Staates und es gilt für unternehmerisches Handeln der juristischen Personen, die der Staat gründet.

Ich frage: Sind die Träger der gesetzlichen Krankenversicherung Unternehmen? Ist es zulässig, daß der Staat hier eine Zwangsversicherung unterhält? Der Staat sichert den gesetzlichen Kassen und den Ersatzkassen ein Monopol. Sie betätigen sich in diesem Bereich in derselben Weise, wie es private Versicherungsunternehmen tun – oder in diesem Bereich gerne tun würden, wenn sie dürften: sie versichern gegen bestimmte Risiken. Wenn die Träger der gesetzlichen Krankenversicherung also nichts anderes tun, als Privatunternehmen auch: liegt es da nicht prima facie durchaus nahe zu sagen, sie betätigten sich unternehmerisch? Die Konsequenz wäre: Die gesetzliche Krankenversicherung käme auf den Prüfstand. Können die mit ihr angestrebten öffentlichen Interessen nur im Rahmen einer gesetzlichen Zwangsversicherung verwirklicht werden? Reichte nicht ein Versicherungszwang, wie wir ihn in der Autohaftpflichtversicherung kennen, aus, ein Versicherungszwang, der eine freie Wahl der Krankenkasse offenließe?

Das klingt revolutionär, und wäre es wohl auch. Art. 90 EGV würde hier zum entscheidenden normativen Ansatz einer völligen Umgestaltung unseres Sozialversicherungssystems.

Trotzdem: wir dürften eigentlich nicht überrascht sein. Art. 90 EGV war drei Jahrzehnte lang eine wenig beachtete Vorschrift. Ihre Bedeutung war auf die Klarstellung reduziert, auch der Staat sei an Wettbewerbsregeln gebunden, wenn er Unternehmen betreibe. Aber im Zuge der Zielsetzung „Binnenmarkt 92" gewann diese Vorschrift eine erstaunliche Dynamik. Ab Mitte der 80er Jahre kam Bewegung in die Interpretation des Art. 90 EGV. Man stellte sich die Frage, in welchen Bereichen der europäische Binnenmarkt noch unvollkommen sei und stieß auf die öffentlichen Unternehmen, vor allem auf die Monopolunternehmen der öffentlichen Hand.

Die Vorschrift des Art. 90 EGV bot geeignete Handhabe, den Mitgliedstaaten die Verwirklichung des europäischen Binnenmarkts in wichtigen Bereichen abzutrotzen. Es war die Anwendung des Art. 90 EGV, die das Monopol der Deutschen Bundesbahn abschaffte, eine Änderung des Grundgesetzes erzwang, eine Trennung von Schiene und Betrieb im Bereich der Bahn durchsetze und schließlich zur Privatisierung der Deutschen Bahn-AG führte.[19] Es war die Anwendung von Art. 90 EGV, die zu einer groß angelegten Entflechtung von klassischen Postdiensten[20] und Telekommunikation[21] führte: Die Deutsche Telekom wurde privatisiert, desgleichen die Deutsche Post, die weiter in den klassischen Postbereichen agierte, aber unter prinzipiellem Wegfall des Postmonopols; und privatisiert wurde dann schließlich auch die Postbank. Gefallen sind die Gebietsmonopole der öffentlichen Energieversorgungsunternehmen; gefallen sind die Monopole der öffentlich-rechtlichen Versicherungsanstalten im Bereich der Gebäude- und Feuerversicherung, wie sie in einer Reihe von Bundesländern bestanden.[22]

Im engeren Sozialbereich ist bereits eine kleine Revolution vollzogen: Gefallen ist das Arbeitsvermittlungsmonopol der Bundesanstalt für Arbeit[23]; der deutsche Gesetzgeber mußte die europäischen Vorgaben durch eine tiefgreifende Novellierung des Arbeitsförderungsgesetzes übernehmen. Die Bundesanstalt für Arbeit wurde insoweit als Unternehmen qualifiziert. Zum ersten Mal wurde ein Sozialversicherungsträger in seinem Tätigkeitsbereich unternehmerisches Handeln attestiert. Nun war die Vermittlung von Arbeitskräften zwar eine der Bundesanstalt für Arbeit gesetzlich zugewiesene und vorbehaltene Aufgabe, sie betraf aber nicht den eigentlichen Versicherungsbereich, da die Dienste der Arbeitsvermittlung auch derjenige in Anspruch nehmen kann, der nicht in der Arbeitslosenversicherung versichert ist. Es handelt sich also nicht um eine Leistung, die ein Versicherungsverhältnis voraussetzt.

---

[19] EuGH, U. v. 22. 5. 1987, Rs 13/ 83, Slg. 1985, S. 1513 ff.

[20] Kommission, XXIV. Bericht über die Wettbewerbspolitik, 1994, Rdnr. 218 f.

[21] Grünbuch der Kommission über die Entwicklung des gemeinsamen Marktes für Telekommunikationsleistungen und Telekommunikationsgeräte, Kom (94) 440 endg.

[22] Dritte Richtlinie Schadensversicherung, Abl. 1992, L 228 S. 1 ff.

[23] EuGH, U. v. 23. 4.1991, Höfner/Elser, Rs. 41/ 90, Slg. 1991 I, S. 2010 ff.

Die entscheidende Frage war also noch offen: Wie verhält es sich im *Kern der Sozialversicherung*, bei der Gewährung von Leistungen, die ein Versicherungsverhältnis voraussetzen? Mit dieser Frage wurde der Europäische Gerichtshof vor fünf Jahren befaßt.[24] Er hat - aus begreiflichen Gründen - gezögert, die unternehmerische Qualität der Sozialversicherung im Kernbereich zu bejahen und auf diese Weise über Nacht die europäischen Sozialversicherungssysteme, wie sie bestehen, zu beseitigen. Das wäre damals wohl auch als eine Art Staatsstreich im Bereich der Sozialstaatlichkeit verstanden worden. Die Begründung der Entscheidung ist gewunden, im Hinblick auf die vorangegangenen Entscheidungen im Bereich der öffentlichen Unternehmen auch inkonsequent, sie nimmt nicht den Faden auf, der im Fall der Bundesanstalt für Arbeit angesponnen war. Die Entscheidung des Europäischen Gerichtshofs verneint die Unternehmenseigenschaft (französischer) Sozialversicherungsträger, im Kern mit der Begründung: *Eine Zwangsversicherung sei unabdingbar, weil der Staat umverteilen wolle.* Der Gerichtshof beschwört insoweit das „Prinzip der (nationalen) Solidarität". Nun kennt jedermann die Schwierigkeiten, die mit der herkömmlichen Politik der Umverteilung im gesetzlichen Sozialversicherungssystem verbunden sind. Die Wirklichkeit bleibt weit hinter dem Ideal einer gerechten Umverteilung zwischen den Schwachen und den wirtschaftlich Leistungsstärkeren zurück. Man kann erhebliche Zweifel haben, ob die bislang gesetzlich festgeschriebene Umverteilungspolitik eine tauglich Rechtfertigung für die gesetzliche Zwangsversicherung darstellen könnte. Aber das ist nicht der entscheidende Punkt. Dem Gerichtshof ist zuzustimmen: Soziale Umverteilung ist notwendig; sie ist der Kern des Sozialstaats als des Staates der sozialen Intervention. Aber es ist keineswegs zwingend, Umverteilung in der bisherigen Weise, nämlich gerade durch Sozialversicherungsbeiträge zu finanzieren. Es wäre gut möglich, vielleicht auch gerechter, Umverteilung als allgemeine Staatsaufgabe zu begreifen und sie dementsprechend aus dem allgemeinen Staatshaushalt zu finanzieren. Wenn also Umverteilung auch anders als über Sozialversicherungsbeiträge erfolgen kann, dann entfällt das Hauptargument des Europäischen Gerichtshofs für das Sozialversicherungsmonopol. Das geltende Sozialversicherungssystem steht offenbar nicht mehr auf sicherem verfassungsrechtlichem Boden.

Für den Bereich der Krankenversicherung, um den es uns hier geht, mache ich auf eine Besonderheit aufmerksam: Hier hat gerade der deutsche Gesetzgeber erhebliche Versuche unternommen, um nach dem Konzept „mehr Markt" eine Konkurrenz zwischen den Kassen zu ermöglichen. Er hat in einer gewaltigen Kraftanstrengung die Voraussetzungen geschaffen, daß die unterschiedlichen Startpositionen, die einem Wettbewerb der Kassen entgegenstehen, abgebaut werden; das ist das System des Risikoausgleichs. Er hat die gesetzlichen Kassen damit auf den Weg verwiesen, in einen Wettbewerb um Mitglieder zu treten, sich gegenseitig Mitglieder abzuwerben und auf diese Weise wie Private auf einem Markt zu agieren. Ich frage: Haben wir damit nicht schon die Unternehmenseigenschaft der gesetzlichen Krankenversicherungsträger bejaht, wenn sie wie Pri-

[24] EuGH, U. v. 17. 2. 1993, Poucet und Pistre, Rs. C 159, 160/ 91, Slg. 1993, S. 637 ff.

vate gegeneinander antreten sollen und um Marktanteile kämpfen sollen? Ist hier die Entflechtung der Positionen öffentlich-rechtlicher Monopole nicht schon so weit vorangetrieben, daß sie nur noch konsequent fortgesetzt werden müßte – in eine Konkurrenz auch mit den Privaten? Auch in diesem Teilbereich der Sozialversicherung zeigt sich eine Dynamik, die über das geltende Gesetzesrecht hinausweist.

Das Thema „Verantwortung für Gesundheit" wird auch in Zukunft im Zentrum der Kontroversen stehen.

Diskussionsbeitrag

Moderator (Prof. Sonntag):
Ja vielen Dank Herr Haverkate für diesen provokanten Vortrag. Die Sache wird immer komplizierter, immer spannender und immer politischer. Und ich bitte um Wortmeldungen hierzu.

Prof. Dr. Oldiges:
Ich vertrete eines von diesen Kollektivinstrumenten, die Sie, Herr Prof. Haverkate, erwähnt haben, nämlich das Kollektivvertragssystem in der gesetzlichen Krankenversicherung zwischen den Verbänden der Krankenkassen und den Verbänden der Leistungserbringer. Früher war ich Geschäftsführer des AOK-Bundesverbandes und heute nach meiner Pensionierung bin ich unparteiisches Mitglied im Bundesausschuß Ärzte/Krankenkassen.

Wir sind uns in der gesetzlichen Krankenversicherung über die europarechtlichen Verfassungsfragen bei öffentlich-rechtlichen Monopolen mit Versorgungsfunktionen für die Bürger in Konkurrenz zu vorhandenen oder auch denkbaren privaten Versorgern durchaus im Klaren. Wir haben uns darauf bei der weiteren Ausgestaltung der GKV mit marktlichen Elementen eingestellt. Wir schlittern an einer Verfassungswidrigkeit bzw. Vertragswidrigkeit, so mein Gefühl, gerade noch vorbei. Richtig dürfte allerdings sein, daß wir die unternehmenspolitische Ausrichtung der Krankenkassen nicht mehr weiter ausdehnen dürfen. Dann könnte es in der Tat passieren, daß wir den Rubikon in die europarechtlichen vier Freiheiten des EU-Binnenmarktes überschreiten und die Krankenkassen ihre öffentlich-rechtliche Monopolstellung verlieren.

Nur auf einen Punkt will ich eingehen. Sie haben die verschiedenen Gutachten des Sachverständigenrates im Gesundheitswesen mit der darin vertretenen Option erwähnt, das jetzige Kollektivvertragssystem durch ein Individualvertragssystem zwischen Arzt und Patient zu ergänzen oder dadurch sogar völlig abzulösen. Die Umsetzung dieser Option würde nach meiner Einschätzung die Überschreitung des Rubikon bedeuten. Das ist eine eminent politische Frage. Ich bin überzeugt, die Option des Sachverständigenrates wird schon deswegen keine Chance haben. Ich räume allerdings ein, daß der EuGH sich darum nicht zu kümmern braucht.

Meines Erachtens geht auch der Trend nicht in Richtung Individualverträge. Soweit Kollektivverträge zwischen den Verbänden abgeschlossen werden, besteht grundsätzlich keine Möglichkeit zu Individualverträgen, sei es durch die Krankenkassen, sei es durch die Versicherten. Die Krankenkassen können grundsätzlich keine Individualverträge mit einzelnen Leistungserbringern schließen. Die Verbände schließen die Verträge mit Wirkung für und gegen ihre Mitglieder; Ausnahme sind die Pflegesätze mit Krankenhäusern, die von den Kassen einheitlich und gemeinschaftlich mit einzelnen Krankenhäusern vereinbart werden. Es handelt sich um einen Kollektivvertrag auf der einzelwirtschaftlichen Ebene. Der Versicherte schließt Individualverträge in den Leistungsbereichen, in denen das Kostenerstattungsprinzip kraft Gesetz gilt, also beim Zahnersatz; ferner soweit er Kostenerstattung wählt. Das allgemeine Wahlrecht wurde durch die GKV- Neuverordnungsgesetze eingeführt, allerdings nur in den Grenzen des Satzungsrechts der einzelnen Klassen. Die Versicherten machen von der Kostenerstattung kaum Gebrauch.

Herr Haverkate, Sie haben, wenn ich es richtig verstanden habe, das Kollektivvertragssystem mit staatlichem Interventionismus gleichgestellt. Meines Erachtens besteht ein großer Unterschied, wenigstens graduell. Wir hatten in der gesetzlichen Krankenversicherung drei Reformen in 10 Jahren. In den ersten beiden wurde die direkte staatliche Intervention immer weiter ausgebaut; in der letzten wurde dieses Lenkungsinstrument zugunsten eines funktionsfähigeren kollektivvertraglichen Systems wieder abgebaut. Der von Ihnen zitierte § 73a SGB V, also die Möglichkeit zum Abschluß von Strukturverträgen, ist ein Kollektivvertrag auf Verbandsebene, der flexible Strukturverträge auf der Individualebene ermöglicht. Genauso wie zwischen Arbeitgebern und Gewerkschaften über die Flexibilisierung von Flächentarifverträgen gestritten wird, so geht es auch hier um Flexibilisierungen für die einzelwirtschaftliche Ebene der Versorgung der Patienten mit Gesundheitsleistungen. Wenn der Gesetzgeber sich auf die Setzung von Rahmenbedingungen für die GKV beschränkt, kommt das Kollektivvertragssystem verstärkt in die Rolle und Verantwortung zur Konkretisierung, aber auch in die Pflicht, die erforderliche soziale Ausgestaltung zu gewährleisten. Ich würde mir eine Stärkung des Kollektivvertragssystems wünschen, allerdings in einer moderner ausgeprägten Krankenversicherung. Meines Erachtens müßte es für die Verfassungsrechtler reizvoll sein, sich mit einer solchen Thematik zu befassen, statt das Kollektivvertragssystem generell auf den Prüfstand mit dem Ziel der Abschaffung zu stellen. Herr Haverkate, Sie haben Gott sei Dank nicht alles erwähnt, was insbesondere von Ökonomen mit dieser Zielsetzung vorgebracht wird. Nicht nur der Europäische Gerichtshof befaßt sich mit dem öffentlich-rechtlichen Monopol gesetzliche Krankenversicherung, auch beim Bundesverfassungsgericht ist die Fragestellung durch einen Vorlagebeschluß des Bundessozialgerichts anhängig. Dieses Gericht hat sich nach der bisherigen Rechtsprechung als Bastion zur Stärkung der Funktionsfähigkeit des Kollektivvertragssystems und des Sozialen in der gesetzlichen Krankenversicherung erwiesen. Es deutet nichts darauf hin, daß dieses Gericht davon in Zukunft abweicht.

Prof. Dr. Fülgraff:
Ich habe aus dem ersten Teil des Vortrags verstanden, daß Gesundheit im Verfassungsrang als Grundrecht oder Staatsziel unsinnig wäre, schon gar wegen der in der in der politischen Diskussion häufigen Verengung auf den Zugang zum und die Ausgestaltung des Systems der gesundheitlichen Versorgung, und daß die Gerichte dadurch in eine sie überfordernde Rolle als Schiedsrichter im Verteilungskampf gebracht werden.

Nach meiner Wahrnehmung gibt es auch keine wesentliche Diskussion darüber, Gesundheit unter die Grundrechte oder als Staatsziel in die Verfassung aufzunehmen. Die Kollegen Siegrist und Raspe haben andererseits auf die Bedeutung der sozialen Ungleichheit als stärkstem Einflußfaktor für Morbidität und Mortalität hingewiesen und auch darauf, daß in diesem Zusammenhang, das Gesundheitssystem keine große Rolle spiele. Auch in der Diskussion des heutigen Vormittags über die prozessuale Beschreibung von Gesundheit in der Gründungsakte der WHO spielte das Gesundheitssystem keine Rolle und auch Gesundheitspolitik nur eine Rolle am Rande.

Die Gesundheit der Bevölkerung wird jedoch andererseits von vielen Politikfeldern stark beeinflußt, beispielsweise der Arbeitsmarktpolitik oder der Umweltpolitik, von den politischen Fragen der Einkommens- und Vermögensverteilung, der sozialen Sicherheit, von der Frage, wie Mobilität in einer Gesellschaft organisiert wird. Vor der allgemeinen Beschleunigung von Lebensprozessen, der Produktivität pro Arbeitskraft und Zeit, oder allgemeiner gesprochen von der relativen Bedeutung von Haben oder Sein oder von vorgelebtem Lebensstil von Eliten.

Alle diese eminent politischen Fragen können in einer Gesellschaft mehr oder weniger gesundheitsförderlich oder -abträglich beantwortet werden.

Wenn Gesundheit auch kein verfassungsmäßig garantiertes Grundrecht oder Staatsziel sein soll, so sollte Gesundheit doch wenigstens ein Kriterium politischen Handelns sein und zwar in sehr viel breiteren Bereichen als der mit Gesundheit bezeichneten Politik, die im wesentlichen mit dem Gesundheitssystem zu tun hat. Das Gesundheitssystem tritt schließlich erst dann ein, wenn mit der Gesundheit bereits etwas schief gelaufen ist.

Zwischenfrage: Das Krankenversorgungssystem?

Prof. Dr. Fülgraff:
Ja, ich meine das System der gesundheitlichen Versorgung, das in der politischen Diskussion verkürzt Gesundheitssystem genannt wird. Dieses wird ja erst gebraucht, wenn mit der Gesundheit etwas schief gegangen ist. Das vorrangige politische Ziel sollte jedoch sein, gesundheitsförderliche Lebenswelten zu schaffen. Darin liegt meines Erachtens der Anspruch der WHO-Formel von Gesundheit. Diese Formel wird von Medizinern meist abgetan, weil sie als medizinisch verstandene Formel in der Tat fragwürdig ist. Als politische Formel mit dem Auftrag zur Schaffung gesundheitsförderlicher Lebenswelten ist ihr Sinn hingegen unbestritten.

Prof. Dr. Baier:

Die Frage ist, ob Gesundheit eine Staatsaufgabe ist oder ob Gesundheit nicht zu einem staatsfreien Raum gehört. Unzweifelhaft ist, daß der Staat durchaus mit seinen Politikern bestimmte Bedingungen schaffen kann, um Gesundheitschancen zu fördern, aber auch Ungesundheitschancen zuzulassen. Wir haben jetzt gerade die Raucherkampagne im Bundestag. Die beiden sozialdemokratischen Volksparteien betreiben nämlich genau eine solche staatsorientierte Gesundheitspolitik. Nun komme ich zum Rechtlichen-Verfassungsrechtlichen. Sehr beruhigend, daß in der Verfassung und in der jetzigen Interpretation des Verfassungsrechts Wahlrechte diesen hohen Stellenwert haben. Das ist natürlich die Voraussetzung überhaupt von liberaler Wohlbefindlichkeit in unserer Republik. Meine Frage ist zu Ihrer Konstruktion, warum die Qualität des Öffentlich-Rechtlichen, der Körperschaften nicht genauer bedacht wird? Man kann doch weiter denken in Richtung Entstaatlichung und Deregulierung - nicht nur der Kassenärztlichen Vereinigungen, sondern auch der Gesetzlichen Krankenkassen.

Wir wären diese ganzen Verwaltungshierarchien, diesen Verwaltungswust, die Verwaltungskosten alle los. Herr Oldiges kennt aus dem Eltviller Kreis meine Vorschläge, freilich ist er schon pensioniert, ihn trifft das persönlich gar nicht mehr. Aber viele andere Funktionäre würde es hinsichtlich ihrer Machtpositionen und ihres Einkommens natürlich treffen. Verschlankung dieses korporativen Unwesens. Privatisierung der gesetzlichen Krankenkassen in Konkurrenz mit den privaten Krankenkassen, die sich übrigens als Pseudokörperschaften aufführen, was die Ärzte sehr wohl wissen und erleiden. Und vor allem europäische Konkurrenz, das ist ein ganz entscheidender Punkt. Das wäre der entscheidende Durchbruch. Die Artikel 129 des Maastrichter und 152 des Amsterdamer Vertrages geben die europäische „Sicherstellung eines hohen Gesundheitsschutzes" vor - unter den Kriterien der „Vier Freiheiten" des Binnenmarktes.

Der Generalanwalt des Europäischen Gerichtshofes hat übrigens bereits die Klage eingereicht, ob auf nationale Territorien eingegrenzte Leistungsgewährungen und -erstattungen dem europäischen Gesundheitsrecht entsprechen. Das heißt wir werden über Nacht vermutlich, geradezu putschartig eine solche Rechtslage bekommen, wage ich als Nichtjurist zu sagen. Die Liberalisierung, letzter Satz, die Liberalisierung läuft nicht über unsere verbunkerten Körperschaften und Ministerien. Liberalisierung läuft über Europa, deswegen muß man heute Europäer sein.

Prof. Dr. Leidl:

Meine erste Bemerkung bezieht sich auf die Diskussion zum verfassungsrechtlichen Rang; ich würde da gerne fragen. wie Sie das in der Europäischen Dimension sehen. Wenn ich meine niederländischen Kollegen richtig verstehe, gibt es in den Niederlanden in der Tat ein Recht auf Gesundheit bzw. Gesundheitsversorgung mit verfassungsrechtlichem Rang. Wie ist das möglich? Die zweite Bemerkung bezieht sich auf die Frage, wie in einem wettbewerblich gestalteten System das soziale Sicherungselement unserer gesetzlichen Krankenversicherung aufrechterhalten werden kann. Ein gutes Beispiel für einen Regelungsrahmen gibt die dritte Schadensversicherungsrichtlinie in der EG. Sie bezieht sich auf die private Krankenversicherung und unterscheidet einmal das, was substitutiv für die soziale Sicherung angeboten wird; dafür gelten weiterhin nationale Regulierungsbestimmungen. Daneben steht das, was als zusätzliche Krankenversicherung zu werten ist; da gibt es dann den freien Wettbewerb.

Prof. Dr. Haverkate:
Zunächst zu Herrn Oldiges. Herr Oldiges, Sie wollen die Entwicklung zurückdrehen, aber ich glaube, es gibt nicht einmal im Ansatz die Möglichkeit, die Marktelemente, die wir in die soziale Krankenversicherung implantiert haben, rückgängig zu machen. Die heutige Situation ist schon durch Unsicherheit in vielerlei Hinsicht gekennzeichnet. Aber wir müssen sehen, es hatte gute Gründe, warum man die hoheitlichen Momente in der Sozialversicherung zurückbauen wollte. Ihre Bemerkung zu den vom Gesetzgeber neuerdings eingeführten Strukturverträgen gemäß § 73a SGB V ist wohl eher beschönigend. In Wahrheit geht es auch hier um Entfachung von Wettbewerb. Da mögen Sie sich zum Troste auch sagen, ach, das ist wie der Flächentarifvertrag und die Betriebsvereinbarungen, die innerhalb des Flächentarifs immer noch möglich sind. Es soll doch in Wahrheit zu einem Wettbewerb zwischen verschiedenen Ärzten und Arztgruppen kommen; dieser Wettbewerb (wenn er denn stattfindet) wird das ganze bisherige System aufbrechen. Das ist der eigentliche Witz der Regelung; ohne dem machen die Strukturverträge keinen Sinn. Das wird auch klar, wenn wir uns auf den geistigen Hintergrund zu diesem § 73a SGB V besinnen, nämlich auf das Gutachten der Sachverständigenkommission bei der konzertierten Aktion.

Zwischenbemerkung aus dem Publikum: Das Gutachten war nicht das Material für den § 73a.

Prof. Dr. Haverkate:
... aber die Einrichtung der Strukturverträge liegt ja wohl auf der Linie der Sachverständigenkommission.

Soweit wir Wettbewerbselemente in der Krankenversicherung haben - und Wettbewerbselemente gibt es an verschiedenen Stellen - kommen wir auch um die unbequeme Frage, wie wir es mit der Anwendung des Kartellrechts halten wollen, nicht umhin. Ich glaube, es kann nur eine Lösung geben: Überall dort, wo wir wettbewerbliches Verhalten vorfinden, findet das Kartellrecht Anwendung.

Ein anderer Punkt: Die Zulassungssperre bei Überversorgung. Die im Augenblick geltende Selbstbedienung der Kassenärzte, mit darüber befinden zu können, wieviel jugendlicher Nachwuchs reinkommt oder nicht, ist ein verfassungsrechtlicher Skandal. Die beati possidentes sollten bestimmen dürfen, wieviel Konkurrenz ihnen unbequem werden darf? Das ist mit meinem Verhältnis von Berufsfreiheit nicht zu vereinbaren.

Zu Herrn Fülgraff: Ein Verfassungsrecht auf Gesundheit, das kommt Ihnen absurd vor und deswegen glauben Sie gar nicht, daß es vertreten wird. Das ist ein Fehlschluß, ein Verfassungsrecht auf Gesundheit wird vertreten. Literaturangaben werde Sie in der schriftlichen Fassung meines Referats finden. Daß ich mich hier nicht in Widerspruch zu Herrn Siegrist befinde, sollte klar sein. Sein weiter Begriff von Gesundheitspolitik wird durch mich nicht tangiert.

Zu Herrn Baier: Was Sie, Herr Baier, zu der Staatsaufgabe Gesundheit ausgeführt haben, ist ein schöner Kommentar zu § 1 SGB V, wonach die Versicherten für ihre Gesundheit mitverantwortlich sind. Es ist schon sehr kurios, daß der Gesetzgeber die Gnade hat, den Bürger für seine Gesundheit als „mitverantwortlich" zu bezeichnen, das heißt ja wohl: in erster Linie sollen andere, öffentlichrechtliche Institutionen, die Krankenkassen, für die Gesundheit des Bürgers verantwortlich sein. Merkwürdig, daß da keiner laut gelacht hat, als der Gesetzgeber dies programmatisch an den Anfang seiner Neufassung des gesamten Krankenversicherungsrechts rückte.

Dem, was Sie, Herr Baier, zu einer europäischen Dimension gesagt haben, stimme ich zu. Die eigentlich innovativen Kräfte gehen heute von Europa aus. Art. 90 des EG-Vertrages hat solche Aufbruchsarbeiten bereits auf anderen Gebieten geleistet; ich habe das in meinem Referat ausgeführt. Wir dürfen in der Tat wirklich gespannt sein, wie der Europäische Gerichtshof in näherer oder weiterer Zukunft das Sozialversicherungsmonopol bewertet. Wenn man seine bisherige Rechtsprechung beim Wort nimmt, dann ist das Sozialversicherungsmonopol, damit auch das Monopol der gesetzlichen Krankenversicherung, gerade deshalb gerechtfertigt, weil es Umverteilungspolitik ermöglicht. Da liegt die Frage auf der Hand: Muß denn Umverteilung gerade durch das Sozialversicherungsrecht erfolgen? Viel naheliegender und gerechter wäre es doch, Umverteilung als allgemeine Staatsaufgabe zu begreifen und dementsprechend aus dem allgemeinen Staatshaushalt zu finanzieren. Das heißt aber nichts Anderes als: Es bedarf durchaus nicht des Sozialversicherungsmonopols, um Umverteilungspolitik zu betreiben; mir liegt aber daran zu betonen: Umverteilung gehört zum unverzichtbaren Kern der Sozialstaatlichkeit – wir können sie aber anders (und vielleicht besser) betreiben, wenn wir Versicherung und Umverteilung trennen, somit an die Stelle der bisherigen Zwangsversicherung lediglich einen Versicherungszwang setzen würden.

Moderator (Prof. Sonntag):
Da war noch die Frage, wieso haben die Holländer Gesundheit in ihrer Verfassung.

Prof. Dr. Haverkate:
Verschieden Staaten haben ein Grundrecht auf Gesundheit in der Verfassung; wir finden es auch in Menschenrechtserklärungen. Dazu kann man nur sagen: Papier ist geduldig- das gilt für Verfassungen, das gilt für Deklarationen, die sich mehr vornehmen als sie garantieren können.

(Nächster Redner unverständlich, da ohne Mikro)

Prof. Dr. Oldiges:
Wenn vom Wettbewerb in der gesetzlichen Krankenversicherung gesprochen wird, muß man vielleicht doch die Wettbewerbspartner etwas genauer skizzieren. Der Wettbewerb spielt sich im wesentlichen auf der Mikroebene ab, also auf der einzelwirtschaftlichen Ebene zwischen den Krankenkassen, den Ärzten und den Krankenhäusern sowie sonstigen Leistungserbringern. Es geht u.a. um Mitglieder oder um Patienten und damit um den Umsatz. Der Versicherte kann die Kasse, der Patient den Leistungserbringer frei wählen. Bei den Leistungserbringern geht es vor allem darum, die Patientenströme durch das Versorgungssystem in ihrem Sinne zu lenken, und zwar nicht allein, um eine Verbesserung der Versorgung zu erzielen, sondern auch um die ökonomische Position der eigenen Einrichtung zu verbessern. Der Verteilungskampf wird um so härter, je knapper die Finanzmittel der Kassen sind. Der Wettbewerb fördert zugleich Wirtschaftlichkeit und Qualität in der Versorgung. Dieses ist der eigentliche Zweck des Wettbewerbs in der GKV.

Eine gewisse Vorprägung dieses Wettbewerbs erfolgt durch das Kollektivvertragssystem. Hier stehen durchaus nicht generell die Kassen einheitlich und gemeinschaftlich den Verbänden der Leistungserbringer gegenüber. In der vertragsärztlichen Versorgung schließen die Verbände der einzelnen Kassenarten den Gesamtvertrag ab. Diese differieren wegen des zunehmenden Wettbewerbs immer mehr. Sie differieren vor allem aber auch auf der Regionalebene in den Ländern. Dort, wo die Kassen auf der Regionalebene einheitlich und gemeinschaftlich handeln müssen, entwickelt sich zunehmend ein Wettbewerb zwischen den Regionen. Aktuelles Beispiel ist der Streit im Entwurf des Finanzstärkungsgesetzes zur finanziellen Unterstützung der neuen durch die alten Bundesländer zwischen den Ländern Bayern und Baden Württemberg einerseits und den übrigen Bundesländern, vor allem auch mit den Ländern in den neuen Bundesländern, andererseits. Es geht um das Regionalprinzip. Die wirtschaftlichen Verhältnisse in den einzelnen Ländern sind unterschiedlich, aber auch die politischen Strategien zur Gestaltung des Gesundheitswesens. Bayern und Baden-Württemberg wollen unter Betonung ihrer Regionalität Ausgleiche zwischen den Ländern möglichst klein halten. Sie wollen den Wettbewerb zwischen den Regionen.

Der historische Weg der sozialen Krankenversicherung

Von der Behebung sozialer Not zur umfassenden Daseinsfürsorge – ein umgekehrter Weg?

Philip Manow

1. Einleitung

Die deutsche Krankenversicherung wurde, ebenso wie die deutsche Sozialversicherung insgesamt, nicht mit dem Ziel der Daseinsfürsorge gegründet. Ihr Ziel, die Behebung unmittelbarer sozialer Not, bezog sich auf das Risiko des Einkommensverlusts von Arbeitern im Krankheitsfall, während die Rentenversicherung den Verlust der Arbeitsfähigkeit im Alter oder bei Invalidität kompensieren sollte und die Unfallversicherung das Risiko der Arbeitsunfähigkeit durch industrielle Unfälle. Bekanntlich schuf die Bismarcksche Sozialgesetzgebung insgesamt eine *Arbeiter*versicherung, keine *Volks*versicherung und auch keine *Armen*versicherung, kein System der Fürsorge. Zur Volksversicherung sind Renten- und Krankenversicherung erst in der Nachkriegszeit geworden (vgl. Alber 1982: 56–66, siehe unten, Schaubild 1).[1] Die Zuständigkeit für die Armenfürsorge verblieb bei den Ländern und Kommunen, während der neue Zentralstaat in der Sozialversicherung ein willkommenes Betätigungsfeld sah – eine Möglichkeit zur Zentralisierung staatlicher Kompetenzen, zur Abgrenzung seines Aufgabenfelds gegenüber den Ländern wie auch ursprünglich die Gelegenheit, im stärkeren Ausmaß eine eigene Steuergewalt zu etablieren. Die Trennung von Fürsorge und neuer Sozialversicherung zwischen Ländern und Kommunen einerseits und dem Bund andererseits begünstigte und bekräftigte die Orientierung der Sozialversicherung auf die Arbeiterschichten und weniger auf bedürftige Schichten wie Arme, Alte oder einkommensschwache Familien.

Dieses Modell mit seinen Elementen der Zwangsversicherung für bestimmte Berufsgruppen, der überwiegenden Beitragsfinanzierung, der beitrags- und damit lohnbezogenen Sozialleistungen (dort, wo sie nicht Sachleistungen sind), also dem Versicherungsprinzip, und der Selbstverwaltung innerhalb Organen der mittelbaren Staatsverwaltung, also in unserem Fall: der Krankenkassen, ist dann in seinem Geltungskreis seit 1883 immer weiter ausgeweitet worden, ohne in seinem Kern grundlegend verändert worden zu sein. Hinsichtlich der GKV unterbrechen nur einzelne massive Ausweitungsschübe einen ansonsten säkularen Expansionstrend. Zu diesen einzelnen Schüben gehören sicherlich in der Krankenversicherung die Familienmitversicherung, die Krankenversicherung der Rentner von 1942, schließlich Anfang der siebziger Jahre die Krankenversicherung der Landwirte. Doch war dies eine Expansionsbewegung, die nicht nur im-

[1] Unter Volksversicherung verstehe ich eine (nahezu) die gesamte Wohnbevölkerung umfassende Versicherung. Alle weiteren Konnotationen des Begriffs wie etwa ausschließliche Zuständigkeit des Staates für die Verwaltung (s. Alber 1982: 45) und einheitlicher Organisationsaufbau sind hier nicht mitgemeint.

mer weitere Beschäftigungs- und Bevölkerungskreise integrierte, sondern die – in einem „doppelten Inklusionsprozeß" (Alber 1992: 25) – auch in Hinblick auf die Höhe der Sozialzahlungen und der Breite der „erstattungsfähigen" medizinischen Dienstleistungen (bzw. in der Unfallversicherung hinsichtlich der Bandbreite der als Berufskrankheiten anerkannten gesundheitlichen Schädigungen und in der Rentenversicherung hinsichtlich der Zahl möglicher Verrentungstatbestände und des Zeitpunkts der Verrentung usw.) die Bedeutung der Sozialversicherung in finanzieller, sozialer und volkswirtschaftlicher Hinsicht ständig vergrößerte (vgl. unten Abschnitt 3).

Die neuere Forschung zu den Anfängen der Sozialgesetzgebung im letzten Viertel des 19. Jahrhunderts hat u.a. ans Licht gebracht, welche Eigensinnigkeit des zuständigen Referenten im Reichsamt des Inneren, Theodor Lohmann, dafür verantwortlich zu machen ist, daß die Unfallversicherung als Bismarcks zentrales sozialpolitisches Projekt erst 1884 verabschiedet wurde, während das „untergeschobene Kind", der „geheimrätliche Wechselbalg", als den Bismarck die gesetzliche Krankenversicherung bezeichnete, schon ein Jahr zuvor, ohne große parlamentarischen Reibungsverluste und in einer institutionellen Form, die in vielen Punkten nicht Bismarcks Vorstellungen entsprach, verabschiedet werden konnte (Tennstedt/Winter 1995). Dieser Sachverhalt besitzt nicht nur anekdotischen Stellenwert, sondern beleuchtet einerseits, in welchem innigen Zusammenhang Unfall- und Krankenversicherung, mithin Arbeiter- und Krankheitsschutz, zu Anfang der Bismarckschen Sozialgesetzgebung standen. Hierbei erschien die Krankenversicherung zunächst nur als ein schlichtes „Vorschaltgesetz" (siehe Frevert 1984; Tennstedt/Winter 1995: XXVII), das lediglich notwendig war, um die Karenzzeit in der Unfallversicherung von zunächst 4 Wochen[2] zu überbrücken (vgl. Tennstedt/Winter 1995: XXVII). Andererseits wird an diesen Entstehungsumständen auch deutlich, wie und warum die deutsche Sozialversicherung nicht zu jenem zentralstaatlichen, hierarchischen und bürokratischen Organisationsgefüge wurde, von dem sich Bismarck so starke Impulse für die innere Reichsgründung, die Zentralisierung des Reiches und die Integration der Arbeiter erhofft hatte.[3]

Es waren dann jene beiden konstitutiven Prinzipien der neuen Krankenversicherung – die Einbeziehung der bereits existierenden freien Hilfskassen und Fabrikkrankenkassen in die neue gesetzliche Krankenversicherung und die Beigabe eines „Tropfens demokratischen Öls" in Form von Elementen der Versicherten-Selbstverwaltung –, die die Gesetzliche Krankenversicherung (GKV) nach einer

---

[2] Diese wurde dann unterderhand durch ministerialbürokratische Eigenmächtigkeit auf 13 Wochen verlängert.

[3] Dabei waren seine Vorstellungen in der Unfallversicherung gerade darauf hinausgelaufen, neue Interessenkörperschaften zu bilden. Sie sollten den Nucleus einer funktionalen Repräsentation von (Wirtschafts-)Interessen bilden, der die politische Macht des Reichstags zu beschränken versprach. Ironischerweise hat diese autoritäre Version der staatlichen Durchformung gesellschaftlicher Interessen dann in der Krankenversicherung eine überraschend emanzipative Wendung genommen durch die hier garantierten Beteiligungsrechte der Versicherten.

gewissen Zeit weit über die ihr ursprünglich zugedachte reine Ergänzungsfunktion zur Unfallversicherung hinaushoben, zur Integration der *organisierten* Arbeitnehmerschaft - nicht der Arbeiter - in die neue Sozialversicherung und damit langfristig auch in den neuen Staat beitrugen (Steinmetz 1992, 1993; Heidenheimer 1980; Tennstedt 1983; Manow 1997). Damit wurde auch die Akzeptanz und Attraktivität der Kranken- und Sozialversicherung innerhalb der Arbeitnehmerschaft befördert. Dabei hatten die Arbeiter der Krankenversicherung zunächst ablehnend gegenübergestanden - wegen der nun paritätisch zu zahlenden, dabei doch „eigentlich" von den Arbeitgebern allein zu tragenden Kosten von Arbeitsunfällen in den ersten 13 Wochen und generell wegen der zunehmenden Repression gegenüber den freien Hilfskassen. Darüber hinaus speiste sich die allgemeine Ablehnung der Arbeiter und der Sozialdemokratie gegenüber der Bismarckschen Sozialversicherung natürlich aus ihrem innigen Zusammenhang mit der politischen Unterdrückung der Sozialdemokratie (vgl. Tennstedt 1976, 1983; Ritter 1989; Frevert 1984). Doch diese Vorbehalte verringerten sich, je mehr die Arbeiterschaft gewahr wurde, daß sie die gesetzliche Krankenversicherung als einen organisatorischen Rückhalt benutzen konnte, und je mehr sie die GKV als eine Sphäre möglicher Selbstbestimmung entdeckte (vgl. Tennstedt 1976; Manow 1997). Weit mehr als durch die Unfallversicherung wurde das Erscheinungsbild des bundesdeutschen Sozialstaats somit alsbald durch die Krankenversicherung, später dann zunehmend auch durch die Rentenversicherung geprägt.

Wie ich im folgenden zeigen werde, ist der „doppelte sozialstaatliche Inklusionsprozeß" (s.o.) in Deutschland aufgrund dieses frühen Entwicklungswegs nicht nur schlicht ein säkularer Entwicklungstrend wie die überall zu beobachtende stetige Ausweitung des Versicherungskreises und der sozialstaatlichen Leistungspalette, die heute schließlich dazu geführt hat, daß (fast) alle entwickelten Industrienationen die (nahezu) umfassende Daseinsfürsorge für ihre Bürger als Staatsaufgabe übernommen haben. Die im folgenden vertretene These lautet vielmehr, daß es unterschiedliche Formen gibt, in der dieser „säkulare" Ausweitungstrend vonstatten gegangen ist, und daß die eine Form, die ich hier korporative Sozialstaatsentwicklung nennen möchte, in der deutschen gesetzlichen Kranken- und Sozialversicherung ihren deutlichen rechtlichen und institutionellen Niederschlag gefunden hat. Dieser institutionelle Niederschlag beeinflußt nun auch nachhaltig die Art und Weise, wie der Sozialstaat insgesamt und die Krankenversicherung im besonderen auf die aktuelle Krise des Sozialstaats reagieren.

In Deutschland - so meine These - haben wir es mit der Entwicklung einer korporativen Sozialstaatsentwicklung zu tun, also mit einer Entwicklung, die auf der Schaffung semi-autonomer, man könnte sagen, staatsnaher Körperschaften für zunächst abgegrenzte Risikogemeinschaften als Zwangsversicherungen basierte. Dieser Entwicklungspfad hebt sich klar von sowohl überwiegend staatlich als auch überwiegend marktlich geprägten Formen der Sicherung der Versorgung der Bevölkerung mit medizinischen Dienstleistungen ab. Letztere herrschen in Staaten vor, in denen die Bereitschaft zur „Teilung des öffentlichen Raums" (sharing public space, in den Worten Colin Crouchs 1993) mit gesellschaftlichen Kräften weit weniger als in Deutschland entwickelt war (vgl. Alber/Bernardi-

Schenkluhn 1992). Wenn uns also hier die Frage interessiert, ob an die Stelle der kontinuierlichen wohlfahrtsstaatlichen Ausweitungsbewegung, die ihren Höhepunkt sicherlich in den frühen siebziger Jahren hatte, heute ein *umgekehrter Weg* getreten ist, so lautet meine These, daß der genaue Verlauf dieser ursprünglichen - korporativen - *Expansions*bewegung auch den Verlauf der heutigen *Kontraktions*bewegung, den „umgekehrten Weg" also, nachhaltig beeinflußt.

In meinem Beitrag werde ich zunächst einen argumentativen bzw. theoretischen Umweg gehen und ein abstraktes und stilisiertes Argument über zwei unterschiedliche Logiken der Wohlfahrtsstaatsentwicklung präsentieren. Zur empirischen Illustration ziehe ich - notwendigerweise sehr kursorisch - die Beispiele der Wohlfahrtsstaatsentwicklung in Deutschland und England heran. Dies geschieht unter der Fragestellung nach dem Verhältnis von Demokratie und Wohlfahrtsstaat, insbesondere hinsichtlich der Frage, auf welche Art und Weise in einem demokratischen, dem Mehrheitsprinzip folgenden Gemeinwesen sozialstaatliche Leistungsansprüche eingeführt und garantiert werden können. Die Konsequenzen dessen, was ich, bezogen auf den deutschen Fall, einen korporativen Weg der Wohlfahrtsstaatsentwicklung nenne, werden nachfolgend detaillierter für die bundesdeutsche Krankenversicherung geschildert. Schließlich gehe ich auf aktuelle Reformen ein und frage danach, welche Hinweise man aus diesen aktuellen Reformen auf den weiteren Verlauf des kontraktiven „umgekehrten Wegs" der GKV-Entwicklung möglicherweise ziehen kann.

Dadurch wird auch deutlich, was dieser Aufsatz nicht leisten kann. Da es eine hinreichend reiche Literatur über den Entwicklungsweg des bundesdeutschen Gesundheitswesens gibt (Tennstedt 1976, 1977; Frevert 1984; Alber 1992; Döhler/Manow 1997), werde ich hier nicht versuchen, einen eigenständigen neuen Beitrag zum historischen Weg der Krankenversicherung zu leisten im Sinne von neuen Informationen oder auch nur einer guten Kompilierung der vorhandenen, verfügbaren Informationen. Vielmehr liegt der Schwerpunkt auf einer neuen, dabei aufgrund des in den Blick genommenen Zeitraums notwendigerweise sehr abstrakten theoretischen Interpretation des vorhandenen Wissens über den Entwicklungspfad der gesetzlichen Krankenversicherung in Deutschland.

2. Wohlfahrtsstaat und Parteienwettbewerb: Zwei basale Logiken der Wohlfahrtsstaatsentwicklung

Es ist meiner Ansicht nach hilfreich, die zunächst verfremdende und abstrakte Perspektive des *neuen politischen Institutionalismus* (vgl. Alt/Shepsle 1990) einzunehmen und - mit theoretisch begründeter Naivität - danach zu fragen, wie Sozialleistungsansprüche in einem demokratischen politischen System zeitstabil gehalten werden können - so zeitstabil, daß sie das in ihnen enthaltene Versprechen auf soziale Sicherung gegen die „Wechselfälle des Lebens" einlösen können (vgl. Manow 1998). So verfremdend, wie diese Frage zunächst vielleicht anmutet, so grundlegend ist doch das angesprochene Problem. Dies kann man sich an einem Beispiel veranschaulichen: In einem beitragsbezogenen System, in dem die

Leistungsansprüche der Versicherten im Wesentlichen aus ihren vorherigen Beiträgen erwachsen (oder durch sie legitimiert werden), ist es problematisch, wenn über die Höhe dieser Ansprüche in jeder Legislaturperiode je nach parlamentarischer Zusammensetzung aufs Neue entschieden werden sollte.[4] Dies ist weit weniger der Fall, wenn Sozialleistungen weitgehend entkoppelt von Beiträgen aus dem allgemeinen Steueraufkommen finanziert werden. Hier werden Zahlungen als Teil des allgemeinen Budgets zu Entscheidungen des Parlaments, über dessen Zusammensetzung der Wähler mitentscheiden kann oder dessen Entscheidungen er im nachhinein negativ oder positiv sanktionieren kann. Politiker antizipieren die Sanktionskraft dieses *retrospective voting*, das damit ebenso den Bruch gegebener Versprechen oder das Geben uneinlösbarer Versprechen – zumindest im Modellfall – von vornherein verhindert, wie auch den Mißbrauch von Sozialansprüchen zur Unterfütterung klientelistischer Parteibindungen effektiv unterbinden kann (Manin 1997: 175–183, insbesondere 178). Im Umkehrschluß heißt das, daß der politische Diskretionsspielraum wesentlich eingeschränkt werden muß, wenn die Ansprüche der Versicherten hauptsächlich aus ihren in der Vergangenheit geleisteten Beiträgen erwachsen und nicht aus dem allgemeinen Steueraufkommen finanziert werden. Hier muß durch stabile Regeln gesichert sein, daß erworbene Leistungsansprüche nicht durch die Parteienkonkurrenz ständig zur Disposition gestellt werden, denn das Ausspielen der Mehrheit auf Kosten einer Minderheit, die höhere Ansprüche erworben hat, wäre politisch reizvoll und ist nicht im nachhinein *mehrheitlich* zu sanktionieren.

Vereinfacht formuliert, haben wir es somit mit unterschiedlich mehrheitsfähigen Varianten der Sozialpolitik zu tun bzw. mit solchen Varianten der Sozialpolitik, für die sich ein unterschiedliches Erfordernis ihrer parlamentarischen Mehrheitsfähigkeit ergibt. Wenn es nun darum geht, nach unterschiedlichen Wegen der Sozialstaatsentwicklung zu fragen, so läßt sich diese simple Einsicht von der unterschiedlichen Mehrheitsbedürftigkeit von alternativen Formen der Sozialpolitik historisch wenden und verbinden mit der Frage, wie demokratisch eine Nation zum Zeitpunkt der Einführung sozialstaatlicher Programme gewesen ist. Dies ist nicht eine Frage danach, wie wichtig das Bedürfnis größerer Wählerschichten nach der Einführung sozialstaatlicher Sicherung gegen die neuen Risiken einer industriellen Gesellschaft war (wie dies traditionellerweise in den modernisierungstheoretischen Erklärungsvarianten für den Aufstieg des Sozialstaats getan wird), sondern gefragt wird, welche Folgewirkungen sich für die institutionelle Gestalt der neuen sozialstaatlichen Programme aus unterschiedlichen Graden der Demokratisierung einer Gesellschaft ergeben haben. Im Gegensatz zu gängigen Interpretationen, die Unterschiede in der Form wohlfahrtsstaatlicher Sicherung als Ausfluß unterschiedlicher Prinzipien, normativer Überzeugungen

[4] Gleichfalls ist es bei der Einführung neuer Sozialversicherungszweige problematisch, gemäß des Versicherungsprinzips lange Beitragsperioden als Voraussetzung des Leistungsbezugs festzuschreiben, wenn erneut über die institutionelle Gestalt der Sozialversicherung eine *parlamentarische Mehrheit* entscheidet. Die These lautet mithin, daß in einer parlamentarischen Demokratie eher ein steuerfinanzierter und unmittelbare Leistungsansprüche gewährender Sozialstaat verabschiedet werden kann.

und politischer Programme interpretieren (etwa liberaler, konservativer oder sozialdemokratischer *Ideologien*; siehe Gösta Esping-Andersens „Three World of Welfare" (1990), siehe aber auch Ritters Entgegensetzung des Versorgungs- und Versicherungs*prinzips*), wird hier mithin die These vertreten, daß die Entscheidungen in den grundlegenden sozialstaatlichen Gestaltungsfragen wie

- Versorgungs- versus Versicherungsprinzip,
- Sozialleistung als Bürgerrecht oder Sozialleistung als Ausdruck des „industrial achievement/performance model of social policy" (Titmuss 1976),
- Sozialpolitik für eingegrenzte Bevölkerungs- oder Beschäftigungsgruppen oder als universaler Bürgeranspruch,
- lohn- oder bedarfsbezogene Sozialleistungen,
- flat rate versus graduated benefits oder auch
- beitrags- oder steuerfinanziertes System[5]

im wesentlichen durch Unterschiede in dem Demokratisierungsgrad zu erklären sind, der in der formativen Gründungsphase der Sozialstaatsentwicklung in den verschiedenen Ländern vorherrschte.

Die dahinter stehende simple Grundthese lautet, daß in einer Demokratie nur jene Politiken verabschiedet werden können, von denen sich eine Mehrheit einen Vorteil, eine Verbesserung verspricht (wobei hier nichts darüber ausgesagt werden soll, worin diese Verbesserung besteht, ob sie materieller oder ideeller Natur ist). Sehr einfach gesprochen kommen entweder mehr als 50 Prozent der Wähler in den Genuß neuer Sozialleistungen, oder die Leistungen werden potentiell an

---

[5] Gerhard A. Ritter bietet eine prägnante Zusammenfassung beider Prinzipien, die hier etwas ausführlicher zitiert werden soll: „Trotz aller Berührungen und Überschneidungen stellen jedoch das Versorgungsprinzip (...) und das Versicherungsprinzip zwei alternative Wege dar, um die traditionelle Armenhilfe mit ihren diskriminierenden Folgeerscheinungen einzugrenzen und wenigstens teilweise zu ersetzen. Im Konzept der Versorgung durch staatlich finanzierte Renten und einen öffentlichen Gesundheitsdienst wird eine soziale Sicherung aller Mitglieder eines Gemeinwesens, die von einem Mindestlebensstandard ausgeht, zu einem zentralen Aspekt der gemeinsamen Staatsbürgerschaft. Die Armenhilfe sollte auf diesem Wege überwunden werden, indem die Fürsorgeleistungen verallgemeinert und auf andere soziale Notstände neben der Altersarmut ausgeweitet wurden. Im Gegensatz zu den zunächst vor allem auf die Bedürftigen ausgerichteten Staatsrenten setzt das Konzept der Versicherung voraus, daß die von diesem System sozialer Sicherung erfaßten Personen vorsorgefähig sind, also gerade nicht zu den besonders Hilfsbedürftigen gehören. Indem es bestimmte Gruppen der Bevölkerung gegen bestimmte typische Risiken wie Krankheit, Unfall, Invalidität, Alter und später auch Arbeitslosigkeit versicherte, nahm es die unselbständig Erwerbstätigen, besonders die Arbeiter, auf die die ersten Versicherungsgesetze vor allem zugeschnitten waren, aus der Armenbevölkerung heraus. Hier ist die Ausdehnung des Versicherungsschutzes auf weitere soziale Gruppen und die Verbesserung ihrer Leistungen das Mittel, um die traditionelle Armenfürsorge bzw. die spätere Sozialhilfe möglichst auf Randgruppen der nichterwerbstätigen Bevölkerung zu beschränken" (Ritter 1989: 92–93). Vergleiche auch die Entgegensetzung von „klassischer Zwangsversicherung" und Volksversicherung bei Alber (1982: 45–47).

alle jene ausgezahlt, die bestimmten Bedürftigkeitskriterien erfüllen. Wenn Risiken in einer Gesellschaft so verteilt sind, daß entweder die Mehrheit der Wählerschaft mit einer gewissen Wahrscheinlichkeit selbst einmal in eine solche bedürftige Lage zu kommen fürchtet, oder wenn die Mehrheit um das eigene ökonomische bzw. moralische Wohlsein fürchtet, wenn für jene, die das unglückliche Los trifft, nicht ausreichend staatlich gesorgt werden sollte, dann wird Sozialpolitik mehrheitsfähig.[6]

In diesem Zusammenhang muß jedoch hervorgehoben werden, daß wir es dann mit einer ganz bestimmten Form der Sozialpolitik zu tun haben. Sie verhinderte Armut durch ein garantiertes soziales Minimum, sie war zunächst an Bedürftigkeitstests gekoppelt (die heute meistens entfallen sind). Sie wird entweder durch Beiträge, die für alle gleich sind, oder aus dem allgemeinen Staatshaushalt finanziert. Sie diskriminiert die Höhe der Leistungen und Beiträge weder nach Empfänger noch Beitragszahler, sondern orientiert sich am „Bedarf", und sie bietet unmittelbare Abhilfe im Fall sozialer Not, d.h., lange Beitragszeiten sind - anders als im Versicherungsmodell sozialer Sicherheit - nicht Vorbedingung für den sofortigen Rechtsanspruch auf soziale Leistungen. Damit ist verbunden, daß die soziale Sicherung meist staatlich organisiert ist und die Sicherung des *relativen* Einkommensniveaus im Sinne von Statussicherung bei Krankheit, Unfall, Invalidität oder im Alter weitgehend dem Markt, also privaten Zusatzversicherungen oder betrieblicher Sozialpolitik überläßt - dabei auch oft höhere Grade der Eigenbeteiligung der Versicherten verlangt. Diese verschiedenen Elemente addieren sich zu dem, was man gängigerweise das Beveridge-Modell des Sozialstaats nennt (vgl. Alber 1982: 45–46).

Setzt man diesem das Bismarck-Modell sozialer Sicherung entgegen, so besteht das aus der Zwangsversicherung für bestimmte Beschäftigtengruppen, mit einkommensbezogenen Beiträgen und Leistungen mit dem Hauptziel des Status-, d.h. *relativen* Einkommenserhalts. Die Beitragsfinanzierung garantiert zugleich die Sozialleistungsansprüche als Recht und läßt mithin keine Elemente der Bedürftigkeitsprüfung zu. Zum Bismarck-Modell gehören des weiteren eine körperschaftliche Organisation der Versichertengemeinschaften mit Elementen der Selbstverwaltung, z.T. lange Qualifizierungszeiten bis zum Erwerb von Leistungsansprüchen, insgesamt also ein Fokus auf das Beschäftigungsverhältnis und nicht auf die Staatsbürgerschaft. Es ist hier hervorzuheben, daß das Bismarcksche Modell der sozialen Sicherung vor allem in weniger weit demokratisierten Nationen entstanden ist (Alber 1982: 133). Hier war eher die paternalistische und bürokratische Allokation von Sozialansprüchen an bestimmte minoritäre Gesellschafts- oder Berufsgruppen von Bedeutung als eine parlamentarische Mehrheit für die

---

[6] Ich folge hier dem Vorschlag Peter Baldwins, daß Sozialpolitik einerseits politische Akteure definiert, die man als „risk categories" fassen kann, „that translate only indirectly and variably into the usual definitions of class and social group" (siehe Baldwin 1990: 11–12), andererseits Sozialpolitik von diesen Akteuren selbst definiert wird. Ich folge also letztlich dem Vorschlag, Sozialpolitik als „reapportionment of risk" zu konzeptualisieren (ibid. 13).

Verabschiedung von Sozialgesetzen.[7] Im Kontext des Bismarck-Modells wurden zunächst klar abgegrenzten Minderheiten spezifische Sozialrechte eingeräumt (bzw. einer Zwangsversicherung unterworfen), und dieser Anspruch wurde schrittweise auf weitere Beschäftigtengruppen erweitert. Der sozialpolitische Impetus war präventiver Natur, weniger Ausfluß des politischen Einflusses von Arbeiterbewegung und Sozialdemokratie (Alber 1982: 126–133, s. insbesondere 128: „eher präventiv ‚von oben' als reaktiv aufgrund sozialpolitischer Forderungen ‚von unten'"). Nicht-Beschäftigte wie Hausfrauen oder Kinder erlangten Versicherungsschutz über das unselbständig beschäftigte und damit pflichtversicherte Mitglied der Familie; meist war dies der männliche Alleinernährer der Familie. Die Elemente der Versicherten-Selbstverwaltung in diesem Modell sind ebenfalls als institutionelle Garantien der Langfristigkeit sozialpolitischer Leistungsversprechen zu interpretieren, wenn allein durch den Mehrheitsmechanismus keine glaubwürdige Selbstbindung der Politik auf die langfristige Garantie von Sozialleistungsansprüchen erfolgen konnte. Insgesamt bietet diese stilisierte Gegenüberstellung von Beveridge- und Bismarck-Modell somit ein Ensemble institutioneller Elemente, die zueinander und mit dem breiteren Kontext von Staatsverwaltung und demokratischem System in einem Komplementaritätsverhältnis stehen und ein institutionelles Gleichgewicht bilden (Shepsle 1992).

Für die Unterschiede in der Art und Weise der Wohlfahrtsstaatsentwicklung, die durch unterschiedliche Grade der Demokratisierung hervorgerufen werden und nun auch wichtige Langfristkonsequenzen für die Wohlfahrtsstaatlichkeit einer Nation mit sich gebracht haben, ist der Vergleich zwischen England und Deutschland besonders instruktiv (Deken/Rueschemeyer 1992; Mommsen/Mock 1982; Ritter 1983). Dies vor allem deswegen, weil er quer steht zur gängigen Thesenbildung, die entweder unterschiedliche Grade der Industrialisierung oder den politischen Druck der Arbeiterbewegung als Erklärungsfaktor für die Sozialstaatsentwicklung heranzieht (Rimlinger 1971 bzw. Korpi 1983). Während Großbritannien ein sehr viel früher demokratisiertes politisches Gemeinwesen ist als Deutschland (siehe Tabelle 2), setzt der Wohlfahrtsstaat doch erst deutlich später, nämlich ab 1908, ein. Diese Verzögerung fällt um so stärker ins Gewicht, als auch die Industrialisierung Englands sich bedeutend vor der Deutschlands ausgebildet hat und – im Zusammenhang hiermit – Großbritannien auch bei der Entwicklung der Gewerkschaftsbewegung und der rechtlichen Absicherung der Koalitionsfreiheit eine Pionierrolle zufällt (Ritter 1989: 56; siehe Tabelle 1).

Doch trotz eines weiter fortgeschrittenen Stadiums der Industrialisierung setzt die englische Sozialstaatsentwicklung später ein. Sie ist dabei von Beginn an umfassender als die Entwicklung der deutschen Sozialversicherung (siehe Abb. 1): ein weiterer Personenkreis wird von ihr erfaßt, Leistungsberechtigung entsteht unmittelbar – ohne lange Anwartschaften, und in vielen Bereichen sind die Leistungen auch generöser als in der Bismarckschen Sozialversicherung. Hierfür

[7] Der Anteil an Arbeitern an der Wahlbevölkerung in Deutschland betrug 29,5 % im Jahr 1882 und 34,8 % im Jahr 1895 (Przeworski/Sprague 1986: 39). Dabei überschätzen diese Angaben den parlamentarischen Einfluß der Arbeiterschaft wegen der verfassungsrechtlich eingeschränkten Rolle des Reichstags.

Tabelle 1. Gewerkschaftsdichte in Deutschland und England (in %; nur sozialistische Gewerkschaften)

Jahr	Deutschland (ADGB)	England (TUC)
1890	-	11,3
1895	1,8	6,5
1900	4,0	7,8
1905	8,3	9,2
1910	12,1	9,4
1915	5,2	14,8
1920	38,8	35,2
1925	19,5	23,8
1930	22,1	19,6

Quelle: Ebbinghaus (1993: 282)

Tabelle 2. Entwicklungsstufen der Demokratisierung in England und Deutschland

	Deutschland	Großbritannien
Männerwahlrecht über 50 %	1871	1885
Allgemeines Männerwahlrecht	1871	1918
Allgemeines Wahlrecht	1919	1928
Parlamentarisierung	*1919*	*1830*

Quellen: Männerwahlrecht über 50%: Alber (1982: 231), allgemeines Wahlrecht und allgemeines Männerwahlrecht: Przeworski/Sprague (1986: 36), Parlamentarisierung: Ebbinghaus (1995: 61).

lassen sich systematische Gründe nennen, die auf die unterschiedlichen Formen politischer Selbstbindungsfähigkeit verweisen. Aufgrund dieser unterschiedlichen Fähigkeiten zur glaubwürdigen Selbstbindung unterscheidet sich eine Sozialpolitik, die bereits früh Gegenstand der Parteipolitik wird wie in England, systematisch von einer Sozialpolitik, die aus einem Modernisierungsimpetus von oben, im wesentlichen getragen von einer bürokratischen Elite, hervorgeht wie in Deutschland.[8]

Abb. 1 verdeutlicht, daß die deutsche Sozialversicherung auch in der langfristigen Entwicklung eine im wesentlichen auf die erwerbstätige Bevölkerung beschränkte Institution bleibt, während der britische Sozialstaat bereits frühzeitig dem Typus der Volksversicherung entspricht (seit den 1950er Jahren beträgt der Deckungsgrad von Renten- und Krankenversicherung mehr als 140 Prozent der erwerbstätigen Bevölkerung).

Meine These hebt im wesentlichen darauf ab, daß in einem nur gering parlamentarisierten oder demokratisierten Staat Sozialrechte gruppenspezifischer

[8] Ähnlichkeit hat diese Unterscheidung mit der Unterscheidung von Maurice Duverger, der zwischen intern und extern mobilisierten Partien unterscheidet. Ich würde folglich zwischen „interner“ und „externer“ Sozialpolitik unterscheiden.

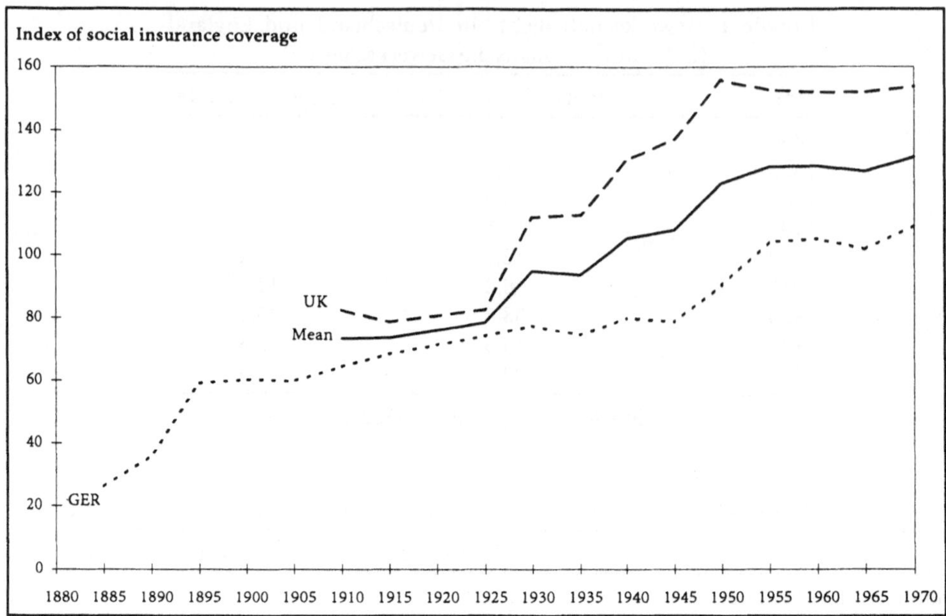

Abb. 1. Entwicklung des Deckungsgrads der Sozialversicherung (Kranken- und Rentenversicherung) in England und Deutschland, 1880–1970. Quelle: Nach Flora/Alber (54–55, 74–77). Flora/Alber folgend (1981: 54), wurde die Rentenversicherung mit 1,5 gewichtet. Die Deckung wird als Prozent der „economically active population" angegeben.

vergeben werden können. Hier besteht einerseits eine höhere Versuchung des Klientelismus (Beispiel: Italien). Andererseits, im Fall der Ausbildung einer unabhängigen Staatsverwaltung *vor* Erweiterung des Wahlrechts auf die überwiegende Mehrheit der Bevölkerung (vgl. Sheffter 1977 [1994]), kann die modernisierende Beamten-Elite Sozialleistungsansprüche auch nach „übergeordneten", funktionalen Gesichtspunkten zuordnen, etwa dem Ziel des wirtschaftlichen Aufschließens (catching-up) zu weiter entwickelten Nationen folgen. Hier rückt dann insbesondere die soziale Frage in den Mittelpunkt des Interesses der Modernisierungseliten. Sozialstaatliche Interventionen sind hier weniger auf soziale Mißstände im allgemeinen gerichtet, sondern auf die Regulierung gesellschaftlicher Konflikte, die aus der Industrialisierung erwachsen.

Die zentrale These lautet nun, daß in Deutschland wegen des engen sachlichen Gründungszusammenhangs zwischen der Krankenversicherung und der Unfallversicherung das korporative, berufsständische Modell, das Resultat des frühen Einführungszeitpunkts der Sozialgesetzgebung im Zuge einer „defensiven Modernisierung" (Wehler) war, auch für die Krankenversicherung prägend geworden ist und bis heute den politischen Möglichkeitsraum entscheidend strukturiert. Anders als in England, Italien oder den skandinavischen Ländern, in denen ein staatliches Gesundheitswesen die Versorgung der Bevölkerung mit medizinischen Dienstleistungen im wesentlichen trägt, ist diese Aufgabe in Deutschland an ein Geflecht aus Körperschaften öffentlichen Rechts delegiert, das zwar unter teilweise sehr detaillierter staatlicher Aufsicht steht, aber doch in vielen Bereichen relativ autonom diesen „Sicherstellungsauftrag" übernimmt.

Ich werde im folgenden Abschnitt die Entwicklung der deutschen gesetzlichen Krankenversicherung als Aufstieg eines Modells der Anbieter- und Nachfragerverbände schildern. Abschließend geht es um die aktuellen Reformen als Beispiel für die sektoralen Steuerungsmöglichkeiten, die aus der institutionellen Gestalt des bundesdeutschen Gesundheitswesens resultieren.

3. Der historische Entwicklungsweg der GKV

Der doppelte Inklusionsprozeß der GKV kann hier nur stichwortartig skizziert werden, doch sind die grundlegenden Fakten hinlänglich bekannt. Bereits 1885 fand die Ausweitung der Versicherungspflicht auf die Transportarbeiter statt, 1900 auf die Hausgewerbetreibenden. Die Reichsversicherungsordnung (RVO) von 1911 integrierte Dienstboten, unständig Beschäftigte und Wandergewerbe sowie die in der Land- und Forstwirtschaft Beschäftigten, die zuvor nur teilweise durch Ortsstatut und Landesrecht in die Versicherung einbezogen waren (Tennstedt 1976: 395). 1938 folgten Hebammen und in der Kranken-, Wochen-, Säuglings- oder Kinderpflege selbständig tätige Personen. Artisten und Musiker waren zum Teil schon in den 1920er Jahren krankenversicherungspflichtig erklärt worden (vgl. § 166 RVO). Besonders wichtig ist die 1941 erfolgte Einbeziehung der Rentner ebenso wie die Mitversicherung der Familienangehörigen, die 1930 zur Regelleistung wurde. Mit mit dem letzten Expansionsschub schließlich wurde die Einführung der Versicherungspflicht für Landwirte (1972),[9] Behinderte (1975), Studenten (1975), und Künstler (1981) vollzogen. Der Mitgliederkreis ist damit von 10 % zu Beginn bis auf über 90 % der Bevölkerung heute angewachsen, wenn man die mitversicherten Familienmitglieder einbezieht (vgl. Alber 1992: 28; vgl. Abb. 2). Er hat sich zudem schrittweise von der Beschränkung auf die abhängig erwerbstätige Bevölkerung gelöst. Betrachtet man den stetigen Ausweitungsprozeß des Mitgliederkreises der GKV, so ist jedoch hervorzuheben, daß erstens der 2. Weltkrieg eine besondere Ausweitung der Versichertenkreises mit sich brachte und daß zweitens insbesondere die zu dieser Zeit erfolgte Integration der Rentner auch langfristig eine bedeutende Ausweitung des Krankenversicherungsschutzes mit sich gebracht hat.[10] Es sei nur nebenbei bemerkt, daß aus dieser Integration der Rentner in die gesetzliche Krankenversicherung auch ein von niemandem vorausgesehener Vereinheitlichungsdruck ausging, wurden doch die Ausgaben für Rentner zwischen den Kassen vollständig ausgeglichen. Bis zur Einführung des Risikostrukturausgleichs 1993 führte dies zu einer faktischen Vereinheitlichung der Risikogemeinschaften, also de facto zu einer Einheitskasse für mehr als 40 % des Leistungsgeschehens – mit stark steigender Tendenz.

[9] Diese integrierte mit einem Schlag 1,2 Millionen Mitglieder plus nochmals etwa 1,2 Mio. mitversicherte Familienangehörige.

[10] Der Anteil der Rentner an allen Mitgliedern ohne familienversicherte Angehörige stieg von 23,2 % (1950) auf 28,8 % (1975) bis 40 % (1992).

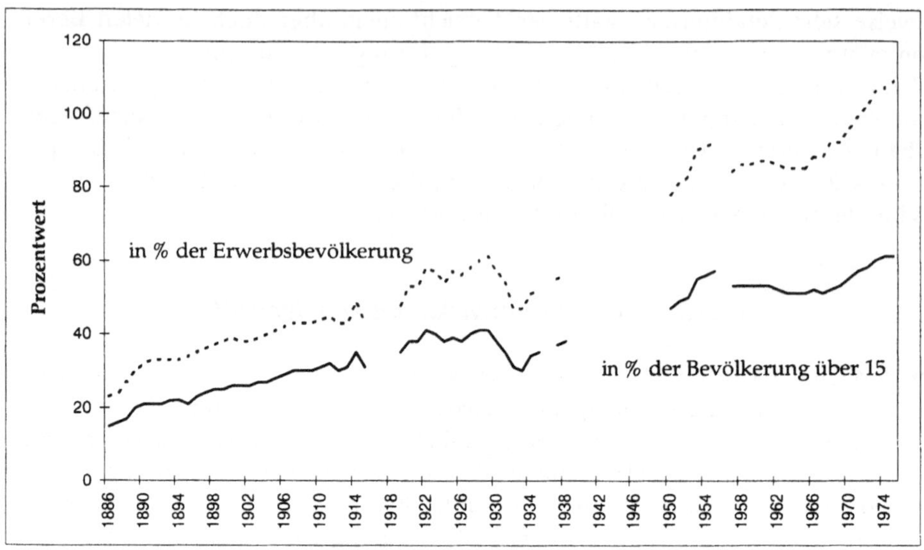

Abb. 2. Entwicklung des Deckungsgrades der Krankenversicherung, 1885–1975. Quelle: Flora (1983: 501–502)

Der GKV-Leistungskatalog erweiterte sich ebenfalls beständig. Dies geschah zum einen wegen der Großzügigkeit des sozialpolitischen Gesetzgebers. Zum anderen ergab sich die Anpassung der Kassenleistungen an den medizinischen Fortschritt auch unabhängig von gesetzgeberischen Vorgaben durch die Vorschrift, daß die Krankenpflege „ausreichend und zweckmäßig" zu sein habe (alter RVO § 182 Abs. 2 in der Fassung der Notverordnung vom 26.7.1930; vgl. auch § 368 d; heute § 12 Abs. 1 SGB V) bzw. daß Qualität und Wirksamkeit der zu Lasten der Krankenkassen erbrachten Leistungen „dem allgemein anerkannten Stand der medizinischen Erkenntnisse zu entsprechen" hätten (vgl. § 2 Abs. 1 und § 70 Abs. 1 SGB V). Die Festschreibung dessen, was ausreichend und zweckmäßig ist, lag und liegt in der Verantwortung der gemeinsamen Selbstverwaltung von Kassen und Ärzteschaft, hier insbesondere dem Bundesausschuß der Ärzte und Krankenkassen, und weniger in der Hand des Gesetzgebers. Als die wichtigsten *gesetzgeberischen* Ausweitungsmaßnahmen sind die Mutterschafts- und Wochenhilfe, die 1919 für alle weiblichen Versicherten eingeführt wurden, sowie das Sterbegeld zu nennen. Außerdem wurde 1930, wie bereits erwähnt, die Familienmitversicherung als Regelleistung vorgeschrieben – eine Maßnahme des Gesetzgebers, die offensichtlich ebenso wie die 1928 eingeführte Rente wegen Arbeitslosigkeit für Angestellte beabsichtigte, die kommunalen Haushalte in der Wirtschaftskrise von Fürsorgeverpflichtungen zu entlasten. Ab Beginn der frühen 1970er Jahre wurden präventive Leistungen Teil des erstattungsfähigen Katalogs der GKV (Früherkennung), ergänzt um den Anspruch auf Bezahlung von Haushaltshilfen (1974) und 1989 um das Recht auf häusliche Pflegeleistungen (Alber 1992: 28).

Während die grundlegenden organisatorischen Prinzipien, die institutionelle Gestalt und auch die überwiegende Zahl der rechtlichen Regeln stabil (dabei aber natürlich nicht vollständig unverändert; s.u.) blieben, vollzog sich unterderhand ein tiefgreifender Funktionswandel der gesetzlichen Krankenversicherung. An die Stelle der früheren Hauptfunktion der Krankenkassen, der Gewährleistung von Krankengeld zur Kompensation des Einkommensverlusts im Krankheitsfall, trat nun zunehmend die Finanzierung medizinischer Dienstleistungen. Das Verhältnis zwischen Geld- und Sachleistungen kehrte sich im Lauf der Zeit völlig um. Zugleich verdrängte damit auch das Bedarfsprinzip zunehmend das Versicherungsprinzip, da man ja medizinische Dienstleistungen schwerlich an die vorherige „Beitragsbiographie" koppeln konnte. Galt ursprünglich ein Verhältnis zwischen Geld- und Sachleistungen von 1,7 : 1, so war 1925 die Parität erreicht, 1955 lag die Relation dann schon bei 4 : 1 zugunsten der Sachleistungen (Alber 1992: 29). Das Lohnfortzahlungsgesetz vom 27. 7. 1969 (BGBl. I, 946) führte zu einer weiteren Dominanz der Finanzierung medizinischer Dienstleistungen gegenüber der Lohnersatzfunktion des Krankengelds. 1996 machte das Krankengeld mit gut 18 Mrd. DM gerade einmal knapp 7 % der gesamten GKV-Ausgaben von 270 Mrd. DM aus.

Noch in einer zweiten Hinsicht verbirgt sich hinter den faktisch unveränderten Organisationsprinzipien ein radikaler Wandel. Dieser betrifft die Zahl der Kassen und damit die durchschnittliche Zahl der Versicherten pro Kasse (siehe Abb. 3). Die RVO von 1911 brachte einen ersten besonderen Vereinheitlichungsschub durch die Auflösung der Gemeindekrankenkassen und die Festsetzung neuer Mindestmitgliedervorschriften. Innerhalb nur eines Jahres, von 1913 bis 1914, reduzierte sich die Zahl der Kassen sprunghaft von über 20000 auf unter 10000. In den späten 1930ern und frühen 1940ern fand ein weiterer Schrumpfungsprozeß statt. Das Gesundheits-Strukturgesetz von 1992, das den Wettbewerb zwischen den Kassen erheblich verschärfte (durch die Ausweitung des Kas-

Tabelle 3. Zahl der Krankenkassen und ihrer Mitglieder in Deutschland, 1890–1997

Jahr	Zahl der Kassen	Versicherte pro Kasse (im Durchschnitt)
1890	21.173	311
1910	23.188	564
1930	7.150	2.741
1950	1.996	10.242
1970	1.815	16.774
1990	1.147	–
1991	1.235	40.470
1992	1.123	37.187
1993	1.111	42.077
1994	1.051	49.859
1995	875	58.078
1996	571	66.013
1997	498	–

Quelle: Borscheid/Drees (1988), Statistische Jahrbücher, Daten des Gesundheitswesens (1997)

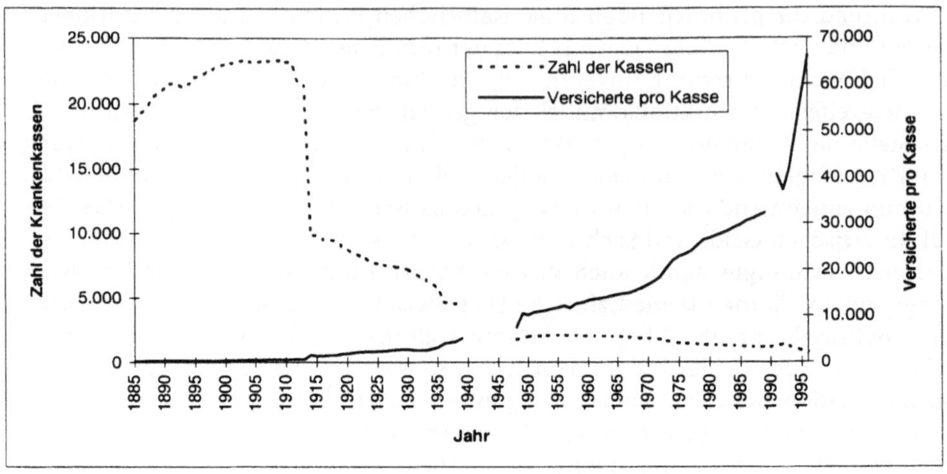

Abb. 3. Zahl der Krankenkassen, 1885–1994
Quelle: Borscheid/Drees, statistische Jahrbücher, Daten des Gesundheitswesens, 1997.

senwahlrechts und die Angleichung der Wettbewerbsbedingungen durch den Risikostrukturausgleich), verursachte schließlich den bislang letzten Konzentrationsprozeß und halbierte ein weiteres Mal die Zahl der Kassen von zuletzt 1123 (1992) auf nun nur noch 498 (1997; siehe Tabelle 3) - das ist etwa ein Vierzigstel der Zahl von 20000 Kassen, die um die Jahrhundertwende Träger der gesetzlichen Krankenversicherung waren.

Das Ausmaß des Konzentrationsprozesses wird offensichtlicher, wenn man berücksichtigt, daß 1997 etwa 6 % der Krankenkassen (N= 32; 18 Ortskrankenkassen und 14 Angestelltenersatzkassen) annähernd 80 % der GKV-Mitglieder auf sich vereinigten (39,5 Mio. von 50,8 Mio. Mitgliedern). Dies sind mithin Kassen mit einer durchschnittlichen Mitgliederzahl von über einer Million. Wenn man weiterhin berücksichtigt, daß die Ortskrankenkassen territorial untergliedert sind, sich also nicht untereinander Konkurrenz machen und daher ihre weitgehend homogenen Interessen in vielen Bereichen auch effektiv durch den Bundesverband der Ortskrankenkassen vertreten werden können und werden, so ist deutlich, warum die noch bis in die Achtziger laut beklagte Fragmentierung der Kassenseite heute nicht mehr auf einem prominenten Rang auf den öffentlich gehandelten GKV-Mängellisten rangiert, während die Interessengegensätze zwischen den verschiedenen Arztgruppen immer deutlicher in Erscheinung treten. Sie können immer unzulänglicher von dem körperschaftlichen Band der kassenärztlichen Vereinigungen diszipliniert und gebändigt werden.

Die schrittweise Umorientierung von der Hauptaufgabe der Krankengeldzahlung hin zur Versorgung mit medizinischen Dienstleistungen und vom Fokus auf die Arbeiter hin zur stetigen Ausweitung des Versichertenkreises auf andere Gesellschaftsgruppen (insbesondere der Rentner) ist Ausdruck des schleichenden Funktionswandels der GKV. Dieser Funktionswandel wurde insbesondere veranlaßt durch das Aufkommen „komplementärer" Interessengruppen auf der Anbieterseite, die auf die neue Sozialversicherung ihrerseits mit Organisation und Interessenbündelung reagierten und deren Interessen mit jenem nun tatsächlich säkularen Trend harmonierten, daß *die Gewährleistung der medizinischen Versorgung der Bevölkerung* – und nicht unbedingt die Garantie der Lohnfortzahlung im Krankheitsfall für Arbeiter – heute in nahezu allen entwickelten Industrieländern eine Staatsaufgabe oder zumindest eine staatliche gewährleistete Aufgabe geworden ist. Damit wurde eine institutionelle Eigendynamik freigesetzt, die der gesetzlichen Krankenversicherung von einer sehr eingeschränkten Ergänzungsfunktion der Unfallversicherung zu einer sehr eigenständigen und wichtigen Rolle verhalf und schließlich zu einer Volksversicherung hat werden lassen. Zum Funktionswandel der GKV trug insbesondere der organisatorische Aufrüstungsprozeß bei, den der Aufstieg der Krankenkassen auf der Ärzteseite auslöste. Dieser begann mit der Gründung des Leipziger Verbands als freiem Kampfverband der deutschen Ärzteschaft im Jahr 1900 und endete vorläufig mit der Verkörperschaftlichung der Ärzteverbände 1931 – für die Bundesrepublik bestätigt durch das Gesetz über Kassenarztrecht von 1955. In den langwierigen und konfliktintensiven Auseinandersetzungen zwischen Kassen und Ärzten vermittelte wiederholt der Staat, etwa durch das Berliner Abkommen von 1913, dann durch die Notverordnung von 1923 und schließlich durch die 4. Brüningsche Notverordnung von 1931, deren Ergebnis im wesentlichen durch das Gesetz über Kassenarztrecht von 1955 auch für die Bundesrepublik verbindlich fest- und fortgeschrieben wurde. Resultat dieser wiederholten staatlichen Interventionen war die Installierung eines umfassenden Systems von Schiedsgremien und paritätisch besetzten Entscheidungsgremien der gemeinsamen Selbstverwaltung in Form von Vertrags-, Zulassungs- und später auch Wirtschaftlichkeitsausschüssen, wobei dem Reichsausschuß, dem späteren Bundesausschuß der Ärzte und Krankenkassen, in diesem Geflecht eine zentrale Rolle der Richtlinienfestsetzung zukam (Döhler/Manow-Borgwardt 1992). Die staatliche Beaufsichtigung und aktive Förderung des zwischenverbandlichen Verhandlungssystems von Kassen und Ärzteschaft hat dazu geführt, daß sich einige wenige Spitzenverbände in ein dichtes Netz von rechtlichen Regelungen, Verfahrensvorschriften und Verhandlungsgremien eingebunden sehen, an das staatlicherseits Kompetenzen delegiert werden können, das aber auch immer wieder Gegenstand z.T. recht detaillierter staatlicher Regulierung wird. Damit ist ein im wesentlichen zunächst berufsständisches System mit staatlicher Hilfe ausgebaut worden zu einem System, das zentral durch Kollektivverträge zwischen verpflichtungsfähigen Verbänden auf der Anbieter- und Nachfrageseite gesteuert wird (vgl. Döhler/Manow-Borgwardt 1992a).

Der Autonomiegrad der Verbände und der zwischenverbandlichen Vertragsbeziehungen variiert je nach Problemlage und Problemintensität. Über die Zeit läßt sich somit ein zyklisches Auf und Ab erkennen, bei dem einerseits der Staat mit unterschiedlicher Intensität in den Gesundheitssektor interveniert hat, bei der sich aber andererseits auch die relativen Machtgewichte zwischen organisierter Ärzteschaft und den Kassen verschoben haben (s.u.) – und diese Verschiebungen waren natürlich selbst auch Ziel staatlichen Steuerungshandelns in der Gesundheitspolitik. Während zu Beginn der gesetzlichen Krankenversicherung der einzelne Arzt den Kassen oft machtlos gegenüberstand und in den ersten zwei Jahrzehnten des Jahrhunderts ein beständiger Interessenkampf, der „Kassenkampf", zwischen beiden Parteien tobte, wurden in den 1920er Jahren erste Grundlagen für eine Regulierung des Gesundheitssektors durch eine System von Kollektivverträgen und paritätischen Gremien gelegt. Unter den Nationalsozialisten schlägt hingegen das Pendel zum anderen Extrem aus, nach dem die *Verordnung über die Kassenärztliche Vereinigung Deutschlands* (KVD) vom 2. August 1933 (RGBl. I, 567) alle Beziehungen zwischen Kassen und Ärzten der alleinigen Verantwortung der KVD übertragen hatte.[11] Das Gesetz über Kassenarztrecht setzt 1955 hingegen wieder das mit der Brüningschen Notverordnung vorgeblich erreichte zwischenverbandliche „Gleichgewicht" zwischen Kassen und den Kassenärztlichen Vereinigungen in sein Recht, ohne daß man sich in den fünfziger Jahren bewußt war, daß einige der zentralen Voraussetzungen des Kompromisses von 1931 nach dem Krieg nicht mehr galten (vor allem war die Zahlung nach Kopfpauschale nicht mehr die einzig zulässige Vergütungsform; außerdem wurde die eigene Leistungserbringung durch die Kassen nach 1945/1955 faktisch unterbunden). Deswegen ist die Gesundheitspolitik von den fünfziger bis zu den frühen siebziger Jahren trotz der leitenden Vorstellung von einem zwischenverbandlichen Gleichgewicht zwischen Ärzteverbänden und Kassen faktisch eine Politik der Begünstigung der niedergelassenen Ärzte gewesen. Nach dem ersten, spektakulär gescheiterten Versuch zur „Neuordnung der Machtverhältnisse" im Gesundheitssektor (Müller 1980: 527) durch die Blank-Reform 1958 bis 1961 traute sich die Politik bis zu den siebziger Jahren nicht mehr an die Korrektur des sich bereits früh offenbarenden Ungleichgewichts zwischen Kassenärztlichen Vereinigungen und der fragmentierten Kassenseite heran (vgl. Döhler/ Manow 1997). Während der Wirtschaftsaufschwung dafür sorgte, daß die sehr dynamische Kostenentwicklung in der GKV in den 50er und 60er Jahren zu keinem gravierenden Problem wurde, deckte sich die Privilegierung des Arztes in freier Niederlassung mit einer auf die Belange der freien Berufe ausgerichteten Partei- und Wahlprogrammatik der Adenauer-CDU und mit dem teils latenten, teils offenen Abgrenzungsbedürfnis gegenüber dem DDR-Versorgungsmodell, das ja bewußt auf die medizinische Versorgung ausschließlich durch angestellte Ärzte in staatlichen Polikliniken gesetzt hatte (vgl. Manow 1997).

---

[11] Im Dritten Reich erfolgten dann auch eine Reihe weiterer Maßnahmen mit langfristiger Wirkung, die insgesamt die Stellung der Ärzteschaft bedeutend stabilisierten: so z.B. das Kurpfuscherverbot, die Zerschlagung der Polikliniken, Vertreibung der jüdischen Ärzte und damit Verringerung des innerärztlichen Konkurrenzkampfes oder die „Entpolitisierung" der Kassenselbstverwaltung durch Vertreibung von Gewerkschaftlern und Sozialdemokraten aus den Kassen und deren Ersetzung durch alte Kämpfer.

4. Ausblick

Diese hier nur äußerst kursorisch nachgezeichneten Entwicklungslinien können helfen, die aktuelleren gesundheitspolitischen Entwicklungen in eine etwas längere Perspektive zu setzen. Betrachtet man das aktuellere gesundheitspolitische Geschehen, so kann man aus der Unzahl der Kürzungsgesetze und Reformen trotz aller Kurzatmigkeit der Politik, trotz der deutlichen Kostenexternalisierung zu Lasten von Patienten und Versicherten und trotz des erneuten Bedeutungszuwachs klientelistischer Kalküle in der Gesundheitspolitik m.E. doch eine durchgehende gesundheitspolitische Linie identifizieren. Sie kann damit - so meine ich - auch Aufschluß über die zukünftige Richtung der Gesundheitspolitik als dem „umgekehrten Weg" geben. Das wichtigste institutionelle Datum hierfür ist die - bereits mehrfach betonte - körperschaftliche Verfaßtheit der Angebots- und Nachfrageseite, von Ärzten und Krankenkassen, zunehmend aber auch von Landeskrankenhausgesellschaften, und hierauf aufbauend: das System zwischenverbandlicher Verhandlungs- und Schiedsgremien. Dieses Modell ist am weitesten ausgebildet im ambulanten Sektor, wird aber zunehmend auch für andere Akteure und andere Sektoren des Gesundheitswesens prägend, beispielsweise für den Krankenhaussektor (vgl. Döhler/Manow-Borgwardt 1992a; Döhler/Manow 1997). Was unter der diffusen Legitimationsformel von der „Vorfahrt der Selbstverwaltung" insbesondere im 2. GKV-Neuordnungsgesetz (2. NOG, BGBl. I, 1520) vom Juni 1997, aber bereits auch schon im Gesundheits-Reformgesetz (GRG, 1988) und dem Gesundheitsstrukturgesetz (GSG, 1992) Gesetzeskraft erlangte, sind - abgesehen von den vordergründig wichtigen Ausgrenzungs-, Kürzungs- und Zuzahlungsmaßnahmen - oftmals strukturelle Änderungen, die geeignet sind, die Möglichkeiten zur Steuerung des Gesundheitssektors über Kollektivverträge zwischen den Partnern der gemeinsamen Selbstverwaltung zu erweitern und dabei zugleich deutlicher an staatliche Zielvorstellungen zu koppeln. In diesem Zusammenhang fällt bspw. im stationären Sektor die Verlagerung von Festsetzungkompetenzen für die Fallpauschalen und Sonderentgelte oder auch für die Pflege-Personalregelung vom Staat auf die Kassenspitzenverbände und die Deutsche Krankenhausgesellschaft (DKG) auf. An dieser Stelle muß natürlich auch die Grundlohnsummenschätzung zwischen den Spitzenverbänden der Krankenkassen und der DKG erwähnt werden, die die normale Kostenentwicklung für alle Krankenhäuser begrenzt und zugleich auch die Obergrenze für die Erhöhung der Preise der Fallpauschalen und Sonderentgelte verbindlich auch für die Verhandlungen auf Länderebene markiert - und somit eine Art Gesamtvergütung des stationären Sektors definiert. Mit diesen Regelungen ist der Gesetzgeber nicht mehr so weit entfernt von der ursprünglich beabsichtigten, schließlich aber als verfassungsrechtlich prekär angesehenen „Verkörperschaftlichung" der Krankenhausverbände bzw. der DKG (mit Zwangsmitgliedschaft und Verpflichtungsfähigkeit). Diese Tendenz wird noch gefördert durch die gemeinsame Schiedsstelle nach § 18a Abs. 6 der Bundespflegesatzverordnung, in die nicht nur die DKG, sondern auch der Verband der privaten Krankenversicherer Sitz und Stimme hat, und die im Fall der Nicht-Einigung zwischen den Verbänden bspw.

über die Weiterentwicklung von Fallpauschalen und Sonderentgelten oder über die Grundlohnsummenschätzung verbindlich zu entscheiden hat.[12]

Während diese Kompetenzzuweisungen an die Verbandsebene die Verbände aufwertet, stabilisieren kann und damit auch den jeweils internen Verpflichtungsgrad getroffener Vereinbarungen erhöht, sucht der Gesetzgeber durch die Setzung eines Anreizrahmens zu sichern, daß Verhandlungsergebnisse dem primären staatlichen Ziel der Beitragssatzstabilität, möglichst der Beitragssenkung, entsprechen. In diesem Zusammenhang hat das GSG mit der freien Kassenwahl, dem Risikostrukturausgleich, durch das 2. NOG nun ergänzt um die Koppelung von Beitragssatzerhöhungen und Zuzahlungshöhe, sicherlich die wichtigsten Neuerungen gebracht. Haben diese Regelungen auf der einen Seite den Sparzwang für die Kassen beträchtlich erhöht, so hat der Gesetzgeber doch auf der anderen Seite auch deutlich gemacht, in welchen Bereichen die verbandliche Steuerung des Kostengeschehens greifen kann. Die erneute Aufwertung des Bundesausschusses der Ärzte und Krankenkassen ist in diesem Zusammenhang bezeichnend. Dem Bundesausschuß waren schon durch die vorhergehenden Reformmaßnahmen beständig erweiterte bzw. neue Regulierungskompetenzen zugewiesen und seine Richtlinien waren mit immer weiterer Verpflichtungskraft ausgestattet worden (vgl. Döhler/Manow-Borgwardt 1992). Auch die neuesten Reformen stehen in dieser Linie. Der Bundesausschuß hat nun nach dem 2. NOG sowohl neue Untersuchungs- und Behandlungsmethoden als auch bereits in den Katalog erstattungsfähiger Leistungen aufgenommene Methoden zum erstenmal auch in Hinblick auf ihre „medizinische Notwendigkeit und Wirtschaftlichkeit" zu überprüfen und dies erstmals „auch im Vergleich zu bereits zu Lasten der Krankenkassen erbrachten Methoden" (§ 135 Abs. 1 SGB V; vgl. Schirmer 1997: 447). Dies schließt auch die Überprüfung ein, ob bestehende Untersuchungs- und Behandlungsmethoden nicht durch neuere bessere oder billigere Verfahren obsolet geworden sind. Dies ist nur ein Beispiel von mehreren für die erweiterten Handlungsspielräume der gemeinsamen Selbstverwaltung (ein weiteres Beispiel wären die Arzneimittel-Richtgrößen). Bei allen rhetorischen Beschwörungen der wachsenden Bedeutung von Marktmechanismen, der Risikoselektion und der Erosion des Solidarprinzips im deutschen Gesundheitswesen, legen diese Beispiele einer weiteren Aufwertung der Verbandsebene die Schlußfolgerung nahe, daß das bisherige korporative Ordnungsmodell auch durch die neueren Reformen nicht wirklich geschwächt ist, sondern – nimmt man alles zusammen – eher in seiner Bedeutung sogar noch gewonnen hat.

Somit wird man trotz der zunehmenden Bedeutung marktlicher Steuerungselemente als weiterhin prominente Form der Reformierung des bundesdeutschen

[12] Nach der gesetzlichen Einführung des sogenannten Standardtarifs für die private Krankenversicherung, der den Arbeitgeberzuschuß für Privatversicherte u.a. davon abhängig macht, daß das jeweilige Versicherungsunternehmen „sich verpflichtet, für versicherte Personen, die das 65. Lebensjahr vollendet haben, [...] einen brancheneinheitlichen Standardtarif anzubieten" (§ 257 Abs. 2a, Nr. 2 SGB V), dessen Leistungsumfang und Prämienhöhe dem der GKV entspricht, ist dies ein weiteres Beispiel für das zunehmende Hineinwachsen der PKV in den ‚öffentlich-rechtlichen Regelkreis" der GKV.

Gesundheitswesens die Re-Equilibrierung des Verhältnisses zwischen den Verbänden der Ärzte und Krankenkassen bzw. der Etablierung dieses korporativen Ordnungsmodells in anderen Sektoren des Gesundheitswesens, hier insbesondere im Krankenhaussektor, nennen müssen. Sicherlich ist auch die zunehmende Einspeisung von mehr marktlichen Elementen ein deutliches Merkmal der letzten Gesundheitsreformen gewesen. Hierzu gehört beispielsweise die Ausweitung der Kassenwahlrechte, die Versuche, den Kassen eine größeren Diskretionsspielraum hinsichtlich von Regel- und Satzungsleistungen zu geben, die Einführung von Wahlrechten zwischen Kostenerstattung und Sachleistung, Beitragsrückgewähr und die Auflockerung der Vertragsbeziehungen zu den Ärzten durch Modellvorhaben und Strukturverträge usw. Wie sich das Mischungsverhältnis von marktlichen Anreizstrukturen und verbandlicher Selbstregulierung durch die gemeinsame Selbstverwaltung zukünftig entwickeln wird, ist bislang noch nicht vollständig deutlich abzusehen. In jedem Fall aber ist es bedeutend, daß bislang alle neuen Steuerungsinstrumente weiterhin in einen korporativen Rahmen eingebettet sind.[13] Wenn die deutsche Gesundheitspolitik den Wettbewerb zu befördern sucht, so versucht sie ihn zumindest bislang zwischen den korporativen Akteuren zu befördern, nicht aber ihn auf der Mikro-Ebene im Arzt-Patient Verhältnis anzusiedeln. Der wesentliche Grundzug der politischen Regulierung des deutschen Gesundheitswesen bleibt somit die Steuerung durch öffentlich-rechtliche Verbände. Der Unterschied zu anderen Reformansätzen wird vielleicht besonders im Vergleich mit den britischen Gesundheitsreformen deutlich (s. Giaimo/ Manow 1997, 1998). Während in England versucht wird, durch die Einführung von Marktelementen etwa direkt das Angebotsverhalten des einzelnen Arztes zu verändern, d.h., *general practioners* zu *fund holders* zu machen, konzentrieren sich die deutschen Reformversuche primär darauf, marktähnliche Elemente *zwischen* den korporativen Akteuren, zwischen den Organisationen, einzuführen.

Daß in Zukunft weitere Bereiche der Gesundheitssicherung der privaten Vorsorge überlassen werden oder durch Selbstbeteiligungen auch beim Verbleib im GKV-Leistungskatalog quasi privatisiert werden, ist hochgradig wahrscheinlich. Dies muß bei wachsendem gesellschaftlichem und privatem Reichtum auch nicht zwangsläufig als verwerflicher Sozialabbau gegeißelt werden. Bei aller Aufmerksamkeit, die diesem schleichenden oder rapiden Privatisierungsprozeß entgegengebracht wird, lenkt doch die obige historisch-genetische Analyse den Blick eher auf das immer noch bedeutsame und in seiner Bedeutung vielleicht noch zunehmende korporative Ordnungsmodell. In diesem Zusammenhang erweist es sich als vielleicht wichtigste Veränderung, daß die Kassen mittlerweile hochkonzen-

[13] Die Ausnahme bildet der Bereich der zahnärztlichen Versorgung. Doch hier scheint es, daß die manifest negativen Folgen der Verlagerung wichtiger Versorgungsentscheidungen von den Verbänden auf das Arzt/Patient- Verhältnis zu einer staatlichen Re-Regulierung führen muß, die schließlich auch dieses dezentrale Politikmodell insgesamt diskreditieren kann. Es erscheint zumindest nicht plausibel, daß die Zahnärzte hier den Vorreiter für die anderen Gesundheitssektoren spielen, schon allein deswegen nicht, weil bspw. die Ärzte – viel weniger radikal – nicht glauben, daß ihren Interessen außerhalb des GKV-Regelungsrahmens so viel besser gedient ist.

trierte, unter einem enormen Modernisierungsdruck stehende Akteure geworden sind, die eine zunehmend mächtigere Position einnehmen. Dies scheint sie immer besser in die Lage zu versetzen, innerhalb der GKV-Vertragsregimes tatsächliche Kosten- und Qualitätskontrollen auszuführen, das medizinische Leistungsgeschehen besser zu steuern und nicht zuletzt auch erfolgreich auf der „politischen Klaviatur" zu spielen. Wenn eine Gefahr für die Funktionsfähigkeit des überkommenen verbandlichen Gleichgewichtsmodells droht, dann ist es die, daß die Kassen erneut – wie bereits schon einmal in der Frühphase der GKV – als mächtige und nahezu unitarische Akteure einer zunehmend fragmentisierten, innerlich zerstrittenen Ärzteschaft gegenüber stehen.

Literatur

Alber J (1982) Vom Armenhaus zum Wohlfahrtsstaat. Analysen zur Entwicklung der Sozialversicherung in Westeuropa. Campus, Frankfurt a.M.

Alber J (1992) Das Gesundheitswesen der Bundesrepublik Deutschland. Entwicklung, Struktur, Funktionsweise. Campus, Frankfurt a.M.

Alber J, Bernardi-Schenkluhn B (1992) Westeuropäische Gesundheitssysteme im Vergleich. Bundesrepublik Deutschland, Schweiz, Frankreich, Italien, Großbritannien. Campus, Frankfurt a.M.

Alt JE, Shepsle KA (eds) (1990) Perspectives on Positive Political Economy. Cambridge University Press, Cambridge

Baldwin P (1990) The Politics of Social Solidarity. Class Bases of the European Welfare State 1875–1975. Cambridge Univ. Press. Cambridge/Mss.

Borscheid P, Drees A (Hrsg) (1988) Historische Statistik von Deutschland. Band IV: Versicherungsstatistik Deutschlands 1750–1985. Scripta Mercurae, St. Katharinen

Crouch C (1993) Industrial Relations and European State Traditions. Claredon Press, Oxford

Deken JJ de, Rueschemeyer D (1992) Social Policy, Democratization and State Structure: Reflections on Late Nineteenth-Century Britain and Germany. In: Torstendahl R (ed) State Theory and State History. Sage, London, p 93–117

Döhler M, Manow-Borgwardt P (1992) Gesundheitspolitische Steuerung zwischen Hierarchie und Verhandlung. Politische Vierteljahresschrift 33:571–596

Döhler M, Manow-Borgwardt P (1992a) Korporatisierung als gesundheitspolitische Strategie. In Staatswissenschaft und Staatspraxis 3:64-106

Döhler M, Manow P (1997) Strukturbildung von Politikfeldern. Das Beispiel bundesdeutscher Gesundheitspolitik seit den fünfziger Jahren. Leske + Budrich, Opladen

Ebbinghaus B (1993) Labour Unity in Union Diversity. Trade Unions and Social Cleavages in Western Europe, 1890–1989. PhD thesis European University Institute (EUI), Florence

Ebbinghaus B (1995) The Siamese Twins. Citizenship Rights, Cleavage Formation, and Party-Union Relations in Western Europe. International Review of Social History 40, Supplement 3:51–89

Flora P (1983) State, Economy, and Society in Western Europe 1815–1975. Volume I: The Growth of Mass Democracies and Welfare States. Campus, Frankfurt a.M.

Flora, P, Alber J (1981) Modernization, Democratization, and the Development of Welfare States in Western Europe. In: FloraP, Heidenheimer AJ (eds) The Development of Welfare States in Europe and America. Transaction Books, New Brunswick, p 37–80

Frevert U (1984) Krankheit als politisches Problem 1770–1880. Vandenhoeck & Ruprecht, Göttingen

Giaimo S, Manow P (1997) Institutions and Ideas into Politics - Health Care Reform in Britain and Germany. In: Altenstetter C, Björkman JW (eds) Health Policy Reform, National Variations and Globalization. MacMillan, London, p 175–202

Giaimo S, Manow P(1998) Welfare State Erosion or Adaption? - Health Policy Reforms in Britain, Germany and the US. Erscheint in Comparative Political Studies

Heidenheimer AJ (1980) Unions and Welfare State Development in Britain and Germany: An Interpretation of Metamorphoses in the Period (1910–1950). Science Center Berlin, Discussion Paper IIVG 80–209, Berlin

Korpi W (1983) The Democratic Class Struggle. Routledge, London

Manin B (1997) The Principles of Representative Government. Cambridge University Press, Cambridge/Mss.

Manow P (1997) Entwicklungslinien ost- und westdeutscher Gesundheitspolitik zwischen doppelter Staatsgründung, deutscher Einigung und europäischer Integration. Zeitschrift für Sozialreform 43:101–131

Manow P (1998) Individuelle Zeit, institutionelle Zeit, soziale Zeit - Das Vertrauen in die Sicherheit der Rente und die Debatte um Kapitaldeckung und Umlage in Deutschland. Zeitschrift für Soziologie H 3 (i E)

Müller A (1980) Versuch einer Kostendämpfungspolitik unter Theodor Blank. Die Ortskrankenkasse 62:521–535

Przeworski A, Sprague J (1986) Paper Stones. A History of Electoral Socialism. The University of Chicago Press, Chicago

Rimlinger GV (1971) Welfare Policy and Industrialization in Europe, America and Russia. Wiley, New York

Schirmer HD (1997) Das Kassenarztrecht im 2. GKV-Neuordnungsgesetz. Medizinrecht, S 431-456

Shefter M (1994 [1977]) Party and Patronage: Germany, England, and Italy. In: Hall JA (ed.) The State: Critical Concepts. Volume III. Routledge, London, New York, p 103–143 (ursprünglich erschienen in: Politics and Society 7:403–451)

Steinmetz G (1991) Workers and the Welfare State in Germany. International Labor and Working-Class History 40:18–46

Steinmetz G (1993) Regulating the Social. The Welfare State and Local Politics in Imperial Germany. Princeton University Press, Princeton/NJ

Tennstedt F (1976) Sozialgeschichte der Sozialversicherung. Handbuch der Sozialmedizin Bd III, Sozialmedizin in der Praxis. Enke, Stuttgart, S 383–492

Tennstedt F (1981) Vorgeschichte und Entstehung der kaiserlichen Botschaft vom 17. November 1881. Zeitschrift für Sozialreform 27:663–710

Tennstedt F (1983) Vom Proleten zum Industriearbeiter. Arbeiterbewegung und Sozialpolitik in Deutschland 1800 bis 1914. Bund Verlag, Düsseldorf

Tennstedt F, Winter H (1996) Abt. 2 Von der Kaiserlichen Botschaft bis zu den Februarerlassen Wilhelms II. (1881–1890). Bd 2, 1. Teil. Von der zweiten Unfallversicherungsvorlage bis zum Unfallversicherungsgesetz vom 6. Juli 1884. Quellensammlung zur Geschichte der deutschen Sozialpolitik 1867–1914. Fischer, Stuttgart

Diskussionsbeitrag

Prof. Dr. Zacher:

Meine Bemerkungen beziehen sich ausschließlich auf den letzten Teil. Diesen letzten Teil habe ich brillant gefunden. Aber ich teile Ihren Optimismus nicht, daß die Dinge auf einem so guten Weg sind. Sie konzentrieren sich bei diesem Urteil ganz auf das Funktionieren der vielstufigen Kollektivierung in den Körperschaften, in den anderen analogen Zusammenschlüssen, in den Rechtsnormen usw. Sie nennen das „Konsultation auf der Mesoebene", was ein guter Ausdruck ist. Aber ich bezweifle schon, daß dies wirklich ein System ist, das weiter genau so leistungsfähig ist wie etwa ein System, das beim Arzt-Patienten-Verhältnis ansetzt. Herr Haverkate hat uns auf den Aspekt des Systemwettbewerbs hingewiesen. Im Systemwettbewerb scheinen mir Systeme, in denen der Patient und der Arzt an dem einzelnen Leistungsvorgang etwa durch Beteiligungen korrespondierend interessiert wären, aber Patienten auch durch kontrollierte Preise geschützt werden, überlegen zu sein.

Ich möchte aber noch zwei ganz andere Gesichtspunkte bringen, die mit dem korporatistischen Ansatz des ganzen Systems zusammenhängen. Die Veränderung der Arbeitswelt läßt es ja ausgeschlossen erscheinen, daß der Ansatz am Arbeitnehmer, der in Deutschland ja nach wie vor ein tragender ist - ich denke nur an die Beitragsbasis -, noch eine Zukunft hat. Ich war emotional nie ein Freund von Beveridge. Aber ich glaube, in dieser Frage wird Beveridge mit seiner universalistischen Tendenz recht bekommen - freilich auf der Basis einer vollkommen veränderten Sozialstruktur.

Weil wir dieses korporatistische Modell haben, ist unser Krankenversicherungssystem nur für einen Teil der Bevölkerung zuständig. Und damit komme ich zurück zu Herrn Haverkate. Ich wäre nicht so sehr gegen ein „Recht auf Gesundheit" als Denkschiene für eine Staatsaufgabe. Herr Fülgraff hat das ganz richtig zum Ausdruck gebracht: Man braucht einen solchen Namen. Und ich würde sagen, Gesundheitsversorgung von dem Recht auf Gesundheit her gedacht, ist nicht eine Frage von Ungleichheiten - und also nicht für sich schon eine soziale Frage. Gesundheitsversorgung von dem Recht auf Gesundheit her gedacht, ist eine zivilisatorische Leistung. Der Staat sorgt dafür, daß ein Gesundheitsversorgungssystem überhaupt da ist. Aber dieses Gesundheitssystem kann Ungleichheiten hinsichtlich der Fähigkeit der einzelnen, seine Leistungen in Anspruch zu nehmen, hervorbringen oder belassen. Die Zutat des Sozialstaats ist es, diese Ungleichheiten zu neutralisieren. Das ist ein anderer Ansatz. Aber er kann tragende Bedeutung gewinnen. Das Jahr 1955 ist sicher ein gutes Datum, wenn man den Zeitpunkt ausfindig machen will, zu dem so die Sozialpolitik die Rolle der Gesundheitspolitik übernommen hat. Seitdem scheint die Krankenversicherung der zentrale Steuerungsträger für die gesundheitliche Versorgung zu sein. Über die Sozialisierung der Nachfrage soll die Krankenversicherung weitgehend die Steuerung des gesamten Versorgungssystems leisten. Und das war immer mit dem Dogma verbunden: 90 % der Bevölkerung sind krankenversichert; also kann die Krankenversicherung diese Steuerung leisten. Von diesem Dogma lebt die

Politik heute noch. Aber wenn Sie in die Gutachten des Sachverständigenrates für die Konzertierte Aktion im Gesundheitswesen hineinschauen, dann können Sie dort nachlesen, daß die gesetzliche Krankenversicherung nur noch 50% der Ausgaben für die medizinische Versorgung kontrolliert. Ein System, das nur noch 50% der Ausgaben kontrolliert, ist nicht mehr imstande, die gesamte Versorgung zu steuern. Hier haben wir eine ausgesprochene Disparität.

Das sind meine zentralen Gründe für Pessimismus. Pessimismus heißt aber nicht, die Hände in den Schoß zu legen. Pessimismus ist eine Herausforderung für die elementare Suche nach anderen Lösungen.

Dr. Manow, Köln:
Schön wär's, wenn ich darauf sofort eine überzeugende Antwort hätte. Ich glaube, ein bißchen habe ich mich mißverständlich ausgedrückt, Herr Oldiges, Sie haben natürlich vollkommen recht. Wenn man von Wettbewerb spricht, muß es jemand geben, der den exekutiert. Es muß eine Art Mikrofundierung geben, wenn man das so formulieren möchte. Das heißt also, die korporativen Akteure können nicht als solche, als rechtliche Entitäten, Wettbewerb haben, sondern es muß jemanden geben, es muß eine Anreizstruktur geben, die für Handelnde dazu führt, entweder verschiedene Kassen zu wählen oder darauf zu drängen, daß kassenärztliche Vereinigungen diese Verträge und nicht andere abschließen. Da ist glaube ich gar nicht so viel Dissens da, wie meine mißverständliche Formulierung, daß Wettbewerb hier auf die Mesoebene gerichtet wird, wahrscheinlich hervorgerufen hat. Der Punkt ist, daß das ganze im deutschen Fall eben doch, und da würde ich Ihnen vollkommen Recht geben gegenüber Herrn Haverkate, immer noch kollektivvertraglich eingerahmt ist, und daß das auch ganz gut so ist. Und daß ich nicht unbedingt sehe, daß das grundlegend verändert wird. Ich bin mir bewußt, daß ich da etwas gegen den Strom schwimme mit dieser Thesenbildung. Aber die These lautet, daß trotz all den im Mittelpunkt stehenden Privatisierungen, Externalisierungen und Öffnungen der bisherigen, doch etwas restriktiveren Regulierung, man auch in den NGOs und auch vorher doch zugleich immer noch das sehen kann, was ich in Zusammenarbeit mit Marian Döhler aus Potsdam „Korporatisierung als gesundheitspolitische Strategie“ genannt habe, nämlich die Ausweitung des kollektivvertraglichen Regulierungssystems. Der Krankenhaussektor ist dafür ein ganz gutes Beispiel, sogar der Arzneimittelsektor ist dafür ein ganz gutes Beispiel. Das würde mehr institutionelle und rechtliche Details erfordern, wenn ich das jetzt hier im einzelnen an den verschiedenen Sachen wie Festbeträge oder den neuen Gesamtvergütungsvereinbarungen zwischen Krankenhäusern und Kassen im Einzelfall exemplifizieren müßte. Die These lautet, daß man trotz diesen ganzen Öffnungsklauseln nicht vergessen sollte, daß im gleichen Zeitpunkt auch die Geltungskraft dieses kollektivvertraglichen Rahmens auf andere Sektoren aus dem ambulanten Sektor auf andere Sektoren transportiert worden ist und, wenn man sich auch die Kompetenzerweiterung des Bundesausschusses durch die NGOs anschaut, sogar im ambulanten Sektor noch steigerungsfähig gewesen ist. Herr Zacher, ich bin wahrscheinlich über das Ziel hinausgeschossen mit meinen letzten Bemerkungen. Ich wollte nur auf einen

Punkt verweisen. Das, was sie vollkommen zurecht als extrem problematische Entwicklung oder Struktureigenschaft des deutschen Systems angesprochen haben, diese starke Konzentration auf die Lohnarbeit als Finanzquelle, ist kein Problem der Krankenversicherung, sondern ist ein Problem der Sozialversicherung insgesamt. Ich würde vielleicht auch etwas provozierend gegenüber dem übergreifenden Thema dieses Symposiums sagen, vielleicht ist von den Sozialversicherungszweigen die Krankenversicherung nicht unbedingt der am krisengeschütteltste Zweig. Die Rentenversicherung würde einem da vielleicht eher einfallen. Teilweise muß die Krankenversicherung als ein sehr effektives und rationalisierungsfähiges System ja auch die Defizite der anderen Systeme auffangen, etwa wenn die Transferzahlung aus der Arbeitslosenversicherung in die Krankenversicherung immer gekürzt wird. Und das weist natürlich auf diese Problematik des Lohnbezuges hin, die vollkommen unbestreitbar ist. Und es weist natürlich auf einen Folgeeffekt hin, daß hohe Sozialversicherungsbeiträge und die korporatistische Struktur der industriellen Beziehungen, die natürlich in spezifischer Weise durch die korporatistische Struktur des deutschen Sozialstaates stabilisiert werden, zu sehr perversen Effekten insofern geführt haben, daß wir heute nicht in der Lage sind, Arbeitsplätze zu schaffen, daß wir ein unheimlich hohes Niveau struktureller Arbeitslosigkeit haben. Da schließt sich der Kreis. Es ist bloß die Frage, ob man unmittelbar dann über eine Krise der gesetzlichen Krankenversicherung reden muß oder ob man nicht erst mal über andere, entweder mehr generelle Strukturmerkmale oder über andere Sektoren stärker sprechen muß. Denn ich vermute, daß wenn man sich sehr stark auf die Krisenhaftigkeit der gesetzlichen Krankenversicherung konzentriert, man bei dem Reformeifer vielleicht vergißt, was man alles an latenten Erfüllungen in diesem System schon permanent hat.

Zwischenruf: Wir tun das Beste aus dem Neuen und dem Alten.

Moderator (Prof. Sonntag):
Wir sind etwas über die Zeit. Vielen Dank für Ihre Antwort auf die zwei gestellten Fragen. Ich darf jetzt den nächsten Redner aufrufen.

Gesundheitswesen zwischen Staat und Markt

Rechtliche Maßgaben und Grenzen einer Verantwortungsteilung für Gesundheitsversorgung zwischen Bürger, Markt und Staat

Rainer Pitschas

I. Gesundheitspolitik im „schlanken" Staat

1. Krisentendenzen im Gesundheitswesen

Die Krise des Gesundheitswesens in der Bundesrepublik Deutschland ist heute unverkennbar. Oberflächlich mag alles seinen gewohnten Gang gehen: Die Patienten werden versorgt, die behandelnden Ärzte sowie die weiteren Leistungserbringer honoriert und alle rufen gemeinsam danach, mehr Geld in das Gesundheitssystem „zu pumpen". Doch dahinter bricht Schritt für Schritt das herkömmliche institutionelle Gerüst der Gesundheitsversorgung in Deutschland zusammen. Dies gilt zunächst für das *System der gesetzlichen Krankenversicherung (GKV)*. Es scheitert einerseits an dem aussichtslosen Versuch, das verfügbare Gesamthonorar für die Leistungserbringer insbesondere unter den Vertragsärzten durch immer kompliziertere Regelungen möglichst gerecht aufzuteilen. Andererseits wollen die gesetzlichen Krankenkassen den Übergang zu einem Gefüge von Grund- und Wahlleistungen auch zukünftig vermeiden, obwohl sie doch heute im Gegensatz zu den gesetzlichen Vorgaben ein „Vollsortiment" an Gesundheitsleistungen anbieten. Dessen Umfang wird auf Dauer nicht Bestand haben. Denn wegen der Bindung der Kassenfinanzierung an die Arbeitskosten können die Kassen künftig noch weniger als heute die von dem sogenannten Kassenpatienten individuell gewünschten Leistungen bezahlen. Weitere gesellschaftliche Rahmenbedingungen, wie etwa der medizinische Fortschritt, die demografische Entwicklung sowie die gravierenden Probleme der Effektivität und Effizienz im Gesundheitswesen - die auch bei der GKV bestehen -, beschleunigen diese Entwicklung noch.[1]

In Abhängigkeit davon gerät auch der *freie Beruf „Arzt"* in Bedrängnis. Im Spannungsfeld zwischen verwaltungswirtschaftlicher Aufgabenbeschränkung (Budgets), der Suche nach Effizienz ärztlicher (Dienst-)Leistungen und der Verwirklichung ureigener Ziele medizinischer Betreuung bzw. Versorgung brechen Konflikte um die freie Beruflichkeit von Ärzten und Zahnärzten auf. Diese wird erkennbar und zunehmend dem überkommenen Berufsbild des „Arztes" und des

---

[1] *Sachverständigenrat für die Konzertierte Aktion im Gesundheitswesen*, Sondergutachten 1996, Gesundheitswesen in Deutschland. Kostenfaktor und Zukunftsbranche, Band II: Demographie, Morbidität, Wirtschaftlichkeitsreserven und Beschäftigung, Baden-Baden 1996; *Peter Oberender*, Die Zukunft des deutschen Gesundheitswesens - eine ordnungsökonomische Analyse, in: Gesellschaft für Rechtspolitik (Hrsg.), Bitburger Gespräche. Jahrbuch 1996, München 1996, S. 133 ff.

„Zahnarztes" entfremdet.[2] Gleichermaßen steht der *stationäre Sektor* der Gesundheitsversorgung, der diese heute finanziell am stärksten belastet, vor umwälzenden Veränderungen.[3] In diese sieht sich schließlich das *öffentliche Gesundheitswesen* einbezogen, das zwar auf der Ebene der europäischen Gesundheitspolitik durch Art. 152 des Europäischen Gemeinschaftsvertrags[4] einen neuen Aufschwung erfährt, dennoch aber in den Ländern der Bundesrepublik Deutschland künftig nur ein Schattendasein führen müßte, wenn es nicht grundlegend reformiert würde.[5]

Bei den Bemühungen von Bundes- und Landesgesetzgebung sowie zahlreicher Interessengruppen, die skizzierten Krisensymptomen zu „steuern", entschwindet häufig genug der *Patient* dem Blick. Gerade ihn und seine Belange wollen aber das Grundgesetz und die in ihm gesondert gefügte Gesundheitsverfassung in den Mittelpunkt aller Steuerungsanstrengungen gestellt sehen.[6] Vom Gesundheitsbürger und nicht vom Staat bzw. von den Interessen einer institutionalisierten sozialen Krankenversicherung hat deshalb alle Gesundheitspolitik auszugehen. Meine *Grundthese* ist denn auch die, daß nur ein neustrukturiertes Gesundheitswesen in einem sozialgebundenen Wettbewerbsrahmen mit erheblich verstärkter Eigenverantwortung der Gesundheitsbürger sowie mit vermehrter institutioneller und privater Selbststeuerungkraft im übrigen - etwa durch den Umbau der Krankenkassen zu Versicherungsunternehmen[7] - den Herausforderungen der veränderten Rahmenbedingungen gewachsen sein wird.

Einen *Systemwandel* in diese Richtung verlangen auch - wie im folgenden deutlich werden wird - das deutsche und europäische Verfassungs- und Sozial-, Gesundheits- und Wettbewerbsrecht. Mit bloßen Systemkorrekturen ist es jedenfalls nicht mehr getan. Auch erscheint es wenig zielführend, der GKV immer mehr Finanzmittel zuzuleiten, es aber im übrigen bei dem bisherigen System der sozialen Gesundheitssicherung zu belassen oder dieses sogar noch zu einem Monopol der gesetzlichen Krankenkassen auszubauen.

---

[2] *Rainer Pitschas*, Reform des Gesundheitswesens und Strukturwandel des Arztberufs am Beispiel des ärztlichen Unternehmertums. In: C. Ebenroth/D. Hesselberger/M.E. Rinne (Hrsg.), Festschrift für Kh. Boujong zum 65. Geburtstag, München 1996, S. 613ff.

[3] *Wagener*, Das Krankenhaus in der Gesundheitsreform. In: Gesellschaft für Rechtspolitik (Hrsg.), Bitburger Gespräche. Jahrbuch 1996, München 1996, S. 161 ff.

[4] In der Fassung des Vertrags von Amsterdam vom 2. 10. 1997; Gesetz zum Vertrag von Amsterdam vom 8. 4. 1998 (BGBl. II S. 386).

[5] *Norbert Schmacke*, Schritte in die Öffentlichkeit. Die Wiederentdeckung der kommunalen Gesundheitsämter, Düsseldorf 1993; *Rainer Pitschas*, Art. „Gesundheitswesen. Rechtlich". In: W. Korff/L. Beck/P. Mikat (Hrsg.), Lexikon der Bioethik, Bd. II, 1998, S. 135 (139 f.).

[6] *Paul Kirchhof*, Gerechte Verteilung medizinischer Leistungen im Rahmen des Finanzierbaren, Münch. med. Wschr. 140 (1998), S. 200 (201 f.); *Rainer Pitschas*, Neue Versorgungs- und Vergütungsstrukturen in der gesetzlichen Krankenversicherung im Wirkfeld der Gesundheitsverfassung, Vierteljahresschrift für Sozialrecht 1998, S. 253 (257 f.); *Fritz Riege*, Gesundheitspolitik in Deutschland, Berlin 1993, S. 25 f., 225 ff.

[7] Vgl. dazu bereits *Rainer Pitschas*, Die Weiterentwicklung der sozialen Krankenversicherung in Deutschland im Gegenlicht Europäischer Gesundheitspolitik, Vierteljahresschrift für Sozialrecht 1994, S. 85 (116 ff.).

2. Wandel des Ordnungs- und Steuerungsrahmens

2.1 (Europa-)Rechtliches Gefüge des Gesundheitswesens

So oder so setzen allfällige Veränderungen am rechtsförmigen „Gehäuse" der Gesundheitsversorgung an. Insofern das Gesundheitswesen der Bundesrepublik Deutschland die Gesamtheit der gesundheitlichen Versorgung der Bevölkerung mit allen ihr dienenden Institutionen und Personen in der ambulanten und stationären Versorgung umfaßt, prägt nämlich vor allem das *Recht* den Schutz der Gesundheit und die Vorsorge bzw. Behandlung gegen Krankheit im Spannungsfeld des demokratischen und sozialen Rechtsstaates unter dem Grundgesetz sowie im Übergang in den „schlanken" Staat.[8] Seit vielen Jahrzehnten haben deshalb Bund und Länder ein weit- und tiefgefächertes Regelungssystem geschaffen, in das staatliche, kommunale, selbstverwaltete, ärztliche und individuelle Gesundheitsentscheidungen eingebettet sind. In seiner inneren Gliederung fußt dieses Regelungssystem auf der *Gesundheitsverfassung des Grundgesetzes* sowie im übrigen auf der dem Gesundheitswesen vertrauten dimensionalen Struktur. Diese gibt sich als Aufteilung in Bereiche ambulanter und stationärer Gesundheitsprävention und -versorgung einerseits, die Einrichtung eines öffentlichen Gesundheitswesens mit entsprechender Aufgabenzuweisung andererseits zu erkennen.

Die darauf bezogene und entsprechend ausdifferenzierte *Verrechtlichung des Gesundheitswesens* wirkt heute lähmend.[9] Einen breiten Umfang haben dabei die *rechtlichen Bindungen des Arztes* bei seiner Berufsausübung in der freien Praxis und im Krankenhaus angenommen. Sie wurzeln zu einem großen Teil im *Privatrecht*, das sich dazu verhält, wie das Risiko der Krankheit und deren ärztlicher Behandlung auf den Patienten und den Arzt bzw. seine Versicherung verteilt werden soll. Einbezogen darin ist die Organisation und Verantwortungszuweisung der ärztlichen Tätigkeit im stationären Sektor, wobei auch die Zusammenarbeit mit anderen Medizinalfachberufen und die Kooperation mit nichtmedizinischen Professionen reguliert wird.[10]

Daran angrenzend setzt sich das *Arbeitsrecht* mit den Fällen auseinander, in denen der Arzt über die Arbeitsunfähigkeit eines Arbeitnehmers entscheidet oder im Rahmen von betriebsärztlichen Diensten die Gesundheitsgefahren überwacht, die von vielen Arbeitsplätzen ausgehen. Dem *Verwaltungsrecht* obliegt dagegen die Steuerung der zahlreichen Formen und Institutionen, die das ge-

---

[8] Dazu Sachverständigenrat „Schlanker Staat". Abschlußbericht (3 Bände), 1997; ferner und vor allem *Rupert Scholz*, Schlankerer Staat tut not! In: F. Ruland/Bernd Baron von Maydell/Hans-Jürgen Papier (Hrsg.), Festschrift für Hans. F. Zacher zum 70. Geburtstag, Heidelberg, 1998, S. 987 ff.

[9] Siehe die Berichte von *Adolf Laufs* zur jährlichen Entwicklung des Medizinrechts, zuletzt in Neue Juristische Wochenschrift 51 (1998), S. 1750 ff.

[10] *Wolfgang Mazal*, Zur Zusammenarbeit unter Ärzten sowie zwischen Ärzten und Nichtärzten in Krankenanstalten. In: Th. Tomandl (Hrsg.), Sozialrechtliche Probleme bei der Ausübung von Heilberufen, Wien 1996, S. 29 ff.

samte Feld der Heilberufe und des Krankenhauswesens betreffen. Einwilligung in die gesundheitliche Behandlung oder fahrlässiges bzw. schuldhaftes Verhalten während der Krankenbehandlung, unterlassene Hilfeleistungen, Sterbehilfe in gewissem Ausmaß oder auch Abtreibungen sind dagegen längst bekannte, obschon nicht erledigte Themen des *Strafrechts*. Soweit es schließlich um die Belastung der Gesundheit durch Krankheit, um die auch präventive Bewältigung dieses Lebensrisikos durch das gegliederte System der ärztlichen Hilfen sowie der weiteren Leistungserbringer bzw. um die Gestaltung des Gesundheitsschutzes im Sinne eines überragend wichtigen Gemeinwohlgutes geht, zeigt sich vor allem das *Sozialrecht* dazu aufgerufen, auf die hieraus erwachsenden Regelungsbedarfe und Rechtsprobleme einzugehen. Im Zuge dessen sind sowohl internalisierende wie auch externalisierende rechtliche Strukturen des Gesundheitsverwaltungsrechts einerseits, des Krankenversicherungsrechts andererseits entstanden.[11]

Die rechtliche Durchdringung des Gesundheitswesens folgte in der *geschichtlichen Perspektive* viele Jahre dem Postulat nationalstaatlicher Souveränität. Gesundheitsvor- und -fürsorge rechtlich zu verfassen, wurde denn auch seit jeher als eine Aufgabe der Nationalstaaten im europäischen Raum angesehen. In der Bundesrepublik Deutschland ist es dabei zu einer verfassungsrechtlich geordneten Verteilung der Regelungskompetenzen sowie zur Ausprägung einer spezifischen Gesundheitsverfassung gekommen.[12] Im Zuge der sich seit 1958 herausschälenden „systemischen" Auswirkung des europäischen Binnenmarktes auf die mitgliedstaatliche Gesundheitspolitik ist allerdings von diesem Zeitpunkt an und zugleich eine ständig zunehmende Überlagerung nationaler Gesundheitspolitik und Gesundheitsrechtssetzung - auch der Gesundheitsverfassung - durch die *Europäische Gesundheitspolitik* festzustellen.[13] Diese konnte zwar zunächst nicht auf ausgefeilten rechtlichen Grundlagen aufbauen, doch hat sie im Verlauf der Jahre durch die Ausprägung institutioneller „Kerne" den heute bestehenden Gesamtbestand einer supranationalen Gesundheitskompetenz geschaffen.[14]

Geht man diesem Entwicklungsstand näher nach, so ist heute von einem im unionspolitischen Gesundheitsmandat geborgenen Auftrag zu sprechen, *marktgängige Steuerungskonzepte* für das europäische Gesundheitswesen zu schaffen (Art. 152 EGV). Zwar betont dieses Mandat (zunächst noch) die fortbestehende Eigenständigkeit der nationalen Gesundheitspolitiken in der Europäischen Union (EU).[15] Allerdings soll zugleich den vielfältigen bilateralen und regionenbezoge-

---

[11] *Bertram Schulin*, Rechtliche Grundprinzipien der gesetzlichen Krankenversicherung und ihre Probleme. In: ders. (Hrsg.), Handbuch des Sozialversicherungsrechts, Bd. 1: Krankenversicherungsrecht, München 1994, § 6; *Rainer Pitschas*, Öffentlicher Gesundheitsdienst und Verwaltungsverfahren, Neue Juristische Wochenschrift 1986, S. 2861 ff.

[12] *Eberhard Jung*, Das Recht auf Gesundheit, München 1982, S. 249 ff.; *Otfried Seewald*, Gesundheit als Grundrecht, Königstein/Ts. 1982, S. 75 ff.; *ders.*, Zum Verfassungsrecht auf Gesundheit, Köln u.a. 1981.

[13] *Matthias von Schwanenflügel*, Die Entwicklung der Kompetenzen der Europäischen Union im Gesundheitswesen, Köln 1996.

[14] *Rainer Pitschas*, Inhalt und Reichweite des Mandats der Europäischen Gemeinschaft auf dem Gebiet der Gesundheitspolitik, Zeitschrift für Sozialreform 39 (1993), S. 468 ff.

[15] *Matthias von Schwanenflügel*, Gesundheit in Europa, Europarecht 1998, S. 210 ff.

nen Koordinierungserfordernissen zugunsten der Belange des europäischen Gesundheitsbürgers verstärkt Rechnung getragen werden. Dabei bleibt die Konvergenz der Gesundheitssysteme aus Sicht der Gemeinschaft möglich und beabsichtigt. Sie wird u.a. durch die europäische Dienstleistungs- und Niederlassungsfreiheit unterstützt, die bei den Mitgliedstaaten der Gemeinschaft zu einer Wettbewerbsorientierung des Gesundheitswesens nach Maßgabe des europäischen Rechts führt.[16] Hierbei kommt es übrigens auch zu einer schrittweisen Aufhebung der Beschränkungen für die Zulassung zu den ärztlichen, zahnärztlichen und pharmazeutischen Berufen in der Gemeinschaft.[17]

Sieht sich auf diese Weise und einerseits das Rechtssystem des deutschen Gesundheitswesens zunehmend durch *europäische Rechtsetzung* überformt wie verändert, so muß es andererseits seit einer Reihe von Jahren den rechtsförmigen Anschluß zu Institutionalisierung von *Public Health* finden. Gesetzgeber und Gesetzesanwendung im Gesundheitswesen sind überdies zu einem Wandel der Rechtsstrukturen gesundheitspolitischer Steuerung in Reaktion auf die eingangs skizzierten Herausforderungen durch die Krisentendenzen des Gesundheitssystems aufgerufen: Es gilt, unter interdisziplinärer Beachtung der Erkenntnisse aus den gesundheitsbezogenen Wissenschaften für die Entwicklung der Gesundheitsvorsorge und -fürsorge sowie der „öffentlichen Gesundheit“ solche Rechtsvorschriften zu entwickeln, die vor allem der Gesundheitsförderung, -prävention und -berichterstattung dienen, die ferner eine ortsnahe Koordinierung der gesundheitlichen und sozialen Versorgung zugunsten der Patienten im Auge haben und die vor allem den Anschluß an ein marktfähiges Gesundheitswesen finden.

2.2 Gesundheitsreform in „Stufen"

Im Mittelpunkt diesbezüglicher Anstrengungen steht die GKV. Denn mehr als 90 Prozent der deutschen Bürger sind mittlerweile Mitglieder in der gesetzlichen Krankenversicherung, die sich im Sozialgesetzbuch - Buch V - im wesentlichen geregelt sieht. Auf dieser Grundlage erlangen die Bürger durch regelmäßige Entrichtung von Krankenversicherungsbeiträgen an die soziale Krankenversicherung - präziser: an eine gesetzliche Krankenkasse ihrer Wahl - einen Leistungsanspruch gegenüber den sogenannten Vertragsärzten. Diese rechnen ihrerseits über die Einschaltung der Kassenärztlichen Vereinigungen (KV) bei den gesetzlichen Krankenkassen ihren „Vergütungsanspruch“ (Honorar) ab. Diese strukturell-rechtliche Ordnung von Leistungserbringung und Leistungsvergütung in einem „Dreiecksverhältnis“ prägt bislang das Handeln der Ärzte im deutschen Gesundheitswesen; man hat sogar diesbezüglich von den Ärzten als „Kassenbeamten“ gesprochen.[18]

---

[16] *Bernd von Maydell*, Auf dem Wege zu einem gemeinsamen Markt für Gesundheitsleistungen in der Europäischen Gemeinschaft, Vierteljahresschrift für Sozialrecht 1999, S. 1ff.

[17] *Rainer Pitschas*, Heilberufe im Europäischen Gesundheitsrecht. In: Tomandl (Fn. 10), S. 1 (18f., 26).

[18] *Harald Bogs*, Das Grundrecht der Berufsfreiheit (Art. 12 GG) im Spiegel des Arztsystems. In: B. Becker/H.P. Bull/O. Seewald (Hrsg.), Festschrift für W. Thieme zum 70. Geburtstag, Köln u.a. 1993, S. 715 (718f.).

2.2.1 Kostendämpfung

Die skizzierte Struktur der Leistungserbringung und -abrechnung in der sozialen Krankenversicherung ist historisch überkommen. Sie wurde bislang vom Gesetzgeber zur Sicherstellung der Gesundheitsversorgung aufrechterhalten, auch wenn die Kosten hierfür immer stärker gestiegen sind.

Versuche der Gesetzgebung, demgegenüber zu einer *Kostendämpfung* zu gelangen, sind erfolglos geblieben. So führte das Gesundheitsreformgesetz (GRG) vom 20. 12 .1988[19] in der Nachfolge der voraufgegangenen Versuche zur Kostendämpfung im Gesundheitswesen und im Verein mit dem Gesetz zur Verbesserung der kassenärztlichen Bedarfsplanung vom 19. 12. 1986[20] zu erheblichen Änderungen in der Struktur des deutschen Krankenversicherungssystems. Zugleich wurde das Korsett freiberuflicher Tätigkeit des Kassenarztes bzw. -zahnarztes mittels Berufszulassungs- und -ausübungsregeln immer enger geschnürt. Bezeichnenderweise war denn auch alsbald die Rede davon, der Kassenarzt bilde ein Glied der hoheitlichen Ämterwelt des modernen Leistungs- und Daseinsvorsorgestaates.[21] Die Aussage ist unzutreffend; sie mag hier aber dahinstehen. Jedenfalls ist es bis heute nicht zu einer durchgreifenden Verringerung der Gesundheitskosten gekommen.

2.2.2 Vertragsärztliche Versorgung

Insofern blieb auch das zum 1. 1. 1993 in Kraft getretene „Gesetz zur Sicherung und Strukturverbesserung der gesetzlichen Krankenversicherung (GSG)“[22] erfolglos. Freilich hat es der Leistungserbringung neue und spezifische Formen gegeben. Der Gesetzgeber überführte nämlich das bis dahin existente Kassenarztrecht in das „neue“ Recht der *vertragsärztlichen Versorgung*. Davon erfaßte „vertragsärztliche“ Tätigkeiten meinen allerdings nicht ein Handeln auf der Grundlage einer öffentlich-rechtlichen Vereinbarung, so daß die Zulassung des Vertragsarztes keinesfalls Gegenstand eines Verwaltungsvertrages sein kann. Statt dessen wird der „Vertragsarzt“ nach wie vor einseitig öffentlich-rechtlichen Bindungen unterworfen, d.h. der Zulassung zur vertragsärztlichen Versorgung durch die ärztliche Selbstverwaltung. Dieser Zulassung liegt eine Bedarfsplanung zugrunde. Ab 1. 1. 1999 sollte es sodann eine Bedarfszulassung auf der Grundlage gesetzlich festgelegter und gruppenbezogener Verhältniszahlen geben, die allerdings vorläufig storniert scheint.

---

19 Gesetz zur Strukturreform im Gesundheitswesen (GRG), BGBl. I S. 2477.

20 BGBl. I S. 2593.

21 *Harald Bogs*, Freie Zulassung zum freiberuflichen Kassenarzt unter dem Bonner Grundgesetz. In: Festschrift für G. Wannagat, 1981, S. 51 ff.

22 Vom 21. 12. 1992, BGBl. I S. 2666.

2.2.3 Zwischenbilanz

Insgesamt hat der Reformgesetzgeber im Gesundheitswesen schon bislang eine tiefgreifende Änderung der ambulanten ärztlichen und zahnärztlichen Versorgung sowie des ärztlichen Berufsbilds bewirkt. Neben Elemente einer wettbewerbswirtschaftlichen Marktsteuerung („Mitgliederwettbewerb") hat er das Modell der indikativen staatlichen Lenkung von Angebot und Nachfrage ärztlicher Gesundheitsleistungen gesetzt. Diese äußerte sich bisher in der rechtsförmigen Budgetierung der ärztlichen Gesamtvergütungen und Verwaltungsausgaben der Krankenkassen ebenso, wie sie weitere Rahmenmaßgaben der ambulanten Versorgung einschließlich solcher für die Großgeräteplanung umfaßte. Man kann von einer *verwaltungswirtschaftlichen Rahmengebung* des Gesundheitsrechts auf der „zweiten Stufe" der Gesundheitsreform sprechen.[23]

3. Die Neuordnungsgesetze und das „Solidaritäts-Stärkungs-Gesetz"

In den skizzierten und prinzipiell sozialstaatlich geprägten Zusammenhang des demokratisch-rechtsstaatlichen Umbaus der sozialen Sicherung bei Krankheit fügen sich nunmehr - ohne selbst schon das Reformvorhaben beschließen zu wollen - sowohl das Erste und das Zweite Gesetz „zur Neuordnung von Selbstverwaltung und Eigenverantwortung in der gesetzlichen Krankenversicherung" als auch das „Gesetz zur Stärkung der Solidarität in der gesetzlichen Krankenversicherung (GKV-SolG)" ein.[24] Im Mittelpunkt der Regelungen der ersteren steht der Versuch, zukünftig weitaus stärker als bisher nach *Effektivität und Effizienz* der (zahn-)medizinischen Versorgung zu streben.[25] Zugleich wird vom Gesetzgeber richtigerweise den Marktkräften das Wort geredet. Hierbei geht es in einem die individualisierte Gesundheitsverantwortung fordernden und insoweit von der Wohfahrtsstaatlichkeit „distanzierten" Sozialstaat um die sozialpolitische und -rechtliche Deregulierung der gesetzlichen Krankenversicherung im Sinne des Überganges zu einem *solidarischen Wettbewerb.*[26]

Das GKV-SolG konterkariert diesen Ansatz. Ihm geht es in der Folge des Regierungswechsels um die Wiederbelebung bürokratischer Fürsorgestrukturen. Allerdings stehen auch hier eine Vergütungsreform sowie Managed-Care-Strukturen im Vordergrund.

---

[23] *Rainer Pitschas*, Beziehungen zwischen Leistungserbringern und Krankenkassen, insbesondere vertragsärztliche Versorgung. In: G. Wannagat/W. Gitter (Hrsg.), Jahrbuch des Sozialrechts der Gegenwart, Bd. 15 (1993), S. 285 (294 ff.).

[24] 1. GKV-Neuordnungsgesetz v. 23.06.1997 (BGBl. I S. 1518); 2. GKV-Neuordnungsgesetz v. 23. 6. 1997 (BGBl. I S. 1520); GKV-Solidaritätsstärkungsgesetz v. 19. 12. 1998 (BGBl. I S. 3853).

[25] *Otto Ernst Krasney*, Das Erste und Zweite Gesetz zur Neuordnung von Selbstverwaltung und Eigenverantwortung in der gesetzlichen Krankenversicherung, Neue Juristische Wochenschrift 51 (1998), S. 1737 (1738 ff.).

[26] Zu Gehalt und Reichweite dieses Begriffs siehe *Mickley/Standfest*, Szenarien für die nächste Reformstufe im Gesundheitswesen, WSI - Mitt. 6/1995, S. 374 (382 f.).

3.1 Neue Versorgungs- und Vergütungsstrukturen

Das 2. GKV-Neuordnungsgesetz ermöglichte dabei durch die Einführung eines § 73 a Abs. 1 S. 1 in das SGB V, daß die Kassenärztlichen Vereinigungen mit den Landesverbänden der Krankenkassen und den Verbänden der Ersatzkassen in den Verträgen nach § 83 SGB V neuartige Versorgungs- und Vergütungsstrukturen vereinbaren können. In deren Zentrum steht die Einrichtung sogenannter *vernetzter Praxen.* Dabei handelt es sich um einen vom Versicherten gewählten Verbund haus- und fachärztlich tätiger Vertragsärzte, der Verantwortung für die Gewährleistung der Qualität und Wirtschaftlichkeit der vertragsärztlichen Versorgung sowie der ärztlich verordneten oder veranlaßten Leistungen insgesamt oder für inhaltlich definierte Teilbereiche dieser Leistungen übertragen erhält.

In Verbindung mit der hierzu eingeführten neuartigen *Versorgungs- und Budgetverantwortung* von Hausärzten und Praxisnetzen sowie den davon erwarteten *Anreizen* zu einer ergebnisorientierten Vergütung und Fallsteuerung, die auch der Sachverständigenrat für die Konzertierte Aktion im Gesundheitswesen präferiert,[27] und an denen auch das GKV-SolG festhält, stand ferner die Entwicklung des *gelenkten Wettbewerbs* im Gesamtsystem der GKV durch weitere Regelungen. Deren Ziel lag zum einen darin, die Versicherten zu bestimmten Leistungserbringern - vornehmlich aus Gründen der Ausgabensenkung und Qualitätssicherung - zu lenken. Dies bedingt neben der Einführung *ergebnisorientierter Anreizstrukturen* auch entsprechende Ergebnisinformationen.[28] Zum anderen sollte die *Selbststeuerungskraft der Patienten* erhöht werden. Die gesetzgeberischen Ansätze hierzu, mit dem 2. GKV-Neuordnungsgesetz durch die Einführung von Kostenerstattung, Festbeträgen und sogenannten Gestaltungsleistungen in die soziale Krankenversicherung auf der einen Seite, durch die Weiterentwicklung der Versorgung (§§ 63 ff. SGB) sowie des Sicherstellungsauftrags der vertragsärztlichen und -zahnärztlichen Versorgung auf der anderen Seite die Eigenverantwortung der Patienten stärker zu berufen, sind indessen durch das GKV-SolG in verfassungsbedenklicher Weise zurückgenommen worden. Geradezu verfassungswidrig erscheinen die Einwirkungen speziell auf die *ärztliche Vergütung.* Diese soll über Anreize zu mehr „Ergebnisorientierung" gesteuert werden und nicht mehr dem Prinzip der Vergütungssteigerung durch bloße Mengenausweitung folgen dürfen. Zugleich aber „deckelt" ein Praxisbudget die Leistungsmöglichkeiten für die Patienten. Das bedeutet den Übergang zur *medizinischen Rationierung.*

3.2 Entwicklung zu Managed-Care-Strukturen

Zum Komplex der neuen Versorgungs- und Vergütungsstrukturen sind deshalb auch die Einführung *arztgruppenspezifischer Richtgrößen* für das Volumen der je Arzt verordneten Leistungen (§ 84 Abs. 3 SGB V) und die durch das GKV-SolG

[27] *Sachverständigenrat für die Konzertierte Aktion im Gesundheitswesen*, Gesundheitsversorgung und Krankenversicherung 2000. Mehr Ergebnisorientierung, mehr Qualität und mehr Wirtschaftlichkeit, Sondergutachten 1995, Baden-Baden 1995, Teilziff. 298 ff.

[28] A.a.O. (Fn. 27), Teilziff. 380 ff.

modifizierte gesetzgeberische Maßgabe für die Vereinbarung der Gesamtvergütung (§ 85 Abs. 4 S. 6 SGB V) zu rechnen, derzufolge Punktwerte in Bezug auf das *arztgruppenbezogene Regelleistungsvolumen* je Vertragsarzt zu bestimmen sind.

Bislang wird diese Steuerungscharakteristik des Neuordnungsrechts nahezu ausschließlich auf die Leistungserbringer bezogen. Demgegenüber vermute ich aber das eigentliche Regelungsziel der Neuordnungsgesetze und des GKV-SolG in der Einwirkung auf die *Patienten*. Von den Strukturmerkmalen des „neuen" Gesundheitsrechts gehen nämlich vom Gesetzgeber gewollte „weiche" *Rationierungseffekte* gegenüber den Versicherten sowie die Veranlassung zur Unterwerfung unter Modelle einer „managed care" aus. Diese meint die Weiterentwicklung der Verfahrens-, Organisations- und Vergütungsstrukturen der Leistungserbringung im Sinne einer verbesserten Koordination und Kooperation der Vertragsärzte mit weiteren Leistungserbringern, den Arzneimittelherstellern und mit den Krankenkassen. Vorbild hierfür ist das in den USA und in der Schweiz in mancherlei Formen gepflegte Gesundheitsmanagement und Formenspektrum der „Health Maintenance Organizations (HMO)", das der Prozeßoptimierung, Risikoselektion und damit der Wirtschaftlichkeit dient.[29] Zwar beschränken die vorerwähnten Richtgrößen und Regelleistungsvolumina die Einkommen der (ärztlichen) Leistungserbringer und den Leistungswettbewerb, weil sie etwa in Gestalt von Punktzahlkontingenten je Behandlungsfall eine Art „Praxisbudget" bilden. Solche Praxisbudgets, die vereinbart werden müssen, lösen dann nicht mehr - wie ehedem gem. § 84 Abs. 3 S. 2 SGB V a.F. vorgesehen - das sektorale Budget nach § 84 Abs. 1 SGB V a.F. ab, sondern das Solidaritäts-Stärkungsgesetz kumuliert die Budgets nunmehr, indem es das Konzept sektoralisierter und globalisierter Budgetsteuerung wiederbelebt. Im Mittelpunkt aller dieser bürokratische Regulierungswirkungen steht der (überforderte) *Patient*.

3.3 Gesundheitswesen zwischen Staat und Markt

In einer *Gesamtschau der Neuordnungsgesetze* ergibt sich ein merkwürdig ambivalentes Bild: Marktwirtschaftliche und interventionistische Steuerungsansätze mischen sich in der „3. Stufe" der Gesundheitsreform in Verfolg der überaus heiklen Aufgabe, für die soziale Krankenversicherung den Systemwechsel zu „steuern". Zwar sehen sich auch und ansatzweise die Eigenverantwortlichkeit der Bürger und die Kräfte des „Gesundheitsmarktes" jenseits eines bloßen Mitgliederwettbewerbs berufen. Gleichzeitig werden aber dem Wandel erneut solidarische und institutionell-bürokratische „Korsett-Stangen" eingezogen. Wer dächte nicht neben der neu belebten Budgetierung an die durch die Förderung von Hausarzt- und vernetzten Praxisstrukturen gewachsene Gestaltungs- bzw. Verwaltungskraft der GKV bzw. an die Gemeinsame Selbstverwaltung im Gesundheitssektor oder an deren verfehlte, weil legitimatorisch fragwürdige Konstruktion,[30] für die pars pro toto der „kleine Gesetzgeber" in Gestalt des sog. Bundes-

[29] *M. Weiss*, Gesundheitsmanagement, Weinheim 1997, S. 86ff., 88.

[30] *Schulin* (Fn. 11), § 6 Rdnrn. 97ff., 102.

ausschusses zu nennen wäre.[31] Schließlich kommt es zu einem latenten Umbau des freien Berufs „Arzt", den das BVerfG soeben durch seine Entscheidung über die vom Gesundheitsstrukturgesetz eingeführte Altersgrenze der Vertragsärzte in anfechtbarer Weise und nicht gerade feinfühlig gegenüber wachsender Seniorität unserer Gesellschaft befördert hat.[32]

Den Kontext dieser Regelungen, bei denen *regulierte Vergütung* sowie *Modellvorhaben* und *Strukturverträge* als Kernelemente der fortgesetzten Gesundheitsreform aufscheinen und die neue rechtliche Rahmenbedingungen für das Handeln der GKV, der Leistungserbringer *und* der Patienten formulieren, bildet nicht nur die wachsende Debatte über die „Rollenverteilung" in der sozialen Krankenversicherung. Es geht mehr noch um die Frage, wer definiert mit wem die Gesundheitsversorgung und -fürsorge nach welchen Grundregeln. Der vom Gesetzgeber *optional* eröffnete Zugriff auf ausländische Managed-Care-Konzepte als integrierte Anbietersysteme spielt künftig in dieser Diskussion eine wesentliche Rolle.

Die Umsetzung solcher Konzepte wie der in Gestalt von Modellvorhaben und Sonderverträgen, die der Bildung ganzheitlicher sektorübergreifender Versorgungsformen dienen (§ 73 a SGB V), kulminiert letztlich in der Berufung von scheinbaren Selbstverwaltungslösungen („Vorfahrt für die Selbstverwaltung").[33] Deshalb wird sich die mit diesem Regelungsansatz verknüpfte Hoffnung, die Optionen des „neuen" Gesundheitsrechts würden wegen der Einführung einer Selbstverwaltungslösung einseitig dominierende Anbieterstrukturen verhindern, auch nicht erfüllen. Vielmehr geht es um „Einkaufslösungen" und um latente Risikoselektionen, wie sich bereits in den USA gezeigt hat.[34] Soll dann etwa ein neuer *Risikostrukturausgleich* unter den Strukturverbünden stattfinden?

Alles in allem offenbart sich im Wandel des einfach-gesetzlichen Ordnungs- und Steuerungsrahmens eine wahre *Melange von Steuerungsintentionen*, die uns der Gesetzgeber beschert hat. Sie haben sich zu einem nicht mehr entwirrbaren Geflecht patientendirigistischer und ärztlicher Fremdbestimmung mit Wettbewerbselementen verdichtet, dem sich als weiterer „Verhau" die Verrechtlichung des Gesundheitswesens im übrigen hinzugesellt. Darauf wird nochmals später einzugehen sein. Der Bürgergesundheit wird dadurch jedenfalls nicht gedient.

---

[31] *Friedrich E. Schnapp*, Soziale Selbstverwaltung vor der Agonie?. In: Staatswissenschaften und Staatspraxis 9 (1998), S. 149 (158); *Rolf-Ulrich Schlenker*, Das Entscheidungsmonopol des Bundesausschusses für neue medizinische Verfahren und Außenseitermethoden, Neue Zeitschrift für Sozialrecht 7 (1998), S. 411 ff.

[32] BVerfG (2. Kammer des Ersten Senats), Beschl. v. 31. 3. 1998 – 1 BvR 2167/93 u. 2198/93, Neue Juristische Wochenschrift 51 (1998), S. 1776 ff.

[33] Vgl. *Schnapp* (Fn. 31), 157 f.; *Schulin* (Fn. 30), Rdnr. 102; siehe ferner *Oliver Lepsius*, Verfassungsrechtliche und dogmatische Probleme der sachlich-rechnerischen Richtigstellung im Kassenarztrecht, Vierteljahresschrift für Sozialrecht 1998, S. 95 (102 ff., 106 ff.); *Jochen Taupitz*, Die Zukunft der ärztlichen Selbstverwaltung, Medizinrecht 16 (1998), S. 1 ff.

[34] *Dieter Krauskopf*. In: Ders. (Hrsg.), Soziale Krankenversicherung/Pflegeversicherung. Kommentar (Stand: April 1998), München, § 63 SGB V Rdnrn. 10 f.

II. Gesundheit und Verfassung

Diese Feststellung fordert dazu auf, die *verfassungsrechtlichen Grundlagen* des skizzierten einfach-gesetzlichen Ordnungs- und Steuerungsrahmens zu analysieren. Von vorneherein dürften dabei alle Versuche scheitern, für die Strukturentwicklung der GKV bzw. des (sozialstaatlichen) Gesundheitswesens in der Bundesrepublik Deutschland einen verbindlichen Rahmen unter Rückbezug nur auf einzelne Verfassungszielbestimmungen wie z. B. das Sozialstaatsprinzip auszuziehen oder gegen das gesetzgeberische Steuerungskonzept lediglich einzelne grundrechtliche Garantien wie etwa die der freiberuflichen ärztlichen Tätigkeit auf der Grundlage der Art. 12 Abs. 1/14 Abs. 1 GG ins Feld zu führen. Dies zeigt u.a. die bisherige berufsfreiheitsrechtliche Auseinandersetzung um den Gewährleistungsgehalt des Art. 12 Abs. 1 GG für den freien Beruf „Arzt".[35] Sie gipfelte letzthin im Streit um die Verfassungsmäßigkeit der Punktmengengrenzen des bisherigen § 85 Abs. 4 d S. 1 SGB V (i. d. F. des GSG) vor dem BSG.[36]

Verfassungsrechtliche Aussagen haben statt dessen die *Problemkomplexität* in Rechnung zu stellen, vor der die Gesetzgebung bei der Umgestaltung des Systems der sozialen Krankenversicherung steht. Dieser entspricht der Rückgriff auf die *grundgesetzliche Gesundheitsverfassung* als Inbegriff aller kompetenz-, verfahrens- und materiellrechtlichen Normen der Verfassung, die in ihren Direktiven einen Gesamtkomplex verfassungsrechtlicher Aussagen zum Gesundheitsschutz der Bürger in sich bergen. Darin einbeschlossen ist die Eingliederung der ärztlichen Leistungserbringer in das von den Arbeitgebern und den Versicherten finanzierte Leistungssystem der GKV und damit die sozialstaatliche Steuerungsermächtigung des Gesetzgebers für eine jederzeit funktionsfähige Krankenversorgung ebenso[37] wie daneben und ergänzend hierzu von der Gesundheitsverfassung aufgenommene wettbewerbliche Zielvorstellungen und von den Leistungserbringern erwartete Einkommensentwicklungen, die auf die gesetzlichen Rahmenbedingungen sowie das medizinisch Erwünschte und Finanzierbare bezogen werden.[38]

Diese Wechselbezüglichkeit beruft allerdings und entgegen der Auffassung der Rechtsprechung nicht allein die staatliche Gestaltungsverantwortung.[39] Statt dessen liegt ihr vorrangig – und auch bei Mitgliedschaft in der GKV – das Freiheitsprinzip der Verfassung und die von diesem aufgegebene *Verantwortungs-*

---

[35] Dazu umfassend *Friedhelm Hufen*, Berufsfreiheit – Erinnerung an ein Grundrecht, Neue Juristische Wochenschrift 47 (1994), S. 2913 (2919f.); *Helge Sodan*, Freie Berufe als Leistungserbringer im Recht der gesetzlichen Krankenversicherung, Tübingen 1997, bes. S. 138ff., 215ff., 234ff.

[36] BSG, Urt. v. 14. 5. 97 – 6 RKa 25/96, Neue Zeitschrift für Sozialrecht 7 (1998), S. 194ff.

[37] BVerfGE 39, 302 (315); vgl. ferner BVerfGE 36, 383 (393); 68, 193 (220f.); 70, 1 (31); 77, 340 (344); 89, 365 (377); BSGE 58, 134 (141ff., 144ff.); differenzierend *Rainer Pitschas*, Gesundheitsstrukturreform – Einheitsversicherung oder Trägervielfalt?. In: Bitburger Gespräche. Jahrbuch 1996, München 1996, S. 15 (26ff.).

[38] *P. Kirchhof* (Fn. 6), S. 203f.

[39] So aber wohl BSG, a.a.O. (Fn. 36), S. 196f.

teilung für die Gesundheitsversorgung zwischen Bürger, Markt und Staat zugrunde. Das europäische Gesundheitsrecht verstärkt diesen freiheitsrechtlichen gegenüber dem ausschließlich solidaritätsgesteuerten (sozialstaatlichen) Denkansatz.

1. Das Recht auf gesundheitliche Integrität

Dementsprechend steht die freiheitliche *Rechtsposition des Patienten*, d.h. sein Recht auf gesundheitliche Integrität gemäß Art. 2 Abs. 2 GG im Vordergrund aller Gestaltungsoptionen des Gesundheitswesens. Nicht nur in Zeiten des Friedens und des Wohlstandes ist *Gesundheit* des Bürgers wichtigster Wunsch. Er mag arm oder reich sein, jung oder alt, frei oder unfrei leben: ohne Gesundheit zählt alles nichts! Deshalb hat die Verfassung der Bundesrepublik Deutschland an vorderer Stelle ihres Grundrechtskatalogs in Art. 2 Abs. 2 GG das Recht auf Leben und körperliche Unversehrtheit - in moderner Interpretation also *auf gesundheitliche Integrität* - garantiert. Gesund zu sein und zu bleiben, soll einem niemand als Status und Perspektive streitig machen dürfen, auch nicht der Staat.

In dieser Garantie eines Rechts auf Gesundheit liegt zunächst ein solches *Abwehrrecht.*[40] Zugleich aber ist darin ein *Staatsziel* verankert: Gesund zu sein, gehört zur Sicherheit des Lebens, derentwegen wir den Staat benötigen. Der Schutz der Gesundheit zählt deshalb zu jenen Kernaufgaben des modernen Staates, die dieser jederzeit wahrzunehmen hat.[41] Daraus folgt eine spezifische *staatliche Schutzpflicht:* Aus Art. 2 Abs. 2 GG erwächst die Verpflichtung der staatlichen Organe, sich schützend und fördernd vor die körperliche Unversehrtheit zu stellen und die Gesundheit sowohl vor rechtswidrigen Eingriffen von seiten anderer als auch in ihrer Entwicklung als „Zustand des vollständigen körperlichen, geistigen und sozialen Wohlbefindens" - wie die WHO definiert - zu verwirklichen. Gewährleistet wird auf diese Weise sowohl ein staatlicher Mindestschutz der Gesundheit als Individualgut als auch ihr Schutz als Gemeinschaftsgut.[42] Denn gesund zu sein, ist nicht nur eine Privatangelegenheit. Dies zeigt das klassische Beispiel der Schutzimpfungen, bei denen der Impfschutz nicht nur Nutzen für das geimpfte Individuum erbringt, sondern auch andere davon durch ein geringeres Ansteckungsrisiko profitieren. Gesundheit ist somit auch (überragend wichtiges) Gemeinschaftsgut.[43]

Der Schutz der gesundheitlichen Integrität steht nicht nur dem deutschen Staatsbürger zu. Im Zuge der erwähnten Überformung aller nationalen Verfassungs- und Rechtsordnungen in den Mitgliedstaaten der Europäischen Union (EU) durch europäisches Recht ergibt sich auch für den Europabürger die gesundheitliche Integrität als eine europarechtliche Gewährleistung. Mag auch der Grundrechtsschutz in den Mitgliedstaaten der EU noch unterschiedlich sein, so

[40] Statt aller *Georg Hermes*, Das Grundrecht auf Schutz von Leben und Gesundheit, Tübingen 1987, S. 43 ff., 63 ff.

[41] *Hermes* (Fn. 40), S. 55; *Jung* (Fn. 12), S. 249 ff.

[42] BVerfGE 39, 1 (59); 46, 160 (165); 53, 30 (57); *Hermes* (Fn. 41), S. 46 f., 222 ff.

[43] *Hermes* (Fn. 40), S. 200 ff.

finden sich doch auf europäischer Ebene in der Europäischen Konvention zum Schutze der Menschenrechte und Grundfreiheiten sowie in der Europäischen Sozialcharta allgemein anerkannte Grundrechte, zu denen auch das Recht auf Leben gehört.[44] Hieraus folgt eine allgemeine „europäische" Pflicht zum Schutz der Gesundheit durch die EU. International setzt sich dieser Rechtsschutz im Schutz der Menschenrechte fort.

Die sukzessive Verwirklichung der supranationalen Verfassungspflicht zum Gesundheitsschutz der Europabürger hat denn auch von dieser Seite her zu einer Evolution der Kompetenzen der EU gegenüber den Mitgliedstaaten im Gesundheitssektor sowie zur Entwicklung einer *europäischen Gesundheitspolitik* geführt. Seit dem sogenannten Maastrichter Vertrag von 1992 hatte sich insbesondere Art. 129 EGV a. F. als ein „Kompetenzzentrum" entwickelt.[45] Dieser „europäische Ansatz" eines Rechts auf gesundheitliche Integrität und auf diesen umhegenden Gesundheitsschutz durch die EU findet sich im Amsterdamer Vertrag von 1997 mit dem Ausbau des Art. 152 EGV n.F., in den Art. 129 EGV a. F. aufging, noch verstärkt.[46]

2. Gesundheitsschutz als personale Eigenverantwortung

Das „Recht auf Gesundheit" hat allerdings nicht nur der Staat zu verwirklichen. Es kommt gleichzeitig als ein grundrechtlicher Anspruch daher, der mit der freien Entfaltung der eigenen Persönlichkeit untrennbar verbunden ist. Daraus folgt zugleich, daß Gesundheitsschutz nicht nur dem Staat zweckhaft aufgegeben ist. Sich in Gesundheit frei entfalten zu dürfen, setzt nämlich ebenso auf die eigene *personale Verantwortung* dafür. Freie Entfaltung der Persönlichkeit meint ihre Entfaltung in Gesundheit, für die man selbst *Verantwortung* trägt. Gesundheitliche Integrität ist mit anderen Worten auch und zugleich die an sich selbst adressierte *Pflicht*, sich gesund zu halten, und die *Befugnis*, alles dafür im Rahmen dessen zu tun, was die Gesetze erlauben.

Das Ergebnis ist eine *Verantwortungsteilung* für gesundheitliche Integrität bzw. Gesundheitsschutz. Auf der einen Seite ist Gesundheit durch Eigenvor- und -fürsorge zu erreichen. Die hierfür erforderlichen Leistungen hat der Gesundheitsbürger selbst über den „Markt" als der wettbewerblichen Regulierung von Angebot und Nachfrage nach solchen Leistungen oder durch Selbsthilfe zu besorgen. Freilich übernimmt der Staat auf der anderen Seite eine Ausfallbürgschaft dafür, daß diejenigen, die sich das Individualgut „Gesundheit" nicht beschaffen können, auf der Grundlage der *gesellschaftlichen Solidarität* des voll-

[44] Dazu näher *Sabine Ringel*, Das deutsche und gemeinschaftliche Lebensmittelrecht als Sicherheitsrecht: lebensmittelrechtliche Aspekte innerhalb der Europäischen Union, Berlin 1996, S. 27 ff., 31.

[45] *Pitschas* (Fn. 14), S. 482 ff.

[46] *Heinrich Hanika*, Europäische Gesundheitspolitik. Stärkung der Kompetenzen der Europäischen Union im Gesundheitswesen durch die Neufassung des Art. 152 EG-Vertrag, Medizinrecht 16 (1998), S. 193 ff.

ständigen körperlichen, geistigen und sozialen Wohlbefindens nicht entbehren müssen. In der Konsequenz dieser „Verantwortungsteilung" muß und darf der Staat den Schutz und die Wiederherstellung der Gesundheit im Rahmen des medizinisch Möglichen verwirklichen.

Aber auch dann leitet die *freiheitliche Rechtsposition des Patienten*, also sein Recht auf gesundheitliche Integrität das staatliche Handeln. Art. 2 Abs. 2 GG bleibt ein *Abwehrrecht*, das dem Schutz der Freiheit dient. Freiheit aber heißt, sich von anderen unterscheiden zu dürfen. Dies gilt auch für in Kauf genommene Selbstgefährdungen bzw. Selbstbeschädigungen, z. B. durch Ausübung von Extremsportarten.[47] Diese „Freiheit zur Krankheit" ist allerdings - wie alle Freiheitsausübung - in sozialer Verantwortlichkeit gebunden. Das schließt finanzielle Mitverantwortung auch und gerade bei Mitgliedschaft in der sozialen Krankenversicherung ein: Die Auferlegung von Zuzahlungen, einer Selbstbeteiligung wegen Risikoverursachung bzw. -erhöhung oder auch von Zuschlägen auf die allgemeinen Versicherungsbeiträge sowie die Beschränkung auf Festzuschüsse u.a.m. sind vor der Verfassung auch in der GKV zulässig. Mit dieser ist auch zu vereinbaren, daß die Zuschüsse nicht durch Rechtsnorm, sondern von der Selbstverwaltung festgesetzt werden. Allerdings wäre der *Ausschluß* selbstverschuldeter Krankheit aus dem Leistungsanspruch verfassungswidrig.[48]

Das Individualrecht auf Gesundheit verbietet somit eine *Rationierung von Gesundheitsleistungen* nach dem Maß betätigter Eigenverantwortlichkeit bzw. Unvernunft. Im übrigen meint freie Entfaltung der Persönlichkeit (Art. 2 Abs. 1 i.V.m. Art. 2 Abs. 2 S. 1 GG) ihre Entfaltung in Gesundheit, für die man in eigener Person Verantwortung trägt. Daraus folgt, daß der Gesundheitsbürger die hierfür erforderlichen Leistungen prinzipiell selbst über den „Markt" oder im Wege der Selbsthilfe zu besorgen hat. Das Neuordnungsrecht hatte vor Geltung des GKV-SolG in seiner wettbewerblichen Orientierung („Gestaltungsleistungen") dieser *Eigenverantwortung für Gesundheit* mit der Verankerung von Kostenerstattung (§ 13 Abs. 2 SGB V a.F.), von Selbstbehalt und Beitragsermäßigung (§ 53 SGB V a.F.) sowie der Möglichkeit der Beitragsrückgewähr (§ 54 SGB V a.F.) und der partiellen Abkehr vom Sachleistungsprinzip zutreffend Rechnung getragen.

Die gemäß Art. 23 Abs. 1 GG zu berücksichtigende und vom gemeinschaftsrechtlichen Vorrangprinzip geprägte Einflußnahme des *europäischen Dienstleistungs- und Niederlassungsrechts* wird die Effektivität dieser Marktverweisung endgültig durchsetzen.[49] Die Interpretation des deutschen Verfassungsrechts ist daran gebunden; aus verfassungsrechtlich-nationaler Perspektive müssen deshalb die wohlfahrtsstaatlichen Sicherungen und Ansprüche des Patienten in der staatlich organisierten Versicherungsgemeinschaft und die staatliche bzw. kassenrechtliche Gestaltungsmacht langsam zurücktreten. Allerdings bleibt die aus der Zugehörigkeit zur GKV folgende *Grunddifferenz* zum unmittelbar selbst fi-

---

[47] Ebenso *P. Kirchhof* (Fn. 6), S. 201 f.

[48] Wie hier *P. Kirchhof* (Fn. 6), S. 202.

[49] In diese Richtung jüngst auch *Bernd v. Maydell*, Auf dem Wege zu einem gemeinsamen Markt für Gesundheitsleistungen in der Europäischen Gemeinschaft, Vierteljahresschrift für Sozialrecht 1999, S. 1 ff.

nanzierten Gesundheitsschutz auch unter dem europäischen Verfassungsrecht bestehen. In der gesetzlich verankerten sozialen Krankenversicherung werden medizinische Leistungen stets nach Behandlungsbedürftigkeit und nicht nach den Regeln eines *freien* Wettbewerbs erbracht. Die deutschen gesetzlichen Krankenkassen sind zudem keine Wirtschaftsunternehmen im Sinne der Europäischen Wirtschaftsverfassung.[50]

3. Freie Beruflichkeit des ärztlichen Gegenübers

Die individuelle Eigenverantwortung für Gesundheitsschutz setzt die Existenz entsprechender Leistungserbringer und deren freie sowie vertrauensvolle Wahl in jedem Fall voraus.[51] Die „freie Arztwahl" (§ 76 SGB V) zieht deshalb der Ausgestaltung des Gesundheitsmanagements klare Grenzen; auch ihre zeitweise Einschränkung auf der Grundlage einer zunächst freiwilligen Entscheidung des Versicherten gibt zu Bedenken Anlaß: nichts darf den Patienten diskriminieren, wenn er einen anderen Hausarzt wünscht oder ein Praxisnetz verlassen will. Diese aus der inneren Grundentscheidung des Patienten folgende Zustimmung oder Ablehnung eines Arztes verknüpft sich überdies mit dem Anspruch auf *personale Therapie*. Deshalb darf die Therapiewahl nicht ausschließlich von haushaltsrechtlichen Erwägungen abhängig gemacht werden.[52]

Dem korrespondiert wiederum die *Garantie freier Beruflichkeit* auf seiten der Ärzte, Zahnärzte und weiterer Heilberufe einschließlich deren Existenzsicherung als Berufsgruppe (nicht der einzelnen Praxis) sowie die Gewährleistung des *Art. 14 Abs. 1 GG*. Namentlich die grundgesetzliche Berufsfreiheitsgarantie sichert auch für die ärztlichen Leistungserbringer in der GKV prinzipiell freiheitliche Strukturen. Der gesamtheitlichen Wirkkraft dieser Garantien widerspräche nicht nur die Rückführung der GKV auf einen staatlichen Gesundheitsdienst bzw. die sukzessive Monopolisierung der KV durch entsprechend intendierte Erhöhung der Versicherungspflichtgrenze.[53] Auch die Weiterentwicklung der Vergütungs- und Versorgungsstrukturen muß ihr entsprechen. Das ist indessen, wie sich noch zeigen wird, nur teilweise der Fall.

---

[50] Urt. des EuGH, Slg. 1993 I-637, Rs. Poucet; zur Problematik vor allem *Richard Giesen*, Sozialversicherungsmonopol und EG-Vertrag, Baden-Baden 1995, S. 119ff.

[51] Zu dem besonderen Vertrauensverhältnis zwischen Arzt und Patienten als Rechtswert siehe m. w. Nachw. *Sodan* (Fn. 35), S. 79ff.

[52] *Bertram Schulin*, Verfassungsrechtliche Grenzen bei der Umgestaltung des Sozialstaates im Bereich der Gesundheitssicherung, Vierteljahresschrift für Sozialrecht 1997, S. 43 (48ff., 53).

[53] So noch immer überzeugend *Hans F. Zacher* (unter Mitarbeit von *Marion Friedrich-Marczyk*), Krankenkassen oder nationaler Gesundheitsdienst? , Heidelberg 1980, bes. S. 90ff.; *Rupert Scholz*, Öffentliche und Privatversicherung unter der grundgesetzlichen Wirtschafts- und Sozialverfassung. In: H. Baumann/H. Schirmer/R. Schmidt (Hrsg.), Festschrift für Karl Sieg, Berlin 1976, S. 507 (523ff.).

4. Staatliche Schutzpflicht und soziale Krankenversicherung

In der Garantie eines Rechts auf Gesundheit liegt - wie bereits ausgeführt - zugleich ein *Staatsziel* verankert. Der Schutz der Gesundheit zählt deshalb zu jenen Kernaufgaben des modernen Staates, die dieser jederzeit wahrzunehmen hat. Der daraus und aus Art. 2 Abs. 2 GG erfließenden *spezifisch staatlichen Schutzpflicht* zufolge und auf der weiteren Basis des verfassungsrechtlichen Sozialstaatsprinzips übernimmt der Staat eine Ausfallbürgschaft dafür, daß diejenigen, die sich das Individualgut „Gesundheit" aus finanziellen oder anderen Gründen nicht selbst beschaffen können, auf der Grundlage der *gesellschaftlichen Solidarität* des vollständigen körperlichen, geistigen und sozialen Wohlbefindens nicht entbehren müssen.

a) Mindestniveau der Gesundheitssicherung

In der Konsequenz dieser „Verantwortungsteilung" ist der Sozialstaat gehalten, eine *soziale Krankenversicherung* als verfassungsrechtliches Gehäuse sozialer Solidarität einzurichten. Sie orientiert sich an den Bedarfen und Bedürfnissen der Solidargemeinschaft. Ihr Auftrag ist die gerechte Verteilung medizinischer Leistungen in solidarischer Verantwortung, weitestgehender Selbstverantwortung und nach Maßgabe des Finanzierbaren. Entscheidend dabei ist die Rolle der Solidarität als „offenes" Gestaltungsprinzip.[54] Sie verweigert insofern nicht, den Wettbewerb zwischen den Anbietern von Gesundheitsleistungen bzw. zwischen den Krankenkassen als Instrument für eine effizientere Versorgung zu nutzen. „Strukturnetze" gewinnen aus dieser Perspektive eine verfassungsrechtliche Legitimation. Gleichwohl erwecken sie verfassungsrechtlichen Argwohn. Denn immerhin liegt in der Errichtung solcher „Netze" nicht nur eine Bevorzugung bestimmter sozialversicherter Patienten, z.B. durch den „Bonus" kombinierter Budgets, sondern eine Benachteiligung vieler anderer einschließlich derjenigen Vertragsärzte, denen ein Praxisnetz angestammte Patienten „absaugt". Das gibt Anlaß zu gleichheitsrechtlicher, weil beitragsbezogener Sorge; die GKV ist stets und im Hinblick auf das erörterte Freiheitsprinzip auf ein *gleiches Mindestniveau der Gesundheitssicherung* bei *gegebener Verteilungsgerechtigkeit* zu beschränken.

Das Ausmaß der staatlich organisierten Gesundheitsvor- und -fürsorge sowie ihre Finanzierung dürfen allerdings in generalisierendem Maßstab schwanken. Jenseits schwerster krankheits- und behinderungsbedingter Lebenslasten vermag der Staat den Gesundheitsschutz zu variieren; im übrigen darf er auf die Eigenverantwortung von Patienten und Pflegebedürftigen verweisen. Mit anderen Worten gibt es keine ein für allemal feststehende Verantwortungsteilung zwischen Bürger und Staat; verfassungsrechtlich zulässig ist auch und im skizzierten Sinne die Rücknahme der staatlichen Gesundheitsverantwortung bzw. derjenigen der GKV zugunsten höherer Eigenverantwortlichkeit der Bürger. Sie ist sogar der *Verantwortungssubsidiarität* des Staates geschuldet.

---

[54] *Schulin* (Fn. 52), S. 48 m. w. Nachw.

b) Individuelle Gesundheitsleistungen

In der Folge hiervon und mit Blick auf die gesundheitliche Selbstverantwortung der Bürger sind der individuellen Inanspruchnahme ärztlicher Leistungen außerhalb des Leistungsrahmens der GKV keine verfassungsrechtlichen Grenzen gezogen. Gleiches gilt für das Angebot durch die ärztlichen Leistungserbringer; diese sind keineswegs - und anders als andere freie Berufe - verpflichtet, ihre Arbeitsleistung in der „normalen" kassen(zahn-)ärztlichen Tätigkeit zu erschöpfen.[55] Der Bürger darf umgekehrt und auf Nachfrage je nach seiner Zahlungsfähigkeit solche Leistungen in Anspruch nehmen. „Individuelle Gesundheitsleistungen" sind deshalb auf seiten der Leistungserbringer zulässig und nicht etwa durch die Zugehörigkeit eines sie erbringenden Arztes zur Vertragsärzteschaft in der sozialen Krankenversicherung präkludiert. Anderes gilt freilich bei Zugehörigkeit zu Modellvorhaben bzw. Praxisnetzen; in diesen besteht ein gesteigerter Pflichtenstatus.[56]

c) GKV-Leistungskatalog

Im übrigen zwingt die verfassungsrechtliche Beschränkung staatlicher Gesundheitsvor- und -fürsorge auf das gesundheitliche Mindestniveau („Maß des Notwendigen") dazu, den GKV-Leistungskatalog ständig zu überprüfen. Das *Wirtschaftlichkeitsprinzip* des Grundgesetzes, das nicht von ungefähr auch Art. 14 GG erfließt,[57] stützt diese verfassungsrechtliche Maßgabe. Der Reduzierung auf Leistungen, die unabdingbar für den Heilungserfolg sind, also eine Begrenzung auf die zur Heilung und Schmerzlinderung notwendige *Grundversorgung* setzt allerdings die Unverletzlichkeit der *Menschenwürde* eine untere Grenze („gesundheitliches Untermaßverbot").

d) Prinzip der gesetzlichen Systemgestaltungsfreiheit

Die verfassungsrechtliche Wirkgesamtheit der auf das Schutzgut „Gesundheit" bezogenen Grundrechts-, Kompetenz- und Organisationsbestimmungen beläßt bei alledem dem Gesetzgeber einen weiten Spielraum zur Ausgestaltung der GKV. Es gilt das *Prinzip der gesetzlichen Systemgestaltungsfreiheit.*[58] Zu dessen Verwirklichung darf das Angebot an medizinischen Leistungen erweitert oder eingeschränkt werden - je nachdem, wie die staatliche Gemeinschaft in ihrer (finanziellen) Leistungskraft begrenzt ist. Dabei geht die freiheitliche Rechts-

---

[55] So aber offenbar BVerfG, a.a.O. (Fn. 32), S. 1777.

[56] Vgl. auch *Rainer Hess*. In: Kasseler Kommentar zum Sozialversicherungsrecht (Stand: Juni 1998), 2. Aufl. München, § 73 a SGB V Rdnrn. 6, 8.

[57] Siehe vor allem *Hans Herbert von Arnim*, Wirtschaftlichkeit als Rechtsprinzip, Berlin 1988, S. 41 ff., 67 ff.

[58] Dazu die Rspr. des BVerfG, a.a.O. (Fn. 37).

position des Patienten nicht etwa unter: Weder darf Modellpolitik dazu führen, den ärztlichen Sorgfaltsmaßstab zu verringern, noch rechtfertigt der verfassungsrechtlich bekannte „finanzielle Möglichkeitsvorbehalt" die - auch „weiche" - Rationierung medizinischer Leistungen durch Standardabsenkung bzw. Leistungsverknappung. Überdies darf der Sozialschutz im Krankenversicherungsverhältnis nicht zu einer „Arme-Leute-Krankenversicherung" im Solidaritätszusammenhang führen und die GKV diskriminieren.

5. Verfassungsrechtliche Grenzen des Solidar- und Wirtschaftlichkeitsprinzips

Im übrigen aber finden die Ansprüche des Patienten im Rahmen der GKV ihre Schranken in einem System der Beitragspflicht bzw. Zwangsversicherung, das gegenläufige Interessen der mitfinanzierungspflichtigen Gesunden sowie der Steuerzahler einerseits, der Leistungserbringer an Einkommen und Gewinn andererseits miteinander vereinigen darf. Die damit verbundene Gestaltungsmacht befugt den Gesetzgeber auch, die Erwartungen der letzteren und insbesondere der ärztlichen Leistungserbringer zu begrenzen. Er darf festlegen, wie bei einem am Maßstab des medizinischen Wissens und der Technik zu orientierenden Leistungsniveau die medizinischen Einzelleistungen in der GKV möglichst wirtschaftlich und sparsam erbracht werden können.[59] Dabei darf auch ein Einkommensniveau im groben vorgegeben werden. Im großen und ganzen erweist sich deshalb der Versuch des Gesetzgebers als verfassungsgemäß, die Vergütungsbemessung an Regelleistungsvolumina und Richtgrößen zu orientieren. Verfassungsrechtliche Bedenken rufen dagegen die Detailgestaltung durch den Gesetzgeber sowie eine Budgetierung hervor, die sich nicht an der notwendigen (und wirtschaftlichen) Verordnung durch den Vertragsarzt ausrichtet.

a) Reform der ärztlichen Vergütung

Zwar dürfen Gesetzgeber und Selbstverwaltung bei den Vertragsärzten vom Prinzip der Einzelleistungsvergütung abgehen und statt dessen die ärztliche Tätigkeit nach Leistungskomplexen honorieren. Auch die Festlegung eines arztgruppenbezogenen Regelleistungsvolumens ist verfassungsrechtlich an sich zulässig, um vom Inhalt her und mit Blick auf den Zeitaufwand übermäßige Abrechnungen zu vermeiden. Allerdings muß sich auch in der GKV die ärztliche Leistung innerhalb von Bandbreiten durchaus „lohnen". Der Vertragsarzt darf durch seine Zuwendung zum Patienten („personale Therapie") nicht zuzahlen müssen und durch die Gestaltung der Vergütung nicht zum Angestellten der Krankenkasse

[59] So auch *P. Kirchhof* (Fn. 6), S. 202 f.; *Franz Josef Oldiges*, Sachzwänge zur Leistungsgestaltung - Möglichkeiten und Grenzen der Selbstverwaltung, Vierteljahresschrift für Sozialrecht 1997, S. 439 (442 ff.).

werden – ganz zu schweigen vom besonderen medizinischen Versorgungsbedarf. Dessen Berücksichtigung im Vergütungsvolumen darf nicht im Ermessen der Selbstverwaltung stehen.[60] Es wird deshalb empfohlen, die Festsetzung der Vergütung zu indexieren oder dem Urteil Neutraler anzuvertrauen, solange nicht der ärztliche Wettbewerb eröffnet ist.

b) Festlegung von Richtgrößen

Die Therapiefreiheit des Arztes (und das Recht des Patienten auf sachgerechte Heilbehandlung) stehen aber stärker noch „im Feuer" durch die Festlegung von Richtgrößen sowie von Arznei- und Heilmittelbudgets. Schon die Richtgrößen beschreiben statistische Durchschnittskosten, die der Breite patientengerechten, vertrauensbasierten medizinischen Leistens widerstreben. Im übrigen wird auch durch die Budgetierung dem Arzt die Verantwortung für Faktoren auferlegt, die von ihm nicht allein steuerbar sind.

Das eigentliche Verfassungsproblem der Richtgrößen liegt denn auch darin, daß sie der KBV bzw. den Kassenärztlichen Vereinigungen eine bürokratisierte Feinsteuerung der Ausgabenbegrenzung ermöglichen. Für die *ärztlichen Anbieter* von Gesundheitsleistungen bedeutet dies die Fremdsteuerung ihrer Zuwendung zum Patienten und des Wettbewerbs um diesen; gegeben ist damit ein Eingriff in die Freiheit der Berufsausübung. Bei hoher Intensität der Steuerung mag auch die Berufswahlfreiheit betroffen sein. Für *Patienten* bedeutet die Einführung die „weiche" Rationierung medizinischer Leistungen,[61] wodurch ein Konflikt zum *verfassungsrechtlichen Untermaßverbot* der staatlichen Schutzpflichterfüllung auftritt. Bemerkenswert erscheint mir ferner, daß die Kompetenz zur Rationierung vom Gesetzgeber abgegeben und der sogenannten Selbstverwaltung übertragen wird. Das Bemühen um fallspezifische Angepaßtheit von Rationierungsentscheidungen rechtfertigt diesen Schritt nicht hinlänglich; es geht um *grundrechtswesentliche* Entscheidungen.

c) Modellvorhaben

Es liegt freilich nahe, daß in einer verfassungsrechtlich diffusen Situation die Selbstverwaltung auf Leitempfehlungen zurückgreift, der Gesetzgeber statt der Leistungserbringung den Leistungserfolg honorieren will und über „Modellvorhaben" die Qualität und Wirtschaftlichkeit der Versorgung langfristig gesichert werden soll. Gegen deren Zulässigkeit ist prinzipiell nichts einzuwenden, auch wenn nach § 63 Abs. 2 und Abs. 3 S. 1 SGB V die gesetzliche Systematik des Vierten Kapitels im SGB V verlassen bzw. Modellvorhaben vereinbart werden

---

[60] Ebenso *Hess* (Fn. 56), § 85 SGB V Rdnr. 21.

[61] Siehe hierzu auch *Wilhelm Uhlenbruck*, Rechtliche Grenzen einer Rationierung in der Medizin, Medizinrecht 13 (1995), S. 427 (433 ff.).

dürfen, die sich auf Leistungen außerhalb der Krankenversicherung beziehen. Doch setzt die verfassungsrechtlich garantierte freie Arztwahl des Patienten auch in der GKV der Verwirklichung des § 64 Abs. 4 SGB V n.F. Grenzen. Darüber hinaus ist von Verfassungs wegen das Verhältnis zwischen § 63 Abs. 1 und Abs. 6 SGB V n.F. klärungsbedürftig.

Was schließlich die Steuerung der Wirtschaftlichkeit über die Honorierung des Leistungserfolgs anbelangt, so dürfen sogenannte Strukturverträge (§ 73 a SGB V n.F.) einerseits nicht zu einem „Einkauf" einzelner Ärztegruppen bei entsprechender Belohnung wirtschaftlichen Verhaltens durch Sondervergütungen führen. Der Abschluß der Verträge rechtfertigt eben nicht schon an sich vor Art. 3 Abs. 1 GG i. Verb. mit der Systemgestaltungsfreiheit, daß für die Vergütung der vertragsärztlichen Leistungen die Vertragspartner von den nach § 87 SGB V getroffenen Leistungsbewertungen abweichen dürfen (§ 73 a Abs. 1 S. 4, § 87 Abs. 2 a S. 8 SGB V n.F.). Überdies dürfen auch Vertragsärzte nicht mit der Verantwortung für die durch Arznei-, Verband- und Heilmittel veranlaßten Ausgaben belastet werden (so aber § 73 a Abs. 1 S. 3, 2. HS; § 84 Abs. 1 S. 7 SGB V n.F.). Strukturell führte dies zu einem „case management", das dem ärztlichen Auftrag wesensfremd ist und die Handlungskompetenz von der Verantwortung trennt.[62]

Nicht zu übersehen ist allerdings, daß sich aus der Übernahme der speziellen Versorgungsverantwortung und Netzpflichten für die beteiligten Vertragsärzte bessere Arbeitsbedingungen ergeben *können* und durch die Kooperation eine *Chance* zur Kostenreduzierung besteht. Zugleich aber kommt es für die an Strukturverträgen nichtbeteiligten Ärzte zu einer mit wirtschaftlichen Folgen verbundenen Diskriminierung; ihnen droht - wie in der Rechtsanwaltschaft - der Untergang ihrer Einzelpraxis. Wettbewerbsrechtlich prämiieren nämlich die neuen Strukturformen Größe und kartelliertes Handeln. Ferner mag zwar die Übernahme von Budgetverantwortung Anreize für wirtschaftliches Verhalten setzen. Doch kann gerade die (wirtschaftliche) Verengung der Behandlungspfade der erforderlichen Patientenorientierung widersprechen - dies vor allem angesichts der zeitlich befristeten Einschränkung der freien Arztwahl. Ein Beitragsbonus dafür steht übrigens nicht zur Verfügung; die mögliche Abhilfe über § 63 S. 3 SGB V ist ihrerseits problematisch, weil die Teilnahme von Versicherten an Modellvorhaben gleichheitsrechtliche Probleme aufwirft: Es kommt zu einer Zersplitterung der Solidarstruktur.[63]

d) Zieldefizienzen

Die *verfassungsrechtliche Legitimation* der neuen Versorgungs- und Vergütungsstrukturen gründet demgegenüber auf der Erwartung, daß sie ökonomische Vorteile mit sich brächten (Vermeidung der Mehrfachinanspruchnahme von

---

62 Dazu schon oben im Text nach Fn. 59.

63 Auf diese Weise soll jedoch, so meint der Gesetzgeber, das Interesse der Versicherten an einer wirtschaftlichen gesundheitlichen Versorgung gefördert werden (BT-Drs. 13/6087, Begr. zu § 63 III SGB V).

Ärzten u.a.m.). Das trifft aber nur bedingt zu; so hat auch die freie Arztwahl ihre ökonomische Dimension.[64] Für Hausärzte einen eigenen „Honorartopf" einzurichten, kann im übrigen höchst unökonomisch für die anderen Arztgruppen sein, wenn diese einem Werbeverbot oder anderen Hindernissen der Leistungstransparenz unterliegen.[65] Schließlich haben die bisher bekannten Formen der Managed-Care in den USA bzw. in der Schweiz einen schwerwiegenden Nachteil für potentielle Patienten: sie verfolgen keine caritativen oder solidarischen Ziele. Ältere und krankheitsanfällige Mitglieder werden beitrags- und leistungshalber benachteiligt.[66] Damit aber können sich die mit der Anwendung der §§ 73 a, 63 und 64 SGB V verbundenen Grundrechtseingriffe nicht mehr ohne weiteres auf die Gemeinwohlgründe der Bestandssicherung einer sozialen Krankenversicherung oder der Sicherung ihrer Finanzierung stützen.

e) Europaverfassungsrechtliche Einstrahlung

Abschließend darf auf die *europaverfassungsrechtliche Einstrahlung* hingewiesen werden. Vernetzte Praxisstrukturen, „Einkaufsmodelle" o.ä. errichten neue leistungs- bzw. nachfragebezogene Zugangshindernisse auf dem Gesundheitsmarkt in Gestalt von Anbieter- und Nachfragekartellen. Dem stehen jedoch die europäische Niederlassungs- und passive Dienstleistungsfreiheit gegenüber.[67] Die „Steuerung" des Systemwandels hat dies zu beachten. Sie sollte ergebnisorientierte Vergütung durch Wettbewerb der Leistungserbringer, nicht aber durch bürokratische Rationalisierungsmechanismen bewirken. So will es unsere freiheitliche Verfassungsordnung.

III. Gesundheitsrecht als Steuerungsinstrument wohlfahrtsdistanzierten Gesundheitsschutzes

1. „Ökonomisierung" des Gesundheitsrechts

Das am Maßstab der Gesundheitsverfassung entfaltete und eingangs skizzierte *(Gesundheits-)Recht* ist das vorrangige Steuerungsinstrument zur Verwirklichung der privaten Eigenverantwortung einerseits, der staatlichen Schutzpflicht für das Rechtsgut „Gesundheit" andererseits. Diese Schutzpflicht und die personale Eigenverantwortung für Gesundheitsschutz bilden die zwei Grundpfeiler aller gesetzgeberischen Anstrengungen zur Verwirklichung des Rechts auf gesundheitliche Integrität. Dementsprechend sieht sich die Prozeßsteuerung dieser gegenläufigen Verantwortungen den Rechtsprinzipien der *Solidarität* und *Subsidiarität* unterworfen, wodurch gesundheitliche Integrität zum Gegenstand der Ge-

[64] Vgl. Konzertierte Aktion (Fn. 27), Tz. 350 ff., 371.
[65] Konzertierte Aktion (Fn. 1), Tz. 620.
[66] *Krauskopf* (Fn. 34), Rdnrn. 10 f.
[67] Vgl. *v. Maydell* (Fn. 49), S. 5 ff.

sellschaftspolitik und staatlichen Gesundheitspolitik wird.[68] Zwar bestehen erhebliche Zweifel, ob aus nationaler Perspektive der Grundsatz der Subsidiarität rechtlich verpflichtende Wirkung entfaltet; auf europäischer Ebene ist indessen seine rechtliche Verbindlichkeit kaum mehr zu bezweifeln.

In der Bundesrepublik Deutschland kommt es durch den Einsatz des Rechts als Steuerungsinstrument des Staates in Verwirklichung des Gesundheitsschutzes - wie eingangs dargelegt - zu einer ausgreifenden *Mehr-Ebenen-Steuerung*.[69] Der Gesetzgeber hat bei deren Konzeption sowohl die staatliche Schutzpflicht als auch die Eigenverantwortung des Gesundheitsbürgers zur Geltung zu bringen; ferner sind die verfassungsrechtlichen Grundwerte der Solidarität in generationenübergreifender Sicht („Generationenvertrag"), der Wettbewerbsfreiheit und der Subsidiarität zu berücksichtigen. A la longue handelt es sich dabei um den Versuch, die staatliche „Verantwortungsdistanzierung" auszutarieren. Auch im „schlanken" Sozialstaat bleibt nämlich zu fragen, welche Reichweite an Verantwortungsteilung von der Bürgergesellschaft noch verkraftbar ist. Ein Grundmaß an Solidarität hat auch der „Gesundheitswettbewerb" zu bewahren.[70]

Unabweisbar ist dabei stets die Vergewisserung über die gesundheitspolitischen Ziele künftiger Regelungen. Deren Rationalität wird zwar durch komplexe Ziel-Mittel-Zusammenhänge erschwert. Gleichwohl ist davon auszugehen, daß aus *ordnungspolitischer Sicht* die gegenwärtige staatliche Steuerung durch Recht im Sinne bürokratischer Regulierung des Gesundheitswesens erheblich abzubauen ist. Die Frage nach der Notwendigkeit und der Begründung für *staatliche* Eingriffe bzw. *Regulierung* steht dabei auch künftig an erster Stelle.

2. Normgebung durch die Selbstverwaltung

Ähnlich kritische Beurteilung verdient die den gegenwärtigen Ordnungs- und Steuerungsrahmen prägende *Normgebung durch die Selbstverwaltung*. Deren berufsständische („neokorporatistische") Organisation entfaltet ein breites Potential rechtswirksamer Steuerung. „Selbstverwaltung" meint insoweit die Rechtsbeziehungen zwischen den Krankenkassen als organisierter Versichertengemeinschaft und den Vertragsärzten als eine der Leistungserbringergruppen. Ihre Aufgabe ist der Ausgleich gegenläufiger Interessen, wobei es eine „Patientenselbstverwaltung" nur in sehr zurückhaltenden Ansätzen und lediglich bei Modellprojekten gibt. Das Sozialgesetzbuch nimmt diese Selbstverwaltung als „gemeinsame Selbstverwaltung" deutlich in die Pflicht, ohne jedoch hinreichend - wie es für das sozialversicherungsrechtliche System unabdingbar schiene - die ganz unterschiedliche Situation einer Versicherten-Selbstverwaltung und der sogenannten *gemeinsamen Selbstverwaltung* zu verdeutlichen. Die letztere entfaltet jedenfalls

[68] So auch *Schulin* (Fn. 52), S. 48.

[69] *Pitschas* (Fn. 37), S. 29ff.

[70] So mit Recht *Maximilian Wallerath*, Staatliche Regulierung und Wettbewerb im Recht sozialer Sicherung, Vierteljahresschrift für Sozialrecht 1997, S. 215 (232ff.).

keine Legitimation für das Handeln des Bundesausschusses; sie stellt nämlich den Versuch dar, für inhomogene Teilinteressen einen systematisierten und schematisierten Verteilungskampf unter der Schiedsrichterrolle staatlicher Aufsicht zu organisieren. Es handelt sich um Eigenregulierung, die mitunter gerade nicht den Interessen der Versicherten entspricht.[71]

3. Reform des Krankenhauswesens

In das rechtliche Regelwerk des Gesundheitswesens sind ferner die privaten und öffentlich-rechtlichen *Krankenhäuser* sowie die kirchlichen Krankenanstalten („Dritter Sektor“) einbezogen. Dies führt einerseits in die schlicht-hoheitlich oder auch und zumeist privatrechtlich mögliche Krankenhausaufnahme und stationäre medizinische Versorgung von Patienten. Andererseits unterfallen die genannten Strukturtypen von Krankenhäusern in Planung, Errichtung, Führung und Schließung ebenfalls - wenngleich auch in unterschiedlichem Maße - einer breiten öffentlich-rechtlichen Regulierung. In den letzten Jahren hat diese vor allem für öffentlich-rechtliche Krankenhäuser durch Verankerung von Budgets, die Einführung leistungsorientierter Vergütungen, Öffnung gewisser Freiräume für private Investitionen und die Verzahnung von ambulanter mit stationärer Versorgung zu einer gewissen Re-Strukturierung der stationären Gesundheitsversorgung in Richtung auf „mehr Markt“ geführt.[72] Das *Krankenhausmanagement* sieht sich zugleich aber zusätzlich rechtlich reguliert. Der in der letzten Zeit häufiger beschrittene Weg, der *Kosten- und Managementlast* durch die (Organisations-)Privatisierung der Krankenhäuser zu entkommen, dürfte allerdings in die Irre führen.

4. Wandel des öffentlichen Gesundheitsdienstes

Eine mit dem verfassungsrechtlich induzierten Wandel des Gesundheitssystems verknüpfte, dennoch eigenständige Rechtsmaterie bildet schließlich das Recht des *öffentlichen Gesundheitsdienstes.* Dieser umfaßt als Teil des „öffentlichen Gesundheitswesens“ diejenigen Einrichtungen des öffentlichen Sektors, die dazu bestimmt sind, unmittelbar den Gesundheitszustand der Bevölkerung und bestimmter Bevölkerungsgruppen zu ermitteln und laufend zu überwachen, ihnen drohende Gefahren festzustellen und zu beseitigen bzw. auf deren Beseitigung hinzuwirken sowie die Gesundheit der Bevölkerung insgesamt und in Teilen (als

---

[71] Zutr. *Schulin* (Fn. 11), § 6 Rdnr. 102.

[72] *Peter Krause*, Krankenhausfinanzierung in verfassungsrechtlicher Sicht. Zur neueren Gesetzgebung. In: Bitburger Gespräche (Fn. 37), S. 187 ff.; siehe ferner *Karl Ernst Knorr*, Ausgliederung von Krankenhausbereichen, -abteilungen und -betrieben, Krankenhaus 1995, S. 175 ff.; *Rainer Pitschas*, Beziehungen zwischen Leistungserbringern und Krankenkassen, insbesondere vertragsärztliche Versorgung. In: Jahrbuch des Sozialrechts der Gegenwart (Fn. 23), Bd. 18 (1996), S. 253 (265 ff.).

„überragendes „Gemeinschaftsgut") zu schützen und zu fördern.[73] Die Rechtsgrundlagen hierfür finden sich vornehmlich im Landesrecht. Allerdings führt der öffentliche Gesundheitsdienst bundesrechtliche Gesundheitsgesetze aus, so daß zu seinem Wirkungsbereich zahlreiche durch Bundesrecht geregelte Aufgaben, insbesondere solche auf den Gebieten des Apotheken-, Arzneimittel-, Betäubungsmittel-, Gift-, Krankenhaus- und Seuchenrechts sowie der öffentlichen Jugendzahnpflege gehören.[74]

In einer Reihe Bundesländer steht gegenwärtig eine über diese traditionelle Aufgabenzuweisung hinausreichende *Modernisierung des öffentlichen Gesundheitsdienstes* an. Neue Schwerpunkte bilden der Bereich der Koordination öffentlicher und privater Gesundheitsdienstleistungen sowie solcher aus dem Dritten Sektor. Ferner geht es um die Intensivierung der Gesundheitsförderung und Prävention sowie um die Einrichtung einer flächendeckenden Gesundheitsberichterstattung in Abstimmung mit der EU. Darüber hinaus wird verschiedentlich vorgeschrieben, die Instrumente der Landesgesundheitspolitik durch die Einführung von Landesgesundheitskonferenzen, kommunalen Gesundheitskonferenzen und einer Gesundheitsberichterstattung zu stärken sowie zu diesem Zweck gesetzlich zu fixieren.[75] Damit ist bislang in manchen Bundesländern die Einrichtung von Landesämtern für Gesundheit und Soziales einhergegangen.[76]

Auf diese Weise wird im Recht des öffentlichen Gesundheitsdienstes mehr und mehr nicht nur dem allgemeinen Schutzgut „Gesundheit" und der Gesundheitsvorsorge sowie dem gesundheitlichen Umweltschutz „vor Ort" stärker Rechnung getragen. Das Reformrecht läuft auch und vor allem darauf hinaus, dem öffentlichen Gesundheitsdienst eine *neue Rolle* im Verbund mit kurativer Medizin, Gesundheitsselbsthilfe, kommunaler Gesundheitspolitik und „Public Health" zuzuweisen.[77] Die Frage ist, ob diese Entwicklung die allgemeinen Tendenzen zu einem staatlich-kommunalen Gesundheitsdienst noch verstärken oder andererseits die wünschenswerten und verfassungsrechtlich zulässigen Schritte zu einer notwendigen Verantwortungsteilung zwischen Bürger, Markt *und Staat* im deutschen wie europäischen Gesundheitswesen künftig fördern wird.

---

[73] *Pfau*, Öffentlicher Gesundheitsdienst. In: Günter Püttner (Hrsg.), Hdb. der kommunalen Wissenschaft und Praxis, Bd. IV, 2. Aufl., Berlin u.a. 1983, S. 406f.

[74] Vgl. *Pitschas* (Fn. 11), S. 2863.

[75] Siehe bspw. für Nordrhein-Westfalen §§ 21, 24, 25ff. Gesetz über den öffentlichen Gesundheitsdienst (ÖGDG), GVBl. 1997, S. 431.

[76] Siehe nur § 27 ÖGDG NRW (Fn. 75): „Landesinstitut für den Öffentlichen Gesundheitsdienst".

[77] *Labisch*, Der öffentliche Gesundheitsdienst (ÖGD) angesichts neuer öffentlicher Gesundheitsleistungen („new public health"). In: H.U. Deppe/H. Friedrich/R. Müller (Hrsg.), Öffentliche Gesundheit – Public Health, 1991, S. 84ff.; *Rainer Pitschas*, Kommunale Sozialpolitik. In: B.v. Maydell/F. Ruland (Hrsg.), Sozialrechtshandbuch, 2. Aufl., Neuwied u.a. 1996, S. 1257ff., Rdnrn. 76–90.

IV. „Gesundheitsgesetzbuch" als künftiger Ordnungs- und Rechtsrahmen

Unterzieht man das verfassungsdirigierte Recht des Gesundheitswesens einer abschließenden Bewertung, so fällt zunächst dessen Vielfalt und innere Zersplitterung auf. Augenscheinlich fehlt für das Gesundheitswesen in Deutschland ein *Konzept*, das - verbunden mit den Anstrengungen der EU - in seinen rechtlichen Grundaussagen zur künftigen Zielorientierung der Strukturentwicklung in der Gesundheitsvor- und -fürsorge den Maßgaben der Gesundheitsverfassung hinlänglich Rechnung trägt. Wie aber wäre es zu entwerfen?

Am Beginn stände die Aufgabe, die jeweilige Verantwortlichkeit der Akteure in ihren Anteilen an der Gesamtversorgung in Gestalt individueller Gesundheitsvorsorge, gesundheitlicher Selbsthilfe, ärztlicher Praxis, stationärer Versorgung, von Verbundlösungen und öffentlichem Gesundheitsdienst mitsamt den Konsequenzen für eine Privatisierung des Gesundheitswesens, seine rechtliche Deregulierung und institutionelle Modernisierung ins Auge zu fassen. Die im einzelnen auszudifferenzierenden rechtlichen Steuerungsansätze sollten in einem *Gesundheitsgesetzbuch* zusammengefaßt werden. Zu den weiteren Bestandteilen einer solchen Kodifikation gehörten Regelungen, die den komplexen Ziel-Mittel-Zusammenhang im Gesundheitswesen zugunsten einer rationalen Gesundheitspolitik entfalten würden. Dabei ginge es vor allem bei dem Rechtsgut der „individuellen Gesundheit" darum, die Eigenverantwortung des Bürgers für den gesundheitlichen Integritätsschutz weitaus präziser und umfassender als bisher zu verankern.[78]

Jenseits dessen wären als *gesundheitspolitische Ziele* der gleiche Zugang zu einer bedarfsgerechten Grundversorgung, die bestmögliche Versorgungsqualität für alle Bürger, die Gewährleistung eines Höchstmaßes an Wahlfreiheit für alle Beteiligten sowie eine gesamtwirtschaftlich vertretbare Entwicklung der Gesundheitsausgaben zu normieren. Diese Regelungsgesamtheit schlösse auch gesetzliche Festlegungen zur künftigen Rationierung des staatlichen Gesundheitsschutzes ein.[79]

Entsprechende Regelungen stehen in engem Zusammenhang mit den rechtlich zu formulierenden *medizinischen Zielen* eines effizienten Gesundheitswesens. In ihrer Gesamtheit führen diese Zielkonkretionen zu einer patienten- und ergebnisorientierten Krankenversorgung. Deren Steuerung könnte bzw. sollte den gegenwärtigen Dirigismus der ambulanten ärztlichen und zahnärztlichen Versorgung sowie der stationären Gesundheitsversorgung ablösen. An die Stelle des aktuellen Modells der direktiven staatlichen Lenkung von Angebot und Nachfrage nach ärztlichen Gesundheitsleistungen und den Dienstleistungen anderer Leistungserbringer träte eine *wettbewerbswirtschaftlich* ausgerichtete Marktsteue-

[78] Ebenso *Konzertierte Aktion* (Fn. 1), Tz. 518 ff., 527 ff.

[79] *W. van Eimeren*, Rationierung medizinischer Leistungen - unabwendbar? Münch. med. Wschr. 140 (1998), S. 191 ff.

rung nach dem Prinzip des „*solidarischen Wettbewerbs*". Dieser Weg ist auch europarechtlich vorgezeichnet.[80]

Die statt dessen gegenwärtig praktizierte rechtsförmige Praxis- bzw. kombinierte Budgetierung der ärztlichen Gesamtvergütungen, die Steuerung der Leistungserbringung nach arztgruppenbezogenen Richtgrößen und festzusetzenden Regelleistungsvolumina sowie der überbordende Risikostrukturausgleich haben mittlerweile eine systemerstickende *verwaltungswirtschaftliche Rahmengebung* des Gesundheitswesens bewirkt. Zusätzlich vermögen sich Ärzte und Leistungserbringer in dem minutiösen Netzwerk rechtlicher Regelungen des Berufs- und Standesrechts kaum noch zurecht zu finden. Das gesamte System prämiiert vor allem seine Funktionäre. Hingegen stehen die Patienten hilflos einer unendlichen Bürokratie sie steuernder Gesundheitsverwaltung gegenüber.[81]

Das *Gesundheitsgesetzbuch* als künftiger Rechtsrahmen hätte demgegenüber auf kodifikatorischem Wege das Dickicht der Aufgaben und Zuständigkeiten auszulichten und das Gesundheitsrecht im Zuge einer „Deregulierung" wettbewerblich zu gestalten. Innerhalb der EU ist hierzu zu bedenken, daß auf mittlere Sicht der Übergang zu einem Wettbewerbssystem der Gesundheitsversorgung unter Aufhebung der sogenannten Friedensgrenze zwischen staatlicher bzw. kassenverwalteter Gesundheitsversorgung einerseits und privater Krankenversicherung andererseits durch Verbundlösungen anzustreben ist („Sozialkonzerne"). In einer wettbewerbsrechtlich organisierten *Mehr-Ebenen-Struktur* des künftigen Gesundheitswesens, die im Gesundheitsgesetzbuch auszuführen wäre, findet sich dann die gesundheitliche Integrität des Bürgers seiner Eigenverantwortung im richtigen und sozialverträglichen Maß zugewiesen.

Diskussionsbeitrag

Prof. Dr. Kolkmann:

Ihre letzten Sätze muß ich entschieden zurückweisen. Ich profitiere nicht von dem System. Ich hoffe, daß Sie nicht die Ärzteschaft gemeint haben. Habe ich Sie recht verstanden, daß Sie die Eigenverantwortung des Bürgers sehr stark betont haben und könnte das dann dazu führen, daß es eine Pflicht zur Gesundheit gibt mit der weiteren Folge, daß im Krankheitsfall der Erkrankte Sanktionen erleiden muß, wenn der Verdacht besteht, daß er seine Krankheit selbst verschuldet hat?

Dieses muß man wohl bedenken. Sie sind auch nicht auf diese eigenartige Konstruktion, die wir seit einigen Jahren haben, den MDK bzw. den MDS eingegangen. Es handelt sich um Kontrollorganisationen, die den gesetzlichen Krankenkassen behilflich sein sollen, jedoch eine große Selbständigkeit erlangt haben. Sie üben Kontrollfunktionen aus, nicht nur bei Ärzten, sondern auch bei Patienten im Hinblick darauf, ob Leistungen ungerechtfertigterweise oder vielleicht selbstverschuldet in Anspruch genommen wurden oder auch geleistet worden

[80] EuGH, Urt. v. 28. 4. 1998 – Rs. C-158/96 (Kohll); EuGH, Urt. v. 28. 4. 1998 – Rs. C-120/95 (Decker).

[81] Siehe schon die Kritik bei *Pitschas* (Fn. 23), S. 294 ff.

sind. Handelt es sich hier um einen Teil des öffentlichen Gesundheitsdienstes oder wie würden Sie den MDK einordnen? Ihrer Analyse, daß wir in einem Netzwerk, einem Regelkreis rechtlicher Vorschriften ersticken, muß man zustimmen. Das ist so und selbstkritisch muß ich auch sagen, daß die Ärzteschaft selbst dazu beiträgt. Welche Gründe hat das? Die Gründe liegen jedenfalls zum Teil im Fortschritt der Medizin, der eine enorme Zunahme an Leistungen, an Möglichkeiten diagnostischer und therapeutischer Art mit sich bringt. Diese Leistungen werden von den Patienten erwartet und von den Ärzten angeboten und zwar nicht nur aus finanziellen Gründen sondern, weil sie ihren Beruf ordentlich ausüben wollen. Es ist die Aufgabe der Ärztekammern zu regeln, daß dieses Angebot auch fachlich kompetent erbracht wird. Daraus ergibt sich dann unsere Weiterbildungsordnung. Wir haben inzwischen über 140 verschiedene Fachbezeichnungen, und die Tendenz zur weiteren Spezialisierung und Aufsplitterung nimmt zu. Die Ärztekammern sind allerdings der Meinung, daß man auf dieser fachlichen Differenzierung und Spezialisierung bestehen muß, schon aus Gründen des Patientenschutzes, damit die Leistungen auch fachlich kompetent erbracht werden können. Darüber hinaus ist natürlich die Versuchung für Ärztinnen und Ärzte groß, immer weitere und immer mehr Leistungen anzubieten. Also muß man Regelungen treffen, daß heißt Fachgebiete abgrenzen. Hinzu kommt natürlich auch der tatsächliche Wettbewerb in der Ärzteschaft, der dazu zwingt, Verhaltensregelungen etwa in der ärztlichen Berufsordnung festzulegen, z.B. was das Werbeverhalten anbelangt.

Moderator (Prof. Sonntag):
Vielen Dank, Herr Kolkmann, das war nahezu ein Koreferat und ich hab jetzt natürlich das Problem, das ich eine Reihe von Wortmeldungen habe, zuerst Herr Pitschas, bitte.

Prof. Dr. Pitschas, Speyer:
Ich fürchte, es wird etwas zu komplex, wenn ich warte und alles zusammenfasse. Statt dessen will ich gleich fortsetzen mit meinen Beschimpfungen des Publikums, indem ich sage, selbstverständlich profitieren die herausgehobenen Funktionsträger in den Landesärztekammern von der Wahrnehmung dieser Funktionen. Es ist unfein, Summen zu nennen. Deswegen nehme ich nicht Baden Württemberg, sondern ich nehme Rheinland- Pfalz, wo etwa fünfstellige Beiträge als Aufwandsentschädigung gezahlt werden: Selbstverwaltung? Ich nenne das in der Tat profitieren und wenn man sieht, was im Grunde einerseits diese gesamte gemeinsame Selbstverwaltung kostet und was andererseits die Kosten, die der verwaltungswirtschaftliche Betrieb der Krankenkassen und sonstiger Institutionalisierungen im Gesundheitswesen verursacht, ausmachen, so wird man doch zu der Frage kommen müssen, ob man daran nicht etwas ändern kann ? Und ich behaupte in der Tat, daß die rechtlichen Maßgaben im Gesundheitswesen dies auch verlangen. Im Streit steht damit künftig die Selbstverwaltung im Gesundheitswesen. Zu fragen ist vor allem, ob wir nicht zur Einbeziehung weiterer Gruppierungen in die Selbstverwaltung in diesem Sektor übergehen. Solch eine

Überlegung ist ja verschiedentlich in Modellprojekten der Krankenkassen vorgetragen worden. Ob das zugleich zu einer Gesundheitspflicht der Patienten führt, bedürfte hier einer längeren Überlegung. Aber ich darf daran erinnern, daß wir im Verfassungsrecht jedenfalls nicht völlig fern sind von der Akzeptanz gewisser Grundpflichten, die dann möglicherweise auch im Gesundheitswesen den Patienten und das Mitglied der gesetzlichen Krankenversicherung treffen würden. Aber die Frage ist ja von Ihnen zugespitzt und zwar deshalb zugespitzt, weil sie ablenken soll davon, wer nimmt diese Selbstverwaltung wahr. Dazu meine ich, müssen wir schärfer in Zukunft darauf achten, wenn wir die Vorteile dieses Systems im europäischen Verbund als ein Nichtunternehmenssystem erhalten wollen, was mit dem korporatistischen Ausbau dieser Krankenversicherung geschieht. Die Medizinischen Dienste der Krankenkassen sind im Zuge dessen einfach zuzuordnen. Sie sind im Prinzip den Krankenkassen verbunden, genießen aber eine weitgehend eigenständige Stellung. Ich stimme Ihnen im übrigen zu, man muß sehr intensiv darüber diskutieren, ob die Medizinischen Dienste, wie sie jetzt im SGB verankert sind, eine breite Kontrollfunktion wirklich wahrnehmen sollten. Dies gilt vor allem für deren Umfang und damit auch für die Diagnosen und Therapievorschläge der niedergelassenen Ärzte und im Krankenhaus. In Rheinland-Pfalz stellen wir zum Beispiel fest, daß angehörige Ärzte der Medizinischen Dienste der Krankenkassen bereits in die Krankenhäuser gehen und die Diagnosen überprüfen, die dort von Stationsärzten erstellt werden und die Therapien bezweifeln, die von diesen Stationsärzten angeordnet wurden. Dies geschieht unter dem Signum Fallpauschale, Sonderentgelte etc. Wollen wir wirklich diese Herrschaftsentfaltung und verantwortungszentrierende Bürokratie im Gesundheitswesen?

Prof. Dr. Siegrist:
Ich nehme zu Punkt 5 Ihrer Ausführungen Stellung, zur Einschätzung des öffentlichen Gesundheitsdienstes und ich möchte ein bißchen von der Idealität Ihrer Ausführungen auf die harte, nackte Wirklichkeit zurückkommen. Es ist ja so, daß selbst die modernsten landesöffentlichen Gesundheitsdienstgesetze, wie z. B. das gerade verabschiedete in Nordrhein-Westfalen, damit rechnen müssen, daß Aufgaben an die Kommunen delegiert werden, die gar nicht mehr finanzierbar sind. Wir haben den Notruf der Oberbürgermeister „Rettet unsere Städte", wir wissen, daß der kommunale Druck stets von Jahr zu Jahr wächst und daß die Gesundheitsbelange auf kommunaler Ebene, die nicht mehr privat in der persönlichen Arzt-Patient-Beziehung zu regeln sind, sondern öffentliches Handeln erfordern, daß die eben nicht finanzierbar sind, nicht durchsetzbar sind. Und ich finde, man muß sich dann, wenn Sie das so positiv werten, auch einfach mit der sozialen Wirklichkeit auseinandersetzen. Gesundheitsförderung, natürlich ist das unglaublich wichtig, Patientenaktivierung, Selbsthilfegruppen usw. Was geschieht im Moment? – Mühsam und erfolgreich aufgebaute kommunale Gesundheitsförderungsinitiativen werden weggewischt, werden kaputt gemacht z.B. durch die Streichung des Paragraphen 20 SGB 5. Also wir haben es hier mit einer sehr harten Wirklichkeit zu tun und ich bitte, das einfach einzubeziehen in Ihre Ausführungen.

Prof. Dr. Laufs:

Herr Pitschas, erlauben Sie mir bitte einen Zusatz zu Ihrem Referat. Ich will die Bedrängnisse, von denen Sie berichtet haben, nicht leugnen, aber ich möchte ins Bild und zum Vorschein gebracht sehen die freiheitsverbürgenden Leistungen, die unser System aufzuweisen hat. Ich möchte gewisse Übersteigerungen des Haftpflichtrechts durchaus hier nicht preisen. Aber ich möchte doch darauf hinweisen, daß diese Regulation durch die Judikative Freiheiten gewährleistet. Denken Sie an die Rechtsprechung zur Autonomie des Patienten, zur Selbstbestimmungsaufklärung. Denken Sie an die Rechtsprechung zu den Sorgfaltspflichten des Arztes, freiheitsverbürgend insofern, als diese Sorgfaltspflichten sich nach medizinischen oder besser: ärztlichen Standards richten, welche die ärztlichen Berufspflichten im einzelnen konstituieren.

Diese Kunst wird ja ausgebildet durch die Berufsangehörigen selbst, übrigens auf eine Weise, die sich durchsetzt gerade auch bei den Gerichten mit Hilfe der medizinischen Sachverständigen, die sich bewährt beim Streit um die Methoden. Das sind Selbstbestimmung gewährleistende Regulatorien, die im Sozialversichertenfeld wie außerhalb dieses Feldes hoch wirksam sind. Jedermann kennt die Vielzahl der Prozesse; sie bedeuten in gewisser Weise eine Last, aber sie bedeuten eben auch, das scheint mir das Wesentliche, durchaus auch Gewährleistung der Freiheit des Arztes und des Patienten. Und die Satzungsgebung durch die Ärztekammer dient gleichfalls wesentlich der verantwortlichen Berufsfreiheit. Auch hier liegt mir nichts daran, zu beschönigen, aber wir werden doch erkennen müssen, daß diese Satzungsgebung Berufsordnungen und Weiterbildungsordnungen hervorbringt, die sich sehen lassen können und die eine staatliche Instanz doch wohl nicht besser machen könnte. Auf solche Weise gewinnen die Fortschritte der Medizin Realität. Und das Recht anerkennt dies. Das scheint mir in Ihrem Vortrag leider verkürzt oder gar nicht zum Bewußtsein gebracht.

Prof. Dr. Pitschas:

Wenn dem so wäre, dann wäre es schlimm. Aber es ist nichts verkürzt worden. Ich habe in meinem schriftlich ausgearbeiteten Referat davon gehandelt. Hier kann es nur um die Grundthese gehen: Der zivilrechtliche Aufwand ermöglicht zwar die Freiheitsentfaltung des Patienten – in Maßen. Aber er verursacht gleichzeitig erhebliche Transaktionskosten für das Rechtssystem. Gerade die Sorgfalts- und Haftungsrechtsprechung werfen prinzipielle Allokationsdefizite auf. Bedenken Sie bitte ferner, was allein die Entwicklung des Gesundheitsrechts in dem von mir skizzierten Sinne für die in der Rechtsprechung des BGH, Bundesgerichtshofs und des Bundessozialgerichts seit langem entwickelten Grundsätze der fachlichen Standards etwa bei der Anästhesie oder bei Operationen, bedeuten. Sie bedeuten, daß wir in einen Konflikt hineingeführt worden sind, bei dem immer mehr Krankenhäuser immer weniger sicher stellen können, unter der Geltung von Fallpauschalen und dergleichen, daß wir diese ärztlichen Standards aufrechterhalten können: Freiheitsverbürgung? Also von der Seite her denke ich, waren meine Ausführungen auf den Punkt gebracht. Wenn ich nunmehr die Autonomie der Ärzteschaft betrachte und die freiheitsverbürgenden Leistungen des Rechts näher ansehe, so bin ich völlig Ihrer Auffassung, in jeder rechtlichen Regulierung liegt zunächst ein Kern mehr oder weniger Freiheitsverbürgung. Aber Sie müßten sich selbst auch fragen, ob nicht dieses System langsam kraft Überregulierung in einen Umschwung geraten ist und aus der Freiheitsverbürgung so etwas entsteht wie ein erstickender Überbau. Gerade die Rechtsakte der ärztlichen Selbstverwaltung tragen dazu bei; hier wäre „Entfeinerung" angezeigt.

Zwischenruf: Ich bin Kollege, ich bemühe mich um Vermittlung zwischen den Disziplinen, ich bin Mediziner.

Prof. Dr. Pitschas:
Auch ich bedauere, so wie Herr Siegrist, was alles passiert in der Wegrationalisierung von Gesundheitsämtern und dergleichen mehr. Nur darf die Kenntnisnahme von der realen Entwicklung nicht dazu führen, daß wir die Ansätze, die rechtlichen Ansätze zukunftsweisender Instrumente negieren. Vielleicht etwas weniger dafür werben, oder etwas weniger sie preisen, das mag richtig sein. Aber auf ihre Bedeutung in dem Zusammenhang ambulanter, stationärer und öffentlicher Gesundheitsversorgung verstärkt hinzuweisen, das war mein Ziel. Im übrigen gilt: Sozialstaatliches Recht mag zwar auf eine gegenläufige Gesundheitspolitik treffen, doch schafft es selbst „sehr harte Wirklichkeit". Es existiert und man darf seine Geltung einfordern!

Prof. Dr. Kübler:
Der Schutz der gesundheitlichen Integrität als staatliche Aufgabe, und daraus abgeleitet die staatliche Pflicht zum Schutz der Gesundheit wurde hier ja unter verfassunsgrechtlichen Gesichtspunkten intensiv, und wenn ich es richtig verstanden habe, auch kontrovers diskutiert. Als einer der wenigen praktisch tätigen Ärzte hier möchte ich doch noch mal auf einen praktischen Gesichtspunkt hinweisen. Es klang in allen Referaten an, und das hängt ja, glaube ich, mit dem Sinn der Tagung zusammen, daß wir heute im Gesundheitswesen einen gewissen Mangel verwalten. Und es wird immer darauf hingewiesen, daß dies durch Umverteilung, Rationalisierung und – wie im letzten Referat auch ausgeführt – durch Intensivierung der Prävention irgendwie doch noch in den Griff zu kriegen ist. Ich möchte also eine ganz kurze Überlegung anstellen. Wir wissen heute, durch die sogenannte „Vier S-Studie", daß wir durch cholesterinsenkende Medikamente in der sekundären Prävention der koronaren Herzerkrankung erfolgreich sind. Wir wissen durch die „Woskopp-Studie", daß die gleichen Medikamente sogar in der primären Prävention, d.h. bei Patienten, die noch keine koronare Herzerkrankung haben, wirksam sind. Wir wissen durch das „Eberbach-Wiesloch-Modell", Herr Nüssel sitzt hier, daß etwa 35% der westdeutschen Bevölkerung einen LDL-Wert von 120 mg% und höher haben und wir wissen aus der „CARE-Studie", daß das etwa der Grenzwert ist, ab dem diese Medikamente wirksam sind. Die Kosten für diese Therapie betragen pro Tag, niedrig gerechnet, DM 2,–, und wenn man das hochrechnet auf die westdeutsche Bevölkerung kommt man auf einen Betrag von 20 Milliarden DM. Das entspricht etwa dem

Zweifachen des Budgets aller bundesrepublikanischen Universitätsklinika und dürfte etwa 80 bis 90% der Kosten der medizinischen Maximalversorgung machen. Um gleich einem Einwand zu begegnen: die Sache wird noch schlimmer. Durch die Prävention verhindern wir nämlich nicht die Folgekosten einer Erkrankung. Der Mensch wird dadurch nicht unsterblich. Sondern wir schieben die Kosten nur hinaus, sei es, daß er später an der Grundkrankheit stirbt, oder sei es, daß durch die längere Lebenserwartung eine andere Erkrankung, z.B. eine Krebserkrankung auftritt.

Je erfolgreicher die Kardiologen sind in der Prävention der koronaren Herzerkrankung, um so mehr bekommen die Onkologen Arbeit. Wir verschieben die Kosten. Und die Sache wird noch schlimmer, weil durch die Lebensverlängerung die indirekten Kosten, nämlich für Renten, Pensionen, insbesondere für Pflegeheime weiter ansteigen. D.h. wir sind heute an einer Grenze in der praktischen Medizin, die für mich die Diskussion der staatlichen Pflicht zum Schutz der Gesundheit im Grunde genommen praktisch ad absurdum führt. Wir können wirklich das, was wir sinnvoll tun können, praktisch nicht mehr bezahlen.

Prof. Dr. Fülgraff:
Wir haben gehört, daß das Gesundheitssystem nach pessimistischen Schätzungen 10% seiner Einnahmen als Verwaltungskosten verbraucht. Ist das viel oder wenig? Vielleicht ist ein Vergleich sinnvoll. Ich habe gelesen, daß im marktförmigen System der Vereinigten Staaten die als Sparmodelle viel gerühmten HMO's Verwaltungskosten zwischen 25 und 35% ihrer Einnahmen haben. Wie bewerten Sie somit im Vergleich dazu die Verwaltungskosten des deutschen Systems?

Prof. Dr. Baier:
Vielen Dank. Ich will auf die zentrale These von Herrn Pitschas eingehen, und zwar, ob durch kodifikatorische Leistungen so etwas wie eine europäische Gesundheitspolitik rechtlich zu formieren ist. Das ist scheinbar das Anliegen.

Ich selbst bezweifle als Rechtslaie, ob es überhaupt ein Gesundheitsrecht gibt. Für mich ist das eine Art Hausordnung des Bunkers „Deutscher Sozialstaat". Ich wollte schon Herrn Laufs zu Hilfe rufen, aber der ist ja Gott sei Dank im Saal und hat sich schon zu einem Votum angemeldet. Gesundheitsrecht ist für mich nach wie vor das Recht des öffentlichen Gesundheitsdienstes; das Betäubungsmittelgesetz gehört dazu, vielleicht auch noch Arbeitsschutzgesetze usw. Und nichts anderes. Aber dahinter steht ja durchaus ein Versuch, zu Lösungen zu kommen. Wir Deutschen neigen dazu, bei ökonomischen Verteilungsaufgaben Lösungen in Mangelverwaltungen zu suchen; das sind wir ja mit zwei Kriegen gewöhnt - bei unbestrittenen großen Leistungen der gesetzlichen Krankenversicherungen, d.h. Gesundheitspolitik rechtlich und bürokratisch zu leisten und nicht über den offenen politischen Wettbewerb bzw. nicht über Marktlösungen.

Und meine Frage ist: sollten wir bei dieser europäischen Zukunftsfrage nicht auch historisch maßnehmen? Die Herausbildung des Bismarck-Modells des deutschen Sozialstaates ist ja begleitet worden, auch schon damals, von Juristen, Ökonomen und anderen, wie die Sozialwissenschaftler...

Zwischenruf: ... und Soziologen ...

Prof. Dr. Baier:
Soziologen waren damals noch nicht da, waren noch nicht aus der Sozialökonomie und Sozialphilosophie herausgewachsen. Das ist in Heidelberg erst durch Max Weber geschehen. Gott sei Dank, kann man vielleicht sagen. Sonst wäre der Staats- und Kathedersozialismus doch noch stärker geworden.

Sollte man Verteilungsprobleme von Gesundheitsgütern nicht einem offenen Wettbewerb der politischen und wissenschaftlichen Lösungen überlassen?

Wie es ja schließlich auch in publizistischen, parlamentarischen Kämpfen, so halbautoritär das Kaiserreich auch gewesen ist, ja dann tatsächlich auch erfolgt ist. Und das gleiche haben wir heute im Grunde schon auf der europäischen Ebene. Wir wissen doch in Wahrheit bis heute noch nicht, wie der Sozialschutz, der ja schon ein Rechtsbegriff ist in der Europäischen Union, wie sich der Gesundheitsschutz des Maastrichter und Amsterdamer Vertrages auswirken wird. Es kann ohne weiteres sein, daß hier liberalisierende Tendenzen stärker sind, die mehr ausgehen auf die Wahlrechte der Versicherten und mehr auf Rechte des freien Berufes des Arztes... übrigens erinnere ich auch an andere Gesundheitsberufe, wie die Psychotherapeuten usw.

Warum müssen wir so auf den Wettbewerb, auf die Vermarktlichung der Prozesse setzen? Weil unsere europäischen Nationalstaaten ganz in ihrer Tradition festgefahren sind - die „Sécurité sociale" sieht natürlich anders aus als das „Beveridge-Modell" unter dem Reformwillen von Tony Blair, als wiederum der österreichische oder der deutsche Sozialstaat. Weil diese Nationalstaaten den politischen Kampf, die politische Konkurrenz im Grunde nicht zulassen, sondern sich selbst einbunkern in einen neuen Hyperkorporatismus.

So habe ich auch Herrn Manow verstanden. Das ist ein politologisches Modell, das im Grunde schon - wie er's gesagt hat - alle seine genannten Aussagen ableiten läßt, ein deduktiv-tautologisches Modell des theoriegeschlossenen Korporatismus.

Mein Schlußsatz, ja Forderung ist: Den wirtschaftlichen Wettbewerb zu befördern und zu Lösungsmodellen kommen, die mit dem ökonomischen Nutzen gleichzeitig natürlich auch eine Qualitätsverbesserung der medizinischen Leistungen zum Nutzen der Patienten mit sich ziehen. Solange jedenfalls Marktprozesse befördern, solange Staaten nicht reformfähig sind, weil sie immer noch europaunfähige Nationalstaaten sind, noch nicht zukunftsfähig für eine europäische Wohlfahrtsgesellschaft.

Prof. Dr. Raspe:
Es ist viel über Versorgungsmodelle gesprochen worden. Dabei ist davon abgesehen worden, daß wir einerseits historische, andererseits vergleichende Erfahrungen haben. Aus dieser Perspektive scheinen mir marktbetonte Modelle, wie wir sie etwa in den USA sehen, eine nur begrenzte Attraktion zu haben.

Die bei uns eingeführten Marktelemente, scheinen mir dafür verantwortlich zu sein, daß sich die Gesundheitsausgaben bei uns in der letzten Zeit absolut und relativ deutlich erhöht haben. Mit einem Anteil von über 10% am Bruttosozialprodukt haben wir den zweiten Platz hinter den USA erreicht – begleitet von einer Zunahme sozialer Gradienten in der Morbidität, Versorgung und Mortalität.

So scheint mir, daß die Modelldiskussion sich häufiger an individuellen Präferenzen und Gesundheitseinstellungen orientiert als an der Geschichte, Wirklichkeit und Möglichkeit unseres Systems.

So war ich Herrn Kübler sehr dankbar, daß er noch einmal versucht hat, auf die Ebene dessen zu kommen, worum es aus klinischer und sozialmedizinischer Sicht geht: nämlich um die Inzidenz und Prävalenz von Krankheiten und Behinderungen und um ihre Bewältigung. Es ist die Aufgabe der Epidemiologie, diese basale Ebene immer wieder zu fixieren und auf den objektivierbaren Versorgungsbedarf in einer Gesellschaft hinzuweisen. Hier können wir uns ohne weiteres an angloamerikanischen Vorbildern orientieren. Ein aktuelles Stichwort heißt „Health care needs assessment".

Deutlich geworden ist schließlich, daß Versorgungsbedarf nicht entweder gegeben oder nicht gegeben ist; er kann abgestuft, es können Prioritäten unterschieden werden. Dies wird besonders dann notwendig, wenn das Geld nicht reicht, um jeden Bedarf zu decken.

Dazu nur ein Hinweis: In vielen Bereichen unserer medizinischen Versorgung leben wir im Augenblick von der Unterinanspruchnahme. Hierzu muß man sich nur die Ausgaben vergegenwärtigen, die entstehen würden, wenn tatsächlich alle Diabetiker in zweijährigen Abständen geschult würden, alle psychisch Kranken die notwendigen Medikamente erhielten oder alle Frauen im Alter von 50 bis 69 alle zwei Jahre eine Mammographie in Anspruch nähmen.

Die Abschätzung und Priorisierung von Bedarf wird nur dann möglich sein, wenn wir die dazu notwendigen epidemiologischen, Effektivitäts- und Effizienzdaten haben. Ergebnisorientierung und Rationalisierung der Medizin gehen Hand in Hand mit einer Verwissenschaftlichung auf der Basis evaluativer Forschung. Ich war ein bißchen irritiert, daß Sie diese Verwissenschaftlichung mit negativen Konnotationen belegt haben. Sicherlich ist die in den Daten steckende Zweckrationalität nicht ausreichend, sie muß durch offen wertrationale Diskussionen fundiert und begleitet sein.

Selbstverständlich fasse ich damit eine sozialstaatliche Lösung unserer Probleme ins Auge. Staat und Selbstverwaltung haben eine sozialrechtlich festgeschriebene Strukturverantwortung und Garantenstellung. Daß diese einer individuellen Ausgestaltung von Arzt-Patienten-Beziehung nicht im Wege steht, erleben wir alle täglich. Für problematisch hielte ich es, das Gesundheitswesen sozusagen von der Basis, den sehr unterschiedlichen Ausgestaltungen individueller Arzt-Patienten-Begegnungen aufzubauen.

Zweifellos müssen wir freie Arzt-Patient-Verhältnisse ermöglichen, aber innerhalb institutioneller Rahmenbedingungen, zu denen jetzt auch einheitliche und gemeinsame Prioritätensetzungen gehören müssen.

Erleichtert würden solche Diskussionen, wenn sich unsere Gesundheitspolitik zu einer ausdrücklichen Zielorientierung entschließen könnte. Eine solche aber wird, aus unterschiedlichen Gründen, ängstlich vermieden, ja verweigert. An dieser Stelle sind andere Länder weiter, interessanterweise auch die USA.

Die internationale Diskussion und auch einige Anfänge in der Bundesrepublik (Nordrhein-Westfalen, Berlin) zeigen, daß eine zielorientierte Gesundheitspolitik möglich ist und erfolgreich sein kann.

Prof. Dr. Pitschas:
Vielen Dank, Herr Raspe, für diese Vorlage, und ich will gleich antworten: meine Ausführungen gipfelten in der These, das gegenwärtige rechtliche System der Ordnung und Steuerung unseres deutschen Gesundheitswesens sei nicht in der Lage, so wie es realiter verfaßt ist und wie es sozusagen fortgesetzt wird in der rechtlichen Akkumulation dieser Einzelheiten - bis hin zu der Entwicklung arztgruppenspezifischer Richtgrößen und neuartiger Regelleistungsvolumina -, der politischen und rechtlichen Integration in die Europäische Union (EU) zu genügen. Dies betrifft zum einen den Fortgang der Public Health Entwicklung. Hier müssen wir in Deutschland den Sozialstaat einmal anders denken, nämlich nicht bloß als eine Maschinerie zur Entwicklung rechtlicher Vorschriften, die nach dem Motto mancher Psychologen verfährt: Vom Schlimmen immer mehr!

Anlaß dazu bietet das Europäische Gesundheitsrecht. Es baut auf dem etwas kärglichen - aus meiner Sicht - aber immerhin vorhandenen Artikel 129 EGV nach dem Maastrichter Vertrag auf. Dieser wird inzwischen als Artikel 152 nach dem Amsterdamer Vertrag neu gezählt. Ihm sind teilweise neue Inhalte und nicht ganz neue, aber verbesserte Kompetenzen eingefügt worden.

Zu diesen Rechtsgrundlagen treten die Kompetenznormen der Art. 42, 47 Abs. 3, 136ff. EGV sowie die Regelung des Sozialen Dialoges hinzu (Art. 139 EGV). Sie vermitteln das Bild eines nicht nur öffentlich-rechtlich im Sinne eines öffentlichen Gesundheitsdienstes zu konstruierenden Gesundheitsschutzes für den europäischen Gesundheitbürger als Gemeinschaftsgut. Das Bild erweitert sich, wenn wir die vier Grundfreiheiten des europäischen Vertragsrechts hinzufügen. Dann offenbaren sich die Fundamente eines prinzipiell wettbewerbsrechtlich ausgerichteten Gesundheitswesens der Europäischen Union.

Und das hat Konsequenzen. Deshalb ist es für den Rechtswissenschaftler immer so wichtig, daß er die Rechtssprechung des EuGH verfolgt. Hier stellen wir fest, daß in dieser Rechtsprechung, Herr Haverkate hat das ausgeführt, die Monopole fallen, zuletzt das Arbeitsvermittlungsmonopol. Wir sind im Unternehmensrecht dabei zu überlegen - vielleicht merken Sie jetzt eine leichte Abweichung wiederum zu Herrn Haverkate -, ob nicht der Vorbehalt zugunsten sozialer Unternehmen (Art. 87 Abs. 2 EGV) gewisse Kompetenzen der deutschen Krankenkassen etwa sichert. Denn das dies Unternehmen sind, wissen wir seit der Glühstrumpf-Entscheidung des BGH: Allgemeine Ortskrankenkassen als Unternehmen!

Je mehr diese aber ihre soziale Distanz verlieren, ihren sozialen Charakter, und eintreten in den Wettbewerb - Herr Oldiges hat das vorhin zu Recht als „Überschreiten des Rubikon" bezeichnet, der ein reißender Fluß in dieser Gegend der Landschaft Europas ist und nicht nur ein leichtes Wässerchen - verlieren sie ihren sozialen Solidarstatus. Es wird dann zweifelhaft, daß dieser soziale Unternehmenscharakter, der noch einer französischen Hilfskasse im sozialen Bereich bestätigt worden ist, damit sie freigestellt wird von ökonomischen Wettbewerbsfolgen, erhalten werden kann.

Wir befinden uns also auf einem schmalen Grat, jenseits dessen die neue Welt des europäischen Gesundheitsrechts beginnt, nämlich der Europäische Sozialstaat als Wettbewerbsinstitution. Wir sind auf dem Wege, gemeinsame Institutionen öffentlich-rechtlicher - ehemals Krankenkassen genannt - und privatrechtlicher Versicherungskonzerne zu bilden. Wir haben das an manchen Stellen, Herr Baier, schon seit einigen Jahren ausgeführt. Im übrigen besteht ein Dialog mit dem Europäischen Gerichtshof in dieser Linie. Daher kommt es, daß wir von einem europäischen Gesundheitsrecht in einem Europäischen Sozialstaat als Rechtswissenschaftler, die europäisch informiert sind, sprechen dürfen.

Das Ergebnis wird ein anderer Sozialstaat sein, der den wirtschaftlichen Wettbewerb nicht nur der privaten Krankenversicherung überläßt, sondern in den Konzerne, die ehemals Krankenkassen waren, und in die auch die AOK's hineinwachsen, solche aus Baden-Württemberg oder Hamburg, eintreten werden. Und dann mag es, mit Herrn Baier, so sein, daß wir an die Stelle dieser Hyperkorporativismen, die in Deutschland immer mehr zunehmen, etwas setzen wie einen Ertrag durch den offenen Wettbewerb im Krankenversicherungssektor.

Ich warne allerdings vor einem - und damit, Herr Baier, müssen wir dann rechnen -, daß es denen, die weniger gut betucht sind, die nicht über das nötige Kleingeld verfügen, um die Versicherungsleistungen zu kaufen, schwerfällt, in diesem „neuen" Sozialstaat zu leben. Auch die Ärzte selbst können in diesem System nur mühsam noch existieren, weil sie erdrosselt werden, nach und nach.

Gegenwärtig praktizieren allerdings noch mehr als 90% der rheinland-pfälzichen Ärzte mit einem Gewinn vor Steuern von über DM 200.000,- im Jahr. Wir hatten im letzten Jahr 1997 vier Konkurse, nicht mehr! Also man muß nicht in Panikmache verfallen, aber man sollte deutlich sehen, daß es minderbemittelte Bevölkerungsschichten gibt, die diesem schönen neuen Bild des Wettbewerb-Staates in Europa nicht ganz folgen werden können. Auch in den USA sind übrigens die HMO's sozial übel beleumundet.

Zwischenruf: Was soll denn das heißen?

Prof. Dr. Pitschas:
HMO? Health Maintenance Organizations; das sind regionale Gebietsorganisationen von Versicherungsträgern, Pharmafirmen, Ärzten und anderen, die in den USA, in der Schweiz und in anderen westeuropäischen Ländern derzeit Gesundheitsdienstleistung integriert anbieten.

Wir sind auf dem Weg, mit §73 a SGB in eine solche Landschaft hineinzukommen. Doch Ihre Frage, Herr Fülgraff, gebe ich an Sie zurück. Meinetwegen laßt die doch Unkosten machen und Kosten verschwenden, wie sie wollen. Aber 10% an Kassen in Deutschland zu verlieren, sind mir zuviel Verwaltungskosten!

Im übrigen stimme ich Ihnen zu, wenn Sie behaupten, auch diese Lösung mit den HMO's mag nicht in die richtige Gegend führen.

Ich bedanke mich für Ihre Aufmerksamkeit.

Gesundheitssysteme im internationalen Vergleich: Trends und Strukturen

Markus Schneider

Die Frage dieses Symposiums nach der Verantwortungsteilung zwischen Bürger und Staat legt es nahe, dieses Thema auszuweiten und die Frage vergleichend nach der Verantwortungsteilung in anderen Gesundheitssystemen zu stellen. Eine solche vergleichende Betrachtung ist in der Tat höchst aufschlußreich, und wir können daraus Optionen für die Reformen in der Bundesrepublik Deutschland ableiten. Eine solche vergleichende Untersuchung erfordert allerdings einen allgemeinen systemindifferenten Bezugsrahmen, der eine Systematisierung und Vereinfachung ermöglicht. Bevor ich auf die Konsequenzen der Verantwortungsteilung näher eingehe, möchte ich deshalb im folgenden eine Vorbemerkung zur Typisierung von Gesundheitssystemen machen.

1. Systemvergleiche

Wie Ronald Coase 1937 gezeigt hat, können Unternehmen und Markt als verschiedene Institutionen der Organisation von Transaktionen aufgefaßt werden.[1] Ob Transaktionen in ein Unternehmen integriert oder über den Markt angeboten oder bezogen werden, hängt u.a. von den Transaktionskosten ab: Diese ihrerseits werden von der Faktorspezifität der Transaktion, der Unsicherheit und der gebundenen Rationalität der Akteure bestimmt. Liegen Skalenerträge (economies of scale) und Verbundvorteile (economies of scope) in der Leistungserbringung und -abgabe vor, fördern Kostenvorteile die Leistungsausweitung und -integration.[2] Ein typisches Beispiel von Skalenerträgen im Medizinbetrieb sind Großlabors. Tatsächlich sind Skalenerträge im Medizinbetrieb aber eher beschränkt, wenn wir etwa an die Größe einer Praxis oder eines Krankenhauses denken.

Verbundvorteile ermöglichen das Ausschöpfen von Wirtschaftlichkeitsreserven, wenn es vorteilhafter ist, verschiedene Leistungen zusammen anzubieten als getrennt, beispielsweise Diagnose und Therapie.

Die Möglichkeit der Integration von Leistungen, z.B. ambulante Operationen im Krankenhaus, oder von Versicherungsgütern, z.B. durch Managed Care Organisationen, ist auch eine ordnungspolitische Frage der Gestaltung des Gesundheitswesens. Da Märkte im Gesundheitswesen im allgemeinen sehr reguliert sind oder ganz unterbunden werden, finden sich im internationalen Vergleich die

---

[1] Vgl. R.H. Coase, The nature of the firm. In: Economica N.S. 4 (1937), p 386–405.

[2] Formal gilt bei economies of scale $C(X1+X2) < C(X1) + C(X2)$ und bei economies of scope $C(X,Y) < C(X) + C(Y)$. Vgl. O. Williamson, Institutionen des Kapitalismus. Tübingen 1990, S. 127.

vielfältigsten Organisationsformen. Keines der Gesundheitssysteme ist völlig gleich. Dennoch gilt es, in allen Systemen Wirtschaftlichkeit und Wirksamkeit der Versorgung zu sichern, einen allgemeinen Zugang zu den wichtigsten Leistungen und eine faire Lastenverteilung zu gewährleisten.

Der Einfachheit halber werde ich mich im folgenden auf vier Akteure im Gesundheitswesen konzentrieren, die Patienten, die Leistungserbringer, die Finanzierungsträger (Versicherer) und den Staat. Glücklicherweise können Gesundheitssysteme auf recht einfache Weise danach klassifiziert werden, wie diese vier Akteure zueinander stehen. Sind beispielsweise Staat, Finanzierungsträger und Leistungserbringer organisatorisch zusammengefaßt oder vertikal integriert und Patienten den Leistungserbringern zugeteilt, haben wir den Typ eines *sozialistischen Systems.* Es existieren keine Märkte. Der Staat garantiert Finanzierung und Leistungserbringung mittels hierarchischer Strukturen. Wahlmöglichkeiten bestehen nicht. Transaktionen sind integriert, und die Verantwortungsteilung ist hierarchisch geregelt mit dem Staat an der Spitze.

Auf der anderen Seite des Spektrums von Organisationsformen finden wir *private Gesundheitssysteme* mit privaten Versicherungen und privaten Leistungserbringern. Alles ist über Märkte organisiert. Der Staat greift allenfalls regulierend ein, um Qualität, Konsumentenschutz und Wettbewerb zu garantieren. Patienten haben freie Wahlmöglichkeiten hinsichtlich Leistungen und Versicherungsumfang. Es herrscht Konsumentensouveränität. Die Verantwortung der Versorgung im Krankheitsfall liegt beim Patienten.

Aufgrund mangelnder Souveränität des Konsumenten bei der Nachfrage nach medizinischen Leistungen oder asymmetrischer Information zwischen Patient und Leistungserbringer sowie Patient und Versicherung wurden in Europa Gesundheitssysteme geschaffen, die deutlich vom Modell privater Versicherungsmärkte abweichen. Die Versicherung ist entweder in den öffentlichen Haushalten des Staates integriert (*Nationaler Gesundheitsdienst*) oder als *Sozialversicherung* mit allgemeiner Versicherungspflicht oder als Mischsystem zwischen beiden Modellen gestaltet. Die adverse Selektion zwischen guten und schlechten Risiken soll dadurch unterbunden werden. Die Wahlmöglichkeiten des Versicherten hinsichtlich der Versicherung sind beschränkt. Sieht man von der substitutiven privaten Krankenversicherung in den Niederlanden und in Deutschland ab, bestehen Wahlmöglichkeiten hinsichtlich des Versicherungsumfangs allenfalls im Zusatzversicherungsbereich.

Durch die Zwangsversicherung und solidarische Finanzierung werden Gesundheitsleistungen (Transaktionen) unabhängig von der Zahlungsfähigkeit des Einzelnen garantiert. Ob der Versicherungsschutz tatsächlich ausreichend und die Versorgung wirksam und wirtschaftlich ist, kann aus der Art der Versicherung und Mittelaufbringung noch nicht gefolgert werden. Vielmehr wäre in jedem Einzelfall zu prüfen, inwieweit Behandlungsbedarf und Leistungserbringung übereinstimmen. Das ist praktisch nicht möglich. Man kann dennoch festhalten, daß die Mittelaufbringung in Form von Sozialbeiträgen und Steuern – wenn überhaupt – nur einen nachrangigen Einfluß auf Wirtschaftlichkeit und Wirksamkeit der Leistungserbringung hat. Es kommt insbesondere auf die Ausge-

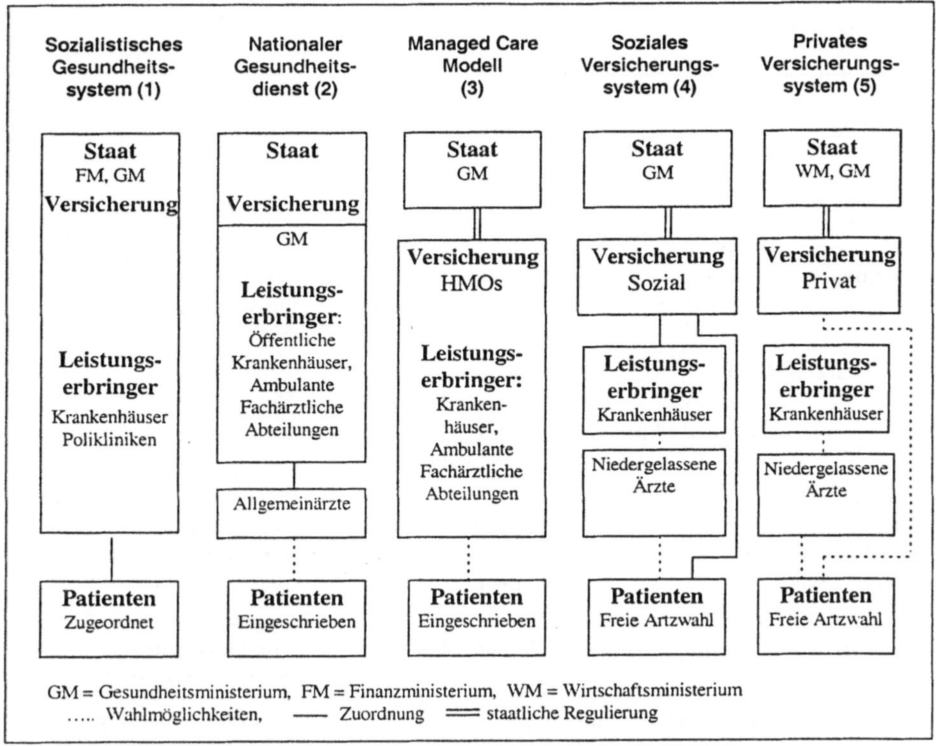

Abb. 1. System der Gesundheitsversorgung nach vertikaler Integration

staltung der Leistungserbringung an, auf welcher Vertragsbasis die Leistungen gewährt werden und welche Anreize für Leistungserbringer bestehen.

2. Verantwortungsteilung

Interventionen des Staates zum Ausgleich von Marktdefekten führen in allen Systemen zur Einschränkung von Handlungsoptionen der Patienten, Leistungserbringer und Versicherer. Zwangsversicherung und Kollektivverträge schränken sowohl die Zahl möglicher Alternativen hinsichtlich Versicherungsumfang und Leistungspaket als auch die Zahl der beteiligten Akteure bei Vertragsverhandlungen ein. Transaktionskosten werden dadurch gesenkt.

Anstelle des Patienten entscheiden Staat, Vereinigungen der Leistungserbringer und öffentliche Finanzierungsträger über den Umfang der Versicherung und den Leistungsprozeß. Die Einschränkung der Entscheidungsmöglichkeiten von Patienten, Leistungserbringern und Versicherern beinhaltet gleichzeitig eine Verantwortungsreduktion bzw. eine Verantwortungsverlagerung. Die Struktur

Gesundheits-system	Bürger	Leistungs-erbringer	Versicherer	Staat
Privat-versicherung	Gesundheits-erhaltung, Arztwahl, Versicherungs-umfang	Leistungs-management	Risiko-management	Überwachung, Regulierung
Sozial-versicherung	Gesundheits-erhaltung, Arztwahl	Leistungs-management	Finanz-management, Solidar-ausgleich	Überwachung, Vorhaltung von Einrichtungen, Regulierung, ggf. Subventionierung
Managed Care	Gesundheits-erhaltung, Versicherungs-umfang	Leistungs- und Finanz-management	Risiko-, Finanz- und Leistungs-management	Überwachung, Regulierung
Nationaler Gesundheits-dienst mit Internem Markt	Gesundheits-erhaltung (Arztwahl)	Leistungs- und (übergr.) Finanz-management		Regulierung Vorhaltung von Einrichtungen, Finanzmanagement
Nationaler Gesundheits-dienst	Gesundheits-erhaltung (Arztwahl)	Leistungs-management		Regulierung, Vorhaltung von Einrichtungen, Finanzmanagement
Sozialistisches System	Gesundheits-erhaltung	Leistungs-abwicklung		Steuerung, Planung, Finanzmanagement

Abb. 2. Teilung der Verantwortung im Gesundheitswesen

der Verantwortungsteilung zwischen Patienten, Leistungserbringern, Versicherungen und Staat verlagert sich in Richtung Staat.

Nichtsdestoweniger obliegt dem Bürger in allen Systemen die Verantwortung für seine Gesundheit. Gesundheitsschädliches Verhalten (Drogen, Alkohol, Zigaretten) und risikoreiches Verhalten (gefährliche Sportarten) werden im allgemeinen nicht finanziell bestraft. In die finanziellen Auswirkungen von Wahlentscheidungen unterschiedlich teurer Leistungen/Leistungserbringer kann der Versicherte entweder durch Zuzahlungsmodelle, durch Leistungsausschuß oder durch Zusatzversicherungen einbezogen werden. Die verschiedenen Optionen werden praktisch in allen demokratischen Modellen, d.h. den nationalen Gesundheitsdiensten, Sozialversicherungsmodellen, Managed-Care-Modellen und privaten Gesundheitssystemen angewendet.

Der Schlüssel zu einer effektiven und effizienten medizinischen Versorgung liegt neben dem Gesundheitsverhalten der Patienten vor allem in der Verantwortung, die den einzelnen Leistungserbringern selbst und ihren Organisationen übertragen werden und die diese bereit sind zu übernehmen. Neben der Verantwortung über die Art und Qualität der Leistung betrifft dies die Arbeitsteilung zwischen den Leistungserbringern sowie ihre Übernahme von Kostenverantwortung, Leistungsmanagement, Qualitätssicherung, Wirtschaftlichkeitskontrolle, Investitionsplanung, Fortbildung und übergreifendes Finanzmanagement (vgl. Abb. 2).

Abgesehen vom Modell der privaten Versicherung gilt in den anderen Modellen überwiegend das Sachleistungsprinzip und nicht das Kostenerstattungsprinzip. Unter dem System der Kostenerstattung zeigen Versicherer traditionell nur beschränktes Interesse an der Leistungsorganisation. Die Verantwortung des Versicherers beschränkt sich in dieser engen Fassung auf die Sicherung der erforderlichen Finanzmittel für die Kostenübernahme der durch von den Patienten eingereichten Rechnungen. Ein Vertragsverhältnis besteht nur mit dem Versicherten.

Mit dem Sachleistungsprinzip und der Übernahme einer Sicherstellungsverantwortung für die medizinische Versorgung ändert sich dieses. Qualitätssicherung muß aber auch dann noch nicht im Blickfeld der Versicherung liegen. Anders steht es mit dem Solidarausgleich, der immer auf die Versicherungsgemeinschaft beschränkt bleibt, es sei denn, es bestehen übergreifende Finanzausgleichsmechanismen wie in Belgien, Deutschland und den Niederlanden.

Die Verantwortung des Staates ist in allen Systemen im Bereich des Gesundheitsschutzes, d.h. der öffentlichen Gesundheitsgüter, unbestritten. Im Bereich der Gesundheitsversorgung, wo die privaten Gütereigenschaften dominieren, übernimmt der Staat je nach System und vorherrschender Wertvorstellung eine unterschiedliche Verantwortung. Im Nationalen Gesundheitsdienst obliegt ihm die Finanzverantwortung, die Versicherungsfunktion, Leistungsorganisation und -bereitstellung und die Regulierung des Patientenflusses. Im System der sozialen Krankenversicherung ist die Finanz- und Versicherungsverantwortung an die Selbstverwaltung der sozialen Krankenversicherung delegiert, und die Leistungsorganisation und -bereitstellung sowie Patiententsteuerung wird mittels Kollektivverträge durch die Verbände der Leistungserbringer gesichert. Dem Staat bleiben Aufsichts-, Kontroll- und Informationsfunktionen. Gleiches gilt für das System von Managed-Care-Organisationen.

3. Primär-, Sekundär- und Tertiärversorgung

Wenn nun Effektivität und Effizienz eines Systems wesentlich von der Leistungserbringung abhängen, wie soll diese organisiert werden? Nach Experteneinschätzung können mehr als 90% aller Symptome in der primärärztlichen Versorgung behandelt werden. Gesundheitssysteme, denen es gelingt, den ungehinderten Zugang zur Sekundär- und Primärversorgung zu unterbinden, haben Kostenvorteile in der medizinischen Versorgung. Geringer sind die Aufwendungen für Arzneimittel und die ärztliche Versorgung. Allerdings stößt eine solche Einschränkung nicht immer auf uneingeschränkte Sympathie, weder bei den Patienten noch bei den Leistungserbringern.

	Überwiegende Finanzierungsorganisation	Überwiegende Leistungsorganisation
USA	private Versicherungen	private Leistungserstellung, zunehmend Managed-Care-Modelle
CH	Versicherung mit Subventionierung	primärärztliche und amb. fachärztliche Versorgung in EP, stationäre Vers. teils öffentlich mit Subventionierung, einzelne Managed-Care-Modelle
D	Sozialversicherung	primärärztliche und amb. fachärztliche Versorgung in EP, stationäre Vers. in öffentlichen, gemeinnützigen und privaten KH
J	Sozialversicherung	primärärztliche Versorgung privat in EP
NL	Sozialversicherung mit Grundversicherung	überwiegend privat, primärärztliche Versorgung in Einzelpraxen
A	Sozialversicherung	ambul. Vers. überw. privat in Einzelpraxen, fachärztliche Vers. teils im KH, stationäre Vers. überw. öffentlich mit Subventionierung
F	Sozialversicherung	ambulante Vers. privat in Einzelpraxen, stationäre Vers. überwiegend öffentlich
B	Sozialversierung mit Subventionierung	fachärztliche Vers. im KH, stationäre Vers. teils öffentlich
L	Sozialversicherung	überwiegend private Leistungserstellung
P	Gemischtes System: Nationaler Gesundheitsdienst mit Beitragsfinanzierung	primärärztliche Versorgung in Gesundheitszentren, fachärztliche Versorgung in öffentlichen KH
GR	Gemischtes System: Nationaler Gesundheitsdienst mit Beitragsfinanzierung	primärärztliche Versorgung in EP, überwiegend öffentliche KH
E	Gemischtes System: Nationaler Gesundheitsdienst mit Beitragsfinanzierung	primärärztliche Versorgung in EP und GP, fachärztliche Versorgung in öffentlichen KH
CAN	Nationaler Gesundheitsdienst	primärärztliche Versorgung in EP, stationäre Vers. öffentliche KH
I	Nationaler Gesundheitsdienst	primärärztliche Versorgung in GZ, fachärztliche Versorgung in öff. KH
IRL	öffentlich finanzierter Gesundheitsdienst	primärärztliche Versorgung in GZ, fachärztliche Versorgung in kirchlichen KH
UK	Nationaler Gesundheitsdienst	primärärztliche Versorgung in EP und GP, fachärztliche Versorgung in öffentlichen KH
S	Nationaler Gesundheitsdienst	primärärztliche Versorgung in EP und GP, fachärztliche Versorgung in öffentlichen KH
DK	Nationaler Gesundheitsdienst	primärärztliche Versorgung in EP und GP, fachärztliche Versorgung in öffentlichen KH

EP Einzelpraxen, GP Gruppenpraxen, GZ Gesundheitszentren, KH Krankenhaus

Abb. 3. Organisationsformen der Gesundheitssysteme (Quelle: Eigene Zusammenstellung)

Die Ausnutzung dieser Verbundvorteile haben sich die meisten Länder Europas zunutze gemacht und zudem den Zugang zur fachärztlichen Versorgung eingeschränkt (vgl. Abb. 3). Wenn der Patient bei einem Hausarzt eingeschrieben und die fachärztliche Versorgung ins Krankenhaus integriert ist wie beispielsweise in Dänemark, Großbritannien und den Niederlanden, nimmt nicht nur die Zahl der Arztkontakte ab, sondern es wird auch weniger verordnet. Der Versicherte ist in diesen Ländern bei einem Allgemeinarzt eingeschrieben, der den Zugang zum Facharzt und zum Krankenhaus kontrolliert. In den südlichen Ländern Italien, Spanien und Griechenland ist die Arztwahl ebenfalls eingeschränkt; da jedoch Ärzte nur begrenzt bereit sind, ihre Patienten unter den öffentlichen Leistungsverträgen zu behandeln, haben sich zusätzliche private Gesundheitssysteme gebildet.

Bei der Inanspruchnahme des sekundären Sektors, d.h. von Fachärzten oder Krankenhausleistung, ist eine Über- oder Einweisung üblich. Die Förderung der vertikalen Integration durch Managed Care scheint die Ausschöpfung von Wirtschaftlichkeitsreserven der Leistungserbringung zu ermöglichen, ähnlich wie Leistungsorganisation in den Nationalen Gesundheitsdiensten Großbritanniens oder in der sozialen Krankenversicherung Hollands, in denen die nächst höhere Versorgungsstufe nur nach strengen Überweisungsregeln und bei entsprechendem Bedarf in Anspruch genommen werden kann. Die Integration von Versicherung und Leistungserbringung bedeutet letztlich aber auch eine Stärkung der Machtposition von Leistungserbringern gegenüber dem Patienten, wodurch besondere Vorkehrungen für den Konsumentenschutz zu fordern sind. Eine „Abstimmung mit den Füßen“ wird praktisch nicht mehr möglich, wenn als Folge der Integration regionale Monopole bestehen.

4. Gesamtverträge versus Einzelverträge

Der ökonomische Paradigmawechsel von der Betrachtung des Unternehmens als Produktionsfunktion zur Betrachtung als Steuerungsinstitution stellt die Transaktionen und die mit ihnen verbundenen Vertragsprobleme in den Mittelpunkt der Analyse.[3] Dieser Sicht entspricht die Beobachtung, daß die Leistungserbringung pro Krankheitsepisode in der Regel in eine Vielzahl von Einzelbehandlungen zerfällt, in welcher nicht nur verschiedene Berufe, sondern auch unterschiedliche Institutionen beteiligt sind. Kosten der Steuerung und Überwachung dieser einzelnen Leistungen sind Transaktionskosten, zum großen Teil Informationskosten. Die explizite Berücksichtigung der Rolle der Information für wirtschaftliches Handeln im Transaktionskostenansatz hat weitreichende Folgen: „Aus der Tatsache des Bestehens von Transaktionskosten, d.h. von Kosten der Bereitstellung, Nutzung, Aufrechterhaltung und Umorganisation von Institutionen folgt, daß der institutionelle Rahmen des Wirtschaftslebens für die ökonomi-

[3] Vgl. O. Williamson, Institutionen des Kapitalismus. Tübingen 1990; R. Richter, E. Furubotn, Institutionenökonomik. Tübingen 1996.

schen Ergebnisse relevant ist."[4] Es folgt ferner, daß die Vertragsbeziehungen für die einzelnen Leistungen (Transaktionen) in den Mittelpunkt der Analyse zu stellen sind.

Gesamtverträge reduzieren die Abschlußkosten, die bei einer Vielzahl von Einzelverträgen anfallen würden. Vertragsinhalte, Vertragslaufzeiten, Preise und Sanktionsmechanismen werden einheitlich bestimmt. Den Transaktionskostenersparnissen können aber auch zusätzliche Transaktionskosten des Nichteinsatzes neuer Technologien gegenüberstehen. Die Flexibilität von Einzelverträgen können Gesamtverträge mit allen Leistungserbringern eines Sektors niemals erreichen. Gesamt- und Einzelverträge sind jedoch Eckpunkte in der Vertragsgestaltung, zwischen denen eine Vielzahl von Lösungen existiert.

Obgleich man in der Bundesrepublik Deutschland, ähnlich wie in Belgien und den Niederlanden, wettbewerbliche Elemente in Verbindung mit einem Finanzausgleich zur Erhöhung der Wirtschaftlichkeit in den sozialen Krankenversicherungsmarkt einführte, konnte man sich bisher nicht durchringen, das kassenartenübergreifende System von Gesamtverträgen mit den Leistungserbringern durch ein liberaleres Vertragssystem zu ersetzen. In der Tat sind die empirischen Belege für ein System von Einzelverträgen bei einer großen Zahl von Versicherern im Hinblick auf die Kostendämpfung eher dünn. In den USA deuten zwar die jüngsten Ergebnisse auf eine Stabilisierung der Gesundheitsausgaben hin, allerdings auf einem sehr hohen Niveau und bei einem starken gesamtwirtschaftlichen Wachstum.[5] In der Schweiz wird zwar für 1997 eine Abschwächung der Ausgabenentwicklung der Krankenkassen gemeldet, diese liegt jedoch noch immer über der Entwicklung des Bruttoinlandsprodukts.[6]

Damit bleibt die Frage, wie die Empfehlungen 20 führender deutscher Ökonomen zu mehr Vertragsfreiheit und der OECD in ihrem letzten Deutschlandbericht umzusetzen sind. Die OECD empfiehlt dort weitere Änderungen in bezug auf die Funktionsweise der Krankenkassen und, allgemeiner gesehen, der institutionellen Struktur des Gesundheitssystems vorzunehmen. An die Stelle des derzeitigen Systems der passiven Finanzierung solle nach und nach ein System aktiver Einkäufer von Gesundheitsleistungen treten, denen an einer Effizienzsteigerung der Leistungserbringer gelegen ist - ein Modell, das in geringem Ausmaß schon jetzt praktiziert werde.[7] An dieser Stelle bleibt darauf hinzuweisen, daß die vertikale Integration der Leistungserbringung weniger eine Frage der Vertragsgestaltung zwischen Versicherer und Leistungserbringer ist, sondern der Möglichkeiten der Leistungserbringer, die Leistungserstellung neu zu organisieren. Wenn ein Krankenhaus als Beherbergungsbetrieb klassifiziert wird, wie in einem renommierten deutschen Lehrbuch zur Krankenhausbetriebslehre noch Anfang der siebziger Jahre geschehen, ist die Forderung nach einer integrativen Versor-

---

[4] R. Richter, Institutionen ökonomisch analysiert. Tübingen 1994, S. 59.

[5] Vgl. K.R. Levit, H.C. Lazenby, B.B. Braden, National Health Spending Trends in 1996. In: Health Affairs, January/February 1998, S. 35 ff.

[6] Vgl. KSK Aktuell, Nr. 12 Dezember 1997, S. 201.

[7] Vgl. OECD Wirtschaftsberichte 1996–1997: Deutschland, Paris 1997, S. 11 und 76 ff.

gung nicht zu erwarten.[8] Im Grunde versperrt die falsche Definition des Krankenhauses nicht nur jegliche Reform, sondern verstellt auch das Blickfeld für die Ursachen der Entwicklung.

Im Gesundheitswesen gilt vermutlich wie in der Gesamtwirtschaft, daß die Transaktionskosten stärker als das Bruttoinlandsprodukt wachsen, d.h. die Kosten der Überwachung und Administration laufender Transaktionen überproportional steigen. Nach Arrow sind die Transaktionskosten die Betriebskosten eines Wirtschaftssystems.[9] Effiziente Organisationen minimieren Produktions- und Transaktionskosten. Dabei setzen sich jene Organisationsformen durch, die die höchsten Nettoerträge erzeugen. Interessant ist, daß integrierte Systeme von Versicherung und Leistungserbringung, wie die sogenannten Managed-Care-Modelle in den USA, sich gegenüber den traditionellen Versicherungen durch günstigere Prämien durchsetzen. D.h. sie sind in der Lage, bei gleichen Produktions- und Transaktionskosten eine höhere Zahl von Patienten zu versorgen. Entscheidend scheinen hier die starken Einflußnahmemöglichkeiten auf die Organisation der Leistungserbringung selbst, d.h. der möglichen Integration von primären, sekundären und tertiären Leistungen zu sein.

5. Staat versus Markt

In der Bundesrepublik Deutschland werden Kostenvorteile ambulanter Operationen trotz Wettbewerbs in der sozialen Krankenversicherung nicht ausgenutzt. Untersucht man dahingehend andere Systeme, zeigt sich, daß den Nationalen Gesundheitsdiensten und privaten Krankenversicherungssystemen dies besser gelingt, wenn die ambulante fachärztliche Versorgung ins Krankenhaus integriert ist. Offensichtlich kommt es darauf an, wie die Rahmenbedingungen der Leistungserbringung gesetzt sind, um teure durch günstigere Verfahren zu substituieren. Märkte sind dabei zwar am flexibelsten, doch auch die integrativen Versorgungsstrukturen in den Nationalen Gesundheitsdiensten Großbritanniens und Dänemarks nutzen die Möglichkeit der ambulanten Operation.

Wie kann jedoch die Flexibilität von „Märkten“ ohne die negativen Folgen adverser Selektion genutzt werden? Folgt man Aneurin Bevan, der vor 50 Jahren für den englischen Nationalen Gesundheitsdienst einen freien Zugang für alle Bürger forderte, und damit die medizinische Versorgung zu einem öffentlichen Gut machte, dann hat der Staat nicht nur eine weitgehende Verantwortung für die Finanzierung, sondern auch für die Leistungsgewährung. Die Attraktivität dieser Idee verdrängte in der zweiten Hälfte dieses Jahrhunderts bis Anfang der neunzi-

---

[8] Vgl. S. Eichhorn, Krankenhausbetriebslehre, Bd. I: Theorie und Praxis des Krankenhausbetriebes, 3. überarbeitete und erweiterte Auflage. Stuttgart 1975, S. 14.

[9] Vgl. K.J. Arrow, The Organisation of Economic Activity: Issues Pertinent to the Choice of Market versus Non-Market Allocation. In: The Analysis and Evaluation of Public Expenditures: The PBB System, Joint Economic Committe, 91st Congress, 1st Session, Bd. 1, Washington D.C. 1969, S. 48, zit. n. Richter/Furubotn, Die neue Institutionenökonomik, a.a.O. S. 49.

ger Jahre in Westeuropa vielfach das soziale Krankenversicherungsmodell, das allerdings in Mittel- und Osteuropa eine Renaissance erlebte.[10] Die Idee des Nationalen Gesundheitsdienstes, die Bevölkerung unabhängig von irgendwelchen Partikularinteressen einzelner Gruppen durch eine allgemeine Staatsversicherung gegen die Folgen von Krankheit abzusichern, macht die Gesundheitsversorgung zu einem allgemeinen Bürgerrecht".[11]

Der Vorstellung einer umfassenden staatlichen Verantwortung für die Gesundheitsversorgung folgte die Mehrheit der Mitgliedstaaten der Europäischen Union. Dänemark, Schweden, Finnland, Irland, Italien, Spanien, Portugal und Griechenland gestalteten die sozialen Krankenversicherungen in Nationale Gesundheitssysteme um. Die Reformen führten in den siebziger und achtziger Jahren tendenziell zu einer stärkeren Steuerfinanzierung bzw. geringeren Beitragsfinanzierung, zu mehr Hierarchie und staatlicher Leistungserbringung, zu weniger Markt und privater Leistungserbringung und schließlich zu weniger Selbstverwaltung und mehr öffentlicher Verwaltung. Die Freuden über das Organisationsmodell des Nationalen Gesundheitsdienstes blieben jedoch nicht ungetrübt. Ursächlich ist die Erfahrung, daß Ausgabenbegrenzung durch fixe Budgets und staatliche Leistungserbringung nicht unbedingt Effizienz auf der Mikroebene bewirken. So können diese zu

- verminderter Produktivität und Qualität,
- längeren Wartelisten,
- geringeren Auswahlmöglichkeiten für Patienten und
- sinkender Patientenzufriedenheit

führen.

Als im Jahre 1989 Margret Thatcher ihr Weißbuch zur Reform des Nationalen Gesundheitsdienstes vorstellte, fand die Idee, die Steuerung der Budgetausgaben mittels eines internen Marktes zwischen Einkäufern und Leistungserbringern zu verbessern, große Aufmerksamkeit und baldige Nachahmung in Schweden, Dänemark, Spanien, Italien, Portugal und Griechenland. Mit der Einführung eines internen Marktes, d.h. eines Wettbewerbs zwischen den Leistungserbringern um die Budgetmittel, werden die Mittel nicht mehr anhand der Kostenbudgets für die Faktoreinsatzverhältnisse (Löhne, Sachmittel etc.) zugewiesen, sondern auf Vertragsbasis abgerechnet. Dieses wirft aber das Problem auf, daß Verträge mit Leistungserbringern abzuschließen, abzuwickeln und zu überwachen sind. Die damit verbundenen Transaktionskosten werden im jüngsten Weißbuch der Re-

---

[10] Vgl. E. Goldstein, A.S. Preker, O. Adeyi, G. Chellaraj, Trends in Health Status, Services, and Finance. The Transition in Central and Eastern Europe, World Bank Technical paper No. 341, Vol. I, Washington 1996; S. 22ff.; M. Schneider, Die Einführung der Sozialversicherung in den Ländern Mittel- und Osteuropas. In: Robert-Bosch-Stiftung (Hrsg.), Hilfsmaßnahmen für die Entwicklung des Gesundheitswesens in Mittelosteuropa: Beiträge zu einem Workshop der Robert-Bosch-Stiftung vom 16.–18. November 1994 in Schwäbisch Hall. Stuttgart, März 1998, S. 209–216.

[11] Vgl. Der Beveridgeplan. In: B. Külp und W. Schreiber (Hrsg.), Soziale Sicherheit. Kiepenheuer & Witsch, Köln - Berlin 1971, S. 310–322.

gierung Tony Blairs vom Dezember 1997 als zu hoch kritisiert.[12] Basierend auf sechs Prinzipien werden neue Reformen angekündigt (vgl. Abb. 4). Ist damit die Einführung des internen Marktes gescheitert? Oder liegt nur ein Regulierungsversagen vor? Wie sind die Erfahrungen anderer Länder?

Die Beantwortung dieser Fragen ist angesichts der vorliegenden Informationen äußerst schwierig. Drei Punkte erscheinen jedoch offensichtlich:

(1) Die Transformation in Richtung mehr Markt erfordert Zeit, da Vertragsbeziehungen nicht von heute auf morgen implementiert werden und Investitionen langfristig wirken.
(2) Die finanzielle Koordination des Preismechanismus bedeutet noch keine Verbesserung der Leistungsqualität.
(3) Die Beibehaltung und Ausdehnung des „Fundholding" auf alle Allgemeinärzte deuten darauf hin, daß es ein Regulierungsfehler war, nur größere Gruppenpraxen in das „Fundholding" einzubeziehen.

In Großbritannien scheint sich derzeit das Pendel der Organisation des Gesundheitswesens zwischen Markt und Staat wieder in Richtung Staat zu bewegen. Andererseits kann längerfristig die Stärkung der Fundholding-Idee auch einen Rückzug des Staates aus der Ressourcenzuteilung zugunsten der allgemeinärztlichen Gruppenpraxen bewirken.
Eine stärkere Betonung des Marktes bedeutet bei Finanzierung und Leistungserbringung in einem wettbewerblichen Umfeld größere Organisationsvielfalt. Der Staat ist gefordert, zur Sicherung des Solidarausgleichs und der Qualität der Versorgung regulierend einzugreifen. Der Bürger hat Wahlmöglichkeiten zwischen Grund- und Zusatzversorgung und gegebenenfalls bei der Grundversorgung. Damit wird unterschiedlichen Schutzbedürfnissen und Versorgungswünschen Rechnung getragen.

Prinzipien	Beendigung der Fehler
• Nationaler Dienst	Beendigung der Fragmentierung
• Lokale Verantwortlichkeit	Beendigung von Unfairneß
• Partnerschaft	Beendigung von Verformungen durch Wettbewerb
• Effizienz	Beendigung von Unwirtschaftlichkeit
• Exzellenz	Beendigung von Instabilität
• Öffentliches Vertrauen	Beendigung von Geheimnissen

Quelle: The new NHS, a.a.O. S. 11 ff.

Abb. 4. Zukunft des internen Marktes (The new NHS)

[12] Vgl. The Stationary Office, The new NHS: Modern • Dependable. London, Dezember 1997.

6. Effizienz der Systeme

Der bereits erwähnte Deutschlandbericht der OECD enthält eine umfangreiche Makroanalyse des deutschen Gesundheitswesens mit weitreichenden Schlußfolgerungen zur Ist-Situation und weiteren Reformvorstellungen. Der Ressourceneinsatz des deutschen Gesundheitswesens wird im OECD-Vergleich als überdurchschnittlich hoch bei durchschnittlichen Gesundheitsergebnissen bezeichnet. Daraus wird gefolgert, daß Ressourcen als Folge der institutionellen Strukturen des Gesundheitssektors sowie der Anreizstrukturen für die Leistungserbringer nicht effizient eingesetzt werden. Obgleich es richtig ist, daß die Gesundheitsausgabenquote in Deutschland als Folge der Wiedervereinigung überdurchschnittlich gestiegen ist und Deutschland mittlerweile einen europäischen Spitzenplatz einnimmt, enthält die Studie eine Reihe von Fehlern, auf die kurz eingegangen werden soll.

Die Effizienzmessung eines Systems vergleicht das Input-/Output-Verhältnis des Systems mit einem Referenzmaßstab. Wie soll jedoch der Output gemessen werden? Was ist ein geeigneter Referenzmaßstab? Jede Outputmessung des Gesundheitswesens insgesamt ist bekanntlich schwierig, da das Ergebnis vielfältigen Einflußfaktoren unterworfen ist und Mortalitätsdaten allein die Effekte des Systems auf den Gesundheitszustand und das Wohlbefinden[13] nicht abbilden können. In ihrem Länderbericht für die Bundesrepublik Deutschland stellt die OECD als Indikator für die Ergebnisse des Gesundheitssystems auf die „potentiell verlorenen Lebensjahre" ab.[14] Dieser Indikator steht für die Verkürzung der Lebensjahre durch „vermeidbare Krankheiten". Als Input oder Ressourceneinsatz im Gesundheitswesen wählt die OECD die Gesundheitsausgaben am Bruttoinlandsprodukt, Referenzmaßstab ist der OECD-Durchschnitt.

Für Deutschland liegt dieser Indikator im Jahr 1994 bei Männern etwas schlechter als das arithmetische Mittel der OECD-Länder, bei Frauen geringfügig besser. Benutzt man diesen Indikator - trotz der Vielzahl von sonstigen Einflüssen - als Maßstab für die Effizienzmessung, ist insbesondere die Veränderung zu betrachten, denn es geht gerade darum, den Nutzengewinn zusätzlicher Ausgaben ausfindig zu machen. Hier vergleicht nun die OECD den Wert Westdeutschlands aus dem Jahre 1970 mit demjenigen für Gesamtdeutschland für das Jahr 1994 (vgl. Abb. 5).

Hinsichtlich der zeitlichen Veränderung ist ein Vergleich nur in bezug auf den Gebietsstand der alten Länder sinnvoll. Bezogen auf Westdeutschland verbesserte sich der Indikator „Verlorene Lebensjahre" für Frauen um 44,8% und für Männer um 40,0%. Die entsprechenden OECD-Durchschnitte liegen deutlich darunter.

---

[13] Vgl. E. Mossialos, Citizens' Views on Health Care Systems in the 15 Member States of the European Union. In: Health Economics, Vol. 6 (1997), S. 109–116; Tab. A.3.

[14] Die potentiell verlorenen Lebensjahre unterstellen, daß alle Personen ein Lebensalter von 69 Jahren erreichen können, und messen, wieviel Lebensjahre durch vorzeitigen Tod verloren gegangen sind.

	1970	1976	1994	Veränderung 1994–70	Veränderung 1994–76
	verlorene Lebensjahre je 100 000				
Deutschland					
Männer	12 205[a]	10 469	6 148	- 49,6%	- 41,3%
Frauen	7 283	6 040	3 276	- 55,0%	- 45,8%
Westdeutschland					
Männer	12 205[a]	10 469	6 284	- 48,5%	- 40,0%
Frauen	7 283	6 040	3 333	- 54,2%	- 44,8%
OECD-Durchschnitt					
Männer	11 155[a]	9 521	6 180	- 44,6%	- 35,1%
Frauen	6 620	5 388	3 433	- 48,1%	- 36,3%
	Gesundheitsausgaben in % des Bruttoinlandsprodukts				
Deutschland	6,4[a]	8,9	10,3	61,1%	15,8%
Westdeutschland	6,4	8,9	9,7	51,7%	9,1%
OECD-Durchschnitt	5,2	6,6	8,2	58,2%	25,0%

[a] Wert für Westdeutschland

Quelle: OECD und eigene Berechnungen, siehe Tabellen A1 bis A3 (S. 185–187).

Abb. 5. Verlorene Lebensjahre und Gesundheitsausgaben in % des BIP nach OECD

Auch hinsichtlich der Ausgabenentwicklung ergibt sich für die Bundesrepublik Deutschland in den Gebietsgrenzen der alten Länder im Zeitraum 1970–1994 ein günstigeres Bild als für den OECD-Durchschnitt. Stellt man auf den verkürzten Zeitraum der Kostendämfungspolitik ab, verbessert sich das Bild vom deutschen Gesundheitswesen im internationalen Vergleich noch weiter. Es ergibt sich somit für Westdeutschland ein deutlich besseres Bild als für alle OECD-Länder. Aus den von BASYS durchgeführten Berechnungen für die Entwicklung der Lebenserwartung und der Gesundheitsausgaben wird dieses für den Zeitraum von 1980 bis 1994 bestätigt. Die „Effizienz" des westdeutschen Gesundheitswesens rangiert danach gemessen an den Gesundheitsausgaben pro gewonnenem Lebensjahr hinter Schweden, Luxemburg und Frankreich auf Platz vier.[15] Jede makroökonomische Beurteilung der Effizienz des deutschen Gesundheitswesens sollte deshalb den Besonderheiten der Wiedervereinigung beider deutscher Staaten auf die Ausgabenentwicklung Rechnung tragen.

In den genannten Zahlen ist die jüngste Entwicklung nicht berücksichtigt. In den Jahren 1995 und 1996 ergab sich für Deutschland ein zusätzlicher Ausgabenschub durch die Einführung der Pflegeversicherung. Wie sind diese zusätzlichen Ausgaben im Hinblick auf die Effizienz im internationalen Vergleich zu bewer-

[15] Vgl. M. Schneider, M. Beckmann, P. Biene-Dietrich, M. Gabanyi, U. Hofmann, A. Köse, D. Mill, B. Späth, Gesundheitssysteme im internationalen Vergleich: Übersichten 1997, Augsburg, S. 12ff.

ten? Auch hier wird man sich fragen müssen, wurden die Verbundvorteile in der Leistungserbringung ausgeschöpft? Was die Organisation der Erbringung von Pflegeleistungen betrifft, so war dieses im Verhältnis zu den Finanzierungsfragen leider stets ein untergeordnetes Thema.

7. Finanzierungsfragen und Prioritäten

Der internationale Effizienzvergleich wird durch die unterschiedlichen Leistungspakete erschwert. Die Beantwortung der Frage, welche Ausgaben sollte der einzelne selbst übernehmen und welche sind solidarisch abzusichern, erfordert eine Abgrenzung notwendiger Leistungen. Die Leistungsgewährung ist in allen europäischen Ländern durch die sozialen Sicherungssysteme formal umfassend. Materielle Unterschiede bestehen neben den erwähnten Unterschieden vor allem im Zugang bei Zahnersatz und im Pflegebereich sowie der Selbstbeteiligung.

Die Leistungen werden überwiegend nach dem Sachleistungsprinzip gewährt. Der Umfang der Selbstbeteiligung ist von Land zu Land höchst unterschiedlich geregelt. In Deutschland, Spanien, Großbritannien und den Niederlanden braucht der Patient beim Gang zum Arzt keine Kosten selbst zu tragen. In den Niederlanden gilt jedoch für fachärztliche Leistungen seit letztem Jahr eine Zuzahlung von 20%. In Frankreich besteht eine Selbstbeteiligung von 30% bei der Inanspruchnahme allgemein- und fachärztlicher Leistungen. In Belgien sind für die Leistungsinanspruchnahme allgemeinärztlicher Leistungen 30% zu bezahlen. Für fachärztliche Leistungen gilt eine Zuzahlung von 40%. Die größten Differenzierungen bei den Selbstbeteiligungsregelungen finden sich bei Arzneimitteln sowie Heil- und Hilfsmitteln. Die höchste Selbstbeteiligung bei Arznei- und Hilfsmitteln besteht in den USA und Kanada. Härtefallregelungen gibt es in allen europäischen Ländern.

Im langfristigen Trend sind die öffentlichen Ausgaben des Gesundheitswesens einschließlich sozialer Krankenversicherung gemessen im Verhältnis zum allgemeinen Wirtschaftswachstum deutlich gestiegen. Nach den Berechnungen der OECD erhöhte sich dieser Anteil im Zeitraum von 1970 bis 1994 in den Industriestaaten im Durchschnitt von 3,7 auf 6,2%. Eigene Berechnungen zeigen im Zeitraum von 1980 bis 1994 einen Anstieg von 4,2 auf 6,0% des Bruttoinlandsprodukts. Neben dieser Erhöhung der öffentlich finanzierten Gesundheitsausgabenquote konnte die Steigerung der Ausgabenquote über die Private Krankenversicherung beobachtet werden. Ihr Ausgabenanteil am Bruttoinlandsprodukt stieg in Europa von 1980 bis 1994 von 1,3 auf 2,2%. Demgegenüber ist die Selbstbeteiligung der Patienten an den Gesundheitsausgaben insgesamt im europäischen Durchschnitt in diesem Zeitraum gesunken. Allerdings fanden in den letzten beiden Jahren in vielen Leistungsbereichen Erhöhungen statt. Bei der Suche nach effizienten Steuerungssystemen wie auch bei der Lastenverteilung scheinen sich Europa und Amerika deshalb aufeinander zuzubewegen. In manchen Ländern Europas zahlen die Bürger bereits aus eigener Tasche mehr hinzu, als dies in den Vereinigten Staaten der Fall ist.

Der steigende Anteil öffentlicher Gesundheitsausgaben am Bruttoinlandsprodukt im Gesundheitswesen wird u.a. damit begründet, daß Präferenzänderungen der Bürger zu asymmetrischen Reaktionen des Staates führen. Während der Staat der Mehrnachfrage nach öffentlicher Leistung durch eine entsprechende Angebotsausweitung Rechnung trage, führe eine Mindernachfrage hingegen zu keiner entsprechenden Reduzierung des Angebots.[16] Solche Präferenzänderungen, die eine Angebotsausweitung induzieren, können im Gesundheitswesen etwa demographisch bedingt sein (z.B. Langzeitpflege) oder medizinisch-technische Ursachen haben (z.B. neue diagnostische und medizinisch-technische Verfahren). Allerdings gibt es Länder, die dem allgemeinen Trend einer steigenden Staatsquote nicht folgen. Hierzu zählen Irland und Schweden. Beide Länder verzeichneten im internationalen Vergleich zu Beginn der 80er Jahre überdurchschnittliche Ausgaben. Sie haben jedoch seit Mitte der 80er Jahre durch konsequente Reformpolitik ihre Quote stabilisiert bzw. sogar gesenkt.

Irland ist in zweifacher Hinsicht interessant. Erstens untergliedert es die Bevölkerung nach dem Grad der Sozialschutzbedürftigkeit. Es werden zwei Kategorien für den Versorgungsanspruch von Gesundheitsleistungen unterschieden: Ein Drittel der Bevölkerung hat vollen Versorgungsanspruch für „kostenlose" Gesundheitsleistungen, die über eine allgemeine Steuer finanziert werden. Die übrigen zwei Drittel haben einen Teilversorgungsanspruch, der für den überwiegenden Teil durch eine private Zusatzversicherung ergänzt wird. Zweitens liegt die Priorität der Kostenübernahme durch den Nationalen Gesundheitsdienst bei den „schweren finanziellen Risiken", während in der ambulanten Versorgung dem überwiegenden Teil der Bevölkerung ähnlich wie in Belgien, Frankreich und Luxemburg eine Zuzahlung zugemutet wird.

Auch die schwedischen Überlegungen sind aufschlußreich, worin der Schwerpunkt in öffentlicher Versorgungsverantwortung liegt. In Schweden wurde im Jahr 1995 ein Regierungsbericht zu den Prioritäten im Gesundheitswesen vorgelegt, der folgende Prinzipien als Richtschnur für zukünftige Entscheidungen vorschlägt: das Prinzip der Menschenrechte, das Prinzip des Bedarfs oder der Solidarität sowie das Prinzip der Kosteneffektivität. Diese drei Prinzipien sind in der genannten Hierarchie zu sehen, d.h. zuoberst steht das Prinzip der Menschenrechte, gefolgt vom Prinzip des Bedarfs bzw. der Solidarität. Das Prinzip der Kosteneffektivität ist den anderen beiden Prinzipien untergeordnet.

Ausgehend von diesen drei Prinzipien wurden fünf Prioritätenniveaus entwikkelt, die als Richtlinien an die Regierungsbezirke zur Entwicklung ihrer eigenen Prioritäten verteilt wurden. Die Prioritäten sind:

1. die Behandlung von lebensbedrohenden akuten Erkrankungen und Krankheiten, ohne deren Behandlung die Invalidität verlängert wird oder die Gefahr eines zu frühen Todes besteht, die Behandlung von schweren chronischen Erkrankungen und die Behandlung von Personen mit reduzierter Autonomie,
2. die Prävention mit dokumentiertem Nutzen, Rehabilitation etc. nach der Definition des Gesetzes zur Gesundheitsversorgung,

[16] Vgl. E. Theurl, Private und öffentliche Ausgaben der Gesundheitssicherung. In: G. Gäfgen, Systeme der Gesundheitssicherung im Wandel. Nomos, Baden-Baden 1992, S. 92ff.

3. die Behandlung von weniger schweren akuten und chronischen Erkrankungen,
4. Grenzfälle (Borderline cases) und
5. die Behandlung aus anderen Gründen als Krankheit oder Verletzung.

Interessante Prioritätsdiskussionen finden sich auch in Norwegen und den Niederlanden.

8. Ausblick

Die gegenwärtige kollektivvertragliche Organisation des Systems der sozialen Krankenversicherung der Bundesrepublik Deutschland stößt offensichtlich an Grenzen. Modellversuche und Strukturverträge ermöglichen zwar, neue Wege zu beschreiten, aber immer ausgehend von dem bestehenden institutionellen Rahmen, der streng zwischen einzelnen Sektoren der Leistungserbringung unterscheidet. Verbundvorteile von integrierten ambulanten und stationären Einrichtungen können damit nicht ausgeschöpft werden. Dies bedeutet, daß der institutionelle Rahmen dahingehend zu ändern ist, daß eine vertikale Leistungsintegration erlaubt wird. Die Versicherungen sind damit gleichzeitig am Leistungsmanagement und der Qualitätskontrolle zu beteiligen.

Ein zusätzlicher Schritt wäre die Ermöglichung der vertikalen Integration von Versicherung und Leistungserbringung. Dadurch würden die Leistungserbringer am übergreifenden finanziellen Management beteiligt, wie umgekehrt die Versicherer am Qualitäts- und Leistungsmanagement. Eine sektoral übergreifende Finanzverantwortung der Leistungserbringer kann auch über Leistungsbudgets ähnlich dem britischen Fundholding entwickelt werden.

Der letzte Aspekt betrifft auch die Wahlmöglichkeiten der Bürger, die in den letzten Jahren zwar durch die freie Kassenwahl und die Möglichkeit der Inanspruchnahme der Kostenerstattung[17] erweitert wurden, jedoch keine Wahlmöglichkeiten hinsichtlich verschiedener Optionen der Grundversorgung vorsehen. Aspekte der ergebnisorientierten Leistungserbringung und ein sektoral übergreifendes Finanzmanagement für regulierte Gesundheitsmärkte treten zukünftig in den Vordergrund. Gestaltungsmöglichkeiten in der Leistungswahl und Risikoabsicherung werden dadurch erweitert ohne Verlust einer Grundsicherung.

Die Verantwortungsteilung im Gesundheitswesen wurde bisher ausschließlich unter dem Gesichtspunkt verschiedener Gesundheitssysteme diskutiert. In einem weiter zusammenwachsenden Europa stellt sich die Frage, wie die Verantwortung unter Bewahrung verschiedener Systeme auf europäischer Ebene zu teilen ist. Bereits jetzt greift auf den Märkten im Gesundheitswesen eine Vielzahl von Ver-

---

[17] Die Kostenerstattung kann in Verbindung mit Beitragsrückerstattung nur dann erfolgreich sein, wenn sie auf der Basis des Einheitlichen Bewertungsmaßstabs und nicht der Gebührenordnung für Ärzte aufbaut. Unter der GOÄ ist die Kostenerstattung nur bei einer Zusatzversicherung attraktiv, da ansonsten der Patient mit einer sehr hohen Zuzahlung konfrontiert wird.

ordnungen der Europäischen Gemeinschaft. Im gesundheitspolitischen Blickpunkt der Europäischen Kommission stehen gegenwärtig Probleme im Zusammenhang mit der Erweiterung der Union nach Mittel- und Osteuropa. In vielen osteuropäischen Ländern hat das Recht auf freie Gesundheitsversorgung Verfassungsrang. Die Unterschiede in der Versorgung sind allerdings aufgrund der unterschiedlichen Pro-Kopf-Einnahmen gewaltig. Eine Angleichung im Versorgungsniveau wird ohne internationale Solidarität auf absehbare Zeit nicht möglich sein.

	1970	1976	1980	1994	1994–76	1994–70
Australien	11 847,6	9 958,2	8 589,9	5 485,1	- 4 473,1	- 6 362,5
Österreich	11 724,4	9 730,2	8 727,0	5 083,0	- 4 647,2	- 6 641,4
Belgien	11 635,5	10 060,0	9 221,2	7 020,4	- 3 039,6	- 4 615,1
Kanada	11 016,8	9 726,7	8 608,2	5 789,1	- 3 937,6	- 5 227,7
Dänemark	8 749,8	8 116,4	7 623,7	6 373,4	- 1 743,0	- 2 376,4
Finnland	12 680,8	10 813,1	9 014,4	6 228,8	- 4 584,3	- 6 452,0
Frankreich	10 886,7	10 312,7	9 360,9	7 212,7	- 3 100,0	- 3 674,0
Deutschland	12 205,4	10 468,7	9 171,7	6 148,2[2]	- 4 320,5	- 6 057,2
W-Deutschland	12 205,4	10 468,7	9 171,7	6 283,5[3]	- 4 185,2	- 5 921,9
Griechenland	10 271,8	9 048,2	8 064,2	6 189,2	- 2 859,0	- 4 082,6
Island	9 891,7	7 064,7	7 621,1	4 143,3	- 2 921,4	- 5 748,4
Irland	10 938,3	9 623,3	8 941,1	6 196,0	- 3 427,3	- 4 742,3
Italien	12 022,6	9 907,8	8 971,4	6 699,9	- 3 207,9	- 5 322,7
Japan	9 811,3	7 280,9	6 298,9	4 545,8	- 2 735,1	- 5 265,5
Luxemburg	13 728,2	11 348,4	8 753,6	6 400,9	- 4 947,5	- 7 327,3
Niederlande	8 910,8	7 785,0	6 982,9	5 501,8	- 2 283,2	- 3 409,0
Neuseeland	11 437,9	10 032,2	9 226,7	6 653,6	- 3 378,6	- 4 784,3
Norwegen	8 989,3	7 720,5	7 319,8	5 387,6	- 2 332,9	- 3 601,7
Portugal	18 676,8	15 533,8	13 201,4	8 835,7	- 6 698,1	- 9 841,1
Spanien	10 481,4	9 162,3	8 130,7	7 450,5	- 1 711,8	- 3 030,9
Schweden	7 389,9	7 077,0	6 585,3	4 739,3	- 2 337,7	- 2 650,6
Schweiz	9 403,3	7 652,1	7 094,0	5 618,1	- 2 034,0	- 3 785,2
Vereinigtes Königreich	10 380,3	9 373,3	8 442,0	5 941,1	- 3 432,2	- 4 439,2
USA	13 479,2	11 180,1	10 300,4	8 503,9	- 2 676,2	- 4 975,3
OECD Durchschnitt[4]	11 154,8	9 520,7	8 532,6	6 180,3	- 3 340,4	- 4 974,5

[1] Verlorene Lebensjahre durch Tod unter 70 Jahren (außer Selbstmord) je 100 000 Einwohner gleichen Geschlechts

[2] Mitteilung der OECD vom 24. Oktober 1997 (Herr Kirkpatrick); 1994 einschl. neue Länder

[3] Mitteilung des Statistischen Bundesamtes vom 17. Oktober 1997 (Frau Kachel)

[4] OECD-Durchschnitt: ohne Korea, Tschechische Republik, Ungarn, Mexiko, Polen sowie die Türkei

Quelle: CREDES/OECD (1997), OECD Health Data 97 - Comparative Analysis of Health Systems, Paris, sowie eigene Berechnungen

Abb. A1. Verlorene Lebensjahre (Männer)[1]

	1970	1976	1980	1994	1994-76	1994-70
Australien	6 960,8	5 700,9	4 714,2	3 201,6	- 2 499,3	- 3 759,2
Österreich	6 460,1	4 965,1	4 413,9	2 692,0	- 2 273,1	- 3 768,1
Belgien	6 808,8	5 759,4	5 155,2	3 952,8	- 1 806,6	- 2 856,0
Kanada	6 499,7	5 350,0	4 801,1	3 413,0	- 1 937,0	- 3 086,7
Dänemark	5 616,5	4 988,5	4 826,7	4 167,3	- 821,2	- 1 449,2
Finnland	5 683,8	4 578,0	3 775,4	2 930,1	- 1 647,9	- 2 753,7
Frankreich	5 899,1	5 157,1	4 520,7	3 296,5	- 1 860,6	- 2 602,6
Deutschland	7 282,8	6 040,4	5 071,5	3 276,0	- 2 764,4[2]	- 4006,8
W-Deutschland	7 282,8	6 040,4	5 071,5	3 333,0	- 2 707,4[3]	- 3 949,8
Griechenland	6 986,1	5 851,8	4 924,0	3 248,4	- 2 603,4	- 3 737,7
Island	4 519,0	3 742,2	3 270,7	2 913,1	- 829,1	- 1 605,9
Irland	7 629,0	6 220,0	5 439,5	3 836,6	- 2 383,4	- 3 792,4
Italien	7 599,1	5 699,0	4 851,9	3 376,0	- 2 323,0	- 4 223,1
Japan	6 028,1	4 364,6	3 644,3	2 470,6	- 1 894,0	- 3 557,5
Luxemburg	8 059,9	5 954,5	5 841,6	3 411,0	- 2 543,5	- 4 648,9
Niederlande	5 227,5	4 500,8	3 938,4	3 406,5	- 1 094,3	- 1 821,0
Neuseeland	7 039,0	6 280,6	6 136,0	4 380,1	- 1 900,5	- 2 658,9
Norwegen	4 607,6	4 303,0	3 624,1	3 062,8	- 1 240,2	- 1 544,8
Portugal	12 822,0	8 821,4	6 970,5	4 322,8	- 4 498,6	- 8 499,2
Spanien	6 430,5	5 239,6	4 370,6	3 333,2	- 1 906,4	- 3 097,3
Schweden	4 584,8	4 160,6	3 713,8	2 857,5	- 1 303,1	- 1 727,3
Schweiz	5 343,6	4 171,6	3 842,9	2 995,0	- 1 176,6	- 2 348,6
Vereinigtes Königreich	6 462,6	5 769,7	5 259,9	3 762,3	- 2 007,4	- 2 700,3
USA	7 697,5	6 302,6	5 715,0	4 656,1	- 1 646,5	- 3 041,4
OECD Durchschnitt[4]	6 619,5	5 387,9	4 731,4	3 433,1	- 1 954,8	- 3 186,4

[1] Verlorene Lebensjahre durch Tod unter 70 Jahren (außer Selbstmord) je 100 000 Einwohner gleichen Geschlechts

[2] Mitteilung der OECD vom 24. Oktober 1997 (Herr Kirkpatrick); 1994 einschl. neue Länder

[3] Mitteilung des Statistischen Bundesamtes vom 17. Oktober 1997 (Frau Kachel)

[4] OECD-Durchschnitt: ohne Korea, Tschechische Republik, Ungarn, Mexiko, Polen sowie die Türkei

Quelle: CREDES/OECD (1997), OECD Health Data 97 - Comparative Analysis of Health Systems, Paris, sowie eigene Berechnungen

Abb. A2. Verlorene Lebensjahre (Frauen)[1]

	1970	1976	1980	1994	1994–76	1994–70
Australien	5,7	7,5	7,3	8,4	0,9	2,7
Österreich	5,4	7,5	7,9	7,8	0,3	2,4
Belgien	4,1	6,1	6,6	8,1	2,0	4,0
Kanada	7,1	7,2	7,3	9,9	2,7	2,8
Dänemark	6,1	6,8	6,8	6,6	- 0,2	0,5
Finnland	5,7	6,7	6,5	7,9	1,2	2,2
Frankreich	5,8	7,0	7,6	9,7	2,7	3,9
Deutschland	6,4	8,9	9,0	10,3[1]	1,3	3,9
W-Deutschland	6,4	8,9	9,0	9,7[1]	0,8	3,3
Griechenland	3,3	3,3	3,6	5,5	2,2	2,2
Island	5,0	5,6	6,2	8,1	2,5	3,1
Irland	5,3	7,6	8,8	7,6	0,0	2,3
Italien	5,2	6,1	7,0	8,4	2,3	3,2
Japan	4,4	5,5	6,4	6,9	1,4	2,5
Luxemburg	3,7	5,2	6,2	6,5	1,3	2,8
Niederlande	5,9	7,4	7,9	8,8	1,4	2,9
Neuseeland	5,2	6,3	6,0	7,1	0,8	1,9
Norwegen	4,6	6,2	7,0	8,0	1,8	3,4
Portugal	2,8	5,4	5,8	7,8	2,4	5,0
Spanien	3,7	5,3	5,7	7,3	2,0	3,6
Schweden	7,1	8,2	9,4	7,6	- 0,6	0,5
Schweiz	5,2	7,2	7,3	9,5	2,3	4,3
Vereinigtes Königreich	4,5	5,5	5,6	6,9	1,4	2,4
USA	7,2	8,5	9,1	14,1	5,6	6,9
OECD Durchschnitt[4]	5,19	6,57	7,00	8,21	1,6	3,0

[1] Mitteilung der OECD (Herr Huber) vom 16. Oktober 1997, Zahlen errechnet aus den Gesundheitsausgabenberechnungen des Statistischen Bundesamtes und dem Bruttoinlandsprodukt (Quelle: *OECD* [1997], National Accounts, Vol. I: Main Aggregates, Paris); 1994 einschl. neue Länder

[2] OECD-Durchschnitt: ohne Korea, Tschechische Republik, Ungarn, Mexiko, Polen sowie die Türkei

Quelle: CREDES/OECD (1997), OECD Health Data 97 - Comparative Analysis of Health Systems, Paris, sowie eigene Berechnungen

Abb. A3. Gesundheitsausgabenquote am Bruttoinlandsprodukt

Diskussionsbeitrag

Dr. Busse:
Ein paar ganz kurze Punkte vielleicht. Ich stelle Sie um aufgrund des Letztgesagten, dem ich sehr zustimmen kann. Das muß man weiterdenken, denke ich, und zwar bezüglich der Konsequenzen wenn bei uns schon innerhalb des Landes die Regionalisierung gefordert wird, bezeichnenderweise von den Bundesländern, wo das Bruttosozialprodukt höher ist. Das müßte man sich als ersten Schritt überlegen, daß wir nicht noch innerhalb unseres Landes die ausscheren lassen, die es sich eher leisten können als z.B. Mecklenburg-Vorpommern. Das wird übrigens einer der ersten Punkte sein, die der Sachverständigenrat für die Konzertierte Aktion zu bearbeiten hat, genau diese Regionalfragen innerhalb Deutschlands.

Vielleicht zu Ihrer Einführungsbemerkung der „economies of scale": das mag richtig sein, wenn man das erste Wort „economy" sozusagen für sich nimmt und darunter vielleicht den Wert der Aktien der Unternehmen versteht; wenn wir andererseits bedenken, daß das Gesundheitssystem in erster Linie Gesundheit produzieren soll oder die gesundheitlichen Outcomes möglichst hoch stellen soll, dann ist es interessant, sich eine Veröffentlichung aus dem Center for Reviews and Dissemination in York anzugucken, die die vorhandene Evidenz aus Studien zusammenträgt. Sie haben festgestellt, daß anders als die meisten von uns glauben, große Krankenhäuser nicht etwa bessere Outcomes produzieren, sondern daß tatsächlich das Maximum hinsichtlich Sterblichkeitsreduktion usw., Komplikationen, schon bei 200 Betten erreicht ist; daß jenseits von 600 Betten – vielleicht für die meisten von uns erschreckend, weil wir doch immer gedacht haben, die Universitätsklinika seien so gut – jenseits von 600 Betten außer bei ein paar speziellen Fachdisziplinen die Outcomes eher wieder schlechter werden.

Eine dritte und letzte Bemerkung: ein Modell habe ich bei Ihnen vermißt in der Übersicht der Modelle, wenn wir an die Dreiecke denken. Nämlich das klassische Marktmodell: was ist denn das, was uns die Leute immer als Markt verkaufen wollen? Das ist nämlich, wenn es zwischen den Versicherern und den Leistungserbringern gar keine Beziehung gibt; also wenn der Bürger sozusagen als freier Mensch in zwei Beziehungen eintritt, einmal mit den Leistungserbringern, die er dann auch bezahlt. Und dann die zweite freiwillige Beziehung mit dem Versicherer, von dem er evtl. das Geld wiederkriegt. Wenn wir uns mal das Modell angucken, wie es das bis vor kurzem noch in der Schweiz gab, stellen wir fest: dort hat man es abgeschafft zugunsten eines dreieckigen Systems mit Versicherungspflicht, also einer verpflichtenden Beziehung zwischen Bürger und einer Versicherung, und auch Anreizen zu verträglichen Vereinbarungen zwischen Versicherung und den Leistungserbringern. Das, denke ich, müßte man auch noch mit bedenken.

Eine allerletzte Bemerkung: die andere Möglichkeit, die Sie ja erwähnt haben, zur Entwicklung dieses Marktmodells, sind ja die „Managed Care-Modelle", wo die Versicherungs- und die Leistungserbringungsfunktion unter einem Dach zusammengefaßt sind; und das entspricht ja eigentlich im Kern dem britischen System, wo man damals viele Gründe hervorgebracht hat, das abzuschaffen, also die Zugangsschwierigkeiten, die mangelnden Wahlmöglichkeiten und die Intransparenz.

Ich bin mir also deswegen nicht ganz sicher, ob die Veränderung der Dreiecke schon abgeschlossen ist.

Danke.

Prof. Dr. Leidl:
Ich möchte zunächst Herrn Schneider meine Anerkennung versichern für die Eleganz, mit der er uns einen theoretischen Überblick über die verschiedenen Gesundheitssysteme gegeben hat: Bürger, Versicherung, Leistungserbringer und der Staat werden unterschieden und dann Verantwortungspositionen zugeordnet - eine treffende und einfache Darstellung.

Auf der anderen Seite sehe ich die Darstellung der „Performance" dieser Systeme, wie sie anhand der OECD-Studie gegeben wurde, mit großer Skepsis. Gezeigt wurde, wenn ich das richtig verstanden habe, die Korrelation der Veränderung der verlorenen Lebensjahre mit der Veränderung der Gesundheitsausgaben. Dieses Vorgehen greift meiner Ansicht nach viel zu kurz. Hinter den verlorenen Lebensjahren stehen ja demographische Entwicklungen, auch wenn diese vielleicht nur einen kleinen Teil der Veränderungen ausmachen, epidemiologische Veränderungen - etwa im Anteil des Rauchens - und Änderungen in der medizinischen Technologie. Diese Entwicklungen finden in unterschiedlicher Verteilung in den einbezogenen Ländern statt. Interessanterweise ist die untersuchte Korrelation im Querschnitt der Länder dennoch hoch. Dies liegt meiner Ansicht nach an der Tatsache, daß die Gesundheitsausgaben selber sehr hoch mit dem Einkommen korrelieren. Daß das Einkommen wiederum im internationalen Querschnitt stark mit der Lebenserwartung korreliert, haben auch viele Studien gezeigt.

Nur, wir haben keine Theorie der Lebenserwartung oder der verlorenen Lebensjahre. Deswegen würde ich von einer derartigen Leistungsmessung von Gesundheitssystemen abraten. Ich sehe da noch großen Forschungsbedarf. Eine Alternative wäre beispielsweise, die Patientenzufriedenheit in den unterschiedlichen Systemen zu messen. Hierzu liegen international vergleichende Studien mit ganz interessanten Ergebnissen vor.

Prof. Dr. Kolkmann:
Entschuldigung, da braucht man gar nichts zu messen, da muß man einfach die Augen aufmachen. In den USA bekommt man z.B. in der Population auf dem flachen Land, etwa im hintersten Winkel von Arizona, ein ganzes Museum Anschauungsunterricht lebendiger muskuloskelettaler Störungen zu sehen, die man in dieser Form bei uns in Deutschland nicht mehr sieht. Das deutet auf eine ungenügende Versorgung hin. In einem Krankenhaus der Grundversorgung kann man dort erleben, daß man nach einem Unfall 3 Stunden auf jemand warten muß, der die notwendige Thorax-Röntgenaufnahme macht und dieser jemand ist kein Arzt. Auf den Chirurgen wartet man dann noch einmal eine Stunde, also

insgesamt 4 Stunden. In der Rezeption findet man wie in einem Kaufhaus jede Mende „Cards welcome" mit allen möglichen Kreditkartenfirmen, und wer die Krankenhausbehandlung nicht bezahlen kann muß draußen bleiben. Rettungshubschrauber gibt es nur für den, der bezahlen kann, der nächste Arzt ist evtl. 20 Meilen entfernt und kommt nicht, und Krankentransport ist ebenfalls privat zu bezahlen.

Beim NHS in England gibt es bekanntlich Altersgrenzen z.B. für künstliche Hüften, für Herzschrittmacher, Nierenersatztherapie und -transplantation usw. Es ist bekannt, daß der NHS finanziell am Ende ist. In England wird den Patientinnen und Patienten im übrigen sehr viel weniger stationärer Komfort geboten als bei uns.

Ein Vergleich der Systeme zeigt also beim bloßen Hinschauen sehr deutlich, daß das deutsche System für Patientinnen und Patienten sehr viele Vorteile bringt.

Außerdem möchte ich gerne wissen, was denn nun Grundleistungen sind? Es wird von Grundleistungen gesprochen, ohne zu sagen, um was es sich genau handelt und was sind Zusatzleistungen? Das alles ist doch überhaupt nicht definiert. Wir kennen doch alle das Oregon-Experiment und was dabei herausgekommen ist. Aus dem Dilemma ist man doch bis heute nicht herausgekommen. Wenn man die Managed Care-Systeme etwa in den USA anschaut, so handelt es sich im Grunde um Systeme, die rationieren und das führt zu ethischen Problemen zumindest für die Ärzteschaft. Also, so einfach, wie das hier dargestellt wird, ist das in der Praxis überhaupt nicht.

Prof. Dr. Dinkel:

Ich möchte mich noch mit der „Irrationalität der Gesundheitsausgaben" in den neuen Bundesländern auseinandersetzen. Und ich lasse mich auch auf die Argumentation mit der Lebenserwartung ein, auch wenn wir wissen, daß dies kritisch ist.

Was wir feststellen ist, daß bis 1970 die Mortalität in Ost und West gleich war und es danach eine zunehmende Auseinanderentwicklung gab mit dem maximalen Unterschied in den Jahren 1988 bis 1990. Nach der deutschen Einigung hatte das Gesundheitssystem im Osten sehr viel Nachholbedarf an Neubauten und Erweiterungsinvestitionen. Und passiert ist, daß hier sehr viel investiert wurde und 1996 der Mortalitätsunterschied bereits auf die Hälfte zusammengeschrumpft ist. Hier erkennt man also einen ziemlich effizienten Einsatz, denn man kann schließlich nicht erwarten, daß man eine Mark ausgibt und bereits am nächsten Tag die gewonnenen Jahre in die Höhe springen.

Was erreicht wurde ist, daß in einem Land, das früher einem osteuropäischen Mortalitätsmuster folgte, wo überall die Lebenserwartung sogar noch zurückgeht, der Mortalitätsunterschied zum Westen bereits auf die Hälfte reduziert wurde. Also ich finde das in allem eher eine Erfolgsgeschichte als eine Mißerfolgsgeschichte.

Prof. Dr. Häfner:
Nur ein kleines Argument zum Thema „Marktmodell“: Ich hatte vor kurzem ein Gespräch mit einem Kollegen aus Harvard, ein Mann, der Medizinversorgungspolitik dort lehrt und der mir berichtet hat, daß die Managed Care-Companies im abgelaufenen Jahr wesentlich weniger Profit gemacht haben als im Jahr zuvor und daß bereits einige Konkurse zu erwarten sind. Und er hat darauf aufmerksam gemacht, daß bereits einige Staaten regulierend einzugreifen überlegen. Der Grund ist die verstärkte Neigung zum Ausschluß teurer Risiken, denn - und jetzt habe ich die Zahlen nicht exakt im Kopf - 7%, glaube ich, der Schwerstkranken produzieren mehr als 60% der gesamten Gesundheitskosten.

Diese Entwicklung führt natürlich dazu, daß in einem nichtregulierten Markt eine Selektion von günstigen Risiken erfolgen kann, und damit die Abdeckung von schweren Gesundheitsrisiken zum Problem wird.

Herr Völker:
Herr Dinkel, sind wir so sicher, daß das Absinken der Sterblichkeit in den neuen Bundesländern zu tun hat mit der Investition in das Gesundheitsversorgungssystem? Oder kann das zusammenhängen z.B. mit der De-Industrialisierung des Chemie-Dreiecks und damit der vollständigen Veränderung der Umweltfaktoren? Kein Staub mehr, wesentlich weniger Emissionen, wesentlich besseres Wasser.

Kann es zusammenhängen mit der Angleichung der Lebensverhältnissen und Lebensumständen, und eben nicht mit der Investition ins Gesundheitssystem? Ich glaube, das ist nicht so einfach.

Dr. Schneider:
Ich würde ganz gern mal eine Zwischenrunde machen.

Es ist völlig richtig, Herr Leidl, was Sie sagen zur Performance-Messung, daß man das nicht so einfach machen kann. Die andere Alternative, es anders zu machen, wird halt relativ schwierig.

Da muß man auf die Ebene der einzelnen Leistungen runtergehen und Vergleiche machen. Die ganze Umgebung zu kontrollieren wird insgesamt wirklich schwierig. Glücklicherweise haben wir inzwischen mehrere Patientenzufriedenheits-Studien, zumindest europäische und eine von Blendon von der Harvard-Universität.

Ich meine, da schneiden ja die Sozialversicherungsmodelle nicht so schlecht ab. Es geht nicht darum, wenn man jetzt über Managed Care diskutiert, gleich an das amerikanische Modell zu denken. Wir diskutieren ja auch in der Schweiz Managed Care-Modelle in einem anderen Zusammenhang; hierzulande werden im Rahmen von Strukturverträgen Hausarzt-Modelle diskutiert.

Was ganz wesentlich ist, ist doch, daß man zu neuen Bezahlungsformen kommt. Der Sachverständigenrat hat eine stärker ergebnisorientierte Bezahlung vorgeschlagen, was auch in die Richtung geht, Finanzmanagement und Outcome-Management stärker zu verbinden. Von der Seite her muß man wirklich überlegen, was man aus den Systemen anderer Länder übernehmen kann und das wird ja auch schrittweise getan.

In der Schweiz besteht historisch ein subventioniertes System. Die anerkannten Krankenkassen erhielten dafür, daß sie Prämien nicht nach dem Risiko differenzierten, eine staatliche Subvention. Es gab immer dort eine Regionalisierung in der Prämiengestaltung und es gab keine einkommensabhängige Prämiengestaltung. Das Verteilungsproblem wurde in der Schweiz anders gelöst und das ist doch, meine ich, ganz interessant und lohnt sich auch, anzusehen.

Daß die Schweiz bestimmte Probleme hat, hängt auch mit der Größenordnung zusammen und es ist ganz wichtig, wenn wir über Regionalisierung diskutieren, Bayern und Baden-Württemberg haben je eine höhere Einwohnerzahl als die Schweiz, Ungarn oder Bulgarien.

Wenn wir mit den USA vergleichen, muß man sehen, daß allein Kalifornien mehr als 30 Millionen Einwohner hat und wir über ganz andere Flächenstaaten diskutieren. Es sind einfach andere Dimensionen, über die man teilweise diskutiert, sowohl in den Regionen als auch in den Versorgungsproblemen. Ich denke, wir sollten bei Deutschland bleiben und schauen, was wir hier schrittweise verbessern können.

Es wurde von Herrn Dinkel angesprochen, daß wir in Ostdeutschland tatsächlich enorme Lebenserwartungs-Zuwächse haben. Die meisten osteuropäischen Länder verzeichnen dagegen Rückgänge, das wurde heute früh auch thematisiert.

Mir wurde vor kurzem in Ungarn gesagt, daß die Arzneimittelverordnungen, die ja traditionell in diesen Ländern einen relativ hohen Anteil haben, gemessen an dem, was zur Verteilung zur Verfügung steht, einfach dadurch beschränkt sind, daß nur bestimmte Arzneimittel zur Verfügung stehen bzw. von der nationalen Krankenversicherung OEP bezahlt werden und andere nicht.

Das ist in Ostdeutschland nicht der Fall, insofern danke ich Ihnen ganz herzlich für diesen Einwand.

Was den anderen Einwand bzgl. der Umwelt angeht, so erinnere ich mich erst kürzlich an eine Präsentation von Herrn Wichmann in Augsburg im Rahmen der „Kora-Studie", wo er sagte, daß eigentlich gerade bei Allergien sich deutlich zeigt, daß vergleichbare Studien für Osteuropa geringere Inzidenzen und Prävalenzen ermitteln.

Prof. Dr. Dr. Raspe:
Ich bin froh, daß wir am Ende doch noch zu einer gewissen Ehrenrettung unseres Sozialsystems gekommen sind. Wir haben seine Besonderheiten, seine Vorteile noch einmal abgewogen.

Es ist schon bemerkenswert, daß andere Länder mit deutlich geringeren Aufwendungen eine ähnliche Gesundheit „produzieren". Bei allen Schwierigkeiten, Gesundheitsausgaben und Gesundheitserträge gegeneinander aufzurechnen: Die mir aus England oder den Niederlanden bekannten Daten zeigen keinen wesentlich schlechteren Gesundheitszustand der jeweiligen Bevölkerungen- bei zum Teil deutlich geringeren absoluten und relativen Ausgaben.

Nun ist aber tatsächlich die Frage, ob man in der Bundesrepublik überhaupt noch sparen möchte.

Auch in den Gutachten des Sachverständigenrates für die Konzertierte Aktion wird zunehmend deutlicher darauf hingewiesen, daß unser Gesundheitswesen nicht nur Wohlfahrt produziert, sondern auch als Arbeitsmarkt, als Wirtschaftsfaktor und als Interessensphäre abgrenzbarer Wählergruppen Bedeutung hat. Je mehr Geld in diesem Bereich umgesetzt wird, um so größer sind die entsprechenden positiven Effekte.

Und so hören wir heute gleichzeitig zwei völlig widersprüchliche Botschaften: Innerhalb des Rahmens der GKV soll gespart, gespart und noch einmal gespart werden. Hier soll rationalisiert, priorisiert und eventuell auch rationiert werden. Daneben entsteht aber ein freier Markt von Gesundheitsleistungen, auf dem es ganz anders zugehen soll. Einen Einstieg bieten die sog. IGEL-Leistungen der Kassenärztlichen Bundesvereinigung und einiger Berufsverbände. Hier gilt die Devise, ob „es nicht noch etwas mehr sein dürfe". Hier kommt es auf die Evidenzbasis der Leistungen nicht mehr an, alles soll sich nach Konsumentenpräferenzen und ihrer Zahlungsbereitschaft regulieren.

Vielleicht entsteht hier das eigentliche Betätigungsfeld der privaten Krankenversicherung.

Prof. Dr. Zacher:
Aber das ist, glaube ich, ein ganz ungerechter Vorwurf. Daß für die PKV kein anderer Spielraum da ist, liegt ja am Gesamtsystem. Natürlich kann die PKV unter den gegebenen Bedingungen kein Modell sein. Die Steuerung wird ja von der gesetzlichen Krankenkasse erwartet. Aber diese steuert nur noch die Hälfte der medizinischen Kosten. Das wiederum heißt noch nicht, daß die Steuerungskraft auf die PKV übergegangen ist. Die PKV ist der Unvollkommenheit des Systems ausgeliefert, nicht das System der PKV.

Ich möchte noch etwas zu dem sagen, was Herr Schneider gesagt hat. Auch bei der Sozialversicherungslösung habe ich ja – wie bei jeder Kollektivierung – das Problem: Wie erreiche ich einen hohen Standard bei Bezahlbarkeit? Wie erreiche ich angemessene individuelle Anteile der Leistungsempfänger und der Leistungserbringer bei Kollektivierung? Das ist ein zentrales Problem, und hier gibt es drei Lösungen. Und die sollte man, glaube ich, doch noch einmal unterscheiden.

(1) So wie der § 73a SGB V sagt, gibt es ja auch für die Sozialversicherung die Möglichkeit der „managed care": Der Wettbewerb knüpft an den Versicherer an. Und der paktiert mit den Leistungserbringern. Das ist der Sinn der HMO's. Und „managed care" ist in dem Punkt das gleiche. D.h. ich kollektiviere das Problem auf einer mittleren Ebene.

(2) Es gibt aber noch die ganz andere Möglichkeit, die viele Länder haben, die zwar Rahmenbedingungen setzen, die aber durch Zuzahlungspflichten bei der Arztrechnung auch einen Spielraum für das Übereinkommen zwischen Arzt und Patient bieten.

(3) Und dann gibt es die dritte Möglichkeit, daß niemand einen Spielraum hat, sondern alles ganz normativ geregelt wird. Das ist unser System mit Richtlinien und Gesamtverträgen und allem, was Herr Pitschas beschrieben hat, aber ohne

individuelle Gestaltungsmöglichkeit, auch ohne individuelle Risiken auf seiten des Patienten – abgesehen vom Behandlungsrisiko. Da haben wir natürlich ein Übermaß an Verrechtlichung. Der Arzt, der dem allem Rechnung tragen will, muß zu sehr ins Gesetzbuch schauen.

Prof. Dr. Zacher:
Allen Richtlinien, allem, was er befolgen müßte, gerecht zu werden, das kann er nicht. Und hier steckt in der Tat das Problem: die Frage, ob dieses nur regulative System nicht doch in der einen oder anderen Richtung abgelöst werden müßte: sei es nun im Sinne des Wettbewerbs der Versicherer; oder, das wäre ganz persönlich meine Wahl, in Richtung auf den Spielraum für eine Verständigung zwischen Arzt und Patient über die Behandlung, wo beide wissen, was das für Folgen hat, finanzieller Art und sachlicher Art.

Dieser Punkt kam in Ihren Darstellungen nicht heraus. Aber das spielt im internationalen Vergleich, weil die Zuzahlungssysteme im Regelfall immer noch ein wenig günstiger sind als unsere, eine Rolle. Darum wollte ich das noch einmal in Erinnerung bringen.

Moderator (Prof. Sonntag):
Vielen Dank. Die Ungeduld des Auditoriums spiegelt sich in mir wider, das haben Sie festgestellt. Ich möchte jetzt eigentlich die Diskussion abschließen, wir sind 1¼ Stunden über die vorgesehene Zeit. Also gut, Herr Schneider.

Dr. Schneider:
Ja, ich denke schon, daß ich dazu ganz kurz etwas sagen möchte.

Es wurden von Herrn Raspe die Kosten im NHS angesprochen. Hierzu möchte ich klar sagen: wir machen ja seit Jahren internationalen Vergleichsstudien für das Bundesministerium für Gesundheit. Daraus ergibt sich:

Die Briten sind billiger, weil sie weniger für Arzneimittel ausgeben, weniger für Zahnersatz, weniger für fachärztliche Leistungen, und sie haben auch entsprechend geringere Versorgungsdichten; dafür haben sie Wartelisten, und sie geben praktisch nichts für Kuren aus. Das läßt sich alles relativ genau quantifizieren.

Es ist, wie gesagt, eine Frage der Bereitschaft, und da hängt es davon ab, was ist unsere Norm? Ist unsere Norm „clinical outcome“, vielleicht bei Kuren und zahnärztlichen Leistungen nicht sehr ergiebig, aber die Zufriedenheit kann sehr hoch sein und die Zahlungsbereitschaft kann eben auch sehr hoch sein.

Zur PKV wäre viel zu sagen, das will ich jetzt hier nicht machen. Ich denke dennoch, daß die systematische Analyse wichtig ist, das wurde auch von Herrn Busse angesprochen, der „managed care“-Modelle mit dem britischen NHS gleichsetzte. Das ist eben nicht der Fall! Wettbewerb und Wahlmöglichkeiten sind unterschiedlich.

Der Punkt ist der, und ich glaube, das ist auch wichtig für das, was Herr Zacher und Herr Pitschas hinsichtlich Bürokratisierung gesagt haben: wer bestimmt eigentlich die Normen für das „outcome management“? Soll das alles dem Staat übertragen werden? Oder wird das im Rahmen eines Wettbewerbs im Grunde über die Versicherungen und „managed care"-Einrichtungen herausgefunden? In den Vereinigten Staaten entwickelt sich das System unglaublich dynamisch; aber Sie hatten auch England erwähnt. Ich denke, es ist ein Trugschluß, daß der Staat wirklich über Informationssysteme das Wissen sich aneignen kann, das Gesundheitswesen optimal zu regulieren; sondern daß tatsächlich eine Selbstregulierung notwendig ist und eine stärkere Übertragung von Aufgaben des Qualitäts- und „outcome"-Managements an die Versicherungen.

Moderator (Prof. Vogel):
Darf ich jetzt Schluß der Debatte beantragen im Namen des Publikums und ich danke Herrn Schneider, daß er nochmal auf die verschiedenen Interventionen reagiert hat.

Politische Steuerung des Gesundheitswesens:

Lehren aus der Gesundheitspolitik der Bundesrepublik Deutschland

Gérard Gäfgen

1. Möglichkeiten der Beurteilung gesundheitspolitischer Maßnahmen

Lehren aus einer Praxis der Gesundheitspolitik zu ziehen, die mehrere Jahrzehnte vielfältiger und stark wechselnder Änderungen des deutschen Gesundheitssystems umfaßt, erfordert nicht nur eine gewisse Klassifikation bzw. Typologie der getroffenen Maßnahmen, sondern auch einen wertenden Standpunkt. Ohne einen solchen läßt sich nicht einmal beschreiben, was auf dem Gebiet der politischen Steuerung des Gesundheitswesens geschehen ist, und auch keine Auswahl der wichtigeren unter der Unzahl der Regelungen treffen, welche der Gesetzgeber in etwa zwei Dutzend Gesetzen geschaffen und immer wieder verändert hat.

Um die Auswirkungen der gesundheitspolitischen Aktivitäten kritisch darstellen zu können, bietet sich der Vergleich mit einer Politik an, die sich an einem Zielsystem orientiert, welches sich aus allgemein akzeptierten gesellschaftlichen Werten ableiten läßt. Im folgenden wird daher danach gefragt, inwieweit die Wirkungen der Maßnahmen den folgenden Zielen der Gesundheitspolitik zu einer besseren Realisierung verholfen haben:

- *Bestmögliches Gesundheitsniveau* der Bevölkerung. Danach ist die intrinsische und instrumentelle Bedeutung von Gesundheit für die Lebensgestaltung mit anderen gesellschaftlichen Zielen abzuwägen, und zwar unter Beachtung der Begrenztheit der gesellschaftlichen Ressourcen. Das bedeutet, daß die Kosten einer gesundheitlichen Verbesserung, die ja eine Minderung der für andere Ziele eingesetzten Mittel bedeuten, ein bestimmtes Ausmaß nicht überschreiten dürfen.

- *Effizienter Einsatz medizinischer Ressourcen:* Für jede erwogene Verbesserung des Gesundheitszustandes ist diejenige Vorgehensweise zu wählen, welche die geringsten Kosten aufweist. Für die Gesamtheit der aufgewandten Kosten bedeutet das darüber hinaus, daß in jedem Bereich das Ergebnis der letzten Kosteneinheit gleich sein muß.

- *Dynamische Verbesserung des Gesundheitszustandes* durch Wachstum des Gesundheitssektors bei wachsendem Wohlstand und durch medizintechnische Fortschritte.

- *Gleicher Zugang aller Bürger* zu medizinischen Leistungen. Dieses distributive Ziel ergänzt die zuerst genannten allokativen Ziele insofern, als es verlangt, daß – grob gesprochen – bei gleicher Erkrankung auch die gleiche Behandlung für jedermann verfügbar sein sollte. Dieses Streben nach spezifischer Egalität im Gesundheitsbereich kann gelegentlich in Konflikt mit den allokativen Zielen stehen.

Eine wichtige Lehre aus der praktizierten Politik läßt sich anhand dieses Zielkatalogs schon aus den offiziell verlautbarten Zielen von Regierung und Gesetzgeber ziehen: Es werden weniger eigentlich gesundheitspolitische Ziele verfolgt als wirtschaftspolitische. Das offiziell vorrangigste Ziel der deutschen Gesundheitspolitik ist die Stabilität der Beitragssätze in der Gesetzlichen Krankenversicherung, also eine Präzisierung des Strebens nach Kostendämpfung. Wohlwollend interpretiert könnte dies ein operativer Ersatz für das schwer operationalisierbare Ziel effizienter Gesundheitsversorgung sein. Warum aber sollte eine Abwägung der gesellschaftlichen Bedeutung von Gesundheit mit dem gesamtwirtschaftlichen Leistungspotential - und das unter sich ständig verändernden medizintechnischen, demografischen und sonstigen Bedingungen - gerade zu einem konstanten Anteil der Gesundheitsaufwendungen an der Grundlohnsumme führen? Die offizielle Begründung heißt: Weil so eine Steigerung der Lohnnebenkosten vermieden wird. Gesundheitspolitik ist aber nicht mit Stabilisierungs- und Beschäftigungspolitik gleichzusetzen. Auch bedeutet Kostendämpfung eine Minderung der Beschäftigung im Gesundheitswesen, so daß diese Ausrichtung der Politik ihre eigenen Widersprüche enthält und die Politiker neuerdings vor diesen Konsequenzen zurückschrecken läßt. Nicht umsonst wurde der dem Gesundheitsministerium unterstellte Sachverständigenrat beauftragt, die Bedeutung des Gesundheitswesens für Wachstum und Beschäftigung genauer zu untersuchen. Doch sind weitere Lehren erst aus einer Prüfung der einzelnen Maßnahmen zu ziehen.

Die Maßnahmen der Gesundheitspolitik ändern das Gesundheitssystem jeweils in einem seiner Teilsysteme und -bereiche. Es kann das Leistungssystem der ambulanten, der stationären oder der medikamentösen Versorgung betroffen sein oder das Sicherungssystem in Form der Krankenversicherung oder der staatlichen Gesundheitsdienste. Das System kann in Richtung von mehr Zentralität oder Dezentralität oder in einer veränderten Mischung der benutzten Allokationsweisen (Zentralplanung, Kollektivverhandlung, marktlicher Wettbewerb) verändert werden. Zur Vereinfachung werden im folgenden Eingriffe in die Funktionsbereiche Preisbildung, Wettbewerb, Organisationsform sowie Information und Planung in den jeweiligen Teilsystemen unterschieden.

2. Änderung der Preisbildungsformen (Vergütungsformen)

Sollen Preise eine Lenkungsfunktion für die Mittelallokation haben, so müssen sie möglichst die jeweiligen Kosten widerspiegeln. Soweit das nicht zutrifft, erfolgt eine Quersubventionierung einer Aktivität durch eine andere. Im Krankenhausbereich war lange Zeit der Pflegesatz pro Patiententag die vorherrschende Form der Preisbildung. Hier hat sich eine allokative Verbesserung dadurch ergeben, daß die Vergütung für verschiedene Abteilungen des Krankenhauses, teilweise auch für verschiedene Fälle oder Leistungskomplexe, differenziert wurde. Das veränderte die Anreize für den Kostenaufwand pro Fall und für die Festlegung der Verweildauer im Krankenhaus sehr deutlich. Um die Kosten für die gesetzlich Krankenversicherten niedrig zu halten, wird jedoch eine Quersubventionierung durch die Privatpatienten aufrechterhalten, die mehr oder minder erhöhte Zuschläge für bessere Unterbringung aufbringen und überdies den Löwenanteil des Einkommens der Chefärzte zu tragen haben. Zunehmend wurde aber auch ein verordneter oder auszuhandelnder Gesamtpreis in Form einer Budgetsumme vorgesehen, die von einem bestimmten Leistungsumfang an einen Preis von Null für jede Zusatzleistung bedeutet. Damit wird den Grenzkosten einer zusätzlichen Auslastung nicht Rechnung getragen; dies war nur kurzzeitig der Fall, als man für einen das Budget überschreitenden Pflegetag nur 25% des Tagessatzes bekam, und sich bei Unterauslastung den gleichen Betrag pro Pflegetag abziehen lassen mußte. Das starre Budget, das nur die Einrechnung bestimmter exogener Lohnerhöhungen erlaubt, ist eine besonders plumpe Form der Preissetzung, da eine flexible Reaktion auf veränderte Umstände verhindert wird.

Um der Vorhaltungsleistung der Krankenhäuser Rechnung zu tragen, hat das Krankenhausfinanzierungsgesetz eine Finanzierung der Investitionen und der Beschaffung von Großgeräten durch die öffentliche Hand, hier also durch die Bundesländer, vorgesehen. Dies reizt dazu an, die Leistungen möglichst auf kapitalintensive Weise zu erbringen. Trotz solcher Nachteile ist es nicht gelungen, eine monistische Finanzierung über die Leistungspreise einzuführen, wenn man von gelegentlichen Hilfen der Kassen für bestimmte Ersatzinvestitionen absieht. Da die Länder wegen der bekannten Finanznöte die notwendigen Investitionsmittel nicht zur Verfügung stellten, griff man jüngst zu einer Primitivkorrektur in Form eines direkt von den Versicherten zu zahlenden Notopfers zugunsten der Krankenhäuser. Damit wird das Mischsystem der Vergütungsformen nicht gerade rationaler.

Die Honorierung ambulanter Leistungen ist ein besonders prägnantes Beispiel für die Anreizwirkung von Preisformen. Die in den ärztlichen Gebührenordnungen vorgesehenen Punktwerte, also relativen Preise für Einzelleistungen, reizen, für sich genommen, zu einer Ausweitung der Leistungen an. Sie bedürfen auch der periodischen Anpassung an veränderte Techniken und Kosten: Bei den Deutschen Gebührenordnungen GOÄ, GOZ und EBM wurden solche Anpassungen auch durchaus vorgenommen; man versuchte sogar, einige Verzerrungen der relativen Preise in Form einer Unterbewertung der arztzeitintensiven Leistungen zu beseitigen. Auch hier blieb aber die Abhängigkeit der Arzteinkommen von der Quersubventionierung durch Preisdifferenzierung zu Lasten der Privatpatienten erhalten: Immerhin wurden die Preisdifferenzen auf niedrigere Vielfache der Einzelgebühren begrenzt. Die Fehlanreize der Einzelleistungsvergütung lassen sich theoretisch am besten durch kostengerechte diagnosebezogene Fallpauschalen beseitigen. In der Bundesrepublik griff man aber der verläßlichen Wirkung halber statt dessen zu Budgetierungen. Hierbei kam es zu der gröbsten Form eines Kollektivbudgets für die niedergelassenen Ärzte, das erst auf die einzelnen Ärztegruppen und Einzelpraxen heruntergebrochen werden muß, da es sonst zu einem Wettlauf um Leistungsausweitungen und damit zu einem Verfall der Punktwerte der Gebührenordnungen führt. Vorübergehend wurden daher Praxisbudgets eingeführt, die in Richtgrößen überführt werden sollen, vor allem, was die Verordnung von Arzneimitteln angeht. In der jüngsten Gesetzgebung sind Modellversuche mit Gruppen von Praxen und Strukturverträge mit den Kassenärztlichen Vereinigungen möglich. Diese können kombinierte Budgets für veranlaßte und eigene Leistungen vorsehen sowie Bonuszahlungen bei Einsparungen an solchen Budgets. Dabei ist also an Sparanreize gedacht, aber kaum an eine pretiale Allokation im Dienste der Gesundheit.

In die Preisbildung bei Arzneimitteln wurde ebenfalls eingegriffen: Für vergleichbare Arzneimittel wurde nur das jeweils billigste von Zuzahlungen freigestellt. Das führte zu einer Verschärfung des Wettbewerbs in der jeweiligen Stoffgruppe und damit zu einer Preissenkung bei den teureren Präparaten. Problematisch ist dies bei innovativen Produkten, deren Entwicklungskosten in der ersten Marktphase über den Preis hereingeholt werden müssen. Anreize zur Entwicklung neuer Substanzen und Wirkprinzipien müssen aber erhalten werden, wenn das Ziel einer gesundheitlichen Verbesserung durch technisch-wissenschaftlichen Fortschritt Berücksichtigung finden soll. Im Pharmabereich finden wir ferner die krasseste Außerkraftsetzung des Preismechanismus in Form einer verordneten generellen Absenkung aller Preise um 4 Prozent – eine Art einmaliger Notmaßnahme.

Auch das Patientenverhalten wird durch Preise gesteuert. Der Vollversicherte zahlt als Preis allerdings nur die Zeitkosten der Inanspruchnahme ärztlicher Leistungen. Selbstbehalte erhöhen diesen Preis; in der Bundesrepublik wurden diese durchweg nur als Festbeträge pro Leistungseinheit eingeführt, so bei Arzneimitteln gestaffelt nach Packungsgrößen, bei Kuren und Krankenhausbehandlungen als Geldbetrag pro Tag. Um der Versorgungsgleichheit Rechnung zu tragen, müssen solche Selbstbehalte stets sozial verträglich begrenzt werden, was auch geschehen ist. In der Lenkungswirkung sind aber andere Formen, insbesondere die prozentuale Selbstbeteiligung, überlegen, da sie an den tatsächlichen Kosten anknüpfen.

3. *Nutzung der Möglichkeiten des Wettbewerbs*

Die spärlichen und vielfach konterkarierten Ansätze zu einer verbesserten Lenkungsfunktion der Preisbildung finden ihre Ergänzung in der Einführung eines geregelten Wettbewerbs im Versicherungssystem. Dieser setzt eine weitgehende Wahlfreiheit der Versicherten, was die Mitgliedschaft bei einer Kasse angeht, voraus. Damit keine Krankenkasse die guten Risiken selektieren kann, muß ein Kontrahierungszwang bestehen und ein Risikoausgleich stattfinden, da risikoäquivalente Beiträge den Zielen einer sozialen Krankenversicherung widersprechen würden. Dieses Konzept ist seit kurzem in der Bundesrepublik realisiert. Da nur die Risiken für die Einnahmeseite ausgeglichen werden, müssen die Kassen die Ausgaben selbst verantworten, obwohl bisher kostenträchtige Unterschiede in der Versorgungsintensität und teilweise auch in der Morbidität bestehen (für die politische Forderungen auf Ausgleich natürlich schon erhoben wurden). Der so geregelte Wettbewerb beschränkt sich allerdings auf Bemühungen der Kassen um Einsparung von Verwaltungskosten, Kulanz gegenüber Patienten und einige wenige freiwillige Leistungen, nachdem ihnen verwehrt wurde, mit fragwürdigen Leistungen einer sogenannten Gesundheitsförderung zu werben. Die wichtigsten Wettbewerbsparameter würden aber in den Vergütungs- und Versorgungsformen liegen, welche die Kassen in unterschiedlicher Weise den Leistungserbringern anbieten könnten. Diese sind aber durch Gesetz oder Kollektivvereinbarung festgelegt. Eine konsequente Wettbewerbsordnung müßte das bilaterale Monopol von Kassenverbänden und kassenärztlichen Vereinigungen aufbrechen, was der langen korporatistischen Tradition des deutschen Gesundheitswesens völlig entgegenliefe. Im Wettbewerb erbrachte Angebote an die Patienten, sich zu anderen Beitragssätzen an neuen Versorgungsformen zu beteiligen, sind nur als Modellversuch oder als Kollektivregelung möglich. Die Einführung von Wahltarifen mit Selbstbeteiligung scheitert am Argument der Zwei-Klassen-Medizin, ohne daß geprüft wird, ob dadurch bewirkte Einsparungen groß genug wären, um die Beiträge für alle Kassenmitglieder zu senken.

Soweit ist schon deutlich geworden, daß ein konsequentes Wettbewerbskonzept auch den Markt für Gesundheitsleistungen umfassen müßte. Nicht, daß zwischen Krankenhäusern und zwischen Arztpraxen kein Wettbewerb um die Gunst der Patienten bestünde; er ist nur an unwichtigeren und oft gar an den falschen Parametern orientiert, etwa an Gefälligkeiten gegenüber Patienten durch von diesen gewünschte Krankschreibungen und Verordnungen. Ein Qualitätswettbewerb scheitert an der Unwissenheit der Patienten, solange nicht verschiedene Versorgungsformen mit unterschiedlichen Qualitätssignalen zugelassen werden.

Im Gegensatz hierzu besteht ein relativ dynamischer oligopolistischer Wettbewerb in der pharmazeutischen Industrie, die in der Bundesrepublik zwar ein hohes Preisniveau aufweist, aber dafür auch innovatorisch aktiv ist. Diese Lage führte nicht nur zu der schon erwähnten Einführung von Festbeträgen, sondern auch zu Bestrebungen, die Produktvielfalt durch eine Positivliste der erstattungsfähigen Medikamente zu begrenzen und Reimporte aus dem billiger belieferten Ausland zuzulassen. Positivlisten könnten Bestandteil wettbewerblicher Angebote der Kassen sein, aber auch zu Bereinigungen der Industriestruktur führen. Bei allen Maßnahmen ist zu beachten, daß die Neuerungsdynamik erhalten bleibt, die angesichts des Rationalisierungspotentials neuer medikamentöser Therapien so wichtig ist.

4. Änderungen der Organisationsformen

Bei den Überlegungen zu Preisen und Wettbewerb ist schon angeklungen, daß eine Verbesserung der gesundheitlichen Ergebnisse und eine Senkung der Kosten vielfach organisatorische Änderungen erfordert, die von der Politik vorgeschrieben oder ermöglicht werden können. Diese Änderungen bewirken eine bessere Arbeitsteilung, Koordination und Kontrolle und setzen andere Anreize bei der Erbringung oder der Veranlassung von Leistungen, zumal sie zumeist mit anderen Vergütungsformen einhergehen. Bei den Leistungserbringern wäre hier an vernetzte Praxen, Primärarztsysteme, andere Formen von Managed Care oder von Health Maintenance Organizations zu denken - Formen, die sich vielfach überschneiden. Wie bereits gezeigt, sind diese nur sehr begrenzt möglich, wenngleich die ärztliche Einzelpraxis nicht mehr als einzige Form ambulanter Versorgung gilt. Das Krankenhaussystem aus Häusern der Grund-, Regel-, Maximal- und Spezialversorgung verändert sich durch Kooperation und Spezialisierung von Kliniken und durch private Spezialangebote an die Kassen zu niedrigeren Preisen. Man muß aber auch an die innere Struktur der Betriebe denken. So haben Ländergesetze die Leitungsstruktur der Krankenhäuser durch Stärkung der Verwaltung und des Pflegebereichs verändert. Das Chefarztsystem wurde aber im wesentlichen erhalten, auch wenn Belegarztsysteme eine bessere Verzahnung mit dem ambulanten Sektor gewährleisten und damit zur Beseitigung einer gravierenden Schwäche des deutschen Leistungssystems beitragen könnten.

Der Mechanismus der Kollektivverhandlungen erfordert die Bildung kollektiver Organe. Setzt man konsequent auf diese Art der Allokation, so muß man die Position von Verbänden auf der Ebene der Verhandlungen, also auf Landesebene stärken, etwa die der Landesverbände der Kassen und teilweise auch der Krankenhäuser, bei denen allerdings den Besonderheiten der einzelnen Häuser Rechnung getragen werden muß. Der Kostendruck und auch die Einführung von Wettbewerbselementen führen zu freiwilligen Änderungen der Organisationsform: Das bekannteste Beispiel ist die Fusion von Ortskrankenkassen zu landesweiten Unternehmen. Nicht diese Konzentration, wohl aber die Vervollkommnung des Verhandlungssystems stehen aber, wie schon gezeigt, in Widerspruch zu einer wettbewerblichen Gesamtkonzeption.

5. *Informations- und Planungsinstrumente*

Ein letzter Ansatzpunkt der Verhaltensbeeinflussung ist die Veränderung des Informationsstandes der Akteure. Der Grenzfall einer solchen Information ist die imperative Anordnung, die gleichbedeutend ist mit einer übergreifenden Planung an übergeordneter Stelle. Die Vorgehensweise der Ärzte kann durch therapeutisch-diagnostische Leitlinien, welche den Stand der Medizin für die angemessene Behandlung einer Klasse von Fällen wiedergeben, geleitet werden. Diese sichern die Effektivität und Qualität der Behandlung, können aber auch die Effizienz erhöhen, indem sie Verfahren ausschließen, die eine zu ungünstige Relation von Ergebnis zu Kosten beinhalten. Die medizinischen Fachgesellschaften und die ärztliche Selbstverwaltung haben bereits eine Reihe solcher Leitlinien aufgestellt. Gäbe es eine vollständige Weiterbildung nach dem jeweiligen neuesten Stand, so könnte diese die Leitlinien ersetzen. Analog gibt es für den Bereich der Medikation Listen empfohlener Arzneimittel, ja der Bundesausschuß der Ärzte und Kassen befindet ausdrücklich über die Einführung neuer Medikamente - und auch neuer Verfahren - in die kassenärztliche Praxis.

Das Leistungsangebot läßt sich steuern über eine Planung des anzuerkennenden Bedarfs an stationären und ambulanten Kapazitäten. Die Notwendigkeit der

Bedarfsplanung ergibt sich aus der Tendenz zur angebotsinduzierten Nachfrage, welche zur Folge hat, daß bereitgestellte Kapazitäten auch genutzt werden. Die Krankenhausbedarfsplanung soll ein gegliedertes Krankenhaussystem mit bestimmten Einzugsbereichen schaffen; ihre Einhaltung soll durch die an anderer Stelle genannten Finanzierungsanreize gewährleistet werden. Nicht am Prinzip, aber an den Planungsverfahren und den Ergebnissen läßt sich leicht Kritik üben. Beispielsweise liegen nahezu alle herzchirurgischen Zentren Südwestdeutschlands an der Rheinschiene. Die entsprechende kassenärztliche Bedarfsplanung für die Niederlassungen in der ambulanten Versorgung wird wirksam über das Erfordernis der Zulassung zur Kassenpraxis. Sie wäre mit weniger Reibungsverlusten verbunden, wenn sie auch Bedarfsprognosen umfassen würde, welche bereits auf Studienwünsche und Ausbildungsrichtungen zurückwirken könnten. Dies aber war bildungspolitisch unerwünscht, so daß die ausgebildeten Ärzte nicht mehr alle Beschäftigung finden.

6. Schlußfolgerungen über die Ergebnisse politischer Steuerung

Historisch existierende Gesundheitssysteme sind nie voll an sich ändernde Umstände angepaßt und in sich konsistent. Man sollte aber erwarten, daß die Gesundheitspolitik sich bemüht, vorausschauend zu handeln, und dabei ein systemares Leitbild immer erneut ansteuert, welches den gesundheitspolitischen Grundzielen Rechnung trägt. Der politische Prozeß lenkt aber offenbar die Bemühungen dahin, daß kurzfristige Erfolge bei der Behebung von nicht rechtzeitig erkannten Notlagen im Vordergrund stehen und dabei wechselnde Gesichtspunkte zum Tragen kommen. Das läßt sich aus den heterogenen Zielvorstellungen und Wünschen von Parteien und Regierungen erklären, aber auch von inkorporierten Interessen, die wechselnde Koalitionen eingehen. Die zustandekommenden Maßnahmen treffen mal den einen, mal den anderen der großen Ausgabenblöcke der Gesundheitsaufwendungen je nach der Leichtigkeit, mit der dort rasche Änderungen bewirkt werden können, und je nach der Einflußposition der betroffenen Interessengruppen. Die Einbindung solcher Interessen in einen allgemeinen Konsens wurde mit der Konzertierten Aktion im Gesundheitswesen verfolgt, erwies sich aber als illusionär. Hinzu kommt die viel beklagte Kurzsichtigkeit der Politik, die an rasch sichtbaren, oft nur scheinbaren Erfolgen interessiert ist und dabei weitergehende dauerhafte Problemlösungen vor sich herschiebt. Es kommt so zu kurzfristigen Aushilfen und zu einer Neigung zu direkt steuernden Dirigismen neben nicht voll durchdachten Änderungen von Systembestandteilen. Deswegen kann man auch nicht sicher sein, ob die beschriebenen Änderungen in Richtung preislicher Allokation und wettbewerblicher Freiheiten und Anreize der Nukleus eines sich abzeichnenden reformierten Systems sind oder nur ein weiteres Hineinschlittern in ein wenig stimmiges Mischsystem. Um Mißerfolge beim selbstgesetzten Ziel der Beitragssatzstabilität zu verhindern, griff man kürzlich sogar zu dem Trick, Beitragserhöhungen mit obligatorischen Erhöhungen der Zuzahlungen zu koppeln, d.h. massiv negativ zu sanktionieren - und das bei soeben eingeführtem Wettbewerb durch Beitragssätze. Da die exogenen Impulse der demografischen Alterung und des medizinischen Fortschritts weiterhin wirksam sind, scheinen weitere Aushilfslösungen vorprogrammiert. Durchgreifende Reformen werden wohl erst eine Chance haben, wenn sich die Notstände massiv kumulieren. Es fällt auf, daß im internationalen Vergleich robuste zentralistische Systeme mit geringeren Gesundheitsaufwendungen auskommen und dabei gute gesundheitliche Ergebnisse, wenn auch nicht unbedingt zufriedene Patienten, aufweisen. Die Versuchung liegt nahe, die dirigistischen Ansätze in Richtung eines solchen Systems auszubauen und damit die installierten preislichen und wettbewerblichen Elemente wieder abzubauen. Die Weichen in die eine oder die andere Richtung müssen bald gestellt werden, um die inneren Widersprüche des heutigen deutschen Systems zu überwinden.

Diskussionsbeitrag

Moderator (Prof. Diesfeld):
Vielen Dank, Herr Gäfgen. Wir sind zwar ein bißchen in der Zeit, trotzdem, ich sehe schon, möchte ich einige Fragen zulassen. Wir fangen an, bitte schön.

Dr. Busse:
Herr Gäfgen, ich habe eine kurze Frage zu einer Ihrer sehr einleitenden Bemerkung, daß Preise am ehesten Grenzkosten darstellen sollten.

Was halten Sie denn dann von der Überlegung, so etwas wie ergebnisorientierte Vergütung, also bewußt eigentlich gleichen Ressourceneinsatz unterschiedlich zu vergüten, je nachdem, was als gesundheitliches „outcome" für den Patienten herauskommt?

Das würde ja dieser Grundthese etwas widersprechen, und vielleicht knüpft das ja an an Ihre letzte Bemerkung mit der Produktivität und der Bewertung. Vielleicht sind die amerikanischen Ärzte ja deshalb so produktiv, weil sie so hoch bewertet werden für ihre Leistungen.

Prof. Dr. Dr. Gäfgen:
Ergebnisorientierte Entlohnung deutet in der Tat darauf hin, daß die Grenzkostenorientierung für sich allein noch kein hinreichendes Anreizsystem bildet. Bei solcher Entlohnungsform gilt aber weiterhin, daß Tätigkeiten sich lohnen, solange der Ergebnislohn größer ist als die Grenzkosten der Leistungserbringung. Ich habe ja versucht, Effizienzverbesserungen durch verschiedene „Preisbildungsformen" nachzuweisen, z.B. bei der spezifischen Fallpauschale. Da die Grenzkosten sich immer auf eine erstellte Grenzeinheit beziehen, würden bei der Fallentlohnung die Grenzkosten die eines zusätzlich (evtl. erfolgreich) behandelten Falles darstellen.- Welches war Ihre zweite Frage?

Dr. Busse:
Die Art, wie das zusammenhängt.

Prof. Dr. Dr. Gäfgen:
Soweit es eine Frage der persönlichen Anstrengung ist, würde es zusammenhängen. Darüber hinaus ist es generell eine Frage der Anreize, auch solcher, die sich aus dem System ergeben. Wenn ich beispielsweise eine bessere Verzahnung von ambulanter und stationärer Versorgung anstrebe, so würde ich das amerikanische Belegarztsystem als sparsamer und effektiver als das deutsche System ansehen, weil es u.a. Doppelbefunde und Kommunikationsprobleme vermeidet, indem es fließende Übergänge von der vorstationären in die nachstationäre Behandlung schafft. Es geht also um eine ganze Reihe von Systemeigenschaften und nicht nur um pekuniäre Anreize.

Prof. Haverkate:
Herr Gäfgen, Sie haben sich auf meine Bemerkung von gestern zur „Marktmacht der Krankenkassen" bezogen. Sie haben sozusagen etwas kalmierend gesagt: Da gibt es ja noch das Wettbewerbsrecht. Freilich erhebt sich die Frage, ob das geltende Wettbewerbsrecht wirklich ausreicht. Das geltende Recht hat zwei Wirkungsrichtungen. Zum einen gehen wir gegen Absprachen, gegen Kartellverträge vor. Das ist hier nicht das vordringliche Problem. Zum zweiten bekämpfen wir auch den Mißbrauch wirtschaftlicher Machtstellung. Die Mißbrauchskontrolle ist nützlich, aber sie löst das Problem der Markmacht nicht. Dem geltenden Wettbewerbsrecht fehlt hingegen eine denkbare Wirkungsrichtung: Es geht nicht gegen wirtschaftliche Machtstellungen, die sich sozusagen natürlich gebildet haben. Wir haben kein Entflechtungsrecht, weil den Gesetzgeber keine Verantwortung dafür trifft, wenn sich wirtschaftliche Macht in einem gewissermaßen natürlichen Prozeß herstellt. Aber da das geltende Wettbewerbsrecht die Kategorie staatlich geschaffener Marktmacht, die es zu entflechten gelte, nicht kennt, haben wir hier keine rechtliche Handhabe. Anders sieht die Sache aus, wenn wir das nationale Wettbewerbsrecht verlassen und den Blick auf Europa richten. In Art. 90 des EG-Vertrages geht es in der Tat auch um Entflechtung. Dann sind wir also bei der Grundsatzfrage, die wir gestern angeschnitten haben.

Eine zweite Bemerkung: Sie haben die kassenärztliche Bedarfsplanung angesprochen. Ich würde sie gerne etwas strenger bewerten. Die Bedarfsplanung ist Ausdruck einer Politik der Besitzstandswahrung. Kassenärztliche Bundesvereinigung und Bundesärztekammer haben schon vor Jahren verlauten lassen, man brauche einfach einen großen Teil der nachwachsenden Ärzte nicht. Wenn wir es, wie es im Augenblick, dem Einvernehmen zwischen den ärztlichen Standesorganisationen und den Krankenkassen überlassen, das System gegenüber den Nachdrängenden dicht zu machen, akzeptieren wir damit nicht gleichsam eine Art Menschenopfer auf dem Altar der Besitzstandswahrung, ein Opfer, das wir nur deshalb darbringen, weil wir an der ärztlichen Honorierung nichts ändern wollen. Denn es ist ja kein Naturgesetz, daß jeder neuzugelassene Arzt viermal so viel Kosten erzeugt, wie er verdient. An dieser Stelle müßte man doch in erster Linie über eine sorgsame Korrektur der Arzthonorierung nachdenken.

Die Sorge um den Nachwuchs - und das Wohlwollen gegenüber dem Nachwuchs - gehört zur geistigen Gesundheit eines jeden Handlungssystems; deshalb müssen wir über diesen Punkt noch einmal nachdenken.

Prof. Dr. Dr. Gäfgen:
Um gleich dazu Stellung zu nehmen: Wir haben natürlich kein Instrumentarium der Entflechtung. Zu Bekämpfung von Machtstellungen könnten wir aber einen freien Eintritt von neuen Versicherungsformen in den Markt propagieren. Das wäre gleichbedeutend mit der Abschaffung von Privilegien. Man könnte auch an eine vorbeugende Fusionskontrolle denken. Die Fusionen sind aber bereits erfolgt. Letzte logische Möglichkeit wäre eine Mißbrauchskontrolle. Wir wenden diese ja auch in anderen Märkten an, und wir haben durchaus Märkte mit Einkaufsmacht weniger großer Nachfrager, z.B. die Marktmacht der Kaufhäuser gegenüber den Herstellern von Industrieprodukten und Lebensmitteln.

Was die kassenärztliche Bedarfsplanung angeht, so sehe ich diese ebenso kritisch wie Sie, und zwar wegen der Kollisionen mit der Berufsfreiheit und der Chancengleichheit des Nachwuchses. Bedarfsplanung zur Vermeidung der arztinduzierten Mehrnachfrage wäre überflüssig, wenn man mit Fallpauschalen arbeiten würde, oder wenn wir jüngeren Ärzten erlauben würden, Gruppenpraxen mit mehreren Spezialisten zu bilden und den Kassen ihre Leistungen außerhalb des bisherigen Systems anzudienen. Ein solches Konzept wäre auch Teil einer konsequenten Wettbewerbskonzeption.

Moderatorin:
Ich habe noch drei Fragen, aber bitte recht kurz. Zunächst Herr Kolkmann, dann Herr Baier, dann Herr Häfner.

Prof. Dr. Kolkmann:
Ich bin Herrn Haverkate außerordentlich dankbar für die letzte Bemerkung. Ich teile die Ansicht, daß es eigentlich ein unhaltbarer Zustand ist, wie man mit dem ärztlichen Nachwuchs umgeht. Ein bißchen korrigierend muß ich allerdings auch sagen, daß dieses auf Seiten der Ärztekammern nicht gewollt ist. Es gibt eine Menge von Entschließungen, z.B. Deutscher Ärztetage, die sich entschieden gegen Zulassungssperren ausgesprochen haben. Es ist sogar so, daß die Kassenärztlichen Vereinigungen hier nicht einig sind und sich teilweise ebenfalls gegen Zulassungssperren wenden. Die Zulassungssperren haben noch eine andere fatale Folge und zwar die, daß sich der ärztliche Nachwuchs um Dauerstellungen in Krankenhäusern bemüht, um das ganze ärztliche Leben im Krankenhaus zu verbringen. Das kommt der Strategie der Krankenhäuser durchaus entgegen. Die Krankenhäuser neigen dazu, unter dem finanziellen Druck, unter dem sie stehen, zunehmend Fachärztinnen und Fachärzte zu beschäftigen auf Kosten der Stellen für ärztliche Weiterbildung. Es gibt bereits jetzt Fachgebiete, in denen kaum noch weitergebildet werden kann, weil keine Stellen mehr zur Verfügung stehen. Wir werden also mittel- bis langfristig, wenn diese Tendenz anhält, einen Mangel an Fachärzten haben. Die weitere Folge ist, daß sich relativ häufig Ärztinnen und

Ärzte ohne ausreichende Weiterbildung nach ihrer Approbation als sogenannte Privatärzte niederlassen. Das ist nicht gut für die Versorgung. Lassen Sie mich ein zweites Stichwort aufgreifen: Leitlinien. Aufgrund eines Gutachtens des Sachverständigenrates für die konzentrierte Aktion im Gesundheitswesen hat die AWMF Leitlinien im Übermaß produziert. Man kann schon von einer Leitlinieninflation sprechen. Derzeit stehen im Internet etwa 500 Leitlinien, angeblich sind mehr als 1000 in Vorbereitung. Hinzukommen weitere, auch schon in die Tausende gehende Leitlinien zu allen möglichen medizinischen Fragen, manchmal unbekannter Herkunft, die man ebenfalls aus dem Internet abrufen kann. Es gibt derzeit keinen Überblick über die Qualität der angebotenen Leitlinien, wie sie entstanden sind, ob sie in der Praxis anwendbar sind, ob sie die Versorgung verbessern, ob die Wirtschaftlichkeit berücksichtigt ist usw.. Bundesärztekammer und Kassenärztliche Bundesvereinigung haben deshalb eine Clearing-Stelle für Leitlinien eingerichtet, die anhand eines Rasters nach den eben genannten Leitlinien beurteilen soll.

Das Problem ist aber, wer diese Leitlinien eigentlich implementiert, wer sie disseminiert und wer kontrolliert, ob sie auch eingehalten werden, wer evaluiert die Leitlinien? Nach meiner persönlichen Erfahrung ist das Instrument Leitlinien bei uns noch lange nicht hinreichend ausgereift.

Noch eine dritte Bemerkung, die die korporatistische Organisationsform angeht. Meine Damen und Herren, man muß auch bedenken, daß die Kassenärztlichen Vereinigungen 1931 deswegen ins Leben gerufen wurden, weil es vorher wirklich schwere und zum Teil gewalttätige Auseinandersetzungen innerhalb der Ärzteschaft, aber auch zwischen Ärzten und Krankenkassen gegeben hat. Die Kassenärztlichen Vereinigungen haben auch eine ordnungspolitische Funktion, eine Friedensfunktion. Das sollte man nicht unterschätzen., wenn man darüber diskutiert.

Vielen Dank.

Prof. Dr. Baier:

Drei Fragen habe ich. Erstens: Ist nicht auch zunehmend ein Wettbewerbsinstrument die Standardisierung, Evaluierung von Qualität, über Qualitätssicherungsprogramme? Diese spielen bei freien Praxen z.B. wie bei Krankenhäusern eine zunehmende Rolle.

Damit zusammenhängend ist meine zweite Frage: könnte man den Wettbewerb nicht fördern, indem man die Werbeverbote für die freien Berufe aufhebt? Ärzte und Apotheker, Krankenhäuser und Kureinrichtungen könnten über standardisierte und evaluierte Qualität für sich werben. Wie beurteilen Sie die „In-sich-Konkurrenz“ etwa der Arzneimittelindustrie, daß also Reimporte untersagt werden oder der Versandhandel von Arzneimitteln aus europäischen Ländern?

Dies führt zu meiner letzten Frage: sollte man verbandsökonomisch, institutionenökonomisch nicht noch stärker drauf aufmerksam machen, Herr Haverkate hat es auch schon genannt, daß die sogenannten Arrangements korporativer Akteure, wie sie in den Verhandlungen zwischen den Krankenkassen und den Kassenärztlichen Vereinigungen stattfinden, im Grunde das entscheidende Blokkadeinstrument des Wettbewerb selbst ist? Die Frage stellt sich geradeso für die Verbände der Arzneimittelindustrie. Auch hier greifen die wettbewerbsfeindlichen Mechanismen der „korporatistischen Strukturen“ im Wohlfahrtsstaat.

Prof. Dr. Häfner:
Ein genereller Aspekt noch: Ich will anknüpfen an Ihren Vergleich zwischen dem amerikanischen und dem deutschen System.

Es ist richtig, daß z.B. Belegarzt-Systeme und kurze Aufenthaltszeiten im Krankenhaus kostenmindernde Faktoren sind; nur, ob der Gesamtvergleich der Systeme nach Gesundheitsindikatoren ein vertretbares Ergebnis leistet, möchte ich in Frage stellen... Sie erinnern: ich hatte aus dem Jahre 1996 die Statistiken aus den Staaten vorgestellt und u.a. die hohen Armutsquoten und die enorme Ungleichverteilung der Leistungen demonstriert.

Das ist natürlich ein vorrangiges Problem des amerikanischen Systems. Auch wenn Sie Familieneinkommen oder Ausbildung als Sozialindikator nehmen, haben Sie eine hohe Disparität. Dem entspricht, was die Gesundheitsleistungen, aber auch die Gesundheitsindikatoren angeht, eine starke Ungleichverteilung. Der größte Teil der Gesundheitsausgaben wird verbraucht, wo die günstige Gesundheitslage herrscht, in der Mittelschicht und in der Oberschicht.
Im deutschen System haben wir uns im politischen Konsens seit dem 2. Weltkrieg um das Ziel bewegt, einen gewissen sozialen Ausgleich zu erhalten oder zu schaffen.

Wenn dies in der Gesundheitsversorgung im amerikanischen System realisiert werden sollte, dann müßte natürlich subventioniert werden: entweder aus Steuereinnahmen oder aus einem inzwischen in die Krise geratenen Solidaritätssystem. Ich denke, dieses muß man bei einem Generalvergleich mitbedenken.

Moderatorin:
Vielen Dank. Schlußwort: Herr Gäfgen bitte.

Prof. Dr. Gäfgen:
Den vielen vorgebrachten Gesichtspunkten kann ich nur unvollständig Rechnung tragen. So kann ich nicht sehen, wie man Verantwortlichkeiten für die unerwünschten Wirkungen der Bedarfsplanung zumessen könnte, also für Fehllenkungen wie das Abdrängen in eine zu frühe Niederlassung oder die Ausnutzung der Situation der jungen Ärzte durch ihre Arbeitgeber.

Was die Leitlinien angeht, so stimme ich der Kritik zu: es gibt dabei ein Transparenz- und ein Koordinationsproblem. Diese Probleme müßten gelöst werden, wenn man dieses Instrument - das in Anbetracht des heterogenen Informationsstandes der Ärzte wohl nicht so sinnlos ist - benutzen will.

Schließlich noch zur Rolle des korporativen Elements, ein Problem, das auch bei Herrn Baier anklang. Korporative Abmachungen haben, wie etwa auch der oft zum Vergleich herangezogene Flächentarifvertrag, auch eine Friedensfunktion. Das galt etwa historisch für die Lage der Ärzteschaft zu einer Zeit, als die Kassen monopolistische Nachfrager waren. In diese Situation würden sie heutzutage nicht mehr kommen, wenn man ein vernünftiges Wettbewerbssystem etablieren könnte. Dann entfielen auch das genannte und andere Argument zugunsten eines korporativen Verhandlungssystems.

Herr Baier hat noch nach anderen wettbewerblichen Möglichkeiten gefragt, insbesondere nach Aufhebung von Werbeverboten, die ja ein altes Instrument zur Wahrung ständischer Monopole und der sie stützenden – aber nach manchen sozialen Erhebungen an Bedeutung abnehmenden – Kollegialität darstellen. In gewissem Grade mag das sinnvoll sein, darf aber nicht zu Zuständen wie in Indien führen, wo man Reklameschilder mit Hinweisen auf billige Staroperationen gleich um die Ecke findet. Generell muß man abwägen, was heute an korporativen Arrangements noch sinnvoll ist. Wenn diese zu weit gehen, dann haben sie den Charakter von Kartellen und würden in ein wettbewerblich orientiertes System nicht hineinpassen. Handelt es sich um Rahmenvereinbarungen – analog zu formalen Kalkulationskartellen eines Wirtschaftszweiges – so können diese sogar zur Markttransparenz beitragen.

Zu den Bemerkungen von Herrn Häfner: Ich habe nicht das amerikanische System als ganzes und als solches als vorteilhaft dargestellt. Ich habe nur gesagt, daß der dortige Leistungssektor nach den üblichen Maßen sich als vergleichsweise produktiver darstellt. Vielmehr meine ich, daß die Verteilungsprobleme in diesem System miserabel oder gar nicht gelöst sind und daß dieser Tatbestand für Europäer und unsere Vorstellungen distributiver Gerechtigkeit untragbar ist. Hierher gehört auch die notwendige Ergänzung eines Systems, in welchem die Versicherungsleistungen oder die medizinischen Leistungen für kaufkraftschwache Schichten zu teuer sind.

In der Diskussion war hier die Rede von Subventionierung; ich würde das noch verdeutlichen: in jedem System, in dem man aus „Lenkungsgründen" sozial rücksichtslose Preise zuläßt, muß ergänzend ein Transfersystem etabliert werden. Solche Transfers wurden längst konzipiert und in der Schweiz sogar realisiert; dort werden sozial Schwache, welche die Versicherungsbeiträge nicht bezahlen können, über ihre Heimatkantone versichert. In Deutschland wäre es allerdings schwierig, solche Quasi-Markt- und Transfersysteme mit unseren existierenden tradierten Versorgungs- und kollektiven Selbstverwaltungsformen in Übereinstimmung zu bringen.

Medizinische Ursachen steigender Gesundheitskosten

Michael Arnold

I. Einleitung

Das vom Veranstalter vorgegebene Thema dieses Vortrags fügt sich ohne Zweifel sehr gut in die Gesamtthematik der Veranstaltung ein. Es gab daher für mich keine überzeugenden Argumente zu bitten, einen anderen, nicht ganz so schwierigen Gegenstand zum Inhalt dieses Vortrags zu machen.

Bei einer unbefangenen Sicht der Dinge mag überraschen, daß es Probleme geben soll, den Gegenstand zu behandeln, denn welche anderen Bestimmungsfaktoren als medizinische sollten für den Mittelbedarf des Versorgungssystems schon maßgeblich sein?

Im ersten Teil dieses Beitrags wird erläutert, *warum* es so große Schwierigkeiten macht, den Ausgabenanstieg auf medizinische Ursachen zurückzuführen. Im zweiten Teil ist darzustellen, welche Anstrengungen unternommen werden oder unternommen werden können, damit der Ausgabenanstieg vornehmlich durch *medizinische* und nicht durch *außermedizinische* Gründe bewirkt wird. Im dritten und letzten Teil schließlich sollen die Kriterien und Ziele aufgezeigt werden, die bei der absehbar weiter zunehmenden Mittelknappheit für das *Setzen von Prioritäten*, d.h. für die Allokation knapper werdender kollektiv aufgebrachter Mittel verwendet werden könnten, bevor ein *Fazit* aus alledem gezogen wird.

II. Medizinische Orientierungsdaten

Mitte der siebziger Jahre kam der Begriff „Kostenexplosion“ in Mode und wurden die ersten Kostendämpfungsgesetze in Kraft gesetzt. Entscheidend ging es damals sowie auch heute noch darum, die Beitragssätze der GKV stabil zu halten. Beitragssatzstabilität wurde zu *dem* gesundheitspolitischen Orientierungsdatum schlechthin.

Der Präsident der Bundesärztekammer, Dr. *Vilmar*, hat in der Folge sehr rasch, nachdrücklich und insistierend gefordert, neben diesem ökonomischen Orientierungsdatum auch *medizinische Orientierungsdaten zu* entwickeln. Dahinter stand als Ziel, mit ihrer Hilfe den Stellenwert der ökonomischen Orientierung zu relativieren, indem gezeigt werden sollte, daß medizinische Bestimmungsfaktoren einen Ausgabenanstieg begründen können, der stärker ist als der Anstieg der Grundlohnsumme der Versicherungspflichtigen. Entsprechende Forderungen wurden vom Gesetzgeber insofern berücksichtigt, als die Entwicklung medizinischer Orientierungsdaten neben der ökonomischer in § 141 (1) SGB V als explizite Aufgabe der Konzertierten Aktion im Gesundheitswesen festgeschrieben worden ist.

Der Verfügbarkeit medizinischer Orientierungsdaten kann – ganz im Sinne der Ärzteschaft – eine große Bedeutung zukommen, da der Gesetzgeber in Satz 2 des § 141 die Möglichkeit vorgesehen hat, vom Grundsatz der Beitragssatzstabilität abzugehen, wenn die notwendige medizinische Versorgung auch unter Ausschöpfung von Wirtschaftlichkeitsreserven anders nicht mehr gewährleistet werden kann.

Von hier aus verstehen sich die Bemühungen, entsprechende Daten zu erarbeiten, was schon Anfang der 80er Jahre einem Arbeitskreis des Wissenschaftlichen Beirats der Bundesärztekammer als Aufgabe übertragen wurde.

Auf der Grundlage eines sorgfältigen Literaturstudiums wurde von dieser Gruppe beispielhaft die Effektivität einiger neuerer diagnostischer und therapeutischer Verfahren aufgezeigt. Selbst unter großzügigen Annahmen über den Einsatz solch neuer, teilweise sehr personal- und kapitalintensiver Verfahren konnte aber nie überzeugend belegt werden, daß sie einen nennenswerten Anteil der Ausgabenanstiege hätten erklären können. Es zeigte sich, daß der Nachweis der Effektivität eines Verfahrens alleine nicht genügt, um die Kostenrelevanz des medizinischen Fortschritts abzuschätzen, und zwar vor allem deshalb nicht, weil dabei die *Leistungsmenge* unberücksichtigt bleibt, die ihrerseits von vielen Umständen abhängt.

Die Konzertierte Aktion als Ganzes war mit der Aufgabe, selbst medizinische Orientierungsdaten zu entwickeln, überfordert. Die Aufgabe wurde daher nach der 1985 erfolgten Einrichtung des Sachverständigenrats für die Konzertierte Aktion diesem übertragen. Schon im ersten, 1987 vorgelegten Gutachten wurde vom Rat festgestellt, daß medizinische Orientierungsdaten nicht in einer einzigen Ziffer zusammengefaßt werden können und – so ist zu ergänzen –schon gar nicht in einer Ziffer von der Griffigkeit des Datums Beitragssatzstabilität.

Bezweifelt wurde vom Rat aber auch, ob man zwischen ökonomischen und medizinischen Orientierungsdaten sinnvoll unterscheiden kann, denn es sei ja nicht a priori klar, ob beispielsweise eine bestimmte Entwicklung des Alterungsaufbaus der Bevölkerung oder die Ärztedichte der einen oder der anderen Kategorie zugehört.

Noch unter einem mehr theoretischen Gesichtspunkt läßt sich begründen, warum zwischen ökonomischen und medizinischen Orientierungsdaten eigentlich nicht unterschieden werden sollte. Bei einer abstrakten Sicht der Verhältnisse und unter Beachtung des in § 141 (1) SGB V genannten Ziels, *eine bedartsgerechte Versorgung* der Versicherten zu gewährleisten, *müßten* beide Daten nämlich zur Deckung kommen: Der Bedarf ergäbe sich aus der Krankheitslast und dem Stand der medizinischen Wissenschaft. Man müßte dann nur noch die für die Deckung des so zustandegekommenen Bedarfs einerseits notwendigen, andererseits aber auch ausreichenden Leistungen bestimmen, um die zu ihrer Erbringung erforderlichen personellen und räumlichen Kapazitäten, die sächlichen und finanziellen Ressourcen zu berechnen, was dann der ökonomischen Orientierung dienen könnte. Ein nach solchen Prinzipien gestaltetes Versorgungssystem würde - sofern nicht grobe betriebswirtschaftliche Mängel bestünden - die höchste denkbare *Effizienz* aufweisen. Auch der Fortschritt und die demographische Entwicklung würden keine Änderungen begründen, solange an dem sozialpolitischen Ziel festgehalten wird, den Bedarf zu decken. Es müßten nur mehr Mittel verfügbar gemacht werden, um den durch die Erweiterung der Behandlungsmöglichkeiten und der Behandlungsnotwendigkeiten erhöhten Bedarf zu befriedigen. Die Frage des Nutzens der Versorgung stellte sich auch nicht, da mit der Bedarfsdeckung automatisch das sozialpolitische Ziel erreicht würde, jedem das medizinisch Notwendige zukommen zu lassen.

Die Realisierung einer solchen unter Effizienzgesichtspunkten idealen Versorgung wäre jedoch unmöglich, wenn sich herausstellen sollte, daß die Vorstellung eines unzweifelhaft medizinisch Notwendigen nicht trägt, weil dann die Berechnung eines objektiven Bedarfs unmöglich wird. Das ist der Fall, vor allem, da die Objektivierung der Krankheitslast in der Bevölkerung als einem offensichtlichen, patientenseitigen Bestimmungsfaktor des Leistungsgeschehens unmöglich ist, und zwar nicht nur, weil die entsprechenden epidemiologischen Daten fehlen, sondern weil es sie angesichts der nur begrifflich, nicht aber *wirklich* bestehenden Dichotomie von hier *krank* und dort *gesund* gar nicht ergeben *kann:* Das Diskrete ist nur gedacht, ein Merkmal der Wirklichkeit ist Kontinuität. Anstelle der Zweiteilung gesund und krank ist daher zumindest eine Dreiteilung durch die Vorstellung eines sogar besonders häufig vorliegenden Zwischenzustands zu setzen. Es ist in diesen Fällen oft eine Ermessensfrage, ob weitergehende Untersuchungen durchgeführt und eine Behandlung begonnen wird - wodurch ein Krankheitsfall gegeben wäre - oder man auf eine spontane Normalisierung setzt.

Ebenso unscharf wie die Grenze zwischen gesund und krank, aus der sich unvermeidlich Unsicherheiten bezüglich des medizinisch Notwendigen ergeben müssen, ist die Grenze zwischen *behandlungsbedürftig* und *nicht behandlungsbedürftig* bei eindeutig Kranken. So hat sich im Falle der Hämodialyse im Laufe der Zeit die Vorstellung vom medizinisch Notwendigen bei chronischem Nierenversagen durch Ausweitung der Behandlungsindikation auf ältere Patienten und auch solche mit ernsthaften Grund- und Nebenerkrankungen erheblich verändert.

Der Anteil der über 65jährigen Leistungsempfänger einer Hämodialyse stieg beispielsweise in den USA von 1973 bis 1993 von 5% auf 42%. Dazu hat neben der Änderung der medizinischen Indikation auch eine Änderung in der Haltung beigetragen, auf die Berücksichtigung des Wertes der behandelten Person zu verzichten. Als Folge davon haben sich die sozioökonomischen Charakteristika der dialysierten Patienten zunehmend denen der an Nierenversagen erkrankten angeglichen.

Neben medizinischen und sozialen Gesichtspunkten kommt den *Rahmenbedingungen* für die Auffassung vom medizinisch Notwendigen ein bedeutendes Gewicht zu, wie ein Vergleich der pro 1 Million Einwohner dialysierten Patienten in den USA und Großbritannien zeigt: Den 230 Personen in den USA standen Mitte der 80er Jahre 69 Personen in Großbritannien gegenüber, wobei dort vor allem Ältere und Diabetiker ausgeschlossen wurden. Daraus ergibt sich aber, daß die Frage des medizinisch Notwendigen unter keinen Umständen von der Frage der Mittelverfügbarkeit getrennt beantwortet werden kann.

Eine Folge der beschriebenen Unmöglichkeit, einen Bedarf zu objektivieren, ist u.a., daß die medizinischen und ökonomischen Orientierungsdaten auf keinen Fall zur Deckung zu bringen sind. Zwischen ihnen muß ein politischer Ausgleich vorgenommen werden: Auf der einen Seite gibt es ausgabensteigernde medizinische Determinanten, und hier vor allem den medizinischen Fortschritt und die Altersentwicklung, auf der anderen vielschichtig bedingte Finanzierungsengpässe, die eine unter den geschilderten Umständen zwangsläufig *normative* und nicht wissenschaftlich abgeleitete Begrenzung der Mittel für die medizinische Versorgung, z.B. durch die Vorgabe des Grundsatzes Beitragssatzstabilität rechtfertigen. Von ihm kann aber ja nach § 141 (2) SGB V abgewichen werden, wenn die – wie gezeigt nicht definierbare – notwendige medizinische Versorgung auch unter Ausschöpfung von Wirtschaftlichkeitsreserven nicht mehr gewährleistet werden kann. Damit räumt der Gesetzgeber den medizinischen Orientierungsdaten *grundsätzlich* den Primat über die ökonomischen ein. Wenn es also gelänge, die Bedeutung vor allem des Fortschritts und der demographischen Entwicklung für den Ausgabenanstieg zu quantifizieren, dann wäre eine wichtige Bedingung erreicht, das ökonomische Orientierungsdatum Beitragssatzstabilität auszuhebeln.

Der medizinisch-technische Fortschritt hat eine unauflösliche Beziehung zum medizinisch Notwendigen, denn bei den in seinem Vollzug neu verfügbaren Verfahren stellt sich sofort die Frage des Notwendigen. Er ist aber u.a. auch deshalb, weil nämlich das medizinisch Notwendige nicht wissenschaftlich zu definieren ist, nicht als ein unabhängiger Kostenfaktor zu quantifizieren. Wenn also behauptet wird, der medizinische Fortschritt trage in der Bundesrepublik Deutschland nur marginal zum Ausgabenanstieg bei, dann ist diese Aussage nicht durch eine tatsächliche Ermittlung seiner Kostenrelevanz, sondern nach Abzug des Einflusses leichter quantifizierbarer Determinanten gewonnen worden.

Die in der gesundheitspolitischen Diskussion genannten Daten sind unter diesen Umständen in erster Linie als eine Resultante der institutionellen Rahmenbedingungen anzusehen, d.h. es wird in Wirklichkeit die ausgabensteigernde Wirkung bestimmter exogener *Bedingungskonstellationen* zusammen mit dem medizinischen Fortschritt gemessen, nicht aber die isolierte Folge des Fortschritts als *endogenem Faktor* überproportionaler Ausgabensteigerungen.

Etwas Vergleichbares trifft auf die *demographische Entwicklung* als ausgabenbestimmendem Faktor zu. Das ergibt sich ohne weitergehende Erklärung schon aus der im Zusammenhang mit dem medizinischen Fortschritt erwähnten Indikationsausweitung bei der Hämodialyse.

Das Beispiel der terminal Nierenkranken verweist noch auf eine weitere Schwierigkeit, die sich bei dem Bemühen um eine Definition des medizinisch Notwendigen und der Bestimmung des zu seiner Erbringung erforderlichen Mittelbedarfs ergibt: Man kann diese Patienten auch mit einer Organtransplantation behandeln, d. h. es gibt *unterschiedliche Behandlungsoptionen*.

Unterschiedliche Behandlungsoptionen bestehen sehr oft, und da durch den Fortschritt immer neue verfügbar werden, taugt auch deshalb das Konzept des medizinisch Notwendigen nicht zur Bestimmung eines Bedarfs oder einer Begründung des Ausgabenanstiegs. Weitergehend aber folgt daraus, daß das Konzept auch nicht zum Entwurf einer in sich schlüssigen, weil aus der Vorstellung des medizinisch Notwendigen abgeleiteten Strategie der Kostendämpfung geeignet ist. Die Behandlung beispielsweise einer koronaren Herzkrankheit kann *chirurgisch* in Form einer Bypass-Operation, *radiologisch-interventionell* durch eine Ballondilatation oder *konservativ-medikamentös* mit Hilfe verschiedener Arzneimittel erfolgen. Jeweils ergeben sich andere personelle, apparative und finanzielle Erfordernisse, um das unter bestimmten Rahmenbedingungen am spezifischen Fall als angemessen betrachtete medizinisch Notwendige zu leisten. Und jeweils ergeben sich als Folge davon unterschiedliche Auswirkungen auf die Kostenentwicklung.

Vor diesem Hintergrund müssen die teilweise bedeutenden Unterschiede im Mitteleinsatz, in den Kapazitäten und bei bestimmten Leistungsdaten gesehen werden, die der internationale Vergleich aufdeckt. Die Pro-Kopf-Ausgaben reichen kaufkraftbereinigt von ca. 800.00 US $ in Irland und Spanien bis zu 1800 bzw. 2800 US in Canada bzw. den USA. Die mittlere Verweildauer im Akutkrankenhaus reicht von ca. 5,0 Tagen in den USA bis zu 45 Tagen in Japan, die bevölkerungsbezogene Zahl der Arzt-Patienten-Kontakte erreicht knapp über 3,0 pro Jahr in Schweden und mehr als 12,0 pro Jahr in der Bundesrepublik Deutschland, der Arzneimittelverbrauch unterscheidet sich um den Faktor 4 zwischen Dänemark und Frankreich. Eindeutige gesetzmäßige Abhängigkeiten der Gesundheitsindikatoren von der Höhe der Gesundheitsquote, den Kapazitäten oder den Leistungsdaten lassen sich nicht nachweisen.

Aus solchen Beobachtungen, vor allem aber auch aus unerklärlichen interregionalen Unterschieden von Leistungsmengen in unserem eigenen Versorgungssystem wird abgeleitet, daß es erhebliche Wirtschaftlichkeitsreserven gibt. Wenn es gelänge, sie zu mobilisieren - so die Vorstellung -, könnte trotz einer enger werdenden Finanzierungsdecke das sozialpolitisch Wünschenswerte an medizinischen Leistungen erbracht werden.

III. Ausschöpfen von Wirtschaftlichkeitsreserven

a) Allgemeines

Sozialpolitisch wünschenswert ist es, jedem Versicherten unabhängig von seinem Einkommen, Alter, Geschlecht und Gesundheitszustand die Leistungen in solidarischer Anstrengung zukommen zu lassen, die erforderlich sind, um die nach Expertenmeinung vorhandenen Bedürfnisse zu decken. Das entspricht tendenziell dem medizinisch Notwendigen, jedoch nicht dem abstrakt konstruierten, sondern dem, wie es tagtäglich bei jeder Inanspruchnahme bzw. jedem Arzt-Patienten-Kontakt definiert wird. Sowohl der Patient als auch der Arzt unterstellen dabei, daß die entsprechenden Leistungen medizinisch notwendig sind.

Im Zuge des medizinischen Fortschritts sind immer neue und empfindlichere Verfahren verfügbar geworden, um krankhafte Zustände teils überhaupt teils frühzeitiger zu erfassen, und im Zuge des zivilisatorischen Fortschritts und einer zunehmenden Individualisierung ist die Anspruchshaltung der Bevölkerung differenzierter geworden. Eine Folge davon ist eine wachsende Nachfrage nach Gesundheitsleistungen, die im letzten auch angesichts des Todes und einer diesem meist vorausgehenden Krankheit tendenziell unbegrenzt ist.

Diese Nachfrage trifft speziell in der Bundesrepublik Deutschland auf ein durch Überkapazitäten gekennzeichnetes Angebot, das unter den bestehenden Vergütungsregeln nicht an der Knappheitsgrenze gehalten werden kann, denn die Gesundheitsgüter und -leistungen können praktisch kostenlos in Anspruch genommen werden. Hinzu kommt, daß der Leistungserbringer durch eine großzügige Auslegung der Bedürftigkeit sein Einkommen maximieren kann.

Einer grenzenlosen Inanspruchnahme bzw. Leistungserbringung wird durch die Definition von Leistungsanrechten im Sozialgesetzbuch entgegengewirkt. Nach § 12 (1) hat der Versicherte Anspruch auf ausreichende, zweckmäßige, wirtschaftliche und das Maß des Notwendigen nicht überschreitende Leistungen. Die Frage ist, wie das damit umschriebene Wirtschaftlichkeitsgebot durchgesetzt werden kann.

b) Zweckmäßigkeit

Eine Leistung ist zweckmäßig, wenn mit ihrer Hilfe das gewünschte Behandlungsziel erreicht werden kann, d.h., wenn sie *effektiv* ist. Im Falle von Arzneimitteln wird der Nachweis der Effektivität für die Zulassung gefordert, und sie ist im großen und ganzen auch für die Kostenübernahme durch die gesetzliche Krankenversicherung üblich. Bei allen anderen diagnostischen und therapeutischen Verfahren ist das nur ausnahmsweise der Fall. Für die Zulassung bei Geräten reicht im allgemeinen die technische Sicherheit aus, bei Behandlungsstrategien, z.B. bestimmten Schemata der Chemotherapie von bösartigen Tumoren oder für chirurgische Techniken, gibt es keine formalisierte Zulassung.

Die strikte Übertragung der bei Arzneimitteln verwendeten Prüfverfahren auf andere Behandlungen scheitert am finanziellen, zeitlichen, methodischen und personellen Aufwand, hinzu kann die Schwierigkeit kommen, für bestimmte Indikationen eine ausreichende Patientenzahl zusammenzubringen.

Besonders bei kapital- und personalaufwendigen Großgeräten, aber wegen ihrer Kostenrelevanz zunehmend auch den sog. *small-ticket-Technologien*, wird eine Technikfolgeabschätzung und Nutzenevaluation gefordert. Deutschland ist Entwicklungsland auf diesem Gebiet, doch wäre zu prüfen, ob andere Länder mit teilweise speziellen Institutionen zur Durchführung entsprechender Untersuchungen und großem Personalbestand besser dastehen, d.h. ein rationelleres Leistungsgeschehen durch die Konzentration auf effektive Verfahren aufweisen als die Bundesrepublik Deutschland. Was vielleicht kontrollierter verläuft, ist die *Diffusion* neuer Verfahren in den ärztlichen Alltag. Dies wird bei uns durch gewisse strukturelle Besonderheiten des Systems – insbesondere die scharfe Grenze zwischen dem vertragsärztlich-ambulanten und dem stationären Bereich – sowie das Nebeneinander von sozialer und privater Krankenversicherung erleichtert, nicht selten zum Vorteil des Patienten.

Über die Größenordnung der mit dem Einsatz ineffizienter, d.h. nicht-zweckmäßiger Verfahren verbundenen Probleme und die von ihrer Elimination erhofften Einsparungen sind kaum valide Aussagen möglich. Die auffallende Stereotypie, mit der in der gesundheitspolitischen und gesundheitsökonomischen Diskussion als Beispiel für eine weitgehend überflüssige Methode die Osteodensitometrie angeführt wird, läßt vermuten, daß auf Anhieb jedenfalls nicht so viele Verfahren genannt werden können, um durch ihren Ausschluß aus dem Leistungskatalog die wie auch immer, d.h. auf der Einnahme- oder Ausgabenseite begründeten Defizite der GKV zu vermeiden oder sie auch nur nennenswert zu verringern. Der SVR geht in seinem Sondergutachten 1996 bei der Osteodensitometrie von Einsparmöglichkeiten in Höhe von ca. 100 Mio. DM aus. Um das Defizit der GKV des Jahres 1996 in Höhe von 6,3 Milliarden DM aufzufangen, müßten 63 Verfahren mit vergleichbarer Kostenrelevanz identifiziert und eliminiert werden.

Vor dieser Modellüberlegung ist die dem Bundesausschuß der Ärzte und Krankenkassen mit dem 2. NOG in § 135 SGB V neugefaßte Aufgabe zu sehen, den diagnostischen und therapeutischen Nutzen *neuer* vor allem aber auch *bereits angewandter* Methoden sowie deren medizinische Notwendigkeit und ihre Wirtschaftlichkeit zu überprüfen. Es setzt dies nicht nur einen großen Apparat von Fachleuten voraus, die die in ihren Ergebnissen ja keineswegs übereinstimmenden Untersuchungen aus aller Herren Länder auswerten müssen, sondern auch einen langen Atem, um die rechtlichen und berufspolitischen Probleme zu lösen, die bei dem Ausschluß eines alten Verfahrens oder der Nichtzulassung eines nur marginal verbesserten neuen zu erwarten sind. Auf keinen Fall ist dies in der Zeit zu leisten, die uns verbleibt, um angesichts einer zunehmenden Öffnung der Schere zwischen dem technisch Machbaren und dem nach Expertenmeinung Wünschbaren auf der einen Seite und dem Finanzierbaren auf der anderen Einsparungen zu erzielen.

c) Ausreichend und notwendig

Die Probleme im Versorgungssystem rühren weniger von dem Einsatz nichteffektiver Verfahren her, sie hängen vielmehr entscheidend mit der Nichtanwendung effektiver Verfahren bei gegebener Indikation und vor allem mit ihrer Anwendung bei nicht gegebener Indikation zusammen. Die Nichtanwendung ist im großen und ganzen ein Problem der Versorgungsqualität: Der Verzicht auf die Erhebung einer sorgfältigen Anamnese bei Patienten mit einer chronisch-obstruktiven Atemwegserkrankung zählt ebenso dazu wie der Verzicht auf die regelmäßige Kontrolle von Augenhintergrund, Fußpuls und Hb-A1c bei Diabetikern. Eine nichtausreichende Versorgung ist durch die damit verbundene Gefahr von grundsätzlich vermeidbaren Komplikationen kostenträchtig.

Für die Ausgabenentwicklung bedeutsamer ist jedoch die Anwendung effektiver Verfahren bei nicht-gegebener Indikation Daß dies im großen Umfang geschieht, hat eine Reihe von Gründen, z.B. hängt es mit dem Bemühen des Arztes zusammen, den im Laufe der Berufsausübung internalisierten Standard eines Systems zu erreichen. Weiterhin gibt es forensische Rücksichten, Auswirkungen des Kassenwettbewerbs, Patientenwünsche und schließlich das einzelwirtschaftlich rationale Bemühen, durch eine Mengenausweitung das Einkommen zu maximieren. Die Mengenausweitung ist besonders leicht als kontraproduktiver Effekt unter den Bedingungen der gedeckelten Gesamtvergütung verständlich: Der Leistungserbringer kann so in einem gewissen Umfang einen Abfall des Punktwertes kompensieren.

Dies führt einmal mehr die Bedeutung nicht-medizinischer Bestimmungsfaktoren für den Mittelbedarf vor Augen, die nicht zuletzt deshalb so wirksam sein können, weil es keine „Versorgungstheorie“ gibt, mit deren Hilfe die nach Art und Menge angemessenen Leistungen zu berechnen wären. Da nun den nichtmedizinischen Bestimmungsfaktoren ein so großes Gewicht zukommt, ist es vernünftig (und allein erfolgversprechend), dort zur Änderung der Verhältnisse anzusetzen. Strukturen, Kapazitäten und Anreize sind also so zu gestalten, daß das Wünschenswerte erreicht wird, und daß es erreicht wird, ist durch angemessene Kontrollen sicherzustellen. Im einzelnen können dazu zählen:

- Die Einrichtung eines Primärarztsystems. Der Haus- oder Primärarzt kanalisiert den Zugang zu aufwendigeren Versorgungsstufen und wirkt überhaupt als „Fallmanager“.
- Die Beschränkung der Kapazitäten von Spezialisten, Betten und Großgeräten bis zur Knappheitsgrenze, die dann erreicht ist, wenn Wartezeiten bestehen und merkliche Engpässe auftreten.
- Die Beseitigung von Anreizen, die nach aller Erfahrung einer Mengenausweitung förderlich sind, also die Einzelleistungsvergütung, die durch eine weitgehende Pauschalvergütung zu ersetzen ist.
- Die Anwendung von Richtlinien bzw. Behandlungsprotokollen, mit deren Hilfe die Indikation zu aufwendigen Behandlungen im Einzelfall zu überprüfen ist. Richtlinien und Behandlungsprotokoll können indes nur dann zu einer Qualitätsanhebung bzw. zu einer Leistungsreduktion führen, wenn ihre Einhaltung kontrolliert wird und ihre Nichteinhaltung Sanktionen nach sich zieht.
- Die vorausgehende oder auch nachträgliche Zustimmung zu besonders aufwendigen Behandlungen, wie z.B. einer stationären Behandlung durch eine *Precertification* oder eine *Second opinion.*
- Das krankheits- bzw. fallbezogene Management zur Sicherung der Qualität und der Abstimmung von Behandlungsschritten.

All dies sind Ansätze und Instrumente, die in den USA im Rahmen von *Managed Care* entwickelt wurden. Einige davon sind aber auch schon lange bei der berufsgenossenschaftlichen Versorgung üblich, wie z.B. das D-Arztverfahren, die Behandlung in ausgewählten Kliniken, die Anwendung von Behandlungs- und Versorgungsprotokollen, die möglichst lückenlose Integration von Prävention,

Kuration und Rehabilitation. Dies zeigt, daß Patienten und Ärzte bei hoher Qualität auch im deutschen System durchaus Einschränkungen von Freiheiten hinzunehmen bereit sind.

d) Wirtschaftlichkeit

Die Änderung von Kapazitäten, Strukturen und Anreizen erfolgt mit der Absicht, die Leistungen auf das Notwendige zurückzuführen und so Einsparungen zu erzielen. Das ist - sofern an dem sozialpolitischen Ziel festgehalten wird, in kollektiver Anstrengung Gesundheit als Voraussetzung zur Herstellung von Chancengleichheit bei der Ausschöpfung von Lebenschancen zu gewährleisten - nur zu rechtfertigen, wenn damit keine Nachteile bei der Verfolgung der Zwecke der Medizin verbunden sind. Der internationale Vergleich zeigt, daß diese Befürchtung in weitem Umfang grundlos ist und die von Ärzten gerne geglaubte Beziehung mehr Geld = mehr Leistungen = mehr Gesundheit nicht besteht. Die Konzentration des Leistungsgeschehens auf das Zweckmäßige und Notwendige erhöht aber *per se* die Wirtschaftlichkeit der Versorgung und trägt damit dazu bei, ausreichende Mittel einzusparen, um Leistungen zu finanzieren, für die trotz der dargestellten Schwierigkeiten einer überzeugenden Bestimmung unstrittig eine Notwendigkeit besteht.

IV. Prioritäten bei der Versorgung

Die Aussage, daß es unstrittige Notwendigkeiten in der Medizin gibt, steht im Widerspruch zu dem bereits geführten Beweis, daß es keinen objektivierbaren Bedarf an Leistungen gibt, der mit Notwendigkeit gedeckt werden müßte, sondern nur vielfältig zustandekommende Bedürfnisse. Das Begriffspaar *Bedarf* und *Bedürfnis* trägt aber nicht, um z.B. Prioritäten zu begründen, das gelingt besser mit den entsprechenden englischen Begriffen *Need* und *Demand.* Damit wird es in gewissen Grenzen möglich, unterschiedliche - auch soziale - Nutzen auszumachen und ein bestimmtes Maß an Gerechtigkeit bei der Verwirklichung der Versorgung zu erreichen, wenn die Mittel nicht ausreichen, *alles* grundsätzlich Mach- und Wünschbare zu finanzieren.

In dem englischen *Need* steckt das deutsche „Not“ und in dem englischen *Demand* ein großes Stück „Wunsch“. Von Not und Wunsch ausgehend ließen sich ethisch vertretbare Allokationsentscheidungen begründen, ja damit ließe sich sogar das im Laufe der Zeit verschobene Verhältnis von Solidarität und Subsidiarität neu bestimmen. Vieles ist ja wünschbar, aber die Erfüllung von all dem kann nicht als Aufgabe der Gemeinschaft zugewiesen werden. Das gilt auch für die Medizin, d.h. auch hier sollte als erstes jeder selbst in der - auch ökonomischen - Verantwortung stehen. Nur wenn er in Not gerät, träte subsidiär die Gemeinschaft ein, wobei ihm grundsätzlich nur jenes Maß an solidarischer Hilfe zukommen sollte, das erforderlich ist, um sich in die Lage zu setzen, wieder aus eigener Kraft sein Leben zu führen - so wie es bei der Gründung der GKV der Fall war, als es nur darum ging, eine berufsspezifische Arbeitsfähigkeit wieder zu gewinnen.

Von diesen Vorstellungen und Behandlungszielen hat sich die kollektiv finanzierte Versorgung unter dem Einfluß unterschiedlicher Interessen weit entfernt. Auf der einen Seite wurde für die Politik immer mehr zum Programm, *allen alles* unterschiedslos zur Verfügung zu stellen, also der Anspruch erhoben, in einem einzigen Lebensbereich *materielle Gleichheit* bei der Bedürfnisbefriedigung zu erreichen. Das lag auf der anderen Seite auch im Interesse der Leistungserbringer, da so das für die medizinische Versorgung verwendete Finanzvolumen größer wurde und alle Ausgaben auch Einnahmen bedeuten.

Der Gesichtspunkt der Not oder besser: unterschiedlicher Nöte auf seiten der Patienten ging mit diesem egalitären Anspruch verloren. Statt dessen konnten sich die professionellen Interessen durchsetzen, die in einer von den Naturwissenschaften geprägten Zeit mehr vom technisch Machbaren als vom sozial Erforderlichen bestimmt werden. Nimmt man noch die überragende Bedeutung der Rahmenbedingungen für das Leistungsgeschehen und die daraus zustande kommende Auffassung vom medizinisch Notwendigen hinzu, dann wird verständlich, daß es ausgeschlossen ist, auf der Grundlage von vorhandenen Leistungszahlen rationale Allokationsentscheidungen vorzunehmen, die ethischen Kriterien genügen könnten.

Ethisch überzeugend wäre es, die knappen Mittel dorthin zu leiten, wo sie im Hinblick auf die Zweckbestimmung des Versorgungssystems, nämlich Gesundheit als Voraussetzung zur Verwirklichung von Lebensplänen zu gewährleisten und vor allem den am meisten Hilfsbedürftigen die umfassendste Hilfe zukommen zu lassen, den größten Nutzen versprechen.

Unter Gerechtigkeitsgesichtspunkten müßten beispielsweise die am stärksten Benachteiligten, die körperlich und geistig Behinderten, die sozial Depravierten, Arme und durch das Alter Gebrechliche das höchste Maß an Hilfe und die meisten Mittel anziehen.

In Wirklichkeit zieht die sog. Hochleistungsmedizin die meisten Mittel an sich, und die technische Faszination einer Behandlungsmethode bestimmt den Grad an öffentlicher Aufmerksamkeit und im weiten Umfang die Höhe der dafür verfügbaren Mittel. Solange ausreichend Mittel vorhanden sind, muß dies keine Nachteile haben, da genügend auch für die gleichsam uninteressanten Bereiche übrig bleibt. Werden aber die Mittel knapp, dann geht das in erster Linie auf Kosten der genannten Randgruppen. Man kürzt z.B., wie konkret geschehen, Programme für Drogenkranke und installiert gleichzeitig trotz fraglichen Nutzens aufwendige neue Verfahren, man gibt Versorgungsaufträge zurück, wenn sie dem Ziel im Weg stehen, durch Spezialisierung wirtschaftlich interessante Patienten anzuziehen.

Neben ökonomischen und medizinischen Orientierungsdaten sind daher *soziale* erforderlich, um dem im Artikel 20 genannten Verfassungsgrundsatz eines sozialen Bundesstaates zu genügen. Dies steht im letzten hinter dem Unterhalt des kollektiv finanzierten medizinischen Versorgungssystems und begründet die

Ansprüche des einzelnen auf entsprechende Leistungen. Diese können aber nach Art und Menge nie so sein, daß sie die Erfüllung anderer Aufgaben des Sozialstaates gefährden, wie sie sich aus der Verfassung ergeben. Den sozialen Orientierungsdaten kommt damit aber eine Rolle zu, die sie *über* die nach Maßgabe des volkswirtschaftlich Möglichen gefundenen ökonomischen stellt, nach denen sich wiederum die medizinischen auszurichten haben. Mit Hilfe der sozialen lassen sich dann aber auch Entscheidungen begründen, die unter medizinischen Gesichtspunkten wenig überzeugen mögen, z.B. im Interesse sozial hilfsbedürftiger Patienten aber auch des Personals mehr Krankenhausbetten zu unterhalten, als nach den Erfahrungen anderer Länder nach strikt medizinischen Kriterien erforderlich sind.

Unter dem Einfluß der aufgeführten Faktoren und d.h. mit zureichendem Grund ist der Status quo zustande gekommen, und jede Änderung der Verhältnisse stößt daher verständlicherweise auf den Widerstand der davon negativ Betroffenen. Auch überzeugend begründete strukturelle Änderungen, wie z.B. die Aufhebung der Grenze zwischen dem ambulanten und stationären Leistungssektor, scheitern daran. Die Erfahrungen mit zahlreichen Reformgesetzen haben aber darüber hinaus belegt, daß mit einem Mehr an Regulierungen die mit der Art der Finanzierung und den Modalitäten der Verteilung von Gesundheitsgütern zusammenhängenden Fehlsteuerungen nicht zu beseitigen sind. Das kann nur gelingen, wenn an den tragenden Prinzipien des modernen Versorgungssystems - in erster Linie der Kollektivierung des Krankheitsrisikos - angesetzt und das heißt, Krankheit reprivatisiert wird.

Der Einstieg in eine solche Entwicklung ist mit den beiden 1997 in Kraft getretenen Krankenversicherungsneuordnungsgesetzen unter dem Stichwort „Stärkung der Eigenverantwortung" erfolgt. Durch eine allmähliche Erhöhung der - u.U. risikoadäquat abgesicherten - Zuzahlungen und einer Ausweitung und Differenzierung von Härtefallregeln könnte das Verhältnis von Subsidarität und Solidarität langfristig neu geordnet und insbesondere die Versorgung der medizinisch, pflegerisch und wirtschaftlich besonders Hilfsbedürftigen gesichert werden.

V. Fazit

Ausgehend von der Feststellung, daß es nicht gelingt, das medizinisch Notwendige hinreichend überzeugend zu definieren und der damit zusammenhängenden Unmöglichkeit, einen Bedarf zu objektivieren wurde deutlich gemacht, daß jeder Versuch scheitern muß, das Gewicht medizinischer Ursachen für den Anstieg der Gesundheitskosten zu quantifizieren. Entscheidend hierfür sind in erster Linie nicht-medizinische Bestimmungsfaktoren des Leistungsgeschehens. Es ist deshalb aber auch wenig sinnvoll, zwischen medizinischen und ökonomischen Orientierungsdaten streng zu unterscheiden, was nicht zuletzt dieser Vortrag gezeigt hat: Es ist kaum möglich und bringt vor allem nichts, sich auf medizinische Aspekte zu beschränken, also etwa den medizinischen Fortschritt zu beschreiben, die Änderungen in der Morbidität und in der Alterszusammensetzung zu erwähnen und dann über deren Auswirkungen auf den Mittelbedarf zu spekulieren.

Realistischer und für die Problemlösung wertvoller ist es, klar anzuerkennen, daß medizinische *und* außermedizinische Bestimmungsfaktoren unter den gegebenen Verhältnissen *zusammen* eine Ausgabendynamik bedingen, die es bei den abzusehenden Finanzierungsengpässen unmöglich macht, in Zukunft in kollektiver Anstrengung die sozialpolitisch gewünschte materielle Gleichheit bei der Bedürfnisbefriedigung in diesem Wirtschaftsfaktor zu erreichen. Hieraus läßt sich die Forderung nach einem grundsätzlichen Umbau der Finanzierung und Leistungsgewährung begründen mit dem Ziel, auch in Zukunft die Betreuung und Versorgung der besonders Hilfsbedürftigen und wirtschaftlich Schwachen sicherzustellen. Eine solche Empfehlung kann - das hat der SVR schon im Gutachten 1987 in Ziffer 20 festgehalten - den für die Weiterentwicklung des Gesundheitswesens Verantwortlichen als medizinische Orientierung dienen.

Gesundheitsförderung als Gegenstand der Gesundheitspolitik

Bernhard Badura

Mit wachsender Arbeitslosigkeit steigen die Gesundheitsrisiken und vermindern sich die Einnahmen der gesetzlichen Krankenversicherung. In unseren Tagen zeigt sich mit besonderer Deutlichkeit, daß die Prioritäten im Gesundheitswesen bei der Akut- und Notfallmedizin liegen, kaum bei der Rehabilitation und noch weniger bei der Gesundheitsförderung und Prävention. Gesundheitsförderung und Rehabilitation haben hierzulande wenig Fürsprecher von politischem Gewicht. Wie gut verträgt sich das mit den Gesundheitsbedürfnissen der Bevölkerung? Wie verträgt sich das mit dem gewandelten Krankheitspanorama und dem sich wandelnden Altersaufbau der Bevölkerung? Wie schließlich verträgt sich das mit dem international vorhandenen Wissensstand und mit den Wünschen der Bevölkerung? Nicht auf alle, aber auf die meisten dieser Fragen gibt es heute begründete Antworten. Der leicht dahingesagte Satz: „Förderung und Erhalt der Gesundheit ist humaner und effizienter als Behandlung Erkrankter" ist alles andere als aus der Luft gegriffen. Liegt, so ließe sich fragen, der Sachverständigenrat wirklich falsch, wenn er in seinem 96er Gutachten feststellt: „Weniger präventive Investitionen der Gesundheitspolitik, wie sie sich im Jahre 96 abzeichnen, führen zu einem Bumerangeffekt" (Sachverständigenrat 1996, 31). Im Zwischenbericht der Enquete-Kommission Demographischer Wandel aus dem Jahre 94 liest sich diese Botschaft wie folgt: Zukünftig müsse berücksichtigt werden, „daß Verbesserungen des Gesundheitszustandes der folgenden Alterskohorten im wesentlichen durch verstärkte Maßnahmen im Rahmen der Prävention, Rehabilitation und Gesundheitsförderung zu gewährleisten sind. Denn es muß bedacht werden, daß die in den höheren Altersgruppen vorherrschenden chronischen Krankheiten in der Regel auf lange bestehende Risiken und multiple zusammenwirkende Ursachen zurückzuführen sind. Die Verringerung dieser Morbidität bzw. die Erhaltung der Gesundheit sind nur erreichbar, wenn früher im Leben die Risiken und Gesundheitsursachen vermindert werden" (Enquete-Kommission 1994, 521). Auch die WHO und die Europäische Union haben sich hierzu ähnlich und auch ähnlich eindeutig geäußert.

Trotz dieser klaren Aussagen wichtiger Expertengruppen und offizieller Dokumente wurden, wie befürchtet, im Jahre 96 die Ausgaben für Rehabilitation um mehrere Milliarden Mark vermindert. Der Auftrag an die Gesetzliche Krankenversicherung, verstärkt in die *Verhinderung* des Versicherungsfalls zu investieren, wurde sogar nahezu gänzlich zurückgenommen. Die teilweise wohlbegründete Kritik an der Praxis von Gesundheitsförderung und Rehabilitation wiegt als Begründung zu leicht für derartig weitreichende, strukturelle Veränderungen. Ein gewisses Verständnis könnte man für derartige Entscheidungen vielleicht noch aufbringen, wenn wir eine wirklich notleidende Akutversorgung hätten.

Tatsächlich bescheinigt uns die OECD in ihrem Jahresgutachten 1997 jedoch beträchtliche Überkapazitäten bei Krankenhausbetten und Ärzten und einen weit überdurchschnittlichen Medikamentenkonsum (OECD 1997). Im Klartext hieße das: Spareffekte wurden 1996 dort erzielt, wo eigentlich - mit Blick auf Krankheitspanorama und demographische Entwicklung - *mehr* getan werden sollte. Statt dessen lenken wir unsere Mittel in Leistungsbereiche, in denen bereits heute schon eine Tendenz zur Überversorgung besteht.

Wir investieren heute massiv in Leistungen, über deren Wirkung viel zu wenig, über deren *nachhaltigen* Nutzen zu oft kaum etwas bekannt ist. Dies gilt für erhebliche Teile der Akutmedizin, und natürlich auch für Teile der Gesundheitsförderung und der Rehabilitation. Dieses Handicap trifft also keineswegs *nur* auf Gesundheitsförderung und Rehabilitation zu, sondern ist die nahezu zwangsläufige Folge eines überstürzten Wachstums in zahlreichen Sektoren des Gesundheitswesens. Der langjährige Herausgeber des „New England Journal of Medicine“ bemerkte bereits vor Jahren, daß der Phase des anhaltenden Ausbaus von Gesundheitsleistungen eine Phase der Kostendämpfung und schließlich eine Phase der Bewertung und Begründungsverpflichtung folgt (Relman 1988). Was Relman 1988 für die USA feststellte, gilt sicherlich auch für die Bundesrepublik des Jahres 1998. Dem teilweise allzu raschen Ausbau von Kapazitäten und einer inflationären Leistungsausweitung folgen nun Jahre verstärkter Selbstbeobachtung und Bewertung. Dem quantitativen folgt das qualitative Wachstum. Damit richtet sich der Blick auf die wissenschaftliche Fundierung einzelner Leistungssegmente, auf den Wandel der Gesundheitsbedürfnisse in der Bevölkerung und auf die Leistungsfähigkeit des Gesundheitswesens. Der Blick richtet sich aber auch auf den Konsumenten: auf Versicherte und Patienten. Ohne eine aktivere Mitwirkung und Mitgestaltung der Versicherten und Patienten, ohne ein intelligentes Nutzungsverhalten ihrerseits ist im Zeitalter chronischer Krankheiten ein Mehr an Bedarfsgerechtigkeit, Wirksamkeit und Effizienz kaum zu haben (Badura et al. 1998).

Bemühungen um Evidenz-Basierung, Qualitätsentwicklung und Ergebnisorientierung führen nicht automatisch zu einem bedarfsgerechten Gesundheitswesen. In der Phase des qualitativen Wachstums reicht es nicht aus, nur dafür zu sorgen, daß das, was getan wird, auch fundiert, kunstgerecht und wirksam getan wird. Eine zweite, vielleicht ebenso wichtige Frage lautet: „Tun wir eigentlich das Richtige?“ Ein qualitativ hochentwickeltes Gesundheitswesen kann gleichwohl an grundlegenden Gesundheitsbedürfnissen der Bevölkerung vorbeiarbeiten. Vielleicht ebenso wichtig wie die Forderung nach mehr Qualität und Wirtschaftlichkeit ist daher die Forderung nach mehr *Bedarfsgerechtigkeit* im Gesundheitswesen. Darauf möchte ich im folgenden am Beispiel der arbeitsweltbezogenen Gesundheitsförderung etwas ausführlicher eingehen. Wissensbasierte Gesundheitsförderung, die kunstgerecht betrieben wird und nachweisbaren Nutzen stiftet, ist eine vielversprechende gesundheitspolitische Option, die eine deutliche Aufwertung verdient, weil ein kaum mehr übersehbarer Bedarf dafür besteht.

Gesundheitsförderung in der Arbeitswelt

Krankheits- und Sterbegeschehen moderner Gesellschaften werden nur begrenzt von Umfang und Qualität der Krankenversorgung beeinflußt. Dominierend ist der Einfluß der Lebens- und Arbeitsbedingungen. Vorliegende Erkenntnisse sprechen dafür, daß ein erheblicher Teil des Krankheitsgeschehens mehr oder weniger direkt von den Arbeitsbedingungen in einer Gesellschaft abhängen (Siegrist 1996; Lehnhardt et al. 1997; Badura et al. 1997). Die in der Gesundheitsförderung heute bereitstehenden Instrumente zur Diagnose, Intervention und Evaluation enthalten vielversprechende Optionen zur Führung von Unternehmen und Dienstleistungsorganisationen. Gleichwohl wissen Führungskräfte wie Beschäftigte heute wenig darüber, wie die Arbeitsbedingungen vor Ort auf den Gesundheitszustand der MitarbeiterInnen einwirken, sind noch viel zu wenig Betriebe und Verwaltungen an einer bedarfsgerechten und wirksamen Gesundheitsförderung interessiert, sind gezielte Maßnahmen zur gesundheitsförderlichen Arbeits- und Organisationsgestaltung immer noch eher selten.

Gesundheit ist beides: Voraussetzung und Ergebnis einer kontinuierlichen Auseinandersetzung des Menschen mit den Bedingungen und Herausforderungen in Familie, Arbeitswelt und Freizeit. Was Gesundheit im einzelnen bedeutet, wie Gesundheit zu definieren und zu messen ist, darüber läßt sich trefflich streiten. Am überzeugendsten erscheint mir die Vorstellung von Gesundheit als *Kompetenz* oder *Befähigung* zu einer *aktiven Lebensbewältigung*, genauer: eine Fähigkeit zur Problemlösung und Gefühlsregulierung, durch die seelisches und körperliches Wohlbefinden und ein unterstützendes Netzwerk sozialer Beziehungen erhalten oder wiederhergestellt wird. Eine solche Neufassung des Gesundheitsbegriffs verweist auf eine Fähigkeit, die für die produktive Auseinandersetzung mit einer ungewissen, als Herausforderung oder Bedrohung empfundenen Umwelt immer wichtiger wird. Sie verweist zugleich auf die Mehrdimensionalität von Gesundheit im Sinne eines nicht nur körperlichen, sondern eines auch psychischen und sozialen Wohlbefindens. Ein so erweitertes Verständnis von Gesundheit umfaßt zugleich einen erweiterten Krankheitsbegriff, nicht nur im Sinne von körperlichen Fehlfunktionen oder Schädigungen, sondern auch im Sinne beschädigter Identität oder länger anhaltender negativer Gefühle wie Angst oder Hilflosigkeit. Erkenntnisse der Psychoneuroimmunologie und Streßforschung belegen enge Wechselwirkungen zwischen sozialen, psychischen und somatischen Prozessen und bilden neben Erkenntnissen der Sozialepidemiologie und Organisationsforschung die wissenschaftliche Grundlage für ein erweitertes Verständnis von Krankheit und Gesundheit. Im Zentrum dieses neuen Gesundheitsverständnisses steht die Förderung persönlicher, zwischenmenschlicher und – in einer Organisationsgesellschaft – auch organisatorischer Gesundheitspotentiale. *Persönliche* Gesundheitspotentiale werden gestärkt durch die Anerkennung und Förderung der fachlichen und der sozialen Kompetenz als wichtigen Voraussetzungen wirksamen Arbeitshandelns und eines positiven und stabilen Selbstwertgefühls. *Zwischenmenschliche* Gesundheitspotentiale liegen z.B. in einem positiven Betriebsklima und einer Unternehmenskultur, die von gegenseitiger

Unterstützung und Vertrauen geprägt ist und nicht von Rivalität und Mißtrauen. *Organisatorische* Gesundheitspotentiale liegen in der Transparenz von Entscheidungen, in ausreichenden Partizipationsmöglichkeiten, Handlungsspielräumen und einer dadurch erleichterten Identifikation mit der gestellten Aufgabe und dem eigenen Unternehmen.

Bisher am überzeugendsten nachgewiesen ist der Zusammenhang zwischen sozialen Beziehungen, gegenseitiger Unterstützung und Gesundheit. Positiv empfundene soziale Beziehungen und unterstützende zwischenmenschliche Prozesse, die dadurch gegebenen Erleichterungen bei der Problemlösung und Gefühlsregulierung bilden die vielleicht wichtigsten psychosozialen Gesundheitspotentiale des Menschen. Dies gilt für die Familie und die kindliche Entwicklung, dies gilt sicherlich auch für die Arbeitswelt und die übrigen Phasen unserer persönlichen Biographie (z.B. Badura/Kickbusch 1991). Die Qualität eben dieser sozialen Beziehungen scheint jedoch durch die sich beschleunigenden Produkt- und Prozeßinnovationen in einer sich ständig wandelnden Arbeitswelt besonderen Belastungen ausgesetzt. Rationalisierung im Betrieb kann steigenden Leistungs- und Zeitdruck, erhöhten Konkurrenzkampf, zunehmende Angst vor Arbeitslosigkeit oder Statusverlust bewirken. Insbesondere die jüngeren, berufsunerfahrenen MitarbeiterInnen scheinen damit, wie auch eigene Untersuchungen zeigen, schwer fertigzuwerden (Müller et al. 1997).

Zunehmend wird heute von einem „Kleinkrieg" zwischen den Betriebsangehörigen berichtet. Die sich darin ausdrückende Verschlechterung der sozialen Beziehungen – Stichwort: „Mobbing" – dürfte eine tiefere Ursache in eben jenem Wettbewerbs- und Rationalisierungsdruck haben. Verschlechterung sozialer Beziehungen beeinträchtigt die erforderliche Offenheit und Kommunikation und den vertrauensvollen und kooperativen Umgang miteinander. Dies kann längerfristig zu Qualitätsbeeinträchtigungen, zur inneren Kündigung, zur Steigerung von Fehlzeiten und damit insgesamt zum Verlust von Flexibilitätspotentialen und Wettbewerbschancen führen – wenn dem nicht durch partizipativen Führungsstil, durch kontinuierliche Beobachtung des Gesundheitszustandes, durch gezielte Gesundheitsförderung und durch laufende Evaluation der dazu eingeleiteten Maßnahmen entgegengewirkt wird. Schlafstörungen, Konzentrationsmängel, Verstimmtheiten bis hin zu Erschöpfungszuständen, Nervenzusammenbrüchen und Selbstmordgedanken sind Symptome psychosozialer Überforderung und einer gravierenden Bedrohung der Gesundheit, die sich lähmend auf Betriebsgeschehen und Produktivität auswirken können.

Bei genauerer Betrachtung sind es vier Motive, die es nahelegen, insbesondere der *betrieblichen* Gesundheitsförderung zukünftig höhere Priorität einzuräumen:

- *Das humanitäre Motiv*, das sich aus der Verantwortung von Management und Betriebsrat für Wohlergehen und Gesundheit der Beschäftigten ergibt. Dienstleistungsunternehmen werden zukünftig die Hauptarbeitgeber sein. Die auf die industrielle Wirklichkeit der ersten Hälfte dieses Jahrhunderts ausgerichteten Instrumente des Arbeitsschutzes verlieren damit ihre Bedeutung. Kognitive, emotionale und soziale Belastungen rücken in den Vordergrund. Für ihre genauere Erfassung bedarf es einer aussagekräftigen betrieblichen Gesundheitsberichterstattung, bedarf es neuer Qualifikationen und Interventionen.

- *Das Verfügbarkeits- und Kostenmotiv*: Durch gesundheitsförderliche Arbeits- und Organisationsgestaltung läßt sich die Bindung der Mitarbeiter an das Unternehmen und die anvertraute Aufgabenstellung erhöhen, lassen sich Ursachen arbeitsbedingter Beeinträchtigungen beseitigen, gesundheitsförderliche Potentiale im Unternehmen erschließen und auf diese Weise kostentreibende Fehlzeiten vermeiden.
- *Das Wettbewerbsmotiv*, also das Motiv der Marktüberlegenheit durch Flexibilität, Kreativität und hohe Qualität der produzierten Güter bzw. der erstellten Dienstleistungen: Vorliegende Erkenntnisse deuten auf einen engen Zusammenhang zwischen der Qualität der Arbeitsbedingungen und der Qualität insbesondere personenbezogener Dienstleistungen z.B. im Gesundheitswesen, wo allein in den Krankenhäusern der Bundesrepublik heute über eine Million Menschen beschäftigt sind.
- Das vierte *Motiv für eine deutliche Intensivierung betrieblicher Gesundheitsförderung* liegt im Interesse an einem möglichst langen Erhalt wertvoller Qualifikationen und produktiver Fähigkeiten, liegt in der Verhinderung krankheitsbedingter Frühberentung auch mit Blick auf die Mitverantwortung der Unternehmen für Funktionsfähigkeit und Finanzierbarkeit der Kranken- und Rentenversicherung als wichtigen Garanten gesellschaftlicher Integration.

Kostenfaktor Fehlzeiten

Wirtschaftsbetriebe und öffentliche Verwaltungen stehen gegenwärtig unter einem starken Kostendruck bei gleichzeitig wachsenden Ansprüchen der Kunden und zunehmendem Wettbewerb. Dem Kosten- und Verfügbarkeitsmotiv betrieblicher Gesundheitsförderung kommt dadurch ein besonderes Gewicht zu. Deshalb darf auch nicht verwundern, daß das Thema Fehlzeiten beim Management auf hohes Interesse stößt. Der Blick auf die international vergleichende Statistik zeigt - bei aller Vorsicht gegenüber der Validität der dazu heute vorliegenden Daten - daß die Fehlzeiten hierzulande im Durchschnitt sehr hoch liegen, daß aber auch im Inland eine hohe Varianz zwischen den einzelnen Sektoren und Branchen besteht. Der Lohnfortzahlungskrankenstand schwankt zwischen 29 Tagen pro Jahr, pro Beschäftigtem in der öffentlichen Verwaltung und 12 Tagen in Banken und Versicherungen (Badura et al. 1997). Die öffentlichen Verwaltungen unseres Landes scheinen besonders wenig Lust auf Arbeit zu machen. Meist wissen die Führungskräfte in öffentlichen Einrichtungen oft noch nicht einmal, wie hoch die Krankenstände in ihrem Verantwortungsbereich sind, und erst recht nicht, wo die Ursachen dafür liegen. MitarbeiterInnen, bei denen der Eindruck entsteht, es sei mehr oder weniger egal, ob sie zur Arbeit erscheinen oder nicht und wie gut sie ihre Arbeit leisten, werden kaum ausreichend Verantwortung für diese Arbeit und wenig Bindung an die ihnen gestellte Aufgabenstellung entwikkeln.

Fehlzeiten belasten Krankenversicherungen und Unternehmen. Betriebliche Gesundheitsförderung kann dem entgegenwirken und bildet daher ein Instrument zur Standortverbesserung. Mit 154 Mio. Ausfalltagen pro Jahr und 24½ Mrd. D-Mark an Folgekosten bilden die Muskel- und Skeletterkrankungen die wichtigste Krankheitsgruppe im Lohnfortzahlungskrankenstand. Laut Berechnungen der Bundesanstalt für Arbeitsschutz und Arbeitsmedizin betragen die Kosten, die durch Krankenstände insgesamt entstehen für 1994 rund 91 Mrd. Mark. Im betrieblichen Durchschnitt betragen die Kosten des Krankenstandes ca. 5% der Lohnsumme. Im Jahre 1994 gingen der Industrie ca. 574 Mio. Arbeitstage durch Krankheit verloren (Kuhn 1996). Neben den betrieblichen Bedingungen und den persönlichen und sozialen Voraussetzungen spielen auch die konjunkturelle Situation und die Arbeitsmarktlage eine nicht unerhebliche Rolle bei der Entwicklung der Krankenstände und tragen besonders auch zu den gegenwärtig zu beobachtenden Schwankungen bei.

Krankenstände sind dabei ein nur mäßig zuverlässiger Indikator für die Gesundheit der Beschäftigten. Ihre gewaltigen Folgekosten sind, wie erwähnt, auch nur ein Motiv neben anderen, das für eine Intensivierung unserer Anstrengungen im Bereich betrieblicher Gesundheitsförderung spricht. Daß Beschäftigte sich am Arbeitsplatz aufhalten, heißt noch lange nicht, daß sie auch ausreichend motiviert und befähigt sind, qualitativ hochwertige Arbeit zu leisten und Neuerungen flexibel zu begegnen.

Auch der Zusammenhang zwischen Arbeit, Wohlbefinden und Qualität der Arbeitsleistung verdient mehr Beachtung. Hier besteht erheblicher Forschungsbedarf.

Arbeit, Gesundheit, Qualität

Einen ersten möglichen Zugriff auf diese komplexe Thematik erlaubt die Frage nach den Ursachen von Regelverstößen und Fehlern im Betrieb, einen zweiten die Frage nach den Konsequenzen von Dauerbelastungen für das Kommunikations- und das übrige Arbeitsverhalten. Gerade im Gesundheitswesen ist der Erfolg des eigenen Handelns abhängig von der Arbeitsleistung anderer, fördert gelungene Kommunikation den Teamzusammenhalt und die Qualität der erbrachten Arbeitsleistungen. Kommunikation ist zudem das oft wichtigste Instrument in der direkten Arbeit mit den Patienten. Mehr als naheliegend und durch die Burnout-Forschung mittlerweile gut belegt scheint daher die These, daß chronische Überforderung insbesondere die Qualität des zwischenmenschlichen Verhaltens beeinträchtigt und dadurch indirekt auch zu Fehlern bei den technikintensiven Arbeitsleistungen der Beschäftigten im Gesundheitswesen beiträgt. Eine von uns befragte Pflegekraft hat das einmal auf die knappe Formel gebracht: „Streß frißt Kommunikation“. Dauerbelastungen können zu Konzentrationsmängeln und Vergeßlichkeit beitragen und dadurch das Risiko fehlerhaften Handelns erhöhen. Streß und Erschöpfung können auch dazu beitragen, daß gegen die Regeln einer Organisation verstoßen wird. Dieser Zusammenhang ist insbesondere für den

Krankenhausbetrieb wegen der dort bestehenden Haftungsrisiken und wegen der steigenden Entschädigungssummen von Bedeutung. Gezielte Maßnahmen der Gesundheitsförderung können die Belastbarkeit und Zufriedenheit der Beschäftigten erhöhen, Risiken vermindern und zur Verbesserung der Servicequalität beitragen - einer wesentlichen Determinante der Patientenzufriedenheit (Badura et al. 1998).

Wir sind im Rahmen einer Interventionsstudie in einem Krankenhaus der Maximalversorgung der Frage nachgegangen, wieweit Gesundheitsberichterstattung und der Einsatz von Qualitätszirkeln zur Verbesserung der Arbeitsbedingungen beiträgt und damit indirekt auch der Gesundheit der Beschäftigten dient (Müller et al. 1997). Bei der Organisationsdiagnose stießen wir u.a. auf den bereits erwähnten Sachverhalt, daß der Krankenhausführung bis dato keinerlei Informationen über die Fehlzeiten in den unterschiedlichen Kliniken und Abteilungen vorlagen, d.h. daß dieser wichtige Indikator für Risikobereiche einer Organisation bislang völlig ignoriert wurde. Wie wir bei späteren Recherchen feststellen konnten, scheint dies in öffentlichen Einrichtungen hierzulande eher die Regel denn die Ausnahme zu sein. Eine Führung, die sich nicht für die Fehlzeiten der Beschäftigten interessiert, so darf vermutet werden, interessiert sich wenig für den Zusammenhang zwischen den Arbeitsbedingungen und der Gesundheit der Beschäftigten und interessiert sich entsprechend wenig für hier bestehenden Handlungsbedarf. Organisationsdiagnose und Zirkelarbeit haben in dem von uns untersuchten Krankenhaus z.B. dazu beigetragen, daß die Weiterbildung für Pflegekräfte verbessert werden konnte. Sie haben ferner dazu beigetragen, daß zahlreiche Mängel in der Ablauforganisation erkannt und beseitigt wurden. Auch Kommunikation und Kooperation innerhalb und zwischen Abteilungen und Berufsgruppen verbesserten sich deutlich. Die gewonnenen Erkenntnisse unterstreichen einmal mehr, daß Patientenorientierung im Krankenhaus sich nicht gegen, sondern nur gemeinsam mit den Beschäftigten erreichen läßt. Gesundheitsförderung ist ein dafür hilfreiches Instrument.

Krankheitsbedingte Frühberentung

In Zeiten hoher Arbeitslosigkeit sind viele Mittel recht, um den Arbeitsmarkt zu entlasten. Wenn das Angebot an billigen und gut qualifizierten jüngeren Arbeitnehmern groß ist, warum sollte man dann relativ sehr viel teurere ältere Arbeitnehmer z.B. durch zusätzlichen Aufwand für Maßnahmen der Gesundheitsförderung daran hindern, krankheitsbedingt vor Erreichen des Rentenalters aus dem Erwerbsleben auszuscheiden? Die internationale Arbeitsbehörde in Genf hat in einem ihrer letzten Weltarbeitsberichte die umgekehrte Frage aufgeworfen: Was kostet es die betroffenen Volkswirtschaften in Form von steigenden Lohnnebenkosten und Verlusten an wertvollen Humanressourcen, wenn - wie das auch für unser Land zutrifft - das Rentenalter ständig sinkt? Der dadurch wachsende Aufwand für die Renten- und Krankenversicherung belastet den Standort und raubt ihm wertvolle Qualifikationen. Die ILO empfiehlt daher, den bisherigen

Trend umzukehren, zumal die gehegten Erwartungen in Richtung Entlastung des Arbeitsmarktes sich kaum erfüllt hätten (ILO 1995, 32 ff.). Die vorzeitige Entlassung in den Ruhestand wird oft durch Rationalisierungsmaßnahmen aufgefangen und trägt deshalb wenig zu den erwarteten Neueinstellungen junger Erwerbstätiger bei. Gesundheitsförderung in der Arbeitswelt kann dazu führen, daß Erwerbstätige länger gesund und ihre Berufserfahrungen den Unternehmen länger erhalten bleiben.

Welch große Spielräume hier bestehen, deutet eine im Britischen Medical Journal erschiene Studie an. Die dort präsentierten Daten zeigen, daß das reichste Fünftel der Bevölkerung in Nordamerika und Westeuropa eine um 6,3 Jahre längere Lebenserwartung hat als das ärmste Fünftel der Bevölkerung und eine um sage und schreibe 14,3 Jahre längere Erwartung an behinderungsfreien Lebensjahren (Robine/Ritchie 1991).

Abschlußbemerkung

In der betrieblichen Gesundheitsförderung liegen nicht nur Chancen, sondern auch Risiken. Ein Risiko liegt darin, daß heute immer öfter Etikettenschwindel betrieben wird und mehr oder weniger offenkundig sanktionsorientierte Maßnahmen wie Rückkehrergespräche als Gesundheitsförderung ausgegeben werden. Ein zweites Risiko liegt darin, daß in der Gesundheitsförderung der schnelle ökonomische Erfolg, sprich Kostensenkung, gesucht wird und der eigentliche Zweck, die Gesundheit der Beschäftigten, aus dem Auge verloren zu werden droht. Ein weiteres Problem liegt in der nach wie vor mangelhaften Akzeptanz betrieblicher Gesundheitsförderung, beim Management ebenso wie bei den Beschäftigten. Zu viel Energie geht dadurch in die Maßnahmenvorbereitung, das treibt die Kosten für Gesundheitsförderung in die Höhe und beeinträchtigt ihre Effizienz. Ein viertes Problem schließlich liegt in der mangelhaften Qualität zahlreicher Angebote. Häufig unterläßt man es, vor der Entwicklung und Durchführung bestimmter Interventionen, eine ausreichende Bedarfsanalyse durchzuführen. Dadurch besteht Ungewißheit, ob Prioritätensetzung und Zielgruppenwahl auch tatsächlich am realen Bedarf orientiert sind. Häufig kommen auch verhaltenspräventive Maßnahmen zum Einsatz, deren Wirksamkeit nicht ausreichend belegt ist. Gesundheitsförderung wird meist nur als zeitlich begrenztes Projekt angesehen und hat daher einen geringen Wert und geringe Priorität in einer Organisation. Die Evaluation der eingeleiteten Maßnahmen wird zu häufig unterlassen oder hat methodische Mängel.

Auch die gegenwärtige Gesetzeslage ist unbefriedigend. Die Krankenkassen werden wieder zu reinen Versicherungsunternehmen und verlieren den Anreiz für Anstrengungen, die dazu dienen, daß der Versicherungsfall erst gar nicht eintritt. Auch hier sollte die Maxime gelten, daß derjenige, der von Maßnahmen profitiert, auch zu ihrer Finanzierung beiträgt.

Gesundheitsförderung eignet sich nicht als Wettbewerbsinstrument der Gesetzlichen Krankenversicherung. Gesundheitsförderung ist vielmehr eine Gemeinschaftsaufgabe von hoher Priorität. Kranken-, Renten- und Unfallversicherung sollten einen Fond von 1–1,5% des Gesundheitsbudgets bilden. Diese Mittel sollten zur Entwicklung und Durchführung evidenz-basierter Maßnahmen zur Verfügung stehen. Bund und Länder sollten dies durch Förderung der Grundlagenforschung an den Universitäten flankieren.

Literatur

Badura B, Kickbusch I (eds) (1991) Health promotion research: towards a new social epidemiology. WHO Regional Publications, European Series, No 37. WHO Regional Office for Europe, Copenhagen

Badura B et al. (1997) Partnerschaftliche Unternehmenskultur und betriebliche Gesundheitspolitik – Fehlzeiten durch Motivationsverlust? Verlag Bertelsmann Stiftung, Gütersloh

Badura B. et al. (1998) Bürgerorientierung des Gesundheitswesens, unveröffentlichtes Gutachten für das MAGS NRW. Nomos, Baden-Baden

Deutscher Bundestag (Hrsg) (1994) Zwischenbericht der Enquete Kommission „Demographischer Wandel". Bonn

ILO (1995) World Labour Report. International Labour Office, Geneva

Kuhn K (1996) Krankenstand im Betrieb als Alltagsproblem. Zeitschrift für Arbeits- und Organisationssoziologie, Heft 4, 40. Jg, S 200–203

Lehnhardt U et al. (1997) Betriebsproblem Rückenschmerz. Eine gesundheitswissenschaftliche Bestandsaufnahme zu Verursachung, Verbreitung und Verhütung. Juventa. Weinheim

Müller B. et al. (1997) Gesundheitsförderliche Organisationsgestaltung im Krankenhaus – Entwicklung und Evaluation von Gesundheitszirkeln als Beteiligungs- und Interventionsmodell. Juventa, Weinheim

OECD (Hrsg) (1997) OECD Wirtschaftbericht Deutschland. Paris

Relman AS (1988) Assessment and Accountability. The New England Journal of Medicine 319, No 14:1220–1222

Robine JM, Ritchie K (1991) Healthy life expectancy: evaluation of a global indicator of change in population health. British Medical Journal 302:457–460

Sachverständigenrat für die Konzertierte Aktion im Gesundheitswesen (1996) Gesundheitswesen in Deutschland. Kostenfaktor und Zukunftsbranche. Sondergutachten, Kurzfassung. Nomos Verlag, Baden-Baden

Siegrist J (1996) Soziale Krisen und Gesundheit: Eine Theorie der Gesundheitsförderung am Beispiel von Herz-Kreislauf-Risiken im Erwerbsleben. Hogrefe-Verlag, Göttingen, Bern, Toronto, Seattle

Diskussionsbeitrag

Moderator (Prof. Diesfeld):
Ich bin der Meinung, daß das nächste Thema sicherlich vieles noch mit impliziert, und ich würde vorschlagen, daß wir den nächsten Vortrag hören und dann beide Vorträge gemeinsam diskutieren.

Prof. Dr. Häfner:
Ja, vielen Dank. Ich will damit beginnen, Sie auf einen Wertkonflikt aufmerksam zu machen, der am Schluß Ihrer Ausführungen deutlich war.

Er tut sich auf zwischen dem, was die Welthandelsorganisation und alle unter dem Ziel der Gewinnerzielung handelnden Subjekte, d.h. die ganze ökonomische Welt, anstreben und dem, was das Prinzip der Verteilungsgleichheit will. Das Prinzip der freiheitlich ökonomischen Welt ist Wettbewerb, ist Ungleichheit. das Streben nach dem größten Gewinn. Und das, was Sie hier als Gesundheitsförderung anstreben, zielt auf Verteilungsgleichheit.

Das zweite, was ich sagen wollte, ist: Die Perspektiven und Zusammenhänge, in die Sie Gesundheit gestellt haben, sind außerordentlich interessant. Nur: Sie gehen weit hinaus über das, was wir konventionell als Gesundheit verstanden haben. Vielleicht sollten wir doch sagen: in diese Konzepte, die Sie uns vorgestellt haben, gehen in erster Linie sozialwissenschaftliche Paradigmata ein. Angefangen von der Forschung am sozialen Netz und sozialer Unterstützung bis zum „human capital concept“. Sie können sowohl als soziale Risiko- oder Schutzfaktoren für Gesundheit bedeutsam sein oder als ein umfassendes soziales Konzept verstanden werden, das (auch) Aspekte von Gesundheit enthält.

Was nicht darin aufgehen sollte, ist die klassische Epidemiologie. Um nur ein Beispiel daraus zu nennen: nehmen Sie etwa die malignen Neubildungen, dann sind die daran Erkrankten diejenigen, die entweder nicht erfolgreich von der Gesundheitsförderung profitiert haben oder jene, für die Ihre Annahmen nicht zutreffen.

Aber die epidemiologische Situation einer Bevölkerung bildet die Determinanten oder die Bedürfnisse für das Gesundheitsversorgungssystem ab. Und dann ein letztes: „Lebensbereiche“ – Sie haben Ihren Fokus auf die Arbeitswelt gelegt. Das ist richtig, hier liegen Risikofaktoren. Nur, in der Gesamtvarianz der Gesundheitsrisiken sind sie weniger bedeutsam als ehedem:

1. Die Zeit, in der ein Mensch Arbeit verrichtet, ist im Schrumpfen begriffen.
2. Die individuellen Konfliktbereiche in der Arbeit – gut, ich will mal Globalisierung und „shareholder value“ außer acht lassen – sind nicht jene, die den Menschen am tiefsten berühren und belasten. Der Mensch bringt mehr Zeit in Freizeit und mehr Verletzbarkeit in Beziehungen der Familie und anderen intimen Beziehungsformen ein. Hier sind Konfliktbereiche und das, was zu Belastungsketten führt, ungleich bedeutsamer. Es gibt Studien über Lebensbereiche und Depressivität, die zeigen, daß die privaten Bereiche die wichtigeren

sind; Depressivität ist auch ein Mediator für Immunlagen und damit für körperliche Krankheiten.

Leider ist dies auch der weniger zugängliche Bereich für Präventionsmethoden.

Frau Dr. Kickbusch:
Ja, also das erste, Konflikt ja, ich kann nicht mal sagen innerhalb des UN-Systems, weil sich die Welthandelsorganisation nicht dazu zählt und da gibt es ja auch Konflikte momentan.

Also der Konflikt ist da, Punkt, und die Frage ist: wie innerhalb des internationalen Systems insgesamt dieser Konflikt geführt wird und ausgestanden wird. Momentan wird er unter den Teppich gekehrt. Und unsere Hoffnung zumindest von Seiten der „Public Health Care" ist, daß eine Person wie Frau Brundlandt mit entsprechender Politikerfahrung natürlich auch offensiver diesen Konflikt zumindest angehen wird und daß das offen ausgetragen wird mit entsprechender Transparenz.

Denn das sind Entscheidungen im Weltsystem, die doch ziemliche Folgen haben werden.

Und es hat sich ja innerhalb der letzten zehn, zwanzig Jahre ein etwas ähnlich gelagerter Konflikt, zur einen Seite der Weltgesundheitsorganisation, zur anderen Seite der Weltbank, oder des Internationaler Währungsfonds entwickelt. Er stellt sich jetzt auch wieder ein bißchen im Hinblick auf die Bedingungen, die der Internationale Währungsfonds in Asien gesetzt hat, ein.

Aber es ist interessant zu sehen, daß zumindest die Weltbankpolitik, in dem, was man jetzt als notwendige Investitionen sieht, sich sehr stark hin auf die Position der WHO bewegt hat. Also hier gibt es was, was innerhalb des internationalen Systems durchaus geklärt werden muß und wo die einzelnen Mitgliedsländer natürlich mit zwei Stimmen mindestens sprechen; die sind ja sowohl in der Gesamtversammlung der WHO vertreten wie in der Gesamtversammlung der Welthandelsorganisation, und da sprechen halt unterschiedliche Ministerien, Vertretungen usw.

Das zweite: da muß ich gar nicht viel dazu sagen, Sie haben völlig recht, Herr Häfner, und darum passiert ja das, was ich angedeutet habe, daß dieser ganze Bereich „social capital" so massiv in die Gesundheitsdiskussion nun einwirkt, und wo sich ein anderes – ich sage fast ethisches – Problem stellt.

Ja wie kann, soll man in diesen Bereichen intervenieren? Welche Form von Gesundheitsförderung kann ich machen und wo ist Gesundheitsförderung durch die Hintertür dann plötzlich allgemeine Gesellschaftspolitik?
Und es stellte sich ja schon in den Finanzierungsfragen in Deutschland die Frage: was soll eine Kasse fördern, wenn Leute in eine Sportgruppe gehen, was ist da wichtiger? Daß sie ihr „social capital" stärken oder daß sie um den Block laufen und ihre physische Gesundheit stärken? Wie interagiert das? Das sind so Fragen, die sofort auf die Finanzierung Einfluß haben.

Und darum auch diese Nähe von Gesundheitspolitik und unserem Wissen aus einem Paradigma, dem medizinisch-epidemiologischen einerseits, dann die Brücke durch die Sozialepidemiologie, und dann die sozialwissenschaftliche Forschung. Das ist durchaus noch nicht konsequent genug durchgedacht worden oder politisch umgesetzt worden.

Aber um so komplizierter werden die Interventionen, und drum auch unsere Suche mit solchen Pilotprojekten, wie ich sie angesprochen habe. Kann man durch solch systemische Intervention eigentlich eine Reihe dieser Komponenten einfach stärken? Aber es ist eben überhaupt kein Zufall, daß diese Sozial-Kapital-Diskussion, ob der Begriff nun gut oder schlecht ist, so stark in den Vordergrund kommt, weil Forschungen das immer deutlicher aufzeigen und die Krankheitsfolgen, der sozialen Isolation oder was auch immer, deutlich werden.

Der letzte Punkt natürlich: das ist richtig, ich kann meine Gesundheitsausgaben nicht mehr damit argumentativ vertreten, daß es weniger Ausfallzeiten in der Industrie gibt. wenn zwei Drittel meiner Bevölkerung überhaupt nicht am Arbeitsplatz sind.

Also brauche ich eine andere Argumentationslogik, warum ich Leute überhaupt gesund erhalten will. Denn: wenn nur der kleinste Teil der Bevölkerung im Produktionsprozeß ist, sage ich mal jetzt simplistisch, ja welchen Lebensgrund, welche Berechtigung haben die anderen? Besonders die am anderen Ende des Spektrums, die jetzt im Schnitt so 80 bis 85 Jahre alt werden. Warum will ich die gesund erhalten? Will ich nicht vielleicht, daß sie... und das sind ja so Aspekte, denen wir Gesundheitspolitische uns nun wirklich nicht gestellt haben.

Prof. Dr. Badura:

Meine Damen und Herren, hier wurde eben ein sehr wichtigen Punkt angesprochen. Ich selbst bin Schüler von Ralf Dahrendorf, und wir haben damals in Konstanz sehr oft das Thema der Ziele von Gesellschaftspolitik diskutiert. Herr Dahrendorf hat in diesem Zusammenhang immer als echter Liberaler darauf hingewiesen, daß es nicht darauf ankommt, Gleichheit der Ergebnisse - etwa im Bildungsbereich - herzustellen, sondern Gleichheit der Ausgangsbedingungen. Dieses Thema haben wir in der Tat im Rahmen der Gesundheitsförderung noch nicht ausreichend zu Ende diskutiert. Wir diskutieren über soziale Ungleichheit und gehen zunächst einmal davon aus, daß es darauf ankommt, Ungleichheiten z.B. in der Mortalität oder Morbidität, zu reduzieren. Ob dies wirklich ein sinnvolles Ziel der Gesundheitspolitik sein kann, sollte noch einmal im Lichte der Frage diskutiert werden, in welchem Verhältnis hier die Ausgangsbedingungen und die Ergebnisse zueinander stehen.

Als zweites angesprochen wurde die Frage, warum Priorität bei der Gesundheitsförderung in der Arbeitswelt. Hier stehen wir heute ja vor der Frage, wie wir die Gesundheitsförderung überhaupt wieder als legitimes Ziel der Gesundheitspolitik etablieren können. Wie also können wir es erreichen, daß unsere Ressourcen nicht ausschließlich für Reparaturleistungen, sondern daß eben auch ein angemessener Teil für die Verhinderung von Reparaturen und für die Förderung von Gesundheitspotentialen zur Verfügung steht. Vielleicht ist es gerade in bezug auf die Gesundheitsförderung in der Arbeitswelt möglich, so etwas wie eine neue Allianz zwischen Unternehmern, Gewerkschaften und Staat herzustellen, die eine zukunftsorientierte problemvermeidende Gesundheitspolitik in den Vordergrund stellt. Um die Sinnhaftigkeit von Gesundheitsförderung zu begründen, scheint mir der Ansatzpunkt bei den Krankenständen und beim Zusammenhang zwischen Gesundheitsförderung und Qualität der Produkte und Dienstleistungen besonders naheliegend und unabweisbar.

Als drittes angesprochen war das Thema Epidemiologie. Daß die Epidemiologie ein zentraler Bestandteil jeder gesundheitswissenschaftlichen Ausbildung ist, steht für mich außer Zweifel. Im Rahmen der Gesundheitsförderung hat die Epidemiologie vor allem die Funktion, grundlegende Kausalzusammenhänge zwischen Arbeit und Gesundheit aufzuklären und zweitens die Funktion der Wirksamkeitsprüfung von Interventionsverfahren. Eine dritte wichtige Funktion liegt dort, wo es darauf ankommt, die Wirksamkeit von Gesundheitsförderungsmaßnahmen im Alltag der Unternehmen zu überprüfen, also hier wäre das Stichwort Evaluation zu nennen. Auch hier sollte man noch einmal der Frage genauer nachgehen, was eigentlich das hochschulpolitische Schicksal dieses wichtigen Gebietes ist. Warum weigern sich gerade medizinische Fakultäten in Deutschland, dieses Fach stärker auszubauen? Wir haben u.a. mit Blick auf diese Problematik eben an unserer neugeschaffenen Fakultät in Bielefeld einen Lehrstuhl für Epidemiologie ausgeschrieben, wobei wir der Auffassung sind, daß Gesundheitswissenschaften ohne Epidemiologie nicht möglich sind und weil wir hier gerade auch in Deutschland eine erhebliche Lücke im Wissenschaftsspektrum erkannt haben.

Prof. Dr. Kolkmann:
Also: Die Aufgabe einer gesetzlichen Krankenkasse ist es nicht, viel Geld für soziale Kompetenz auszugeben. Die Aufgabe einer gesetzlichen Krankenkasse ist es, gegen das Krankheitsrisiko zu versichern. Des weiteren: Frau Brundlandt ist Gott sei Dank Ärztin und das könnte ja dazu führen, daß die Programme etwas rationaler werden, als das, was hier vorgetragen worden ist. Es ist natürlich ehrenwert, ein Paradies auf Erden mit ewigem Leben anzustreben, nur ist das völlig irrational.

Wir haben vor etwa 15 Jahren gerade hier im Lande Baden-Württemberg eine zum Teil erbitterte Diskussion über die Primärprävention erlebt, weil mein Vorgänger im Amt ihr besonders verpflichtet war. Die damaligen Aktivitäten haben rückblickend leider sehr wenig gebracht. Meine persönliche Sorge bei dieser salutogenetischen Diskussion geht dahin, daß bei der Bevölkerung und der Politik der Eindruck erweckt werden könnte, daß Gesundheit machbar ist. Das halte ich, jedenfalls bei meinem zugegebenermaßen medizinisch eingeengten Krankheitsbegriff für eine Täuschung. Und zwar deswegen, weil die Entstehung und Entwicklung von Krankheiten zum Teil außerhalb unserer Einwirkungsmöglichkeiten liegen. Krankheit ist zu einem bestimmten Teil auch Schicksal.

Epidemiologisch kann man natürlich feststellen, in einer Population, die nicht raucht, sterben statistisch soundsoviel Menschen weniger an Lungenkrebs. Man kann aber dem Individuum nicht versprechen du bekommst keinen Lungenkrebs, wenn du nicht rauchst. Und deswegen halte ich diese Aussage dem Individuum gegenüber zu einem gewissen Grad auch für eine Täuschung, wenn nicht sogar für Betrug.

Zum anderen, wenn wir die Aufgaben der Medizin oder der Gesundheitspflege in einem solchen Maße ausweiten, wie das hier geschehen ist, dann machen wir die Medizin zu einer Art Religionsersatz. Das können wir nicht leisten! Das ist zu teuer! Das kann die Medizin bzw. die Gesundheitspflege, wie eben angedeutet, gar nicht leisten.

Noch einige Anmerkungen zu den Ausführungen von Herrn Badura: Sie haben schon den Finger in eine Wunde gelegt. Von Firmen, die als Managementberater in Krankenhäusern tätig sind, hört man selbst in der Regel zwei wesentliche Qualitätsdefizite. Erstens, es gibt keine Führung. Die Führung selbst bestreitet das meistens, in der Realität sind Führungsdefizite aber ein sehr häufiger Qualitätsmangel im Krankenhaus. Zum anderen läßt die Mitarbeiterzufriedenheit häufig zu wünschen übrig. In vielen Krankenhäusern haben sich die Mitarbeiter innerlich verabschiedet, sind in die innere Emigration gegangen. Das liegt einfach daran, daß die Rahmenbedingungen nicht in Ordnung sind. Ich nenne als Beispiel das Arbeitsgesetz, dessen Umsetzung in vielen Krankenhäusern zu wünschen übrig läßt, weil angeblich Geld fehlt, um neue Mitarbeiter einzustellen.

Die Versorgungsqualität eines Krankenhauses hängt eben wesentlich auch von der Mitarbeiterzufriedenheit ab. Mitarbeiter, die in ständiger Sorge um ihren Arbeitsplatz sind, die unter erheblichem Zeitdruck stehen, ständig unbezahlte Überstunden machen müssen, die statt Patientenversorgung Dokumentation und Verwaltungsaufgaben erledigen müssen, werden keine große Zufriedenheit entwickeln und das hat sicher Auswirkungen auf die Versorgungsqualität.

Man könnte auch sagen, ohne ausreichende finanzielle Ressourcen leidet die Qualität der Versorgung nicht nur im Krankenhaus sondern auch in der Praxis.

Noch eine andere Erscheinung, von der ich kürzlich gelesen habe, scheint mir bemerkenswert. In den Medien wurde von einer Untersuchung berichtet, wonach ein hoher Prozentsatz der Befragten sich in den letzten 2 Wochen vor der Befragung zwar krank gefühlt hat, jedoch nicht zum Arzt gegangen ist und weitergearbeitet hat. Der Prozentsatz derjenigen, die arbeitsunfähig geschrieben wurden, lag wesentlich unter dem Prozentsatz derjenigen, die sich krank fühlten.

Das heißt, die Menschen sind krank, gehen aber nicht zum Arzt sondern arbeiten weiter und das ist eine Entwicklung, die ich eigentlich so nicht gut finden kann.

Prof. Dr. Siegrist:

Ich bedaure schon die unsachliche Komponente in Ihren Ausführungen. Das Wort „Betrug“ sollte man, glaube ich, in diesem Kontext nicht in den Mund nehmen.

Ich habe eine Frage an Frau Kickbusch und einen Kommentar zu Herrn Häfner, falls die Zeit das gestattet.

Die Frage an Frau Kickbusch ist einfach die: wie schaffen wir es, für ‘health production’ eine ähnliche politische Verbindlichkeit herzustellen wie für „health care consumption“? Die intersektorale Politik hat ja offensichtlich hier versagt, und ich sehe das auch auf EG-Ebene, zu schweigen von der begrenzten Kompetenz der Bundesgesundheitsministerien.

Arbeit hat einen sehr hohen Stellenwert; Sozialpolitik – ja; Gesundheitspolitik ist ganz unten auf der EG-Ebene. Wie kann man intersektoral diese „health production"-Position stärken? Braucht man nicht auch noch von „bottom up" eine Stärke? Sie hatten die Umwelt angesprochen. Das kann ja nicht nur „top down" gehen. Braucht man hier nicht auch „bottom up"-Potentiale, und dann ist die Frage: Patienten sind ja schlecht organisierbar, Gesundheit ist ja nach Heidelberger Diktion (Gadamer) unsichtbar. Wie kann man eigentlich für Gesundheit politisch mobilisieren?

Das war also die Frage an Frau Kickbusch. Und der Kommentar zu Herrn Häfner: es ist richtig, daß die Arbeit eine schrumpfende Realität ist. Es ist aber nicht richtig, daß die Auswirkungen der Arbeit auf die privaten und außerberuflichen Belange damit auch abnehmen.

Es scheint sich viel mehr – das habe ich in meinem Referat gestern ja auch gezeigt – die Disparität der Lebens- und Gesundheitschancen zwischen denen, die kontinuierliche und qualifizierte Erwerbsarbeit leisten und denen, die in prekären Arbeitsverhältnissen stehen oder vom Arbeitsmarkt ausgeschlossen sind – weiter zuzuspitzen. Also insofern sind die Auswirkungen enorm groß.

Prof. Sonntag:
Wir hören jetzt noch Herrn Diesfeld, und dann bitte ich um eine abschließende Bemerkung von Frau Kickbusch. Herr Badura: Tut mir leid, aber wir sind in zeitlichen Verzug.

Prof. Dr. Diesfeld:
Eigentlich würde ich gern Herrn Kolkmann massiv widersprechen zu dem, was er gesagt hat. Aber ich hatte mich gemeldet, um Frau Kickbusch dafür zu beglückwünschen, daß das Tagungsthema „Gesundheit unser höchstes Gut?" zum ersten Mal eigentlich jenseits des rein versorgungstechnischen Aspektes diskutiert worden ist.

So sehr ich die gestrige Diskussion interessant fand, aber sie hat sich nur um dieses grüne Feld gekümmert, das sie in ihrer Darstellung gezeigt hat. Und wir sind jetzt zum ersten Mal in das gelbe und in das darüberliegende Gesundheitsfeld gekommen.

Ich kann nur hoffen, daß mit der neuen Präsidentschaft die Weltgesundheitsorganisation wieder Weltgesundheitspolitik versucht wird, an der sich dann hoffentlich endlich auch mal Deutschland aktiv beteiligt. Vielen Dank.

Dr. Kickbusch:
Das ist, glaube ich, durch die Wahl von Frau Brundlandt auch deutlich zum Ausdruck gekommen. Nur drei kurze Punkte: Zum einen: Wir wissen, daß Gesundheit zum Teil machbar ist. Das wissen wir epidemiologisch. Daß niemand vor Krankheit und Tod gefeit ist, wissen wir auch und ich glaube, diese Balance in einer guten Gesundheitsförderung zu halten, ist wichtig. Auch darauf hinzuweisen

ist wichtig, daß ein Großteil der Gesundheitsförderung auch darin besteht, Gesundheitspotentiale zu stärken, auch dort, wo zum Beispiel schon physische oder psychische Gesundheitsbeeinträchtigung stattgefunden hat. Wenn jemand unter diese „disability-gap" gefallen ist, wie können Gesundheitsförderungsmaßnahmen dazu beitragen, zum Beispiel weiterhin relativ unabhängig leben zu können, und nicht hospitalisiert zu werden. Also ein Teil Gesundheit ist machbar und hierauf zielt doch auch ein Großteil der Gesundheitsförderungsmaßnahmen. Das zweite ist ein sehr großes Problem, was Herr Siegrist angesprochen hat. Es gibt im Endeffekt keine Lobby für Gesundheit. Wenn sie historisch nachprüfen, dann war eigentlich Ende des 19. Jahrhunderts/Anfang des 20. Jahrhunderts zum einen im weitesten Sinn die Arbeiterbewegung die Lobby für Gesundheit, zum anderen aufgeklärte Ärzte, die durchaus in einem anderen politischen Kampf waren, aber sehr deutlich sahen, was Soziales in der Medizin zu suchen hat. Und beides fehlt uns momentan. Uns fehlt auf dieser größeren politischen Ebene der Organisationsfähigkeit das wirkliche Einsetzen für Gesundheit. Uns fehlt aber auch in vielen Ländern das Einsetzen einer inzwischen sehr gut organisierten Profession im Sinne einer sozialen Medizin für die Gesundheit. Und sie können zum Beispiel schon einen Unterschied sehen, wenn Sie sich anschauen, zu welchen Themen sich die British Medical Association äußert und zu welchen Themen sich die deutsche Ärzteschaft äußert. Und das gibt schon eine Andeutung dessen, wo sich eine doch sehr stark organisierte Profession als Lobby für Gesundheit auch zeigen könnte. Also hier sind Potentiale, die weder im Feld der Parteien – auch nicht bei den Grünen oder sonstwo – noch im Feld der Professionen wirklich ausgelotet worden sind und wirklich auch als Moment gesehen werden.

Das dritte, die Intersektoralität, bleibt natürlich weiterhin eine immense Herausforderung. Es gibt Erfahrungen inzwischen in einer Reihe von Mitgliedsländern, es gibt Erfahrungen auch auf der lokalen Ebene einer intensiveren Zusammenarbeit, es scheint aber eher zu funktionieren dort, wo Systeme zentraler organisiert sind und auch in England hat man mit der neuen Gesundheitspolitik zum Beispiel ein intersektorales Komitee eingerichtet. Es gibt es zum Teil mehr in den Entwicklungsländern, zum Teil ist es aber auch nur die Umorientierung. Wenn die Weltbank jetzt Geld in die Erziehung, in den schulischen Zugang von Mädchen steckt, dann tut sie wahrscheinlich mehr für die Gesundheit der Entwicklungsländer, als wenn sie das in bestimmte medizinische Dienstleistungen steckt. Und das sind Dimensionen der Intersektoralität, die nicht unbedingt bedeuten, daß man immer um den Tisch sitzen muß und darüber reden muß, sondern das sind Investitionsentscheidungen auf anderer Ebene, auch von anderen ökonomischen Institutionen. Und zumindest von den Wahlreden, die die Frau Brundlandt gehalten hat, sind es genau die Dimensionen, die ich angesprochen hab, die ihr Wahlprogramm waren, nämlich „Put health on the political agenda", das war der zentrale Punkt. „Deal with poverty as a cause of ill health" war der zweite Punkt und „Health is central to development policy" war der dritte Punkt und ich glaube, daß Frau Brundlandt als Ärztin in der besten Tradition der Sozialmedizin steht, wenn sie diese drei Punkte ganz vorneweg in ihr Wahlprogramm stellt.

Der Gesundheitsbegriff der Weltgesundheitsorganisation

Ilona Kickbusch

Der Anfang

Die Gründerväter der Weltgesundheitsorganisation zeigten Mut und Weitsicht. Sie beschlossen nicht nur, eine WeltGESUNDHEITsorganisation ins Leben zu rufen, sie gaben ihr auch in der Verfassung eine Definition – ich würde lieber sagen eine Umschreibung – von Gesundheit. Die Gründerväter standen noch nicht unter dem Einfluß der „evidence based medicine". Sie waren anerkannte Pioniere der öffentlichen Gesundheit (Public Health) in ihren Ländern, sie wußten noch um den Zusammenhang zwischen Armut und Gesundheit, sie kannten die Grenzen der Medizin, manche von ihnen hatten mehrere Epidemien und zwei Weltkriege durchlebt, und sie wollten ein Signal setzen: daß Gesundheit mehr ist, als die Abwesenheit von Krankheit. Gesundheit – so die WHO-Definition – ist ein Zustand des vollkommenen physischen, geistigen und sozialen Wohlbefindens. Schon die Formulierung vermittelt, daß es sich nicht um ein meßbares, sondern um ein normatives Gut handelt. Ein Gut, das Menschen erstreben, aber nie wirklich erlangen. Ähnlich sind diesem Ansatz Formulierungen, wie wir sie in der amerikanischen Verfassung finden, z.B. das Streben nach Glück, das „pursuit of happiness".

Der Utopievorwurf

Der Utopievorwurf, der der Definition häufig entgegengebracht wird, ist von daher zugleich richtig und gegenstandslos. Man wird die amerikanische Verfassung kaum abschaffen oder weniger überzeugt von ihrem Wert sein, weil die richtige Meßgröße für Glück fehlt. Ebenso sollte man die Gesundheitsdefinition der WHO nicht als medizinische oder epidemiologische Meßgröße verstehen, sondern als Hinweis darauf, daß Gesundheit viele Dimensionen hat, von vielen Determinanten bestimmt ist und unterschiedlichen historischen und kulturellen Interpretationen unterworfen ist.

Ein Großteil des andauernden Konflikts um die WHO Gesundheitsdefinition kommt sicherlich aus der Medizin, die sich (zu Recht) im Bereich der Krankheit wohler fühlt als im Bereich der Gesundheit. Neuerdings finden sich aber auch Vertreter der Gesundheitsökonomie, die die WHO und ihren Gesundheitsbegriff mit verantwortlich machen für die Maßlosigkeit der Konsumenten im Gesundheitswesen. (Wer für die Maßlosigkeit der Produzenten verantwortlich ist, bleibt im Dunkel.)

Gesundheit, so wie die WHO sie definiert - wird argumentiert - ist nicht erreichbar. Schon gar nicht ist sie durch das Tätigkeitsfeld des Arztes oder des Gesundheitssystems abgedeckt. Vollkommenes Wohlbefinden anzustreben oder gar einzuklagen führt zu einer immer breiteren Anspruchshaltung und Angebotspalette im Gesundheitssystem und schließlich zum finanziellen Bankrott des Systems. Interessant ist hier, daß der Gesundheitsbegriff herangezogen wird, um einen Prozeß zu benennen, der eigentlich ganz woanders verortet werden muß: nämlich in der zunehmenden Medikalisierung von Problemen, inklusive der Medikalisierung der Gesundheit selbst.

Der Gesundheitsbegriff selbst ist uns abhanden gekommen: in den meisten Fallen steht das Wort Gesundheit inzwischen für Medizin oder Krankheit. Gesundheitspolitik zum Beispiel ist Krankheitsverwaltungs- und -finanzierungspolitik, nicht eine Politik, die sich um das Herstellen von Gesundheit bemüht. Ähnliches läßt sich für das Gesundheitssystem sagen, bis hin zu der Wortschöpfung „Gesundheitsproblem".

Wichtige Elemente des WHO-Begriffs

Wie also soll die Gesundheitsdefinition der WHO verstanden werden?

Mehrdimensionalität

Die sicherlich größte Bedeutung des WHO-Begriffs liegt in der Integration der körperlichen, geistigen und sozialen Gesundheit. Besonders das Hinzufügen der sozialen Komponente war ein Durchbruch. Sie wurde von den damals kommunistischen Staaten eingebracht, die an der staatlichen Gesundheitsversorgung anknüpfen wollten, so wie sie von den staatssozialistischen Systeme aufgebaut worden waren. Dafür war kein Konsensus zu erreichen und dieser Systemkonflikt blieb während der Periode des kalten Krieges in allen Diskussion in den Verfassungsorganen der WHO immer präsent. Statt dessen einigte man sich auf das Wort „sozial", das durchaus der „public health tradition" entsprach. Der Tod ist eine soziale Krankheit, sagte schon Villarmé. Mit den heutigen Ergebnissen der Gesundheitsforschung können wir das Soziale an der Gesundheit auf durchaus neue Weise verstehen. Es geht nun nicht mehr nur um die klassischen Themen wie soziale Ungleichheiten und Benachteiligungen, die ja immer Bestandteil des Public Health waren, sondern auch um die Bedeutung von sozialen Faktoren wie Geschlecht oder Alter, und um den Einfluß gesundheitsfördernder Lebensumstände wie soziale Unterstützung und soziale Integration. Letztere sind neuerdings unter dem Begriff „soziales Kapital" verstärkt in der Diskussion.

Interessant ist anzumerken, daß in der Diskussion um eine neue Verfassung der WHO auch der Gesundheitsbegriff diskutiert wurde. Eine Reihe von Mitgliedsländern - besonders aus dem arabischen und asiatischen Raum - hat dafür plädiert, eine vierte Dimension der Gesundheit hinzuzufügen: die spirituelle Dimension. Die Diskussion um diesen Vorschlag ist noch nicht abgeschlossen.

Intersektoralität

Diese drei Dimensionen der Gesundheit bedeuten aber keinesfalls, daß sich die Medizin und die medizinische Profession für all diese Bereiche zuständig fühlen müßte - oder gar, daß das Gesundheitssystem den Auftrag hat, die entsprechenden Lebensumstände herzustellen. Im Gegenteil, die Politikprogramme der WHO haben immer wieder darauf verwiesen, daß Gesundheit eine gesamtgesellschaftliche Aufgabe ist, zu der eine breite Palette gesellschaftlicher Akteure beitragen. Die WHO sah und sieht es als UN Organisation sicherlich als ihre ureigenste Aufgabe, immer wieder auf gesellschaftliche Ungleichheiten auf weltweiter Ebene hinzuweisen und hervorzuheben, daß Gesundheitsentwicklung nicht von gesamtgesellschaftlicher Entwicklung zu trennen ist. Armut ist die Hauptursache für Krankheit weltweit. Von daher gilt es bei der Entwicklung einer Gesundheitsstrategie - gerade in den Entwicklungsländern - die drei Komponenten des Gesundheitsbegriffs im Auge zu behalten und die zentrale Frage zu stellen: welche Investition bringt den größten Gesundheitsnutzen? Zum Beispiel: Es hat lange Jahre gedauert bis akzeptiert wurde, daß die Investition in die Bildung von Frauen die vielleicht zentralste und effizienteste Gesundheitsstrategie in der Entwicklungshilfe ist, die sowohl ökonomischen und Menschenrechtskriterien gleichzeitig entspricht. Schon ein/zwei Jahre Schulbesuch haben signifikante Auswirkungen auf den Gesundheitszustand der gesamten Familie , auf die Kinderzahl und damit auf die Stellung der Frau in Familie und Gesellschaft. Inzwischen ist ein solcher Ansatz akzeptierte Priorität bis hin zu den Programmen der Weltbank.

Das bedeutet aber, daß sich andere Handlungsträger - Ministerien, Entwicklungsorganisationen, Stadtverwaltungen usw. - über die Gesundheitskonsequenzen ihres Handelns bewußt sein müssen. Aus diesem Ansatz heraus sind eine breite Palette von WHO-Programmen entstanden, die versuchen, intersektorale Zusammenarbeit herzustellen und zu fordern: als Beispiel sei hier nur das „Gesunde Städte"-Programm genannt.

Dieses Insistieren der WHO auf einem breiten Gesundheitsbegriff und der gesamtgesellschaftlichen Verantwortung für Gesundheit hat in den späten achtziger und frühen neunziger Jahren zu einer signifikanten Zunahme von Gesundheitsprogrammen in anderen UN Organisationen und bei Entwicklungshilfeorganisationen geführt. Das Verständnis, daß die Verbindung von Gesundheit und Entwicklung auf Gegenseitigkeit beruht, ist nun weit verbreitet: eine gute Entwicklungspolitik schafft mehr Gesundheit (z.B. durch eine besser ausgebildete Bevölkerung, durch weniger Armut, durch Zugang zu besserem Wasser, Gesundheitsprogrammen usw.) - aber auch Gesundheit ermöglicht einen nachhaltigen Entwicklungsprozeß, eine gesunde Bevölkerung ist leistungsfähiger und trägt aktiv zum Entwicklungsprozeß bei.

Die Vielzahl der Akteure im Gesundheitsbereich, in der Entwicklungspolitik und auf globaler Ebene hat aber nicht nur positive Auswirkungen - wenn der breite Gesundheitsbegriff mit dazu beigetragen hat, die neuen Akteure einzubinden, so findet nun ein Prozeß statt, wo viele dieser Akteure den Gesundheitsbegriff und damit den strategischen Ansatz einengen: viele der neuen Programme sind strengen Evaluationskriterien unterworfen und zunehmend werden solche Programme bevorzugt, die weniger einer langfristigen Gesundheitsentwicklungsstrategie dienen, als der schnellen Intervention und Meßbarkeit. So werden z.B. Impfprogramme dem schwierigeren Infrastrukturaufbau vorgezogen.

Gesundheit für alle

Ende der siebziger Jahre hat die WHO ihr Erfahrungswissen in einen inzwischen historischen Politikentwurf gefaßt: Gesundheit für Alle bis zum Jahr 2000. Für viele war dies der endgültige Beweis für die Wirklichkeitsferne der WHO. Wer konnte auch nur im Traum daran denken, bis zum Jahr 2000 alle Krankheiten auszurotten. Darum aber ging es überhaupt nicht. Die WHO versuchte mit diesem Ansatz, von ihrer Ausrichtung an vertikalen Programmen wegzukommen, hin zu einer integrativen Gesundheitsstrategie, die „primary health care" genannt wurde. PHC war ein geschickt geknüpfter Konsens über den Aufbau von Gesundheitsdiensten zwischen marktwirtschaftlichen und staatssozialistischen Gesundheitssystemen, der wiederum die Bedeutung der Gesundheitsdeterminanten, der Intersektoralität und der Prävention hervorhob. Das Politikpapier (Health for All Policy), das verabschiedet wurde, wollte eine Reihe von Aspekten deutlich machen:

Eine modernen Gesundheitspolitik orientiert sich an Gesundheit und Gesundheitsdeterminanten, sie verschreibt sich dem Ziel, die extremen Ungleichheiten in der Gesundheit abzubauen, besonders zwischen den Ländern der ersten und der dritten Welt, und sie setzt sich konkrete Ziele der Gesundheitsplanung. Natürlich erschien Ende der siebziger Jahre das Jahr 2000 weit genug entfernt, aber zugleich war es eine realistische Zeitspanne von 20 Jahren, innerhalb derer signifikante Veränderungen erreicht werden konnten. Und die Geschichte hat in vielen Fällen der WHO recht gegeben, wie der neueste Weltgesundheitsbericht deutlich aufzeigt. Die WHO war die erste UN-Organisation, die sich selbst konkrete Ziele setzte (also versuchte, output-orientiert zu arbeiten), die sich einen klaren strategischen Orientierungsrahmen gab (primary health care) und die weiterhin auf einem ethischen und moralischen Fundament ihrer Arbeit beharrte.

Viele Kritiker wissen nur wenig über die Aufgaben der WHO, die ja gerade nicht als Weltgesundheitsbehörde gegründet wurde, sondern als Expertenorganisation, die ihren Mitgliedsländern mit neuesten wissenschaftlichen Erkenntnissen dient, vornehmlich durch das Erstellen von Normen und Standards, und als eine Art Weltgewissen für Gesundheit fungiert. Sie ist keine Organisation, die weltweit Programme umsetzen soll und kann – schon ihr Finanzierungsrahmen erlaubt das nicht – sie ist aber eine Organisation, die Zeichen setzen kann und muß. Darin war und ist die WHO immer wieder erfolgreich – Gesundheit für Alle ist sicherlich eines der UN Programme, das am weitesten bekannt und zitiert ist und über die Jahre signifikanten Einfluß auf entwicklungspolitische Zielsetzungen ausgeübt hat.

Ausblick

Sicherlich, der Gesundheitsbegriff der WHO hat seine Schwächen und die neueren Erkenntnisse der Gesundheitsforschung verdeutlichen sie. Gesundheit wird immer weniger als Zustand verstanden, sondern als Prozeß und als Kontinuum. Gesundheit - wie schon oben angedeutet - wird nicht nur als Output, sondern auch als Ressource verstanden, und das Wissen um die Determinanten von Gesundheit hat dazu geführt, sehr viel systematischer nach Ansätzen zu suchen, die sowohl der Mehrdimensionalität wie der Intersektoralität Rechnung tragen. Programme, die an sozialen Institutionen und Organisationen ansetzen versuchen, Gesundheit mehr im Alltag als im Gesundheitssystem zu verankern. Sie sind auch sehr viel mehr an Partizipation und Prozeß orientiert, als viele der krankheitsbezogenen Präventionsprogramme. Gesundheitsförderung und die Ottawa Charter haben signifikant zu diesem Umdenkungsprozeß beigetragen - und zu neuen Diskussionen um den Gesundheitsbegriff geführt. Ähnliche Diskussions- und Entwicklungsprozesse werden sich auch in zukünftigen Jahren ergeben - es besteht jedoch kaum Anlaß, jedesmal den Gesundheitsbegriff der WHO zu verändern.

Ich möchte zum WHO Gesundheitsbegriff eine sehr pragmatische Position einnehmen. Es geht damit wie mit der Demokratie, sie ist sicherlich nicht perfekt, aber bisher wohl das beste Regierungssystem, das wir haben. Der Gesundheitsbegriff der WHO ist keinesfalls perfekt, aber er gibt eine Orientierung, die weiterhin vorwärtsweisend ist (bezogen insbesondere auf die Elemente Mehrdimensionalität und Intersektoralität) und von vielen Handlungsträgern im Gesundheitssytem so immer noch nicht verstanden wird. Für Effizienzmessungen müssen andere Definitionen und Kategorien herhalten - und da läßt es sich sicherlich leichter mit der Krankheit und ihrer Messung (auch der Abwesenheit von Krankheit) arbeiten, als mit dem WHO Begriff. Dafür wurde er auch nicht geschaffen. Er sollte einer Welt, die durch das Trauma des zweiten großen Weltkrieges gekommen war, ein Stück Hoffnung vermitteln, ein Ziel vor Augen halten, einen Wunschtraum ausdrücken. Ich kann damit ebensogut leben, wie mit der idealistischen amerikanischen Verfassung und dem Streben nach Glück.

Literatur

Deutsches Grünes Kreuz (Hrsg) (1998) Der Weltgesundheitsbericht 1998. Leben im 21. Jahrhundert. Eine Vision für alle. Weltgesundheitsorganisation Genf. Kilian Verlag, Marburg

Koivusalo M, Ollila E (1997) Making a Healthy World. Agencies, Actors and Policies in International Health. ZED Books Ltd., London, New York

Kickbusch I (1997) Think Health: What makes the difference. Health Promotion International, Vol 12, No.4:265-272

Kickbusch I, Broesskamp Stone U, Walter U (1998) Gesundheitsförderung. In: Schwartz FW et al. (Hrsg) Das Public Health Buch. Beck Verlag, München

Diskussionsbeitrag

Moderator (Prof. Diesfeld):
Ich bin der Meinung, daß das nächste Thema sicherlich vieles noch mit impliziert, und ich würde vorschlagen, daß wir den nächsten Vortrag hören und dann beide Vorträge gemeinsam diskutieren.

Prof. Dr. Häfner:
Ja, vielen Dank. Ich will damit beginnen, Sie auf einen Wertkonflikt aufmerksam zu machen, der am Schluß Ihrer Ausführungen deutlich war.

Er tut sich auf zwischen dem, was die Welthandelsorganisation und alle unter dem Ziel der Gewinnerzielung handelnden Subjekte, d.h. die ganze ökonomische Welt, anstreben und dem, was das Prinzip der Verteilungsgleichheit will. Das Prinzip der freiheitlich ökonomischen Welt ist Wettbewerb, ist Ungleichheit. das Streben nach dem größten Gewinn. Und das, was Sie hier als Gesundheitsförderung anstreben, zielt auf Verteilungsgleichheit.

Das zweite, was ich sagen wollte, ist: Die Perspektiven und Zusammenhänge, in die Sie Gesundheit gestellt haben, sind außerordentlich interessant. Nur: Sie gehen weit hinaus über das, was wir konventionell als Gesundheit verstanden haben. Vielleicht sollten wir doch sagen: in diese Konzepte, die Sie uns vorgestellt haben, gehen in erster Linie sozialwissenschaftliche Paradigmata ein. Angefangen von der Forschung am sozialen Netz und sozialer Unterstützung bis zum „human capital concept“. Sie können sowohl als soziale Risiko- oder Schutzfaktoren für Gesundheit bedeutsam sein oder als ein umfassendes soziales Konzept verstanden werden, das (auch) Aspekte von Gesundheit enthält.

Was nicht darin aufgehen sollte, ist die klassische Epidemiologie. Um nur ein Beispiel daraus zu nennen: nehmen Sie etwa die malignen Neubildungen, dann sind die daran Erkrankten diejenigen, die entweder nicht erfolgreich von der Gesundheitsförderung profitiert haben oder jene, für die Ihre Annahmen nicht zutreffen.

Aber die epidemiologische Situation einer Bevölkerung bildet die Determinanten oder die Bedürfnisse für das Gesundheitsversorgungssystem ab. Und dann ein letztes: „Lebensbereiche“ – Sie haben Ihren Fokus auf die Arbeitswelt gelegt. Das ist richtig, hier liegen Risikofaktoren. Nur, in der Gesamtvarianz der Gesundheitsrisiken sind sie weniger bedeutsam als ehedem:

1. Die Zeit, in der ein Mensch Arbeit verrichtet, ist im Schrumpfen begriffen.
2. Die individuellen Konfliktbereiche in der Arbeit - gut, ich will mal Globalisierung und „shareholder value“ außer acht lassen – sind nicht jene, die den Menschen am tiefsten berühren und belasten. Der Mensch bringt mehr Zeit in Freizeit und mehr Verletzbarkeit in Beziehungen der Familie und andere intime Beziehungsformen ein. Hier sind Konfliktbereiche und das, was zu Belastungsketten führt, ungleich bedeutsamer. Es gibt Studien über Lebensbereiche und Depressivität, die zeigen, daß die privaten Bereiche die wichtigeren

sind; Depressivität ist auch ein Mediator für Immunlagen und damit für körperliche Krankheiten.

Leider ist dies auch der weniger zugängliche Bereich für Präventionsmethoden.

Frau Dr. Kickbusch:
Zum ersten: Also der Konflikt ist da, und die Frage ist: wie innerhalb des internationalen Systems dieser Konflikt ausgestanden wird. Momentan wird er unter den Teppich gekehrt. Und unsere Hoffnung zumindest von Seiten der „Public Health Committee" ist, daß eine Person wie Frau Brundlandt mit entsprechender Politikerfahrung diesen Konflikt zumindest offensiver angehen wird.

Das sind Entscheidungen im Weltsystem, die ziemliche Folgen haben werden.

Und es hat sich ja innerhalb der letzten zehn, zwanzig Jahre ein etwas ähnlich gelagerter Konflikt, zur einen Seite der Weltgesundheitsorganisation, zur anderen Seite der Weltbank, oder des Internationaler Währungsfonds entwickelt. Er stellt sich jetzt auch wieder im Hinblick auf die Bedingungen, die der Internationale Währungsfonds in Asien gesetzt hat, ein. Aber es ist interessant zu sehen, daß zumindest die Weltbankpolitik, in dem, was man jetzt als notwendige Investitionen sieht, sich sehr stark hin auf die Position der WHO bewegt hat.

Also hier gibt es Abstimmungsprozesse, die innerhalb des internationalen Systems durchaus geklärt werden müssen und wo die einzelnen Mitgliedsländer natürlich mit zwei Stimmen mindestens sprechen; die sind ja sowohl in der Gesamtversammlung der WHO vertreten wie in der Gesamtversammlung der Welthandelsorganisation, und da sprechen unterschiedliche Ministerien, Vertretungen usw.

Das zweite: da muß ich gar nicht viel dazu sagen, Sie haben völlig recht, Herr Häfner, und darum passiert ja das, was ich angedeutet habe, daß dieser ganze Bereich „social capital" so massiv in die Gesundheitsdiskussion nun einwirkt, und wo sich ein anderes – ich sage fast ethisches – Problem stellt.

Ja wie kann, soll man in diesen Bereichen intervenieren? Welche Form von Gesundheitsförderung kann ich machen und wo ist Gesundheitsförderung durch die Hintertür dann plötzlich allgemeine Gesellschaftspolitik?

Und es stellte sich ja schon in den Finanzierungsfragen in Deutschland die Frage: was soll eine Kasse fördern, wenn Leute in eine Sportgruppe gehen, was ist da wichtiger? Daß sie ihr „social capital" stärken oder daß sie um den Block laufen und ihre physische Gesundheit stärken? Wie interagiert das? Das sind Fragen, die sofort auf die Finanzierung Einfluß haben.

Das ist durchaus noch nicht konsequent genug durchgedacht worden oder politisch umgesetzt worden.

Aber um so komplizierter werden die Interventionen, und darum auch unsere Suche mit solchen Pilotprojekten, wie ich sie angesprochen habe. Kann man durch solch systemische Intervention eigentlich eine Reihe dieser Komponenten stärken? Aber es ist eben überhaupt kein Zufall, daß diese Sozial-Kapital-Diskussion, ob der Begriff nun gut oder schlecht ist, so stark in den Vordergrund kommt, weil Forschungen das immer deutlicher aufzeigen und die Krankheitsfolgen, der sozialen Isolation oder was auch immer, deutlich werden.

Der letzte Punkt natürlich: das ist richtig, ich kann meine Gesundheitsausgaben nicht mehr damit argumentativ vertreten, daß es weniger Ausfallzeiten in der Industrie gibt. wenn zwei Drittel meiner Bevölkerung überhaupt nicht am Arbeitsplatz sind.

Also brauche ich eine andere Argumentationslogik, warum ich Leute überhaupt gesund erhalten will. Denn: wenn nur der kleinste Teil der Bevölkerung im Produktionsprozeß ist, sage ich mal jetzt simplistisch, ja welchen Lebensgrund, welche Berechtigung haben die anderen? Besonders die am anderen Ende des Spektrums, die jetzt im Schnitt so 80 bis 85 Jahre alt werden. Warum will ich die gesund erhalten? Das sind Aspekte, denen sich die Gesundheitspolitik noch nicht gestellt hat.

Prof. Dr. Badura:
Meine Damen und Herren, hier wurde eben ein sehr wichtigen Punkt angesprochen. Ich selbst bin Schüler von Ralf Dahrendorf, und wir haben damals in Konstanz sehr oft das Thema der Ziele von Gesellschaftspolitik diskutiert. Herr Dahrendorf hat in diesem Zusammenhang immer als echter Liberaler darauf hingewiesen, daß es nicht darauf ankommt, Gleichheit der Ergebnisse - etwa im Bildungsbereich - herzustellen, sondern Gleichheit der Ausgangsbedingungen. Dieses Thema haben wir in der Tat im Rahmen der Gesundheitsförderung noch nicht ausreichend zu Ende diskutiert. Wir diskutieren über soziale Ungleichheit und gehen zunächst einmal davon aus, daß es darauf ankommt, Ungleichheiten z.B. in der Mortalität oder Morbidität, zu reduzieren. Ob dies wirklich ein sinnvolles Ziel der Gesundheitspolitik sein kann, sollte noch einmal im Lichte der Frage diskutiert werden, in welchem Verhältnis hier die Ausgangsbedingungen und die Ergebnisse zueinander stehen.

Als zweites angesprochen wurde die Frage, warum Priorität bei der Gesundheitsförderung in der Arbeitswelt. Hier stehen wir heute ja vor der Frage, wie wir die Gesundheitsförderung überhaupt wieder als legitimes Ziel der Gesundheitspolitik etablieren können. Wie also können wir es erreichen, daß unsere Ressourcen nicht ausschließlich für Reparaturleistungen, sondern daß eben auch ein angemessener Teil für die Verhinderung von Reparaturen und für die Förderung von Gesundheitspotentialen zur Verfügung steht. Vielleicht ist es gerade in bezug auf die Gesundheitsförderung in der Arbeitswelt möglich, so etwas wie eine neue Allianz zwischen Unternehmern, Gewerkschaften und Staat herzustellen, die eine zukunftsorientierte problemvermeidende Gesundheitspolitik in den Vordergrund stellt. Um die Sinnhaftigkeit von Gesundheitsförderung zu begründen, scheint mir der Ansatzpunkt bei den Krankenständen und beim Zusammenhang zwischen Gesundheitsförderung und Qualität der Produkte und Dienstleistungen besonders naheliegend und unabweisbar.

Als drittes angesprochen war das Thema Epidemiologie. Daß die Epidemiologie ein zentraler Bestandteil jeder gesundheitswissenschaftlichen Ausbildung ist, steht für mich außer Zweifel. Im Rahmen der Gesundheitsförderung hat die Epidemiologie vor allem die Funktion, grundlegende Kausalzusammenhänge zwischen Arbeit und Gesundheit aufzuklären und zweitens die Funktion der Wirksamkeitsprüfung von Interventionsverfahren. Eine dritte wichtige Funktion liegt dort, wo es darauf ankommt, die Wirksamkeit von Gesundheitsförderungsmaßnahmen im Alltag der Unternehmen zu überprüfen, also hier wäre das Stichwort Evaluation zu nennen. Auch hier sollte man noch einmal der Frage genauer nachgehen, was eigentlich das hochschulpolitische Schicksal dieses wichtigen Gebietes ist. Warum weigern sich gerade medizinische Fakultäten in Deutschland, dieses Fach stärker auszubauen? Wir haben u.a. mit Blick auf diese Problematik eben an unserer neugeschaffenen Fakultät in Bielefeld einen Lehrstuhl für Epidemiologie ausgeschrieben, wobei wir der Auffassung sind, daß Gesundheitswissenschaften ohne Epidemiologie nicht möglich sind und weil wir hier gerade auch in Deutschland eine erhebliche Lücke im Wissenschaftsspektrum erkannt haben.

Prof. Dr. Kolkmann:
Also: Die Aufgabe einer gesetzlichen Krankenkasse ist es nicht, viel Geld für soziale Kompetenz auszugeben. Die Aufgabe einer gesetzlichen Krankenkasse ist es, gegen das Krankheitsrisiko zu versichern. Des weiteren: Frau Brundlandt ist Gott sei Dank Ärztin und das könnte ja dazu führen, daß die Programme etwas rationaler werden, als das, was hier vorgetragen worden ist. Es ist natürlich ehrenwert, ein Paradies auf Erden mit ewigem Leben anzustreben, nur ist das völlig irrational.

Wir haben vor etwa 15 Jahren gerade hier im Lande Baden-Württemberg eine zum Teil erbitterte Diskussion über die Primärprävention erlebt, weil mein Vorgänger im Amt ihr besonders verpflichtet war. Die damaligen Aktivitäten haben rückblickend leider sehr wenig gebracht. Meine persönliche Sorge bei dieser salutogenetischen Diskussion geht dahin, daß bei der Bevölkerung und der Politik der Eindruck erweckt werden könnte, daß Gesundheit machbar ist. Das halte ich, jedenfalls bei meinem zugegebenermaßen medizinisch eingeengten Krankheitsbegriff für eine Täuschung. Und zwar deswegen, weil die Entstehung und Entwicklung von Krankheiten zum Teil außerhalb unserer Einwirkungsmöglichkeiten liegen. Krankheit ist zu einem bestimmten Teil auch Schicksal.

Epidemiologisch kann man natürlich feststellen, in einer Population, die nicht raucht, sterben statistisch soundsoviel Menschen weniger an Lungenkrebs. Man kann aber dem Individuum nicht versprechen du bekommst keinen Lungenkrebs, wenn du nicht rauchst. Und deswegen halte ich diese Aussage dem Individuum gegenüber zu einem gewissen Grad auch für eine Täuschung, wenn nicht sogar für Betrug.

Zum anderen, wenn wir die Aufgaben der Medizin oder der Gesundheitspflege in einem solchen Maße ausweiten, wie das hier geschehen ist, dann machen wir die Medizin zu einer Art Religionsersatz. Das können wir nicht leisten! Das ist zu teuer! Das kann die Medizin bzw. die Gesundheitspflege, wie eben angedeutet, gar nicht leisten.

Noch einige Anmerkungen zu den Ausführungen von Herrn Badura: Sie haben schon den Finger in eine Wunde gelegt. Von Firmen, die als Managementberater in Krankenhäusern tätig sind, hört man selbst in der Regel zwei wesentliche

Qualitätsdefizite. Erstens, es gibt keine Führung. Die Führung selbst bestreitet das meistens, in der Realität sind Führungsdefizite aber ein sehr häufiger Qualitätsmangel im Krankenhaus. Zum anderen läßt die Mitarbeiterzufriedenheit häufig zu wünschen übrig. In vielen Krankenhäusern haben sich die Mitarbeiter innerlich verabschiedet, sind in die innere Emigration gegangen. Das liegt einfach daran, daß die Rahmenbedingungen nicht in Ordnung sind. Ich nenne als Beispiel das Arbeitsgesetz, dessen Umsetzung in vielen Krankenhäusern zu wünschen übrig läßt, weil angeblich Geld fehlt, um neue Mitarbeiter einzustellen.

Die Versorgungsqualität eines Krankenhauses hängt eben wesentlich auch von der Mitarbeiterzufriedenheit ab. Mitarbeiter, die in ständiger Sorge um ihren Arbeitsplatz sind, die unter erheblichem Zeitdruck stehen, ständig unbezahlte Überstunden machen müssen, die statt Patientenversorgung Dokumentation und Verwaltungsaufgaben erledigen müssen, werden keine große Zufriedenheit entwickeln und das hat sicher Auswirkungen auf die Versorgungsqualität.

Man könnte auch sagen, ohne ausreichende finanzielle Ressourcen leidet die Qualität der Versorgung nicht nur im Krankenhaus sondern auch in der Praxis.

Noch eine andere Erscheinung, von der ich kürzlich gelesen habe, scheint mir bemerkenswert. In den Medien wurde von einer Untersuchung berichtet, wonach ein hoher Prozentsatz der Befragten sich in den letzten 2 Wochen vor der Befragung zwar krank gefühlt hat, jedoch nicht zum Arzt gegangen ist und weitergearbeitet hat. Der Prozentsatz derjenigen, die arbeitsunfähig geschrieben wurden, lag wesentlich unter dem Prozentsatz derjenigen, die sich krank fühlten.

Das heißt, die Menschen sind krank, gehen aber nicht zum Arzt sondern arbeiten weiter und das ist eine Entwicklung, die ich eigentlich so nicht gut finden kann.

Prof. Dr. Siegrist:
Ich bedaure schon die unsachliche Komponente in Ihren Ausführungen. Das Wort „Betrug“ sollte man, glaube ich, in diesem Kontext nicht in den Mund nehmen.

Ich habe eine Frage an Frau Kickbusch und einen Kommentar zu Herrn Häfner, falls die Zeit das gestattet.

Die Frage an Frau Kickbusch ist einfach die: wie schaffen wir es, für ‘health production’ eine ähnliche politische Verbindlichkeit herzustellen wie für „health care consumption“? Die intersektorale Politik hat ja offensichtlich hier versagt, und ich sehe das auch auf EG-Ebene, zu schweigen von der begrenzten Kompetenz der Bundesgesundheitsministerien.

Arbeit hat einen sehr hohen Stellenwert; Sozialpolitik – ja; Gesundheitspolitik ist ganz unten auf der EG-Ebene. Wie kann man intersektoral diese „health production“-Position stärken? Braucht man nicht auch noch von „bottom up“ eine Stärke? Sie hatten die Umwelt angesprochen. Das kann ja nicht nur „top down“ gehen. Braucht man hier nicht auch „bottom up“-Potentiale, und dann ist die Frage: Patienten sind ja schlecht organisierbar, Gesundheit ist ja nach Heidelberger Diktion (Gadamer) unsichtbar. Wie kann man eigentlich für Gesundheit politisch mobilisieren?

Das war also die Frage an Frau Kickbusch. Und der Kommentar zu Herrn Häfner: es ist richtig, daß die Arbeit eine schrumpfende Realität ist. Es ist aber nicht richtig, daß die Auswirkungen der Arbeit auf die privaten und außerberuflichen Belange damit auch abnehmen.

Es scheint sich viel mehr - das habe ich in meinem Referat gestern ja auch gezeigt - die Disparität der Lebens- und Gesundheitschancen zwischen denen, die kontinuierliche und qualifizierte Erwerbsarbeit leisten und denen, die in prekären Arbeitsverhältnissen stehen oder vom Arbeitsmarkt ausgeschlossen sind - weiter zuzuspitzen. Also insofern sind die Auswirkungen enorm groß.

Prof. Sonntag:
Wir hören jetzt noch Herrn Diesfeld, und dann bitte ich um eine abschließende Bemerkung von Frau Kickbusch. Herr Badura: Tut mir leid, aber wir sind in zeitlichen Verzug.

Prof. Dr. Diesfeld:
Eigentlich würde ich gern Herrn Kolkmann massiv widersprechen zu dem, was er gesagt hat. Aber ich hatte mich gemeldet, um Frau Kickbusch dafür zu beglückwünschen, daß das Tagungsthema „Gesundheit unser höchstes Gut?“ zum ersten Mal eigentlich jenseits des rein versorgungstechnischen Aspektes diskutiert worden ist.

So sehr ich die gestrige Diskussion interessant fand, aber sie hat sich nur um dieses grüne Feld gekümmert, das sie in ihrer Darstellung gezeigt hat. Und wir sind jetzt zum ersten Mal in das gelbe und in das darüberliegende Gesundheitsfeld gekommen.

Ich kann nur hoffen, daß mit der neuen Präsidentschaft die Weltgesundheitsorganisation wieder Weltgesundheitspolitik versucht wird, an der sich dann hoffentlich endlich auch mal Deutschland aktiv beteiligt. Vielen Dank.

Dr. Kickbusch:
Das ist, glaube ich, durch die Wahl von Frau Brundlandt auch deutlich zum Ausdruck gekommen. Nur drei kurze Punkte: Zum einen: Wir wissen, daß Gesundheit zum Teil machbar ist. Das wissen wir epidemiologisch. Daß niemand vor Krankheit und Tod gefeit ist, wissen wir auch und ich glaube, diese Balance in einer guten Gesundheitsförderung zu halten, ist wichtig. Auch darauf hinzuweisen ist wichtig, daß ein Großteil der Gesundheitsförderung auch darin besteht, Gesundheitspotentiale zu stärken, auch dort, wo zum Beispiel schon physische oder psychische Gesundheitsbeeinträchtigung stattgefunden hat. Wenn jemand unter diese „disability-gap“ gefallen ist, wie können Gesundheitsförderungsmaßnahmen dazu beitragen, zum Beispiel weiterhin relativ unabhängig leben zu können, und nicht hospitalisiert zu werden. Also ein Teil Gesundheit ist machbar und hierauf zielt doch auch ein Großteil der Gesundheitsförderungsmaßnahmen. Das zweite ist ein sehr großes Problem, was Herr Siegrist angesprochen hat. Es gibt im Endeffekt keine Lobby für Gesundheit. Wenn sie historisch nachprüfen, dann war eigentlich Ende des 19. Jahrhunderts/Anfang des 20. Jahrhunderts zum einen

im weitesten Sinn die Arbeiterbewegung die Lobby für Gesundheit, zum anderen aufgeklärte Ärzte, die durchaus in einem anderen politischen Kampf waren, aber sehr deutlich sahen, was Soziales in der Medizin zu suchen hat. Und beides fehlt uns momentan. Uns fehlt auf dieser größeren politischen Ebene der Organisationsfähigkeit das wirkliche Einsetzen für Gesundheit. Uns fehlt aber auch in vielen Ländern das Einsetzen einer inzwischen sehr gut organisierten Profession im Sinne einer sozialen Medizin für die Gesundheit. Und sie können zum Beispiel schon einen Unterschied sehen, wenn Sie sich anschauen, zu welchen Themen sich die British Medical Association äußert und zu welchen Themen sich die deutsche Ärzteschaft äußert. Und das gibt schon eine Andeutung dessen, wo sich eine doch sehr stark organisierte Profession als Lobby für Gesundheit auch zeigen könnte. Also hier sind Potentiale, die weder im Feld der Parteien - auch nicht bei den Grünen oder sonstwo - noch im Feld der Professionen wirklich ausgelotet worden sind.

Das dritte, die Intersektoralität, bleibt natürlich weiterhin eine immense Herausforderung. Es gibt inzwischen Erfahrungen in einer Reihe von Mitgliedsländern, es gibt Erfahrungen auch auf der lokalen Ebene einer intensiveren Zusammenarbeit, es scheint aber eher dort zu funktionieren, wo Systeme zentraler organisiert sind. Auch in England hat man mit der neuen Gesundheitspolitik zum Beispiel ein intersektorales Komitee eingerichtet. Zum Teil ist es aber auch nur die Umorientierung. Wenn die Weltbank jetzt Geld in die Erziehung, in den schulischen Zugang von Mädchen investiert, dann tut sie wahrscheinlich mehr für die Gesundheit der Entwicklungsländer, als wenn sie das in bestimmte medizinische Dienstleistungen investiert. Und das sind Dimensionen der Intersektoralität, die nicht unbedingt bedeuten, daß man immer um den Tisch sitzen muß und darüber reden muß, sondern das sind Investitionsentscheidungen auf anderer Ebene, auch von anderen ökonomischen Institutionen. Und zumindest von den Wahlreden, die Frau Brundlandt gehalten hat, sind es genau die Dimensionen, die ich angesprochen hab, die ihr Wahlprogramm waren, nämlich „Put health on the political agenda", das war der zentrale Punkt. „Deal with poverty as a cause of ill health" war der zweite Punkt und „Health is central to development policy" war der dritte Punkt und ich glaube, daß Frau Brundlandt als Ärztin in der besten Tradition der Sozialmedizin steht, wenn sie diese drei Punkte ganz vorneweg in ihr Wahlprogramm stellt.

Die Gesundheitsausgaben und die Staatsquote

Befunde des Vergleichs demokratisch verfaßter Länder

Manfred G. Schmidt

Zusammenfassung

In den demokratisch verfaßten Industrieländern hat das Gesundheitswesen vor allem in der 2. Hälfte des 20. Jahrhunderts wesentlich zum Anstieg der Staatsquote, des Anteils der Staatsausgaben an der Wirtschaftsleistung eines Landes, beigetragen. Welche Ursachen liegen der Expansion der Gesundheitsausgaben zugrunde? Welche Rolle haben hierbei die Nachfrage-, Angebots- und Finanzierungsbedingungen des Gesundheitswesens gespielt? Und in welchem Ausmaß beruhen die Gesundheitsausgaben auf tief verankerten sozio-ökonomischen und politischen Fundamenten? Ferner: warum variieren die Höhe und das Wachstumstempo der Gesundheitsausgaben von Land zu Land so stark? Diese Fragen werden im vorliegenden Beitrag auf der Basis von vergleichenden Analysen der öffentlichen und der privaten Gesundheitsausgaben in 21 Demokratien im Zeitraum von 1960/61 bis 1995 beantwortet.

Der erste Teil des Beitrags faßt die wichtigsten Befunde jener Forschungsrichtung zusammen, in der die Gesundheitsausgaben in den westlichen Demokratien mit Angebots- und Nachfragebedingungen sowie Finanzierungsstrukturen des Gesundheitswesens erklärt werden. Der zweite Teil des Beitrags betritt weitgehend Forschungsneuland. Er erkundet – in Anlehnung an Mancur Olsons Unterscheidung der „Quellen" von den „Ursachen" oder „Fundamenten" makrogesellschaftlicher Ergebnisse – die politischen und sozio-ökonomischen Fundamente der öffentlichen Gesundheitsausgaben und der privaten Aufwendungen für Gesundheitsdienstleistungen in allen demokratisch verfaßten Mitgliedstaaten der Organisation für ökonomische Entwicklung und Zusammenarbeit (OECD).

Zu den Fundamenten der öffentlichen Gesundheitsausgaben gehören, so die Ergebnisse des auf kombinierten („gepoolten") Zeitserien- und Querschnittanalysen beruhenden Vergleichs, neben dem Niveau der wirtschaftlichen Entwicklung vor allem die politisch-administrative Tradition etatistischer oder marktorientierter Problemlösung, ferner das Ausmaß der Verlagerung von Gesundheitsdienstleistungen vom Haus zum Markt und zum Staat, sodann das Alter der Demokratie und die hiermit zusammenhängende Chance der Bildung stabiler Sonderinteressengruppen („Verteilungskoalitionen"), überdies die Regierungsbeteiligung von Linksparteien, Diffusionsprozesse in der Europäischen Union sowie ein „National Health Service-Faktor".

Die politischen und sozio-ökonomischen Fundamente überdurchschnittlich hoher privater Gesundheitsausgaben hingegen bestehen – neben einem fortgeschrittenen Stand wirtschaftlicher Entwicklung – vor allem aus schwachen Linksparteien-Milieus, schwachen „gatekeeper"-Strukturen in der Primärversorgung und privatwirtschaftsfreundlichen institutionellen Bedingungen nach US-amerikanischem Muster.

Die Untersuchungsergebnisse stützen die These, daß den Gesundheitsausgaben auch weiterhin eine – in ihren Fundamenten verwurzelte – starke Wachstumsdynamik eigen ist. Zweitens macht der Nachweis, daß das hohe Niveau der Gesundheitsausgaben und ihre beträchtliche Expansion auf massiven Fundamenten politischer und gesellschaftlicher Art beruhen, besser verständlich, warum die meisten Bemühungen um Kostensenkung nur begrenzten Erfolg erzielen. Das ist nicht verwunderlich, weil die Kostendämpfungspolitik in der Regel die Fundamente der Gesundheitsausgaben meist nur touchiert, aber nicht wirklich bewegt oder gar beseitigt hat. Die Politik der Kosteneindämmung im Gesundheitswesen ist gut beraten, wenn sie die in den politischen und sozio-ökonomischen Fundamenten eingelagerten Hindernisse von Kosteneinsparungen einkalkuliert. Diese Barrieren sind viel tiefer verankert und viel schwieriger zu beseitigen als jene Hindernisse, auf die sich die konventionelle Kostendämpfungspolitik eingestellt hat.

1. Fragestellung, Datenbasis, Untersuchungsanordnung und Methoden

Ob Gesundheit wirklich allen das höchste Gut ist, wird bezweifeln, wer beobachtet, wie viele mit ihr schludrig umgehen. Daß Gesundheit aber teuer kommt, steht außer Streit. Von letzterem zeugen die hohen Gesundheitsausgaben hierzulande und in vielen anderen Staaten. Der Höhe und Entwicklung der Ausgaben und der Zahl der Arbeitsplätze nach zu urteilen, ist das Gesundheitswesen weltweit eine Wachstumsbranche.[1] In besonderem Maße gilt dies für die demokratisch verfaßten Industriestaaten in Europa, Nordamerika, Japan, Australien und Neuseeland. Dort nahm der Anteil aller Gesundheitsausgaben, also der privaten ebenso wie jener der öffentlichen, am Bruttoinlandsprodukt zwischen 1960 und 1996 von durchschnittlich 3,8 % auf 8,2 % zu.[2] Und nach Beschäftigungsanteilen gerechnet, sind im Gesundheitswesen im Durchschnitt der Mitgliedstaaten der Organisation für ökonomische Entwicklung und Zusammenarbeit (OECD) 1990 mehr als 5 % der Erwerbspersonen – mit steigender Tendenz – beschäftigt gewesen.[3]

Die gesamten Gesundheitsausgaben setzen sich aus zwei Komponenten unterschiedlicher Größe zusammen: den öffentlichen und den privaten Ausgaben. Der größte Anteil der gesamten Gesundheitsausgaben entfällt auf den öffentlichen Bereich, der kleinere auf die privaten Ausgaben. Die Ausnahme sind die Vereinigten Staaten von Amerika. Dort übersteigt der Anteil der privaten Gesundheitsausgaben an der wirtschaftlichen Leistung des Landes den des Staates. Ansonsten dominieren die öffentlichen Gesundheitsausgaben, und zwar in zunehmendem Maße. Gemessen am Sozialprodukt kletterte der Anteil der öffentlichen

[1] Weltentwicklungsbericht 1993.
[2] Siehe Tabelle 1.
[3] OECD 1995: 12.

Ausgaben für Gesundheit in den OECD-Ländern beispielsweise von durchschnittlich 2,3 % im Jahre 1960 auf mehr als 6 % im Jahre 1996.[4] Die Expansion der öffentlichen Gesundheitsausgaben ist auch im Vergleich mit anderen staatlichen Aufgabenbereichen eindrucksvoll; übertroffen wird sie nur vom Anstieg der öffentlichen Ausgaben für die Alterssicherung und vom zunehmenden Aufwand für Zins und Tilgung der Staatsverschuldung, während andere, vormals einflußreiche Politikfelder, wie die Militärpolitik, mit einem schrumpfenden Anteil am Sozialprodukt auskommen müssen[5] (Tabelle 1).

Somit gehören die Gesundheitsausgaben zu den einflußreichsten Quellen des fundamentalen Wandels der Arbeitsteilung zwischen Staat und Markt, der dem Staat in den westlichen Ländern vor allem in der zweiten Hälfte des 20. Jahrhunderts eine zunehmende Bedeutung in der Regelung der Lebensverhältnisse seiner Bürger verschafft hat. Ein Anzeiger dieses Wandels ist die Staatsquote, d.h. der Anteil aller öffentlichen Ausgaben an der im Bruttoinlands- oder Bruttosozialprodukt ausgewiesenen wirtschaftlichen Leistung eines Landes. Die Staatsquote ist in allen westlichen Ländern in der zweiten Hälfte des 20. Jahrhunderts auf ein zuvor in Friedenszeiten noch nicht erreichtes Niveau gestiegen.[6] In den meisten Demokratien im Bereich der OECD entfielen zwischen sechs und 41 Prozent des Anstiegs der Staatsquote zwischen 1960 und 1995 auf die Expansion der öffentlichen Gesundheitsausgaben. In den USA ging sogar fast der gesamte Zuwachs der Staatsquote auf das Konto der öffentlichen Gesundheitsausgaben (siehe Tabelle 2).

Mittlerweile beläuft sich der Anteil der öffentlichen Gesundheitsausgaben an allen staatlichen Ausgaben beispielsweise in Deutschland auf 17,6 % (1995). Und auch in Ländern, in denen der Staat und die Staatsausgaben außerhalb des Gesundheitswesens am kürzeren Zügel geführt werden, wie in den USA, in Japan und der Schweiz, ist der Anteil der öffentlichen Aufwendungen für Gesundheit an allen Staatsausgaben ähnlich hoch oder höher, nämlich 20,4 % (USA) bzw. 16,0 % (Japan) und 17,6 % in der Eidgenossenschaft.[7]

Auch wenn die Gesundheitsausgaben in allen etablierten Demokratien seit den 60er Jahren beträchtlich erhöht wurden, geschah dies doch in einem von Land zu Land unterschiedlichen Tempo und auf unterschiedlichen Ausgangsniveaus (siehe Tabelle 1). Weltweit am meisten geben die privaten und die öffentlichen Haushalte für Gesundheit in den USA aus. Dort entfallen Mitte der 90er Jahre 14,2 % des Sozialproduktes auf die Gesundheitsversorgung, also fast jeder siebte US-Dollar. Welche Sonderstellung die Vereinigten Staaten von Amerika damit einnehmen, erhellt der Vergleich mit den Gesundheitsausgabenquoten der übrigen OECD-Mitgliedstaaten. Mit beträchtlichem Abstand zu den USA folgen Mitte der 90er Jahre die Bundesrepublik Deutschland (10,5 %), die Schweiz (9,8 %) und Kanada (9,2 %).

[4] Quelle: OECD 1997a.

[5] In Frankreich beispielsweise nahm der Anteil der Militärausgaben am Sozialprodukt zwischen 1955 und 1995 von 6,4 auf 3,1% ab, in Großbritannien von 6,6% auf 3,0% und in den USA von 10,2% (1955) auf 3,8% (SIPRI Yearbook 1997: Armaments, Disarmament and International Security, Oxford, S. 201 und frühere Ausgaben).

[6] Über die Ursachen und die Folgen: Schmidt 1996a.

[7] Berechnet aus OECD 1997a und OECD 1997e: A 31.

Tabelle 1. Der Anteil der öffentlichen und der privaten Gesundheitsausgaben am Bruttoinlandsprodukt in den Mitgliedstaaten der OECD, 1960 und 1996

	Anteil der Gesundheitsausgaben am Bruttoinlandsprodukt (%) 1996			Anteil der Gesundheitsausgaben am Bruttoinlandsprodukt (%) 1960		
	Öffentliche und private	Öffentliche	Private	Öffentliche und private	Öffentliche	Private
I. Etablierte Demokratien:						
Australien	8,4	5,6	2,8	4,9	2,4	2,5
Belgien	7,9	6,9	1,0	3,4	2,1	1,3
Dänemark	6,4	5,1	1,3	3,6	3,2	0,4
Deutschland	10,5	8,2	2,3	4,3	2,8	1,5
Finnland	7,5	5,6	1,9	3,9	2,1	1,8
Frankreich	9,6	7,8	1,8	4,2	2,4	1,8
Griechenland	5,9	4,9	1,0	2,4	1,5	0,9
Großbritannien	6,9	5,8	1,1	3,9	3,3	0,6
Irland	6,0	4,9	1,1	3,8	2,9	0,9
Italien	7,6	5,3	2,3	3,6	3,0	0,6
Japan	7,2	5,7	1,5	3,0	1,8	1,2
Kanada	9,2	6,6	2,6	5,5	2,3	3,2
Neuseeland	7,2	5,5	1,7	4,3	3,5	0,8
Niederlande	8,6	6,6	2,0	3,8	1,3	2,5
Norwegen	7,9	6,5	1,4	3,0	2,3	0,7
Österreich	7,9	5,9	2,0	4,4	3,1	1,3
Portugal	8,2	4,9	3,3	2,8	0,8	2,0
Schweden	7,2	5,9	1,3	4,7	3,4	1,3
Schweiz	9,8	7,1	1,7	3,3	2,0	1,3
Spanien	7,6	6,0	1,6	1,5	0,9	0,6
USA	14,2	6,7	7,5	5,2	1,3	3,9
Mittelwert	8,2	6,1	2,1	3,8	2,3	1,5
II. *Sonstige OECD-mitgliedstaaten*						
Mexiko	4,5	2,7	1,8			
Polen	4,4	4,1	0,3			
Südkorea	5,3	2,1	3,2			
Ungarn	6,7					
Tschechische Republik	7,9					
Türkei	5,2	2,6	2,6		0,7	
Mittelwert	5,67					

Quelle: OECD 1997a. Japan, Schweden, Schweiz, Spanien und Tschechische Republik: Daten für 1995 an Stelle von 1996, für Portugal 1970 statt 1960; Quelle für Japan 1960: OECD 1995. Die Bezeichnung „etablierte" (oder fest verwurzelte) Demokratien zielt auf die 80er und 90er Jahre. Der Vollständigkeit halber ist nachzutragen, daß drei Länder der heutigen etablierten Demokratien - Griechenland, Portugal und Spanien - zu Beginn der Untersuchungsperiode bis Mitte der 70er Jahre zu den nichtdemokratischen Staaten zählten. - Zu den Details der Definitionen und Abgrenzungen der Gesundheitsausgaben OECD 1997a. Als Gesundheitsausgaben wertet die OECD jene Ausgaben für Aktivitäten, „which are 1) Focusing on people suffering diseases, disabilities and/or limitations of a physical and/or mental nature (...), 2) Relating to advice, prevention and protection, diagnosis, treatment and caring (...); 3) Being provided by specially trained experts, generally licensed, and in part in establishments created for the specific purposes just listed" (OECD 1997a). Die Gesamtausgaben für Gesundheit umfassen den gesundheitspolitischen Staatsverbrauch, die staatlichen Transferzahlungen für gesundheitspolitische Zwecke, Subventionen für Anbieter von Gesundheitsdienstleistungen und privaten Konsum von Gesundheitsgüter oder -dienstleistungen. Das letzte („private consumption on health") umfaßt vor allem „medical goods and services purchased at the consumer's own initiative such as nonprescription medicines and the cost-sharing portion of publicly financed or supplied care. Included are goods for which household may receive a full or partial reimbursement" (OECD 1997a).

Tabelle 2. Der Beitrag der öffentlichen Gesundheitsausgaben zum Anstieg der Staatsquote in 21 Demokratien, 1960–95

Land	Anstieg des Anteils der öffentlichen Gesundheitsausgaben am BIP, 1960–95	Anstieg der Staatsquote in % BIP, 1960–95	Spalte 2 in % von Spalte 3
Australien	3,4	14,2	23,9
Belgien	4,9	24,7	19,8
Dänemark	2,1	36,3	5,8
Deutschland	5,4	17,5	30,9
Finnland	3,7	31,6	11,7
Frankreich	5,6	19,3	29,0
Griechenland	2,9	29,6	9,8
Großbritannien	2,6	10,6	24,5
Irland	2,2	8,9	24,7
Italien	2,4	20,8	11,5
Japan	3,8	17,4	21,8
Kanada	4,6	17,6	26,1
Neuseeland	5,5	13,5	40,7
Niederlande	1,9	18,5	10,3
Norwegen	4,3	15,3	28,1
Österreich	2,8	20,2	13,9
Portugal	4,2	29,3	14,3
Schweden	2,5	35,3	7,1
Schweiz	5,1	23,2	22,0
Spanien	5,1	31,1	16,4
USA	5,3	5,4	98,1

Quelle: Berechnet aus OECD 1997a und OECD Economic Outlook (OECD 1997e: A 31 und ältere Ausgaben). Neuseelands Staatsquote vor 1986 wurde anhand der durchschnittlichen Verhältniszahl von Staatsverbrauch und gesamten Staatsausgaben auf der Basis von Staatsverbrauchs-Statistiken geschätzt.

Differenziert man zwischen *öffentlichen* und *privaten* Gesundheitsausgaben, ergeben sich allerdings erhebliche Abweichungen von dieser Rangfolge der Staaten. Legt man den Anteil der *öffentlichen* Gesundheitsausgaben am Sozialprodukt zugrunde, sind nicht die USA Spitzenreiter, sondern die Bundesrepublik Deutschland, gefolgt von der Schweiz, von deren Gesundheitssystem man gesagt hat, es verkörpere die „europäische USA",[8] von Belgien, den USA und Kanada. Demnach wurde in den föderalistischen Staaten, denen in anderen Politikfeldern wirkungsvollere Zügelung der Staatsmacht und Disziplinierung der Staatsfinanzen nachgesagt wird, besonders viel für Gesundheitsdienstleistungen ausgegeben. Am geringsten sind die Anteile der öffentlichen Gesundheitsausgaben am Sozialprodukt (und Ähnliches gilt für die gesamten Gesundheitsausgaben) hingegen in Griechenland, Irland und Großbritannien sowie - außerhalb des Kreises der fest verwurzelten Demokratien - in Mexiko, Polen und der Türkei (siehe Tabelle 1).

Letzteres überrascht nicht. Hierbei handelt es sich um wirtschaftlich weniger stark entwickelte Länder, und in dieser Ländergruppe sind - von Ausnahmen abgesehen[9] - die Aufwendungen für Gesundheitsdienstleistungen in der Regel sowohl in absoluten wie relativen Größen bescheidener dimensioniert. Verblüffend an der Rangfolge der Staaten nach der Höhe ihrer Gesundheitsausgabenquoten ist jedoch zweierlei: erstens die Beobachtung, daß jene Staaten am meisten für Gesundheit ausgeben, die ansonsten die Staatsausgaben eher zügeln: die USA vor allem und die Schweiz; und zweitens der Befund, wonach die nordischen Länder und die Benelux-Staaten, die ansonsten stärker als die meisten OECD-Länder zu etatistischen Regelungen neigen, bei den Gesundheitsausgaben zurückhaltender wirtschaften.

Auch der Vergleich der *privaten* Aufwendungen für Gesundheitsdienstleistungen und ihres Anteils am Sozialprodukt deckt erklärungsbedürftige Unterschiede auf. Einen weltweit führenden Rang nehmen die USA auch beim Sozialproduktanteil der privaten Ausgaben für die Gesundheit ein. Dort umfassen sie 1996 mit 7,5 % des Sozialproduktes sogar mehr als die Hälfte aller Gesundheitsausgaben - ein beispielloser Fall nicht nur unter den OECD-Mitgliedsländern, in denen typischerweise der Staat den Großteil der Gesundheitsausgaben tätigt.[10]

Wie der internationale Vergleich lehrt, variieren nicht nur die *Anteile der Gesundheitsausgaben am Sozialprodukt* (Tabelle 1), sondern auch die *Pro-Kopf-Ausgaben* für Gesundheit von Land zu Land sehr stark (Tabelle 3).[11] Der höchste Pro-Kopf-Aufwand für die Gesundheitsversorgung - gemessen an der Summe der öffentlichen und der privaten Aufwendungen - entfällt wiederum auf die USA. Auch bei diesem Indikator ist die Bundesrepublik Deutschland auf einem der vordersten Plätze plaziert, nach der Schweiz, aber mit deutlichem Vorsprung

[8] Bernardi-Schenkluhn 1992: 179.

[9] Indien zählt hierzu. Dort entfallen rund 6% des Sozialproduktes auf die gesamten Gesundheitsausgaben (Weltentwicklungsbericht 1993).

[10] OECD 1992, 1995 und 1997a.

[11] Beide Meßwertreihen kovariieren in beträchtlichem Maße (Korrelationskoeffizient für 1995 r = 0,86).

vor allen Mitgliedstaaten der Europäischen Union. Die niedrigsten Pro-Kopf-Ausgaben hingegen werden in den Ländern der OECD-Peripherie getätigt, also in Griechenland, Portugal und Irland, der Türkei und in den neuen OECD-Mitgliedstaaten Mexiko und Polen (siehe Tabelle 3).

Die Zahlen der Tabellen 1, 2 und 3 werfen klärungsbedürftige Fragen auf. Warum variieren die Gesundheitsausgaben in den etablierten Demokratien so stark? Warum differieren sowohl die Pro-Kopf-Ausgaben wie auch die in Relation

Tabelle 3. Pro-Kopf-Gesundheitsausgaben 1995 in den Mitgliedstaaten der OECD

	Pro-Kopf-Gesundheitsausgaben 1995 (in US-Dollars zu Kaufkraftparitäten)		
	Öffentliche und private Ausgaben	Öffentliche Ausgaben	Private Ausgaben
I. Etablierte Demokratien			
USA	3644	1682	1962
Schweiz	2412	1734	678
Deutschland	2134	1672	462
Kanada	2069	1477	592
Frankreich	1972	1590	382
Norwegen	1821	1508	313
Australien	1741	1161	580
Niederlande	1728	1333	395
Belgien	1665	1462	203
Österreich	1634	1235	399
Japan	1581	1239	342
Italien	1507	1048	459
Finnland	1373	1025	348
Dänemark	1368	1131	237
Schweden	1360	1110	250
Großbritannien	1246	1050	196
Neuseeland	1203	919	284
Irland	1106	894	212
Spanien	1075	841	234
Portugal	1035	626	409
Griechenland	703	533	170
II. Sonstige OECD-Mitgliedstaaten:			
Tschechische Republik	749	–	-
Südkorea	666	266	400
Ungarn	562	–	–
Mexiko	368	221	147
Türkei	272	136	136
Polen	229	214	15

Quelle: OECD 1997a. Polen 1993, Türkei 1994. Angaben in US-Dollars nach Kaufkraftparitäten

zum Sozialprodukt berechneten privaten und öffentlichen Aufwendungen für die Gesundheit in allen OECD-Ländern, aber auch in der Gruppe der demokratisch verfaßten Mitgliedstaaten der OECD, so beträchtlich? Und wie kann man erklären, daß mit den USA und der Schweiz ausgerechnet jene zwei Länder besonders hohe Gesundheitsausgaben, auch hohe öffentliche Ausgaben für die Gesundheitsversorgung melden, die ansonsten den Staat eher am kurzen Zügel führen und die öffentlichen Finanzen ansonsten weit sparsamer dosieren als beispielsweise die nordeuropäischen Länder, Frankreich oder die Niederlande? Sind die Amerikaner und die Schweizer etwa weniger gesund als andere Völker, oder liegen den unterschiedlichen Ausgaben andere Ursachen gesundheitssysteminterner oder -externer Art zugrunde? Spiegeln die unterschiedlichen Gesundheitsausgaben wirklich nur Differenzen des Bedarfs oder der Nachfrage gesundheitspolitischer Dienstleistungen wider, oder kommen in den unterschiedlichen Ausgabenprofilen Unterschiede des Angebots von Gesundheitsdienstleistungen, der Finanzierung und Versicherung oder anderer Bedingungen zum Ausdruck? Sind die Unterschiede des Finanzierungsaufwandes für Gesundheit womöglich gar nicht vorrangig im Gesundheitswesen zu suchen, sondern woanders, beispielsweise in der althergebrachten Arbeitsteilung zwischen dem Staat und der Gesellschaft, in der von Kultur zu Kultur variablen Definition und Deutung von Krankheit und in sozialen Regelmäßigkeiten gesundheitspolitischen Handelns, also in den - von Land zu Land unterschiedlichen - kulturellen und politischen Bestimmungsfaktoren des Gesundheitswesens?

Zu diesen Fragen soll der vorliegende Beitrag anhand eines internationalen Vergleichs der Gesundheitsausgaben in den fest etablierten Demokratien[12] von 1960 bis Mitte der 90er Jahre Hypothesen und empirisch fundierte Antworten beisteuern.[13] Die Abhandlung ist in zwei Hauptteile gegliedert. Im ersten Teil

[12] Im Unterschied zu den zahlreichen „fragilen Demokratien“, die im Zuge einer großen „Demokratisierungswelle“ (Huntington 1991) seit den 70er und vor allem in den frühen 90er Jahren entstanden sind. Die Konzentration auf die etablierten Demokratien in Europa, Nordamerika, Japan, Australien und Neuseeland - allesamt Mitgliedstaaten der OECD (Organization for Economic Co-operation and Development) - ist forschungslogisch begründet: hier handelt es sich um ein „most similar cases“-Forschungsdesign, das ausschließlich - hinsichtlich politischer und ökonomischer Basisstrukturen - möglichst ähnliche Fälle analysiert. Das ermöglicht das Konstanthalten gleicher oder ähnlicher Rahmenbedingungen und erleichtert die Isolierung von Ursache-Folge-Zusammenhänge jenseits des Effektes der Basisstrukturen. Aus Gründen der Verfügbarkeit näherungsweise vergleichbarer Daten schließt der Vergleich allerdings die wenigen etablierten Demokratien außerhalb der OECD aus, so vor allem Indien und Israel. - Wünschenswert ist die Ergänzung dieser auf die Demokratien begrenzten Analyse durch die Untersuchung der Gesundheitspolitik in den fragilen Demokratien und - zur genaueren Herausarbeitung größerer sozio-ökonomischer und regimespezifischer Differenzen - durch die Untersuchung von nichtdemokratisch verfaßten Staaten („most dissimilar cases“-Design). Beides würde allerdings den Rahmen der hier präsentierten Untersuchung sprengen.

[13] Der Beitrag entstammt einem größeren Forschungsprojekt, das sich zum Ziel gesetzt hat, die Variation der Formen, Bestimmungsfaktoren und Auswirkungen von Sozialstaatstätigkeit in den Demokratien in Europa, Nordamerika, Australasien und Japan

wird der Forschungsstand zum Thema rekapituliert. Im zweiten Teil erfolgt ein Perspektivenwechsel, der über den im internationalen Vergleich von Gesundheitssystemen dominierenden angebots- und nachfrageseitigen Blickwinkel hinausreicht. In diesem Teil des Beitrags werden nicht – wie im ersten Hauptteil – die „Quellen" der Gesundheitsausgaben erkundet, sondern deren tief im Gesellschaftsgefüge verankerten makrosozialen und makropolitischen Fundamente oder „Ursachen".[14] Zu den dort aufgeworfenen Fragen zählen unter anderem die folgenden: Inwieweit kann die – von Land zu Land und von Periode zu Periode – unterschiedliche Höhe der Gesundheitsausgaben beispielsweise durch Traditionen der Arbeitsteilung zwischen Staat, Markt und Privathaushalt erklärt werden, oder durch unterschiedliche Kräfteverhältnisse zwischen politischen Lagern, Vorlieben der jeweiligen Regierungsparteien, politisch-institutionelle Konstellationen oder die Verlagerung unbezahlter Hausarbeit zur bezahlten Arbeit im Markt- oder Staatssektor? Inwiefern sind die Gesundheitsausgaben von kulturell variablen Größen beeinflußt, beispielsweise von etatistischen im Unterschied zu marktorientierten Traditionen der Behandlung lösungsbedürftiger gesellschaftlicher Aufgaben?

Die Befunde des vorliegenden Beitrags entstammen der Auswertung von Fachliteratur zum Vergleich von Gesundheitssystemen, von neueren Datenbeständen zum Gesundheitswesen in der OECD-Welt sowie der Analyse von Daten zur wirtschaftlichen, gesellschaftlichen und politischen Entwicklung der OECD-Länder.[15] Ausgewertet werden hauptsächlich hoch aggregierte Daten. Diese werden einer vergleichenden Betrachtung unterzogen. Zum Zuge gelangen der Querschnittvergleich ebenso wie der länderspezifische Längsschnittvergleich sowie das am weitesten fortgeschrittene und leistungsfähigste Verfahren der modernen

---

unter Zuhilfenahme von Theorien und Hypothesen der vergleichenden Staatstätigkeitsforschung zu beschreiben, auf Regelmäßigkeiten und Gesetzmäßigkeiten zu überprüfen und zu erklären. Zum Projekt u.a. die Zwischenergebnisse in Schmidt 1996a, 1996b, 1997 und 1998.

[14] Ich folge der von M. Olson – im Rahmen einer Analyse von international variierenden Wirtschaftswachstumsraten – vorgeschlagenen Unterscheidung der „sources" des Wachstums von den tiefer liegenden politischen und sozialen „causes". Die Erkundung der „sources" des Wachstums, beispielsweise der Kapitalakkumulation, der Sparquote oder des technischen Fortschritts, so führt Olson aus, informiere zwar zuverlässig über Ursprünge des Wirtschaftswachstums, aber nicht über die letztendlichen „causes of growth". Erkundungen der „Quellen" des Wirtschaftswachstums, so Olson weiter, „do not tell us what incentives made the saving and investment occur, or what explained the innovations, or why there was more innovation and capital accumulation in one society or period than in another. They do not trace the sources of growth to their fundamental causes; they trace the water in the river to the streams and lakes from which it comes, but they do not explain the rain. Neither do they explain the silting up of the channels of economic progress – that is, what I shall call here the „retardants" of growth" (Olson 1982: 4).

[15] Letztere entstammen meinem Forschungsprojekt. Für erstere u.a. Alber 1988 und 1989, Alber und Bernardi-Schenkluhn 1992, Gerdtham u.a. 1994, Immergut 1992, Leu 1986, OECD 1995, 1997a, Raffel 1997a.

Komparatistik, das der kombinierten Zeitserien- und Querschnittanalyse.[16] Mit diesem Verfahren wird jedes Untersuchungsobjekt (im vorliegenden Fall also jedes demokratisch verfaßte Mitgliedsland der OECD) in jedem Jahr der Untersuchungsperiode (1960/61 bis 1994/95) analysiert. Der besondere Vorteil der kombinierten Zeitserien- und Querschnittanalyse ergibt sich aus ihrer hohen Fallzahl, die durch das Produkt der Zahl der Untersuchungsobjekte (21 Länder) mit der Zahl der Beobachtungspunkte (35 Jahre) definiert ist. Damit wird eine besonders hohe Hürde der konventionellen staatenvergleichenden Forschung - die geringe Fallzahl bei zugleich großer Zahl der potentiell erklärenden Variablen - überwunden und der Weg zu Erklärungsmodellen freigemacht, die aufgrund der großen Zahl der statistischen Freiheitsgrade die Entwicklung und Erprobung komplexer Mehrvariablenmodelle ermöglichen.[17]

2. *Strukturen des Gesundheitssystems und Gesundheitsausgaben – Ein Überblick über Befunde neuerer vergleichender Untersuchungen der Gesundheitsausgaben in OECD-Mitgliedstaaten*

Warum sind die Gesundheitsausgaben in allen OECD-Staaten so stark gewachsen wie aus den Tabellen 1, 2 und 3 ersichtlich wird, und worauf gründen sich die Unterschiede zwischen Staaten mit sehr hohen und Ländern mit geringeren Aufwendungen für die Gesundheit? Ein naiver Beobachter könnte hohe Ausgaben dort vermuten, wo der Gesundheitszustand der Bevölkerung besonders schlecht ist und niedrige Ausgaben dort, wo das Volk im Schnitt gesünder ist. Er könnte ferner, mit der „wealthier is healthier"-These[18] im Gepäck mutmaßen, daß ein hoher Finanzaufwand für Gesundheitsdienstleistungen langfristig signifikant bessere Gesundheitsprofile hervorbringe. Vergleicht man wirtschaftlich hochentwickelte mit armen Ländern, so wird die „wealthier is healthier"-These bestätigt. Im Vergleich der - wirtschaftlich durchweg relativ hochentwickelten - westlichen Demokratien aber werden die Erwartungen von den Daten nur in Maßen gestützt: Zwischen dem finanziellen Aufwand für Gesundheit und dem Gesundheits- oder Krankheitsprofil der Bevölkerung beispielsweise besteht in den westlichen Demokratien nur ein vergleichsweise lockerer statistischer Zusammenhang.[19]

Ergiebigere Einblicke in die Bestimmungsgründe unterschiedlich hoher Gesundheitsausgaben erhält, wer die Wirkungen von nachfrage- und angebotsseiti-

---

[16] Der Sprachgebrauch zur Bezeichnung dieser Vergleichsmethode ist uneinheitlich. Die häufigsten Bezeichnungen sind „pooled time series regression", „time series-cross section analysis", „pooled analysis" oder „gepoolte Quer- und Längsschnittanalysen".

[17] Siehe hierzu für viele andere Janoski und Hicks 1994, Beck und Katz 1995. Für erste Ergebnisse dieser Methode im Kontext des oben erwähnten Forschungsprojektes Schmidt 1997.

[18] Pritchet und Summers 1997.

[19] Siehe beispielsweise OECD 1995, 1997a, Oxley und MacFarlan 1995: 18, Bundesminister für Gesundheit 1997, Weltentwicklungsbericht 1993.

gen Strukturen und von institutionellen Bedingungen des Gesundheitswesens auf die Ausgaben erkundet und sich dabei des systematischen internationalen Vergleichs[20] bedient. Dies ist im Schrifttum mittlerweile wiederholt geschehen, eher noch tastend in den 60er und 70er Jahren, so unter anderem in einem Aufsatz von E. von Böventer (1961) und in dem vielzitierten Beitrag von Newhouse (1977), und - auf breiterer Grundlage und methodologisch versierter - beispielsweise in den Studien von Leu (1986), Gerdtham u.a. (1992a und 1992b) sowie von Oxley und MacFarlan (1995). Ein herausragendes Exempel einer systematisch vergleichenden und methodologisch versierten Analyse von nachfrage-, angebots- und finanzierungsseitigen Bedingungen ist die - auf den erwähnten Analysen aufbauende - Studie der Organisation für ökonomische Entwicklung und Zusammenarbeit (OECD) „New Directions in Health-Care Policy" aus dem Jahre 1995. Sie hat anhand der Quer- und Längsschnittauswertung umfangreicher Datenbestände in den OECD-Staaten zur Periode von 1960 bis 1990/92 instruktive Einsichten in die Struktur und Dynamik von Gesundheitsausgaben beigesteuert. Weil diese Studie besonders ertragreich und anschlußfähig für das hier interessierende Unternehmen einer komparatistischen Analyse der Quellen und der Fundamente der Gesundheitsausgaben ist und überdies von neueren, umfangreicheren Datenbeständen zum internationalen Vergleich der Gesundheitssysteme in der Regel gestützt wird,[21] dient sie als Ausgangslager der Erkundungen für den vorliegenden Beitrag.[22]

2.1 Bestimmungsfaktoren der Gesundheitsausgaben aus dem Blickwinkel der „Nachfragetheorie"

Die OECD-Studie von 1995 analysierte die Gesundheitsausgaben zunächst aus dem Blickwinkel einer Variante der „Nachfragetheorie".[23] Dieser Theorie zufolge werden die Gesundheitsausgaben von nachfrageseitigen Bestimmungsgrößen nachhaltig beeinflußt. Zu diesen Größen zählen vor allem 1) der Einkommenseffekt oder Effekt des wirtschaftlichen Wohlstands einer Nation, 2) die Altersstruktur der Bevölkerung, insbesondere der Anteil der jüngeren und vor allem der älteren Bevölkerung, sowie 3) der Kostenaufteilungs- oder Versiche-

---

[20] Ein besonderer Vorzug kommt - ohne den Wert von Fall- und Länderstudien oder Paarvergleichen mindern zu wollen - den Ergebnissen von Vollerhebungen zu, d.h. Studien, welche die Gesamtheit der Länder einer bestimmten Grundgesamtheit erfassen, so beispielsweise die Untersuchungen von Gerdtham u.a. (1992a und 1992) sowie OECD (1995). Im Fall von Vollerhebungen wird das Risiko stichprobenspezifischer Schlußfolgerungen vermieden.

[21] So der Befund der meisten Auswertungen der aktualisierten und erweiterten Daten in OECD 1997a.

[22] Ein substantieller Teil der Befunde dieser Studie wird, so das Ergebnis der Datenanalyse des Verfassers vorliegenden Beitrages, von den nunmehr zugänglichen erweiterten Datenbeständen (OECD 1997a) gestützt.

[23] Gerdtham u.a. 1994: 87.

rungsschutzfaktor.[24] Der Nachfragetheorie zufolge sind die Pro-Kopf-Gesundheitsausgaben tendenziell um so höher, a) je wirtschaftlich höher entwikkelt und wohlhabender ein Land ist, b) je leichter dort viele oder alle Zugang zum Gesundheitswesen haben, wodurch die Kosten der Gesundheitsversorgung auf leistungsfähige Versicherungen und einen großen Versichertenkreis schier unsichtbar abgewälzt werden können, und c) je höher die Seniorenquote ist, wodurch der durchschnittliche Anteil von gesundheitspflegeintensiven und finanziell kostspieligen Behandlungen tendenziell zunimmt.[25]

Für alle drei Nachfragefaktoren gibt es Belege. Diese werden vor allem von jenen Studien zutage gefördert, die hinreichend breit angelegt sind,[26] um die Variation der Schlüsselvariablen zu erfassen, also die Variation der Gesundheitsausgaben ebenso wie jene der erklärenden Variablen, beispielsweise der Größe des Versichertenkreises oder des wirtschaftlichen Entwicklungsstandes. Der dominierende Faktor der Nachfragetheorie ist der Einkommens- oder Wohlstandsfaktor, wie eine Vielzahl von Studien nachgewiesen hat.[27] Die Wirkkraft des Einkommens- und Wohlstandsfaktors illustrieren auch die neuesten OECD-Daten für Mitte der 90er Jahre, oder, um ein weiteres Beispiel zu erwähnen, der auf Fragen der Gesundheitspolitik konzentrierte Weltentwicklungsbericht 1993.[28] Beide Studien weisen stabile und ungewöhnlich starke Zusammenhänge zwischen dem Stand der wirtschaftlichen Entwicklung und der Höhe der Pro-Kopf-Ausgaben für Gesundheit nach: je höher der Stand der ökonomischen Entwicklung, desto höher die Pro-Kopf-Gesundheitsausgaben.[29]

Aber auch die Altersstruktur und der Versicherungsfaktor wirken insgesamt auf die Gesundheitsausgaben expansiv. Und alle drei Hauptkomponenten der Nachfragetheorie, also Wohlstandsfaktor, Altersstruktur und Versicherungsfaktor, erklären der OECD-Studie zufolge einen beachtlichen Teil des Zuwachses der

[24] Für eine qualitative Präsentation dieses Ansatzes Abel-Smith 1996 und für eine quantitative Variante Newhouse 1977.

[25] So beträgt laut den Daten in OECD 1997 der finanzielle Aufwand für die Gesundheitspflege der Senioren (über 65) das Vier- bis Fünffache des Aufwandes für die Bevölkerung bis zum Alter von 64 Jahren. Zum Zusammenhang von Morbidität und Alter siehe auch Bundesminister für Gesundheit 1997: 108.

[26] Insbesondere durch einen entwicklungsgeschichtlich angelegten Ansatz oder den Vergleich wirtschaftlich fortgeschrittener und ökonomisch weniger stark entwickelter Staaten.

[27] OECD 1995: 13ff., siehe auch von Böventer 1961, Newhouse 1977, Fuchs 1990, Gerdtham 1992, Gerdtham u.a. 1992a und 1992b, OECD 1992, Weltentwicklungsbericht 1993, OECD 1997b, OECD 1997c, Leidl 1998.

[28] OECD 1995, Weltentwicklungsbericht 1993.

[29] Deutliche Zusammenhänge lassen sich auch zwischen dem Sozialproduktanteil der Gesundheitsausgaben und dem Stand wirtschaftlicher Entwicklung nachweisen, wenngleich einschränkend hinzuzufügen ist, daß die gesundheitspolitischen Anstrengungen in manchen wirtschaftlich weniger entwickelten Staaten groß und so beachtlich sind, daß sie – wie die meisten OECD-Staaten – auf Ausgabenquoten von bis zu 6 % des Sozialproduktes kommen, so beispielsweise Indien zu Beginn der 90er Jahre (Weltentwicklungsbericht 1993).

Gesundheitsausgaben in den Jahren von 1960 bis 1990. Dieser Teil schwanke von Land zu Land und reiche bis nahe an die 50%-Marke.[30] Das sind beachtliche Trefferquoten. Sie unterstreichen die Leistungskraft der Nachfragetheorie.

2.2 Determinanten der Gesundheitsausgaben aus dem Blickwinkel der „Angebotstheorie"

Allerdings läßt das nachfrageseitige Erklärungsmodell der Gesundheitsausgaben mit mehr als 50% Erklärungsdefizit doch beträchtliche Lücken offen. Einen Teil dieser Lücken kann schließen, wer zusätzlich zur Nachfrage von Gesundheitsdienstleistungen das Niveau und die Veränderung der wichtigsten Ausgabenblöcke des Gesundheitswesens berücksichtigt.[31] Besonders hohe Gesamtausgaben für die Gesundheit sind beispielsweise vor allem in Ländern entstanden, in denen der Krankenhausbereich im Vergleich zur ambulanten Versorgung überproportional ausgebaut wurde. Expandierte nun gerade dieser Sektor des Gesundheitswesens besonders rasch, was bis Ende der 70er Jahre in vielen OECD-Staaten der Fall war, nahmen hierdurch die gesamten Gesundheitsausgaben in besonderem Maße zu.[32] Faktisch war dies vor allem in der Hochwachstumsphase der Gesundheitsausgaben bis Ende der 70er, Anfang der 80er Jahre der Fall: der Anstieg der Kosten im Krankenhausbereich hat in vielen OECD-Staaten einen besonders großen Teil des Wachstums der Gesundheitsausgaben verursacht.

Besonders ergiebig ist die Ergänzung nachfrage- und ausgabenblockseitiger Erklärungsfaktoren der Gesundheitsausgaben durch angebotsseitige Determinanten. Angebotsseitig sind diejenigen ausgabenprägenden Faktoren, die nicht in der Nachfrage und dem Konsum von Gesundheitsdienstleistungen zu lokalisieren sind, sondern im ausgabewirksamen Anreiz, welche die Organisation, Versicherung und Finanzierung des Gesundheitswesens seinen Leistungsanbietern gibt. Belohnen die Regelungen beispielsweise die quantitative Expansion von Gesundheitsdienstleistungen, handelt es sich um eine besonders ausgabenintensive Organisation. Sind Anreiz und Opportunitätsstrukturen für Mengenexpansion hingegen schwächer, so besteht mehr Aussicht auf sparsamere Gesundheitsausgabenpolitik, unter sonst gleichen Bedingungen.

Ein klassisches Beispiel einer angebotstheoretischen Erklärung von Gesundheitsausgaben ist der Ausgabenschub, der vom Zusammenwirken des Fortschritts medizinischer Erkenntnisse und von Finanzierungsstrukturen, welche durch die Umsetzung und Diffusion von Innovationen die Gesundheitsausgaben begünstigen, ausgeht.[33] Zu den günstigsten Umsetzungs- und Diffusionsbedingungen des medizinisch-technischen Fortschrittes zählt vor allem dreierlei: 1) ein hoher Versicherungsschutz für den Großteil oder die Gesamtheit der Bevölke-

---

[30] OECD 1995: 13 ff. für viele andere.

[31] Gerdtham u.a. 1992a.

[32] Oxley und MacFarlan 1995, OECD 1995.

[33] Siehe z.B. OECD 1995, Abel-Smith 1996. Allerdings gehören zur vollständigen Bilanz auch beträchtliche Kostensenkungseffekte des medizinisch-technischen Fortschritts.

rung eines Landes, was mittlerweile mit Ausnahme der USA in allen demokratischen OECD-Ländern der Fall ist,[34] sowie solvente Versicherungen und somit ein meist ausgabenanreizend wirkendes Muster der Zahlung durch Drittparteien, nämlich durch Sozialversicherungen, private Versicherungen oder Staatsbudgets; 2) die gesetzlich verankerte Bindung der medizinischen Versorgung und ihrer Finanzierung „an den anerkannten Stand der medizinischen Erkenntnisse, an die Vorgabe einer gleichmäßigen Versorgung und an eine humane Dienstleistungserbringung“[35] und 3) mitunter auch die „defensive Medizin“,[36] also die auf Vermeidung von Haftungsklagen und Minimierung potentieller Haftungsschäden angelegte Überproduktion von Gesundheitsdienstleistungen.

Mit diesen Faktoren hängt eine weitere angebotsseitige Determinante zusammen, die ebenfalls meist ausgabensteigernd wirkt: ein hoher Stand und weiterer Zuwachs an materiellen sowie personellen Ressourcen des Gesundheitssystems, insbesondere des ärztlichen Personals, der Zahl der Pflegekräfte und des administrativen Personals. Angebotsinduzierte Nachfrage gab und gibt es auch im Gesundheitswesen; aufgrund der dort anzutreffenden Einheit von fachlichem Berater und Anbieter spielt diese Nachfrage sogar eine sehr beträchtliche Rolle.[37] Ein Beispiel ist jene angebotsinduzierte Nachfrage, die infolge einer überdurchschnittlich hohen Krankenhausbettendichte oder einer überdurchschnittlich hohen Arztdichte entstehen kann und mit einiger Regelmäßigkeit tatsächlich entsteht.[38]

Diese Größen und das Verhalten von akquisitionsorientierten Leistungsanbietern im Gesundheitswesen haben zur Expansion der Gesundheitsausgaben beigetragen, auch wenn es dabei, wie die Daten der OECD[39] zeigen, keine gene-

---

[34] OECD 1997a.

[35] Sachverständigenrat zur Konzertierten Aktion im Gesundheitswesen, 1994: 81.

[36] Fuchs 1990.

[37] Siehe auch das Roemersche Gesetz, demzufolge das Angebot medizinischer Dienstleistungen selbst die Nachfrage solcher Leistungen hervorrufe. Vgl. Roemer 1977. Für dieses Gesetz sprechen die Befunde vieler Länderstudien, siehe beispielsweise Grothe 1997: 105.

[38] So variieren beispielsweise die öffentlichen Pro-Kopf-Gesundheitsausgaben im Querschnittvergleich gemäßigt stark mit der Variablen Pflegepersonal pro Krankenhausbetten (OECD 1995: 32) und der Variablen gesamtes Personal pro Krankenhausbett (r = 0,39 (N = 47) und r = 0,48 (N = 51)). Datenbasis: OECD 1995: 32. Überdies besteht eine signifikante Beziehung zwischen der Höhe der Pro-Kopf-Gesundheitsausgaben einerseits und der Arztdichte. Allerdings weisen die OECD- Daten zur Arztdichte (OECD 1997a) noch beträchtliche Lücken auf. Füllt man diese Lücken versuchsweise durch Interpolation, so wird eine statistische Assoziation zwischen Pro-Kopf-Gesundheitsausgaben und der Arztdichte in der Größenordnung von r = 0,61 (N = 735) aufgedeckt. Auch in Mehrvariablenanalysen erweist sich die - tentativ geschätzte - Arztdichte als signifikanter Faktor, der, erklärungsstrategisch betrachtet, weitgehend die Stelle der Etatismus-Variablen und des NHS-Faktors im Erklärungsmodell von Tabelle 4 einnimmt. Doch dies ist eine vorläufige Folgerung, deren Irrtumswahrscheinlichkeit infolge der Datenlücken und infolge von begrenzter Vergleichbarkeit der Daten derzeit überdurchschnittlich groß ist.

[39] OECD 1995 und 1997a.

relle Eins-zu-eins-Entsprechung zwischen Angebot und Ausgaben gibt. Allerdings bestehen engere Beziehungen zwischen einem umfangreichen Angebot an Gesundheitsdienstleistungen und hohen Gesundheitsausgaben vor allem in den Ländern, in denen sowohl die Gehälter des ärztlichen Personals als auch die Löhne des pflegerischen und administrativen Personals vergleichsweise hoch sind und in denen die Vergütungen ärztlicher Leistungen sowie die Ausgaben für pharmazeutische Produkte überdurchschnittliche Höhe erreicht haben.

Zum Teil ergibt sich der Zuwachs der Gesundheitsausgaben aus dem Mengenwachstum der Produkte und Dienstleistungen des Gesundheitswesens, zum Teil ist er Preissteigerungen geschuldet. Letzteres zeigen überdurchschnittlich hohe Preissteigerungen für „Inputs" des Gesundheitswesens, wie vor allem Studien zur Gesundheitspolitik in Staaten mit besonders hohem Wachstum der Gesundheitsausgaben regelmäßig nachgewiesen haben.[40] Überdurchschnittliche Preissteigerungen kommen allerdings nicht nur dadurch zustande, daß wettbewerbsfeindliche Strukturen hohe Einkommen ermöglichen,[41] sondern auch dadurch, daß die Produktivitätsreserven im – personal- und dienstleistungsintensiven – Gesundheitswesen relativ gering sind. Ferner scheinen gesundheitssystemspezifische Preissteigerungen auch mit dem Grad der Marktsteuerung zusammenzuhängen. So sind in den USA besonders große Preissteigerungen für „Inputs" des Gesundheitswesens nachgewiesen worden, also dort, wo die Gesundheitsdienstleistungen viel stärker als in Europa von Markt und Wettbewerb geprägt werden, und wo das pluralistische Spiel der Kräfte den organisations- und konfliktfähigen Sonderinteressen traditionell eine besonders große Einflußchance gibt.[42]

2.3 Zum Einfluß von Finanzierungs- und Versicherungsstrukturen auf die Gesundheitsausgaben

Die Höhe der Gesundheitsausgaben hängt wesentlich auch von den Strukturen des Finanzierungs- und Versicherungssystems ab. Diese These ist in verschiedenen empirischen Studien bestätigt worden.[43] Strittig sind allerdings Größenordnung und Richtung der Wirkungsketten, und ungeklärt ist das Ausmaß, zu dem unterschiedliche Finanzierungs- und Versicherungssystemstrukturen für die internationale und historische Variation der Gesundheitsausgaben verantwortlich sind.[44]

[40] Für viele andere: OECD 1995, Fuchs 1990, Levit u.a. 1994, insbesondere 19f., OECD 1997c: 73ff.

[41] Zu diesem Fall vor allem OECD 1995: 19, 25, siehe auch Sachverständigenrat zur Konzertierten Aktion im Gesundheitswesen 1996, 1997.

[42] Vgl. als Überblick Alber und Bernardi-Schenkluhn 1992, Döhler und Manow 1997, Raffel 1997.

[43] Für viele andere OECD 1992 und 1995.

[44] Vgl. die Literaturübersichten beispielsweise in Gerdtham u.a. 1994 und im Anhang von OECD 1995.

Der einfache Querschnittvergleich der OECD-Staaten Mitte der 90er Jahre beispielsweise indiziert einige überzufällige Zusammenhänge: so sind beispielsweise die öffentlichen Pro-Kopf-Gesundheitsausgaben dort signifikant niedriger, wo sogenannte integrierte Finanzierungssysteme vorhanden sind.[45] Ferner zeigen die OECD-Studie von 1995 und die Überprüfung anhand der „OECD-Health Care ´97"-Daten, daß in steuerfinanzierten oder überwiegend steuerfinanzierten Gesundheitssystemen keineswegs weniger für Gesundheit ausgegeben wird als in Gesundheitssystemen, die vorrangig durch Versicherungen, und zwar Sozialversicherungen ebenso wie Privatversicherungen, finanziert werden.

Allerdings gibt es auch Hinweise auf anderweitige Zusammenhänge zwischen Finanzierungsstrukturen und Gesundheitsausgaben. Gesundheitssysteme mit einflußreichem „gatekeeper", wie dem allgemeinpraktizierenden Arzt nach Art des britischen General Practitioner, der den Zugang von Patienten zu den stärker spezialisierten medizinischen Dienstleistungen filtert, haben tendenziell niedrigere Pro-Kopf-Ausgaben für Gesundheit als Länder ohne „gatekeeper", so die OECD-Studie von 1995.[46]

Hinzu kommen Wirkungen des Zentralisierungsgrades der Steuerung und Kontrolle der Leistungsanbieter und der Finanzierung. Einer Reihe von Studien zufolge wirken zentralisierte Steuerungs- und Kontrolleinrichtungen tendenziell stärker kostensenkend: in Ländern mit zentralisierter Steuerung des Gesundheitsbudgets sind die Gesundheitsausgaben bislang niedriger als in Staaten mit stark dezentralisierter Steuerung.[47] Auch spielt die Durchdringung der Gesundheitsfinanzierung durch den Staat, eine der Zentralisierung verwandte Größe, eine beträchtliche Rolle. Dies zeigt - um ein Beispiel zu erwähnen - Jens Albers Vergleich der Gesundheitspolitik seit Beginn der Ära des reduzierten Wachstums, also seit Mitte der 70er Jahre: Ein hoher Anteil der öffentlichen Gesund-

[45] Im 21-Länder-Vergleich (Meßzeitpunkt 1992) beträgt die Korrelation zwischen beiden Variablen r = -0.63 (Pearson's Produkt-Moment-Korrelationskoeffizient). Gepoolte Quer- und Längsschnittanalysen bestätigen diesen Befund (OECD 1995: 78 f.). Der „integrierte Typ" der Arrangements für die Gewährleistung medizinischer Dienstleistungen basiert darauf, daß ein und dieselbe Agentur, typischerweise lokale oder zentralstaatliche Regierungen, sowohl die Finanzierung wie auch die Erbringung von Gesundheitsdienstleistungen kontrolliert (hierzu OECD 1995: 24 und 86). Das ist - der Einstufung in OECD 1995 zufolge - vor allem der Fall in Dänemark, Finnland, Griechenland, Irland, Italien, Neuseeland, Norwegen, Schweden, Portugal, Spanien und in Großbritannien.

[46] OECD 1995: 23 und 79. Allerdings sind die Effekte vergleichsweise schwach, so auch der Befund der Auswertung der Daten in OECD 1997a. Ferner stützen Querschnittanalysen und kombinierte Quer- und Längsschnittregressionen die „Gatekeeper"-These. Allerdings werden die Zentralisierungs- und Integrationsfinanzierungshypothesen von der Querschnittanalyse der Daten Mitte der 90er Jahre nicht in signifikantem Ausmaß gestützt. Lediglich eine schwache inverse Beziehung besteht beispielsweise zwischen den Gesundheitsausgaben einerseits und dem Kontraktmodell (public contract as a dominant means of remuneration in the in-patient care, hierzu OECD 1995: 76, 86 Anm. 11). Allerdings erweist sich in einem Mehrvariablenmodell eine NHS-Variable bzw. eine Länder-Dummy für Großbritannien als signifikante Größe.

[47] OECD 1992: 131, Oxley und MacFarlan 1995: 22.

heitsausgaben an allen Aufwendungen für die Gesundheitsversorgung ging Alber zufolge mit mehr Kostendämpfung als anderswo einher. Auch eröffne der höhere Anteil der öffentlichen Ausgaben an den Gesamtausgaben für Gesundheit größere Chancen dafür, eine ausgabenexpansive auf eine kostensenkungsorientierte Politik umzustellen als in den Ländern, in denen die Marktkräfte viel stärker über die Finanzierung der Gesundheitspolitik entscheiden,[48] und zwar vor allem deshalb, weil im öffentlichen Bereich die Allgemeininteressen größere Chancen auf Gehör fänden als gut organisierte Sonderinteressen.

Auch die OECD-Studie von 1995 hat auf ausgabensenkende Wirkungen der zunehmenden Einschaltung des Staates in die Finanzierung des Gesundheitswesens aufmerksam gemacht: „A higher share of public coverage of medical care billing ..., and of public beds to total beds ... generates lower overall expenditure".[49]

Wie die OECD-Studie von 1995 und andere Untersuchungen mit ähnlicher Reichweite und Methodologie somit demonstrieren, können Höhe und Veränderung der Gesundheitsausgaben nicht nur mit nachfrage- und angebotsseitigen Bestimmungsfaktoren erklärt werden, sondern auch mit institutionellen Bedingungen der Finanzierung und der Versicherung im Gesundheitswesen.[50] Mit Blick auf Einsparung und Effizienzverbesserung hat man sich seitens der OECD vor allem für jene institutionellen Bedingungen interessiert, die Ansatzpunkte für Kostensenkung oder -einsparung sein könnten. Folgt man den Schlußfolgerun-

[48] Alber 1989: 272.

[49] OECD 1995: 80; so auch zuvor schon Gerdtham u.a. 1992a und Gerdtham u.a. 1994: 89.

[50] Das verdeutlichen auch die multivariaten Erklärungsmodelle in OECD (1995). Dieser Studie zufolge erwiesen sich in Mehrfachregressionsmodellen auf Basis gepoolter Quer- und Längsschnittanalysen insgesamt elf Variablen als signifikante Bestimmungsfaktoren der gesamten Pro-Kopf-Gesundheitsausgaben in den demokratisch verfaßten OECD-Ländern. Expansiv wirkten auf die gesamten Pro-Kopf-Gesundheitsausgaben demnach 1) ein hohes Sozialprodukt pro Kopf, 2) ein überdurchschnittlich hoher Tabakkonsum, 3) ein hoher Anteil von Ausgaben für die stationäre Krankenversorgung sowie 4) das Zusammenwirken von hoher Arztdichte und Dominanz von Einzelleistungsvergütung. Dämpfend wirkten auf die Pro-Kopf-Gesundheitsausgaben hingegen 1) ein unterdurchschnittlicher Anteil von privaten Krankenhausbetten in der stationären Krankenversorgung, 2) die Vergütung aus öffentlichen Budgets als dominante Vergütung in der stationären Krankenversorgung, 3) Globalhaushalte im Krankenhausbereich, 4) „gatekeeper"-Strukturen in der Primärversorgung, 5) ein Bezahlungsmodus von Gesundheitsdienstleistungen, in dem der Patient die Gesundheitsdienstleistungen bezahlt und anschließend Rückerstattung bei Versicherungen beantragt, 6) Dominanz der an Pro-Kopf-Pauschalen orientierten Vergütung in der primären Gesundheitsversorgung und 7) – überraschend – eine hohe Arztdichte. Mit diesen Bestimmungsfaktoren konnten die Autoren der OECD-Studie von 1995 nahezu 100 % der Variation der gesamten Pro-Kopf-Gesundheitsausgaben erklären. – Allerdings fehlen genauere Angaben zur Behandlung von fehlenden Werten für einzelne Fälle. Und bedauerlicherweise erlauben weder die Daten in OECD (1995) noch jene in OECD (1997a) die vollständige Überprüfung dieses Modells. Beide Quellen indizieren vielmehr eine beträchtliche Anzahl von fehlenden Werten. Ob und wie diese Lücken, die eine akkurate gepoolte Quer- und Längsschnittregression unterminieren, durch Schätzungen gefüllt wurden, geht aus OECD (1995) nicht hervor.

gen der OECD-Studie von 1995,[51] erweisen sich sechs Konstellationen für Maßnahmen der Kosteneindämmung als besonders aussichtsreich.

Die erste davon ist mit dem oben schon erwähnten „gatekeeper"- oder Filter-Effekt angesprochen worden. Die Existenz eines „gatekeeper" in der Primärversorgung und die hiermit gegebene Chance gezielter, vor allem restriktiverer Regulierung des Zugangs zu den stärker spezialisierten Bereichen des Gesundheitswesens, sei eine günstige Voraussetzung der Kostendämpfung im Gesundheitswesen.

Zweitens könnten signifikant niedrigere Gesamtausgaben sowie niedrigere Ausgaben für die ambulante Krankenversorgung und den Arzneimittelsektor im besonderen erwartet werden, wenn die Anbieter direkt von den Patienten bezahlt werden und diese Kostenerstattung anschließend bei ihren Versicherungen beantragen.

Drittens beeinflusse die Art und Weise der Vergütung ärztlicher Leistungen in der ambulanten Versorgung die Gesundheitsausgaben: „Capitation systems tend to lower overall expenditure on average than fee-for-service systems, through their impact on in-patient care and pharmaceutical expenditure".[52]

Viertens seien Gesundheitssysteme mit einem – im Vergleich zur ambulanten Krankenversorgung – größerem Gewicht der stationären Versorgung ausgabenintensiver.

Fünftens spreche manches für die These, daß die Erbringung von Gesundheitsdienstleistungen im staatlichen Sektor[53] mit niedrigeren Gesamtausgaben für die Gesundheit einhergingen.

Und sechstens gebe es Hinweise auf statistisch signifikante Zusammenhänge zwischen Gesundheitsausgaben im ambulanten Versorgungsbereich und der Arztdichte, ferner zwischen der Arztdichte einerseits und den Gesamtausgaben sowie den Ausgaben für die stationäre Behandlung, im besonderen in Ländern, in denen die Ärzte nach Einzelleistungen vergütet werden, andererseits.

Aus diesen Befunden leiteten die OECD-Experten die Auffassung ab, die Bemühungen um Kosteneindämmung im Gesundheitswesen könnten besonders wirkungsvoll

- an der Organisation der ambulanten Gesundheitsversorgung ansetzen,
- ferner überall dort, wo durch mikroökonomische Reformen die Effizienz und die Effektivität des Gesundheitssystems verbessert werden
- und dort, wo die Käufer von Gesundheitsleistungen gestärkt werden könnten, einschließlich besserer Evaluierung von Behandlungsoptionen und von Verträgen mit Anbietern von Gesundheitsdienstleistungen.

Allerdings berücksichtigten die Autoren der OECD-Studie in ihren Folgerungen nicht alle dort oder im Vorfeld dieser Studie berichteten Forschungsergebnisse gleichermaßen. Zu kurz kamen in ihren Schlußfolgerungen beispielsweise

[51] OECD 1995: 83 f.

[52] OECD 1995: 83.

[53] Die OECD-Studie mißt dies näherungsweise durch den Anteil der auf den öffentlichen Sektor entfallenden Krankenhausbetten.

die Befunde zur Wirkung des Integrierungs- und Zentralisierungs- bzw. Dezentralisierungsgrades in der Finanzierung. Keinen Niederschlag fand in den Schlußfolgerungen auch der Befund, wonach „spending control is easiest in systems where there is a single funder",[54] wie in Großbritannien, Irland und Neuseeland, während die Ausgabenbegrenzung in dezentralisierten Systemen und in Gesundheitssystemen mit hohem Finanzierungsanteil der Sozialversicherungen schwieriger ist.[55]

Wer Bedingungen erfolgreicher Kosteneindämmung im Gesundheitswesen erkunden will, wird allerdings nicht bei den angebots-, nachfrage- und finanzierungsseitigen Wirkfaktoren stehenbleiben können, denen das Hauptinteresse der OECD-Studie und das ihr verwandter Untersuchungen galt. Wie die Forschung zum Aus-, Um- und Rückbau des Sozialstaates zeigt, hängen die Chancen der Eindämmung von Sozialausgaben auch von – gesellschaftlich tief verankerten – politischen und sozialen Strukturen ab.[56] Dies spricht dafür, die Analyse gesundheitssystemspezifischer „Quellen" (im Sinne von Mancur Olson) durch die Untersuchung der fundamentalen politischen und sozialen „Grundlagen" oder „Ursachen" (wiederum im Sinne von Olson) zu ergänzen.[57] Daß die Gesundheitsausgaben auf fundamentalen sozialen oder politischen Ursachen ruhen, ist in der Literatur zu den Gesundheitsausgaben wiederholt vermutet (aber – soweit ersichtlich – noch nicht systematisch überprüft) worden, so beispielsweise mit der These, daß die Verlagerung von Tätigkeiten aus dem Bereich unbezahlter Hausarbeit zur bezahlten Arbeit im Markt- oder Staatssektor mit tendenziell zunehmenden Gesundheitsausgaben verbunden sei.[58] In die gleiche Richtung führten, so V.R. Fuchs weiter, der „Niedergang der Familie und der traditionellen Religiosität".[59]

Allerdings ist beim derzeitigen Forschungsstand unklar, ob diese Faktoren wirklich zur Erklärung der historischen und internationalen Variation der Gesundheitsausgaben beitragen. Unklarheit besteht auch über die genauen Ursachen der beachtlichen Länder- und Periodeneffekte, die in der vergleichenden Erforschung der Gesundheitsausgaben wiederholt aufgedeckt wurden.[60] Daß in den USA für Gesundheitsausgaben besonders viel ausgegeben wird, hat man mitunter vorrangig durch Besonderheiten des US-amerikanischen Politik zu er-

[54] Oxley und MacFarlan 1995: 22.

[55] Oxley und MacFarlan 1995: 22f. Vgl. allerdings die nicht unbeträchtlichen Kosteneinsparungen im deutschen Gesundheitswesen (Alber 1988 und 1989, Sachverständigenrat zur Konzertierten Aktion im Gesundheitswesen 1994, 1996, 1997, Döhler und Manow 1997).

[56] Als „deep seated institutional differences between countries" sind diese Größen in einer der Erwerbsbeteiligung gewidmeten Studie der OECD – treffend – bezeichnet worden (OECD 1988: 7). Von der Erkundung solcher tief verankerter Differenzen handelt der folgende Abschnitt des Beitrags. Zur Forschung über den Um- und Rückbau u.a. Alber 1996, Pierson 1996, Schludi 1997, Schmidt 1998: 205–210.

[57] Vgl. Olson 1982: 4. Hierzu auch die Anm. 14 dieses Beitrags.

[58] Fuchs 1990.

[59] Fuchs 1990: 537.

[60] So z.B. von Gerdtham u.a. 1994: 90, siehe auch OECD 1995, insbes. 73–85.

läutern versucht, so durch die Durchlässigkeit der politischen Institutionen für schlagkräftige Sonderinteressen oder durch die These des Steuerungsversagens, die beispielsweise Schieber et al. der US-amerikanischen Gesundheitspolitik vorhielten: „out of control" sei das US-amerikanische Gesundheitswesen[61] – relativ zum hohen Aufwand und zu seinem nur löchrigen Sozialschutz. Doch inwiefern solche Länderbesonderheiten auf der einen Seite, wie die hohen Gesundheitsausgaben in den USA und die relativ niedrigen Ausgaben in Großbritannien, die häufig vor allem dem National Health Service zugeschrieben werden,[62] und Periodenbesonderheiten auf der anderen, wie das überdurchschnittlich hohe Wachstum der Gesundheitsausgaben in den 60er und 70er Jahren, zu verallgemeinernden Hypothesen erweitert werden können, ist derzeit noch weitgehend ungeklärt. Auch für die Füllung dieser Forschungslücke könnte die Suche nach tief verankerten gesellschaftlichen und politischen Grundlagen der Gesundheitsausgaben beitragen.

Von dieser Erkundung und von einigen ihrer Ergebnisse handelt der folgende Abschnitt. In ihm wird eine weitere Weichenstellung vorgenommen. Bislang war die vergleichende Erforschung der Gesundheitsfinanzen vor allem darauf gerichtet, die *gesamten* Gesundheitsausgaben, also die Summe der *privaten* und *öffentlichen* Aufwendungen, zu beschreiben und zu erklären. Das ist sinnvoll und ergiebig, aber unvollständig, weil die privaten und die öffentlichen Gesundheitsausgaben nicht von identischen Wirkkräften gesteuert werden, sondern von mitunter recht unterschiedlichen Determinanten. Deshalb erfordern die genauere Beschreibung und Erklärung der Gesundheitsausgaben die separate Analyse öffentlicher und privater Ausgaben für Gesundheitsdienstleistungen.

3. Politische und sozio-ökonomische Fundamente der Gesundheitsausgaben in den verfassungsstaatlichen Demokratien

Die vergleichende Erforschung der Gesundheitsausgaben vor allem in den OECD-Staaten hat mit den im 2. Abschnitt erwähnten Studien aus den 80er und 90er Jahren einen beachtlichen Entwicklungsstand erreicht. Allerdings blenden diese Studien gesellschaftliche und politische „Fundamente" im Sinne von Mancur Olson (1982) weitgehend aus. Die Vernachlässigung solcher „Fundamente" im Olsonschen Sinne ist angesichts der Disziplinzugehörigkeit der Gesundheitssystemforschung nicht verwunderlich. Fragen nach den „Fundamenten" oder „Ursachen" im Sinne von Olson werden hauptsächlich von der Politikwissenschaft, der Makrosoziologie und der empirisch orientierten Politischen Ökonomie aufgeworfen, meist jedoch nicht von Spezialisten für angebots-, nachfrage- und finanzierungsstrukturelle Konstellationen des Gesundheitswesens. Doch ist der etablierten Komparatistik der Gesundheitssystemforschung zugute zu halten, daß sie ein Fundament der Gesundheitsausgaben schon seit langem fest im Blick

---

[61] Schieber, Poullier und Greenwald 1993: 129.
[62] Vgl. z.B. Leu 1986.

hat: den Einkommenseffekt bzw. den Stand der ökonomischen Entwicklung, der üblicherweise durch das Pro-Kopf-Bruttosozialprodukt oder das Pro-Kopf-Bruttoinlandsprodukt erfaßt wird.

Diesen Indikator hat man mitunter als eine Stellvertretervariable einer Vielzahl von angebots- und nachfrageseitigen Konstellationen gedeutet, so Oxley und MacFarlan (1995). Aus politikwissenschaftlicher und soziologischer Perspektive und vor allem aus modernisierungstheoretischem Blickwinkel liegt es nahe, im Sozialprodukt pro Kopf auch einen Anzeiger des Standes ökonomischer und sozialer Modernisierung zu sehen und ihn, wie Adolph Wagners berühmtes Gesetz der wachsenden Staatsaufgaben,[63] mit einer fundamentalen Transformation der Arbeitsteilung zwischen Staat und Gesellschaft in Verbindung zu bringen. Wagner hatte bekanntlich die These aufgestellt, daß die Staatsaufgaben mit zunehmender Industrialisierung und Verstädterung zunähmen und der hierfür erforderliche Finanzaufwand sowohl absolut wie auch relativ zur wirtschaftlichen Leistung eines Landes expandiere. Hierdurch werde, so Wagner, der „Rechts- und Machtzweck" des Staates zunehmend vom „Cultur- und Wohlfahrtszweck" ergänzt.

Wagners Gesetz ist ausgiebig getestet worden. Seinen Kritikern zufolge stimmt es nicht mit den Details der intertemporalen und internationalen Variation der Staatsausgaben überein. Das ist nicht falsch. Allerdings prognostizierte Wagner hellsichtiger als die meisten seiner Zeitgenossen die zunehmende Rolle des Staates in den Industrieländern. Ferner zeigen genauere Analysen mit gepooltem Quer- und Längsschnittvergleich, daß doch einiges für Wagners Gesetz spricht, vor allem wenn man dieses Gesetz anhand längerfristiger historisch und international vergleichbarer Daten der Wirtschaftsentwicklung und der Staatstätigkeit prüft. Diese Untersuchungsmethode deckt signifikante Zusammenhänge zwischen dem ökonomischen Entwicklungsstand und der Staatsquote auf.[64]

3.1 Korrelate der öffentlichen Pro-Kopf-Gesundheitsausgaben

Was für die Staatsausgaben insgesamt gilt, trifft auch für die öffentlichen Pro-Kopf-Gesundheitsausgaben (gemessen in international und historisch vergleichbaren Währungseinheiten)[65] zu: diese sind um so höher bzw. um so geringer, je höher bzw. geringer der wirtschaftliche Entwicklungsstand eines Landes ist[66]

[63] Wagner 1893, 1911.

[64] Schmidt 1995.

[65] Bei dieser Variablen handelt es sich um öffentliche Pro-Kopf-Gesundheitsausgaben (Basis OECD 1997a) zu konstanten, international sowie historisch vergleichbaren Preisen. Diese basieren auf der Preisbereinigung der OECD-Angaben nach Kaufkraftparitäten mit Schätzungen des Bruttoinlandsproduktes nach Maddison (1995: Anhang D, Geary-Khamis Dollars).

[66] Der Stand wirtschaftlicher Entwicklung und die Höhe der Pro-Kopf-Gesundheitsausgaben korrelieren nicht nur innerhalb der Gruppe der wirtschaftlich reichen und demokratisch verfaßten Staaten sehr stark, sondern auch in einer Stichprobe, die sowohl reiche wie auch arme Länder umfaßt (siehe zum letzteren Weltentwicklungsbericht 1993).

Schaubild 1. Die öffentlichen Pro-Kopf-Gesundheitsausgaben und der Stand der wirtschaftlichen Entwicklung in 21 Demokratien 1961–1995

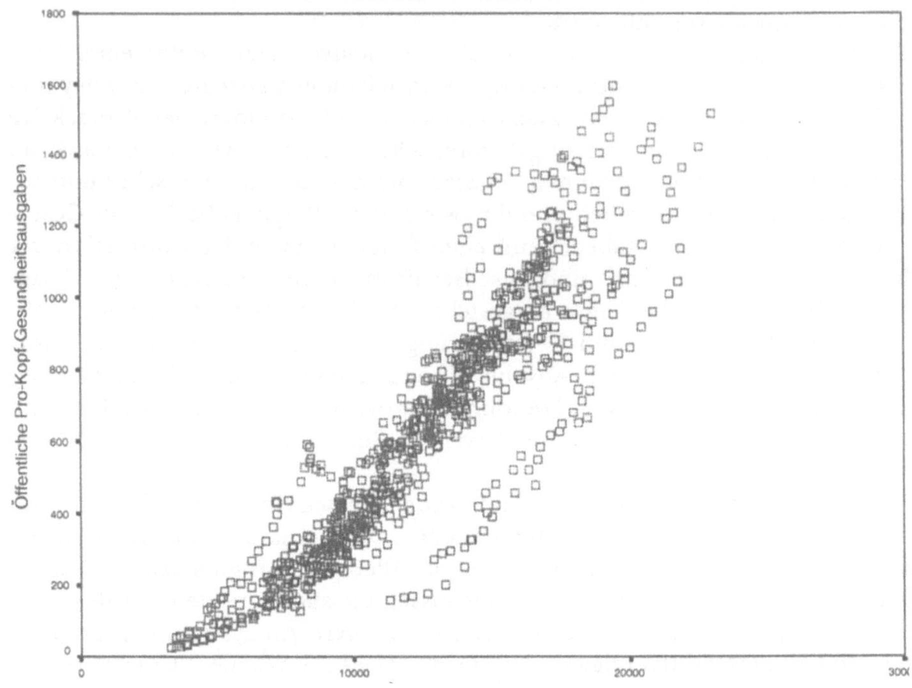

Anmerkungen: Y = -341,94 + 0,078*(X) (t= –18,66 und 56,08) R^2 bereinigt: 0,81; N = 735, wobei Y = Öffentliche Pro-Kopf-Gesundheitsausgaben und X = Sozialprodukt pro Kopf nach Maddison 1995: Anhang D. – Schaubild 1 plottet die – in konstanten Preisen und international vergleichbar gemessenen – Pro-Kopf-Gesundheitsausgaben in 21 Demokratien der Tabelle 1 in jedem Jahr der Periode 1961–95 zusammen mit dem jeweiligen Stand der ökonomischen Entwicklung (Wirtschaftskraft pro Kopf in konstanten und international vergleichbaren Dollarwerten nach Maddison 1995: Anhang D). Das Schaubild enthüllt einen Trend: je höher der Stand ökonomischer Entwicklung, desto tendenziell höher sind die Pro-Kopf-Ausgaben für Gesundheit.

(siehe auch Schaubild 1). Und das allein erklärt schon zu einem beträchtlichen Maß das eingangs benannte Puzzle: die hohen Gesundheitsausgaben der föderalistischen Staaten. Diese sind – unter anderem – Resultat des besonders weit fortgeschrittenen wirtschaftlichen Entwicklungsstandes der föderalistischen Staaten USA, Schweiz, Kanada, Belgien und Bundesrepublik Deutschland. Und insoweit trägt eine Schlüsselgröße der sozialökonomischen Schule der Staatstätigkeitsforschung, nämlich der wirtschaftliche Entwicklungsstand, zur Erklärung der Eigentümlichkeiten der Gesundheitsausgaben bei.

Allerdings ist diese Erklärung zu einfach und unvollständig. Außerdem gibt es Alternativerklärungen, beispielsweise die Erklärung der Gesundheitsausgaben durch den Typ des politischen Regimes, also die Staatsverfassung und deren Verfassungswirklichkeit, und somit durch eine Schlüsselvariable der klassischen Institutionenkunde. In autoritär verfaßten Regimen, so zeigt die Auswertung der Gesundheitsdaten der OECD (1997) und des Weltentwicklungsberichts (1993) sowie die Heranziehung der Demokratie- und Autokratiemessungen von Gurr und Jaggers (1996), sind die Gesundheitsausgaben unterdurchschnittlich und in den Demokratien überdurchschnittlich entwickelt, und zwar in einem mit dem Demokratiealter zunehmenden Maße.

Der positive Demokratieeffekt auf die Gesundheitsausgaben und der negative der Autokratien vertragen sich mit einer weitsichtigen Vorhersage Alexis de Tocquevilles in der 1835 publizierten Schrift „De la Démocratie en Amérique". Die Demokratie neige zur Expansion der öffentlichen Ausgaben, so schrieb Tocqueville. Sie tue dies aufgrund ihres Bestrebens, das Wohlwollen des Souveräns durch Geld und andere Zuwendungen zu gewinnen, ferner aufgrund der für alle egalitäre Regime eigentümlichen Unruhe des „Geistes des Verbesserns". Und sie tue dies auch infolge eines höheren Anspruchsniveaus, das in der für Demokratien charakteristischen höheren Allgemeinbildung der Bevölkerung wurzele. Hinzu komme die Ineffizienz, welche die Demokratie vor allem aufgrund ihrer häufigen Auswechslung des Regierungs- und Verwaltungsapparates charakterisiere. Dies und das Verlangen ärmerer Wahlberechtigter nach staatlichen Hilfeleistungen erhöhten insgesamt die Staatsausgaben. Deshalb erweise sich die Demokratie letztendlich als ein recht kostspieliges Arrangement.[67]

Diese Hypothesen sind auch mit Niveau und Trend der Gesundheitsausgaben verträglich, wie Schaubild 2 verdeutlicht. Es zeigt, daß mit zunehmendem Alter der Demokratie die Gesundheitsausgaben signifikant höher sind; niedrige Gesundheitsausgaben hingegen charakterisieren eher Länder mit geringem Demokratiealter oder autoritärer Staatsverfassung, beispielsweise Griechenland, Portugal oder Spanien vor ihrer Demokratisierung in den 70er Jahren oder die Bundesrepublik und Japan noch zu Beginn der 60er Jahre.

Der Demokratieeffekt auf die Gesundheitsausgaben ist allerdings auch einer Alternativdeutung zugänglich, deren Basis Mancur Olson in dem vielzitierten Werk vom „Aufstieg und Niedergang von Nationen" (1982) gelegt hat. Die Demokratie ist nach Olson eine Staatsform, die mit zunehmender Lebensdauer und im Falle unveränderter Grenzen eine zunehmende Anzahl von mächtigen Verteilungskoalitionen, „distributive coalitions" in Olsons Terminologie, entstehen läßt, also Organisationen von wohlorganisierten Sonderinteressen, die ihr Terrain abschirmen und auf dieser Grundlage und der ihres Konflikt- und Einflußpotentials einen beträchtlichen Anteil am wirtschaftlichen Reichtum erstreiten, und zwar unter Hintanstellung von Gemeinwohlbelangen. Auch diese Hypothese ist mit der statistischen Assoziation von Demokratiealter und Gesundheitsausgaben verträglich, gehören doch zum Gesundheitswesen besonders viele hochspezialisierte, wohlorganisierte und einflußreiche Sonderinteressen vor allem auf Seiten der Leistungsanbieter.

---

[67] Tocqueville 1981, Bd. 1: 298–302.

Schaubild 2. Pro-Kopf-Gesundheitsausgaben und das Alter der Demokratie in 21 OECD-Staaten (1961–1995)

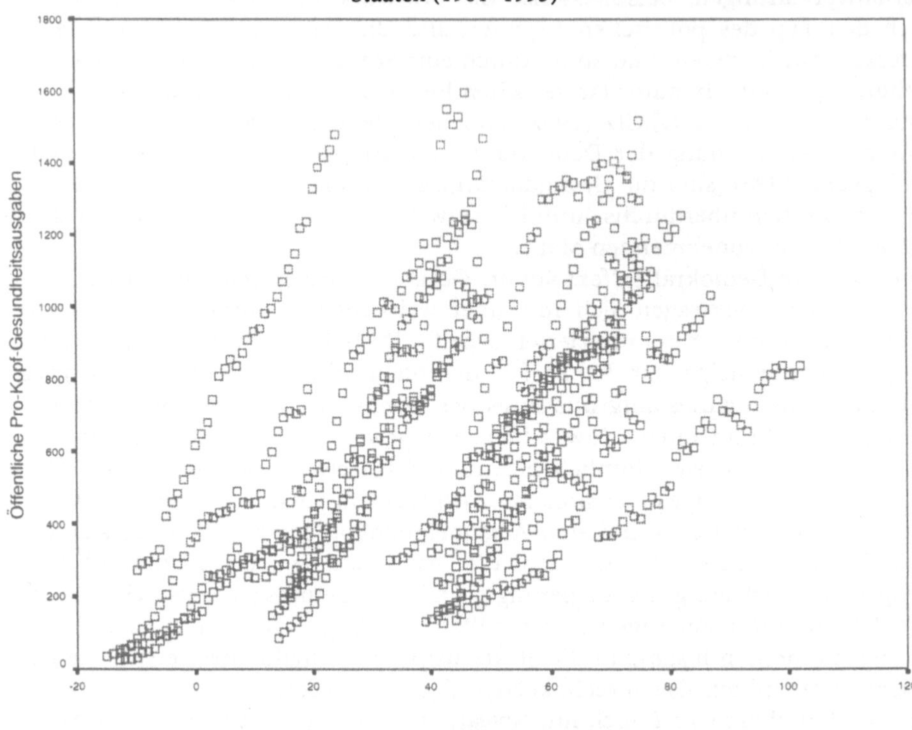

Anmerkungen: Y = 336,45 + 7,14*(X), R^2 bereinigt: 0,274; N = 735; t-Statistik: 15,93 und 15,93, wobei Y = Öffentliche Pro-Kopf-Gesundheitsausgaben, X = Demokratiealter (gemessen ab der Einführung des allgemeinen Männer- und Frauenwahlrechts). – Schaubild 2 plottet die öffentlichen Pro-Kopf-Gesundheitsausgaben in jeder der 21 Demokratien der Tabelle 1 in jedem Jahr der Periode 1961–95 zusammen mit dem jeweiligen Alter der Demokratie des betreffenden Landes. Das Schaubild enthüllt einen Trend: je älter die Demokratie, desto tendenziell höher die Gesundheitsausgaben. Es zeigt aber auch Streuung um den Trend an: z.B. sind die Gesundheitsausgaben in den USA (obere Hälfte des Schaubildes) höher als in den nordischen Demokratien sowie in Großbritannien, Australien und Neuseeland (untere rechte Hälfte des Schaubilds). Der von Süd-West nach Nord-West verlaufende Punkteschwarm links außen plottet die Schweiz, die auf der „streng" gemessenen (und im Sinne der Prüfstatistik „konservativen") Demokratieskala aufgrund der späten Einführung des Frauenwahlrechts einen niedrigen Wert erzielt.

Die Entwicklung und die Variation der Gesundheitsausgaben, vor allem der öffentlichen Gesundheitsausgaben, lassen sich ohne eine weitere Umwälzung des gesellschaftlichen Gefüges der westlichen Länder nicht recht verstehen: die Verlagerung der (unbezahlten) Arbeit im Individualhaushalt zur (bezahlten) Arbeit im Markt- oder Staatssektor. Diese Transformation wird besonders deutlich widergespiegelt von der zunehmenden Erwerbsbeteiligung von Frauen und dem

Schaubild 3. Die Erwerbsbeteiligung von Frauen und die öffentlichen Gesundheitsausgaben in 21 Demokratien (1961–1995)

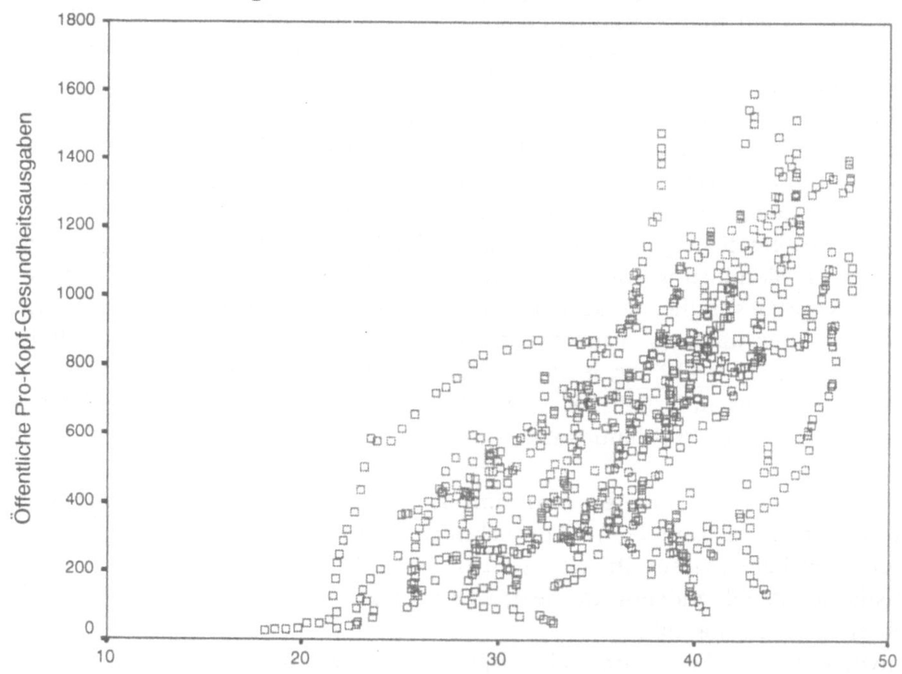

Anmerkungen: Y = -702,67+36,62*(X), R^2 bereinigt = 0,45; N = 735, wobei Y = Öffentliche Pro-Kopf-Gesundheitsausgaben und X = Frauenerwerbsbeteiligung (% Erwerbspersonen). – Schaubild 3 plottet die öffentlichen Pro-Kopf-Gesundheitsausgaben in jeder der 21 Demokratien der Tabelle 1 in jedem Jahr der Periode 1961–95 zusammen mit der jeweiligen Höhe der Frauenerwerbsbeteiligung (in Prozent der Erwerbsbevölkerung). Das Schaubild enthüllt einen Trend: je höher die Frauenerwerbsbeteiligung, desto tendenziell höher die Pro-Kopf-Gesundheitsausgaben. Es zeigt aber auch Streuung um den Trend an: z.B. sind die Gesundheitsausgaben in den USA (obere Hälfte des Schaubildes) höher als in Großbritannien und den nordischen Demokratien (untere bzw. mittlere rechte Hälfte des Schaubildes).

wachsenden Anteil weiblicher Erwerbspersonen an der gesamten Erwerbsbevölkerung. Tatsächlich stützt der internationale Vergleich der Gesundheitsausgaben und der Frauenerwerbsbeteiligung eine These, die von V.R. Fuchs mit Bezug auf die USA formuliert, aber nicht vergleichend getestet wurde: Die Transformation unbezahlter Hausarbeit in entlohnte Berufstätigkeit habe „undoubtedly contributed to an increase in the quantity of health care as recorded in the GNP accounts".[68]

[68] Fuchs 1990: 537, das vollständige Zitat lautet: „The decline of the family and traditional religion and a surge of women into payed employment have undoubtedly contributed to an increase in the quantity of health care as recorded in the GNP accounts".

Tatsächlich besteht zwischen beiden Größen eine starke statistische Beziehung: Die Gesundheitsausgaben sind der Tendenz nach um so höher, je größer der Anteil der Frauen an der gesamten Erwerbsbevölkerung ist (siehe Schaubild 3).[69]

Aber nicht nur der wirtschaftliche Entwicklungsstand, das Demokratiealter und die Verlagerung „from home to market production of health services"[70] beeinflussen die öffentlichen Gesundheitsausgaben. Hinzu kommt die Ausstrahlung von Problemlösungsroutinen der Staatstätigkeit. Sind die Routinen des politisch-administrativen Umgangs mit Problemen in der Vergangenheit etatistischer Natur gewesen, so sind auch in der Gegenwart und der nahen Zukunft etatistische Problemlösungen wahrscheinlich. Analoges gilt für den Fall marktorientierter Problemlösungsroutinen. Auch diese These bewährt sich im Vergleich der Pro-Kopf-Gesundheitsausgaben in den Demokratien. Die statistische Analyse deckt ein überzufälliges Muster auf: Die öffentlichen Pro-Kopf-Gesundheitsausgaben sind um so höher, je etatistischer die Problemlösungsroutinen des betreffenden Landes außerhalb des Gesundheitswesens beschaffen sind und um so niedriger, je stärker Problemlösungsroutinen auf marktwirtschaftliche Lösungen geeicht sind.[71]

Wie auch bei den anderen Bestimmungsfaktoren der Gesundheitsausgaben, gibt es auch bei diesem Trend Abweichungen, so etwa die überdurchschnittlich hohen öffentlichen Gesundheitsleistungen in den USA relativ zum geringen Grad etatistischer Problemlösung in diesem Land. Doch insgesamt ist das Muster signifikant (siehe Schaubild 4).

Inwieweit sind die Gesundheitsausgaben von parteipolitischen Konstellationen geprägt worden, beispielsweise von der parteipolitischen Zusammengehörigkeit der Regierungen, die in vielen Politikfeldern ein wichtiger Bestimmungsfaktor der Regierungspolitik ist? Parteieneffekte sind auch in der Gesundheitsausgabenpolitik nachweisbar. Allerdings fallen sie dort nicht sonderlich stark aus. Immerhin besteht aber eine signifikante Beziehung zwischen der Regierungsbeteiligung von Linksparteien und der Ausgabenpolitik im Gesundheitssektor: Insgesamt neigen linksregierte Staaten zu höheren öffentlichen Pro-Kopf-Gesundheitsausgaben als Länder, die von Mitteparteien, säkular-konservativen Gruppierungen oder liberalen Parteien regiert werden. In besonderem Maße macht sich dieser Parteienunterschied seit den 80er Jahren spürbar,[72] also in der Periode, in der die parteipolitische Polarisierung größer als in der wirtschaftlichen Prosperität bis Mitte der 70er Jahre war.

Den statistischen Auswertungen zufolge wirkt auf die Gesundheitsausgaben auch ein transnationaler Politikfaktor ein: Die Mitgliedschaft in der Europäischen Gemeinschaft bzw. der Europäischen Union führt – vermutlich vermittelt durch Diffusion von Zielgrößen und Innovationen innerhalb der Gemeinschaft der Mit-

---

[69] r = 0,68, N = 773; zur multivariaten Analyse siehe den nächsten Abschnitt.

[70] So die eingängige These von Fuchs 1990: 537. Allerdings ist sie ergänzungsbedürftig. Die Verlagerung kann auch zur Tätigkeit im Staatssektor führen.

[71] Die Messung etatistischer bzw. marktorientierter Problemlösung erfolgt anhand der – um den BIP-Anteil der Gesundheitsausgaben reduzierten – Staatsquote.

[72] Korrelationskoeffizient r = 0,19; N = 775, p = 0,0001.

Schaubild 4. Etatistische Problemlösungsroutinen und öffentliche Pro-Kopf-Gesundheitsausgaben in 21 Demokratien (1961–1995)

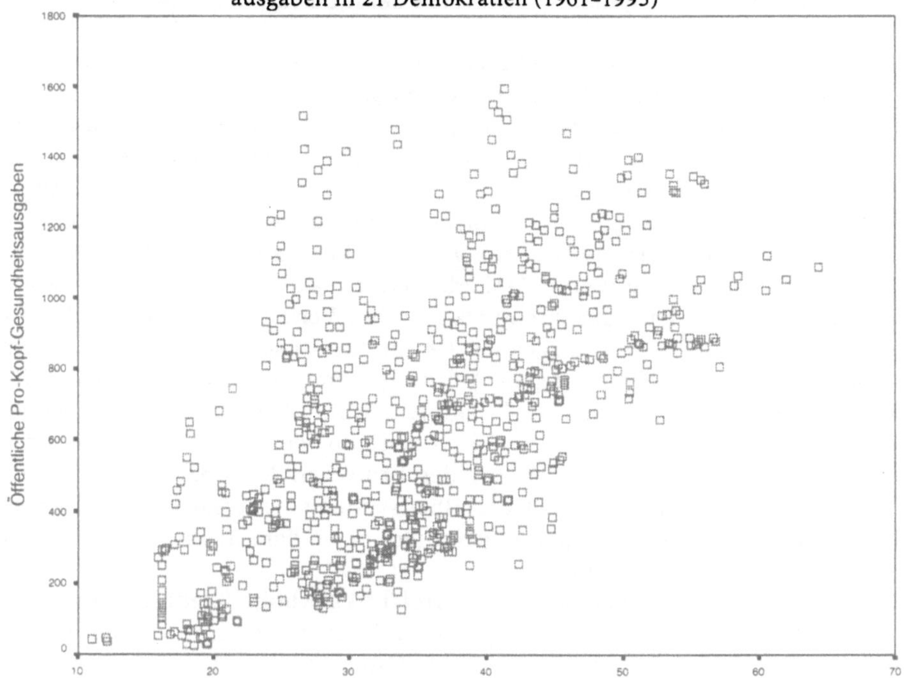

Anmerkungen: Y = -101,51 + 21,13*(X), R^2 bereinigt = 0,45; N = 735 (t-Statistik: -2,70 und 20,44), wobei Y = Öffentliche Pro-Kopf-Gesundheitsausgaben und X = Etatismus außerhalb des Gesundheitswesens. – Schaubild 4 plottet die öffentlichen Pro-Kopf-Gesundheitsausgaben in jeder der 21 Demokratien der Tabelle 1 in jedem Jahr der Periode 1960-95 zusammen mit der jeweiligen Höhe des Etatismusgrades (gemessen durch die Staatsquote abzüglich der Gesundheitsausgaben). Das Schaubild enthüllt einen Trend: je höher der Etatismusgrad, desto tendenziell höher die Pro-Kopf-Gesundheitsausgaben. Es zeigt aber auch Streuung um den Trend an: z.B. sind die Gesundheitsausgaben in den USA (obere Hälfte des Schaubildes) höher als in Großbritannien und den nordischen Demokratien (untere bzw. mittlere Hälfte des Schaubildes).

gliedstaaten – zu einem auffälligen Muster: mit zunehmendem Alter der EG- oder EU-Mitgliedschaft nehmen die Pro-Kopf-Gesundheitsausgaben signifikant zu. Und Nichtmitgliedschaft in der EG oder der EU äußert sich der Tendenz nach in unterdurchschnittlichen Ressourcentransfers in die Gesundheitsversorgung – wiederum mit Ausnahmen, wie der Fall der hohen Gesundheitsausgaben in den USA lehrt.[73]

---

[73] Korrelationskoeffizient mit den Jahren der EU- bzw. EG-Mitgliedschaft r = 0,40; N = 776, p = 0,000.

3.2 Politische und gesellschaftliche Fundamente der öffentlichen Gesundheitsausgaben – Ergebnisse der multivariaten Analyse

Bis zu dieser Stelle wurden Zusammenhänge zwischen den öffentlichen Pro-Kopf-Gesundheitsausgaben, der zu erklärenden Größe, und einzelnen Erklärungsfaktoren erörtert, allerdings isoliert, ohne Berücksichtigung mehrfaktorieller Erklärungsansätze und ohne Prüfung möglicher Zusammenhänge zwischen den erklärenden Variablen. Das wirft die Frage auf, ob sich die bislang aufgedeckten Muster zu einem größeren Ganzen formen lassen, zu einem komplexeren Erklärungsansatz, der die Beziehungen zwischen den öffentlichen Gesundheitsausgaben und einer größeren Zahl erklärender Faktoren gleichzeitig erfaßt.

Auswertungen mit Hilfe geeigneter statistischer Verfahren[74] zeigen, daß diese Frage zu bejahen ist. Die Grundlagen der Gesundheitsausgaben können zu einem erklärungskräftigen mehrfaktoriellen Ansatz geformt werden. Durch Hinzufügung eines „National Health Service"-Faktors gewinnt dieser Ansatz noch weiter an Erklärungskraft.[75] Ist die Gesundheitsversorgung wesentlich Sache eines nationalen Gesundheitsdienstes nach Art des britischen National Health-Service und erfolgt die Finanzierung des Gesundheitssystems hauptsächlich aus einem zentralisierten staatlichen Budget, so geht hiervon ein dämpfender Effekt auf die Gesundheitskosten aus (Tabelle 4).

Das Erklärungsmodell von Tabelle 4 erreicht eine hohe Trefferquote: Es erklärt 88 % der Variation der Pro-Kopf-Gesundheitsausgaben in den 21 Demokratien der OECD in den Jahren von 1960 bis Mitte der 90er Jahre.[76]

---

[74] Insbesondere kommen hierfür gepoolte multivariate Quer- und Längsschnittregressionen mit Bereinigung der Standardschätzfehler um Autokorrelation und Panel-Heteroskedastizität nach Beck und Katz 1995 in Frage. Mit diesen Techniken wurden die im Abschnitt III.2 vorgestellten Erklärungsmodelle geschätzt und zusätzlich – insgesamt erfolgreich – anhand zusätzlicher Tests geprüft, bei denen Bereinigungen um gruppenweise Heteroskedastizität, Intergruppen-Heteroskedastizität, gemeinsame Autokorrelation und fallspezifische Autokorrelation durchgeführt wurden. Die statistischen Analysen dieser Modelle wurden mit LIMDEP Version 7.0 durchgeführt.

[75] Dieses Modell passiert auch alle in der Anmerkung zu Tabelle 4 genannten Tests.

[76] Die Determinanten aus Tabelle 4 erklären im übrigen auch den Anteil der öffentlichen Gesundheitsausgaben am Sozialprodukt – selbstredend mit nicht identischen Koeffizienten. Dem liegt die hohe Korrelation der öffentlichen Pro-Kopf-Gesundheitsausgaben und des Anteils der öffentlichen Gesundheitsausgaben am Bruttoinlandsprodukt zugrunde (R^2 bereinigt = 0.75). Die Schätzgleichung (LIMDEP 7.0, S2-R1-Modell) lautet:
Öffentliche Gesundheitsausgaben % BIP =
- 0,45
+ 0,00009 * Pro-Kopf-Sozialprodukt
+ 0,038 * Etatismus
+ 0,044 * Verlagerung Haus-Markt/Staat
+ 0,030 * EU-Jahre
+ 0,014 * Demokratiealter
+ 0,001 * Linksregierung ab 1980
–0,218 * NHS-Faktor.
N= 735. Alle Koeffizienten sind auf dem 0,0001-Niveau signifikant, bis auf die Konstante und die NHS-Variable (0,05-Niveau).

Tabelle 4. Bestimmungsfaktoren des Niveaus öffentlicher Pro-Kopf-Gesundheitsausgaben in 21 Demokratien, 1961–95

Unabhängige Variable	*Unstandardisierter Regressions-Koeffizient*	t-Statistik
Bruttoinlandsprodukt pro Kopf (Geary-Khamis Dollar nach Maddison 1995)	0,051	36,9***
Grad etatistischer Problemlösung	3,339	10,74***
Stand der Verlagerung von Gesundheitsdienstleistungen vom Haus zum Markt oder Staat	6,402	10,39***
EU-Mitgliedschaft (in Jahren)	4,712	13,78***
Demokratiealter	1,346	6,76***
Linksregierung (% Kabinettssitze) ab 1980	0,219	5,60***
National Health Service-Dummy	–60,691	–4,27***
Konstante:	–446,70	–19,75***
R^2 (bereinigt): 0,88; N = 735		

Anmerkungen zu Tabelle 4: *** = signifikant auf dem 0,0001-Niveau. Die Koeffizienten der Tabelle 4 entstammen der – 21 Länder im Zeitraum von 1961 bis 1995 umfassenden – kombinierten („gepoolten") Quer- und Längsschnittregression der öffentlichen Pro-Kopf-Gesundheitsausgaben (Basis OECD 1997a) zu konstanten international sowie historisch vergleichbaren Preisen. Diese basieren auf der Preisbereinigung der OECD-Angaben nach Kaufkraftparitäten mit den Schätzungen des Bruttoinlandsproduktes in Maddison (1995: Anhang D, Geary-Khamis Dollars). Die Koeffizienten und die Signifikanz wurden mit der S2-R1-Variante der GLS-Regressionen von LIMDEP (Version 7.0) ermittelt. „S2" steht für Bereinigung um die Effekte von gruppenweiser und von „cross-group"-Heteroskedastizität und „R1" für Bereinigung der Schätzwerte um gemeinsame Autokorrelation. Tests mit der OLS-PCSE-Methode (ordinary least squares mit panel corrected standard errors) nach Beck und Katz (1995) stützen das Erklärungsmodell in vollem Umfang. Die Interkorrelationen zwischen den erklärenden Variablen liegen mit maximal r = 0.65 unter der als kritisch erachteten Multikollinearität.

Und auf welchen Fundamenten ruhen demgegenüber relativ niedrige öffentliche Pro-Kopf-Gesundheitsausgaben? Das ist gemäß Tabelle 4 um so mehr der Fall, je stärker die folgenden Bedingungen erfüllt sind: 1) Ein durchschnittlicher oder geringer wirtschaftlicher Entwicklungsstand (wie beispielsweise in Griechenland), 2) die Schwäche etatistischer politischer Problemlösung außerhalb des Gesundheitswesens und die Stärke marktorientierter Problemlösungen, 3) eine nicht weit vorangeschrittene Verlagerung von Gesundheitsdienstleistungen vom Haus zum Markt oder zum Staat, 4) Nichtmitgliedschaft in der EG oder der EU, 5) eine junge Demokratie oder eine nichtdemokratische Staatsverfassung, sodann 6) eine Regierung durch Parteien, die nicht zur Linken des politisch-ideologischen Spektrums zählen. 7) Schlußendlich werden die Gesundheitsausgaben gedämpft, wenn die institutionellen Arrangements der Leistungserbringung und Finanzierung dem britischen National Health Service nachgebaut sind.[77]

Die Ergebnisse von Tabelle 4 eignen sich nicht nur zur Gesamterklärung und zur Vorhersage, sondern auch zur genaueren Lokalisierung einzelner Fälle. Aus ihnen geht beispielsweise hervor, warum die Vereinigten Staaten von Amerika eine im Vergleich zur unterdurchschnittlichen Staatsquote weit überdurchschnittliche Ausgabenquote bei den öffentlichen Gesundheitsausgaben haben, und warum ihr Pro-Kopf-Gesundheitsausgabenniveau sowohl im privaten wie auch im öffentlichen Bereich hoch ist. Die öffentlichen Gesundheitsausgaben werden vor allem vom hohen wirtschaftlichen Entwicklungsstand der USA gefördert, ferner von der weit vorangeschrittenen Verlagerung unbezahlter Arbeit im Haus zur bezahlten Arbeit im Markt- oder Staatssektor. Hinzu kommen ausgabensteigernde Wirkungen des hohen Demokratiealters und das Fehlen ausgabendämpfender Strukturen nach Art des National Health Service.

Daß die US-amerikanische Quote der öffentlichen Gesundheitsausgaben nicht noch höhere Werte erreicht, liegt unter anderem an den ausgabendämpfenden Konstellationen gemäß Tabelle 4. Der geringere Etatismusgrad der Problemlösungsroutinen in den Vereinigten Staaten ist hierfür ebenso verantwortlich wie die Nichtexistenz sozialistischer Parteien und Linksregierungen. Hinzu kommt die Nichtmitgliedschaft in jener „Länderfamilie“, der nicht nur hohe Arbeitslosenquoten eigen sind, sondern auch hohe Staatsquoten, nämlich die der Staaten der Europäischen Union.

Das Erklärungsmodell von Tabelle 4 erfaßt auch die Positionen aller anderen Länder dieser Untersuchung genauer, so die Spitzenstellung der Bundesrepublik Deutschland bei der öffentlichen Finanzierung des Gesundheitswesens. Der Schlüssel dafür liegt im hohen wirtschaftlichen Entwicklungsstand Deutschlands, in den tief verankerten etatistischen Traditionen der Problemlösung und in der Verlagerung von Gesundheitsdienstleistungen im Hause auf den Markt- oder den Staatssektor. Hinzu kommen die ausgabensteigernd wirkenden Diffusionsvorgänge im Kreis der EU-Mitglieder sowie die tendenziell expansiven Effekte der Verteilungskoalitionen, die sich auf langjähriger Grundlage demokratischer Verhältnisse bilden. Im Unterschied zum National Health Service wirkt überdies die Organisation des Gesundheitswesens, vor allem die Organisation der Kontrolle der Leistungserbringung und Finanzierung, nicht per se ausgabendämpfend, wenngleich die Bestrebungen um Kostendämpfung keineswegs unerheblich waren. Schlußendlich kommt ein Linksparteieneffekt zum Tragen. Allerdings war dieser auf die Jahre der sozial-liberalen Koalition von 1969-1982 begrenzt, und er sollte nicht verdecken, daß die öffentlichen Gesundheitsausgaben auch unter dem Regierungsbündnis der Unionsparteien und der F.D.P. mitunter kräftig erhöht wurden, so vor allem im Gefolge der deutschen Einheit.

Mit einem modifizierten Erklärungsmodell kann man nicht nur das Niveau, auch den jährlichen Wandel der Pro-Kopf-Gesundheitsausgaben in den westli-

[77] Die sonstigen in der OECD Studie (1995) benannten finanzierungs- und versicherungsstrukturellen Variablen erwiesen sich in den bivariaten und den multivariaten gepoolten Quer- und Längsschnittregressionen als insignifikant.

chen Demokratien erklären. Der wirtschaftliche Entwicklungsstand, das Demokratiealter und die Dauer der Mitgliedschaft in der Europäischen Union tragen ebenfalls zum überdurchschnittlichen Wachstum der Gesundheitsausgaben bei: Die öffentlichen Pro-Kopf-Ausgaben nehmen gegenüber dem Vorjahr besonders stark zu, wenn der ökonomische Entwicklungsstand hoch, die Demokratie alt und langjährige Mitgliedschaft in der Europäischen Gemeinschaft bzw. in der Europäischen Union gegeben ist. Sodann wirken die Regierungsparteien auf die jährlichen Veränderungen der Gesundheitsausgaben. Die Veränderung der Ausgaben gegenüber dem Vorjahr variiert invers mit der Regierungsbeteiligung von säkular-konservativen Parteien. Je stärker also beispielsweise eine Partei nach Art der britischen Conservative Party an der Führung der Regierungsgeschäfte beteiligt ist, desto größer ist die Wahrscheinlichkeit gering wachsender, stagnierender oder schrumpfender öffentlicher Pro-Kopf-Gesundheitsausgaben. Ferner deckt das Modell zur Erklärung des Wandels der öffentlichen Gesundheitsausgaben einen beträchtlichen Konvergenzeffekt auf:[78] Die öffentlichen Pro-Kopf-Gesundheitsausgaben nehmen um so stärker zu, je geringer der Anteil der Staatsausgaben außerhalb des Gesundheitssektors ist. Anders formuliert: Die öffentlichen Gesundheitsausgaben wachsen vor allem dann in überdurchschnittlichem Tempo, wenn der Wettbewerb mit anderen staatlichen Etats schwächer ist, und sie expandieren dort langsamer oder stagnieren, wo sie mit anderen staatlichen Budgets besonders hart konkurrieren müssen.

3.3 Bestimmungsfaktoren privater Pro-Kopf-Gesundheitsausgaben in demokratischen OECD-Staaten (Ergebnisse der multivariaten Analyse)

Wenden wir uns nun von den *öffentlichen* zu den *privaten* Gesundheitsausgaben. In den demokratischen Mitgliedstaaten der OECD entfallen durchschnittlich etwa drei Viertel aller Gesundheitsausgaben auf den Staat und rund ein Viertel auf den privaten Bereich. Wie schon erwähnt, variiert allerdings die Höhe der privaten Gesundheitsausgaben sehr stark (siehe die Tabellen 1 und 2). Warum? Der Forschungsstand zu dieser Frage ist lückenhaft.[79] Auch die ansonsten wegweisende OECD-Studie von 1995 trägt hierfür fast gar nichts bei, und zwar aufgrund der problematischen Entscheidung, hauptsächlich nur die gesamten Gesundheitsausgaben zu analysieren, also ohne Differenzierung öffentlicher und privater Ausgaben. Doch diese Betrachtungsweise läuft Gefahr, die unterschiedliche Höhe und Anteile der privaten Gesundheitsausgaben am Sozialprodukt ebenso unterzubelichten wie die – von Land zu Land unterschiedliche – Mischung von öffentlicher und privater Finanzierung des Gesundheitswesens.[80]

---

[78] Ähnlich Castles (1997: Kapitel 5) auf der Basis einer traditionellen Querschnittanalyse mit 21 Fällen.

[79] Einige anschlußfähige Thesen enthält Esping-Andersen 1990.

[80] Siehe die Tabellen 1 und 2.

Inwieweit hängen die unterschiedlichen privaten Gesundheitsausgaben mit fundamentalen politischen und sozio-ökonomischen Strukturen zusammen? Auch zu dieser Frage vermag der internationale Vergleich Antworten beizusteuern. So indizieren Korrelationen der privaten Pro-Kopf-Gesundheitsausgaben mit politischen, gesellschaftlichen und wirtschaftlichen Strukturmerkmalen der OECD-Länder überzufällige Zusammenhänge. Zum Teil folgen diese dem Muster der öffentlichen Ausgaben für die Gesundheit: Insgesamt sind die privaten Pro-Kopf-Gesundheitsausgaben um so höher, je höher der wirtschaftliche Entwicklungsstand eines Landes ist,[81] und je weiter der Prozeß der Verlagerung von Gesundheitsdienstleistungen vom Haus zum Markt oder zum Staat fortgeschritten und somit die weitgehend unbezahlte Hausarbeit in der Gesundheitsversorgung durch Markteinkommen und Staatstätigkeit ersetzt worden ist.[82]

Im Unterschied zu den öffentlichen Gesundheitsausgaben schlägt bei den privaten Ausgaben ein Direktdemokratieeffekt zu Buche: Die private Versicherung von Gesundheitsrisiken und die private Finanzierung der Gesundheitsversorgung sind in jenen Ländern signifikant höher, in denen die Direktdemokratie auf bundesstaatlicher oder auf Gliedstaatenebene eine beträchtliche Rolle spielt, so vor allem in der Schweiz und in vielen Bundesstaaten der USA. Aus der vergleichenden Forschung ist bekannt, daß die Direktdemokratie die Staatsausgaben und Abgabenlasten eher dämpft als fördert. Unter diesen Bedingungen ist der Raum für die etatistische Versorgung geringer und der zugunsten der privaten Finanzierung grundsätzlich größer. Dies liegt, so eine plausible Deutung, der statistischen Assoziation zwischen der Höhe der privaten Gesundheitsausgaben und der Verankerung direktdemokratischer Strukturen in der Staatsverfassung zugrunde.

Ferner zeigt die statistische Analyse eine Reihe inverser Beziehungen zwischen den privaten Gesundheitsausgaben und potentiellen Ursachen an. Die privaten Pro-Kopf-Gesundheitsausgaben sind beispielsweise in den Ländern beträchtlich geringer, in denen starke Arbeitnehmerorganisationen die Arbeits- und Sozialordnung prägen. Umgekehrt besteht mehr Spielraum für private Initiative dort, wo das Gewerkschaftslager und die Arbeitnehmerschutzrechte schwächer sind als im Norden Europas oder auf dem europäischen Kontinent. Ferner erreichen die privaten Gesundheitsausgaben dort ein niedrigeres Niveau, wo das Gesundheitssystem an Strukturen des britischen National Health Service ausgerichtet ist.

Überdies fallen politisch-kulturelle Traditionen ins Gewicht. Die privaten Pro-Kopf-Gesundheitsausgaben sind in jenen Staaten signifikant niedriger, in denen

[81] Korrelationskoeffizient r = 0,63; N = 761.

[82] Korrelationskoeffizient r = 0,32; N = 702. Im übrigen korrelieren die privaten Pro-Kopf-Ausgaben für Gesundheit auch sehr stark mit dem Anteil der privaten Gesundheitsausgaben an der Staatsquote (r = 0,94). Hiermit deutet sich ein weiterer, hier nicht weiter auszuführender Befund an: die in diesem Beitrag vorgetragenen Folgerungen zu den Determinanten der privaten Pro-Kopf-Ausgaben erklären teilweise auch die Anteile der privaten Gesundheitsausgaben am Sozialprodukt.

das Linksparteienmilieu - nach Wählerstimmen zu urteilen - ein Machtfaktor ist.[83] Umgekehrt gilt: Ist das Linksparteienmilieu schwächer oder existiert es nicht, wie in den Vereinigten Staaten von Amerika, so sind die Chancen privater Finanzierung der Gesundheitsversorgung und die Nachfrage nach ihr signifikant größer.

Inwieweit können die erwähnten Korrelate der privaten Gesundheitsausgaben zu einem größeren Ganzen, zu einem komplexeren Erklärungsmodell, zusammengefügt werden? Nach dem derzeitigen Forschungsstand zu urteilen, kommt hierfür nur ein Teil der erwähnten Bestimmungsgrößen in Frage. Erklärungskräftig und im statistischen Sinne robust ist nur ein relativ einfaches Modell. Dieses Modell erklärt die unterschiedliche Höhe der privaten Pro-Kopf-Gesundheitsausgaben in den demokratischen OECD-Mitgliedstaaten von 1960 bis Mitte der 90er Jahre vor allem mit vier Schlüsselgrößen: 1) dem Stand wirtschaftlicher Entwicklung, 2) der Stärke des Linksparteienmilieus, 3) „gatekeeper"-Strukturen in der primären Gesundheitsversorgung bzw. dem Fehlen solcher „Türsteher" und 4) mit Sonderbedingungen der US-amerikanischen Gesundheitspolitik, vor allem den privatwirtschaftsfreundlichen Institutionen (Tabelle 5).

Niedrige private Gesundheitsausgaben sind diesem Erklärungsansatz[84] zufolge um so eher zu finden, je geringer der Stand der wirtschaftlichen Entwicklung ist, je mehr Gewicht dem Linksparteienmilieu zukommt, je stärker die „gatekeeper"-Strukturen sind und je schwächer das privatwirtschaftsfreundliche Milieu ist. Näherungsweise passende Beispiele dieser Konstellation - mit Ausnahme des wirtschaftlichen Entwicklungsstandes - sind Finnland und Schweden und - cum grano salis - auch die übrigen nordeuropäischen Länder.

Das Erklärungsmodell der Tabelle 5 benennt zudem Gründe hoher privater Pro-Kopf-Gesundheitsausgaben. Diese sind vor allem Ergebnis eines hohen Standes wirtschaftlicher Entwicklung, eines schwachen Linksparteienmilieus (und entsprechend größerer Durchlässigkeit für privatwirtschaftliche Problemlösungen) und sodann eines Gesundheitsmarktes, auf dem „gatekeeper" zur fachärztlichen Behandlung keine nennenswerte Rolle spielen. Hinzu kommt ein USA-Faktor, der besondere Rahmenbedingungen des US-amerikanischen Gesundheitswesens erfaßt.[85] Hierzu zählen vor allem die Lücken der gesetzlichen Krankenversicherung und der damit gegebene Zwang oder Anreiz zur privaten Versicherung gegen Risiken, ferner die einflußreiche Tradition nichtetatistischer Pro-

[83] Das Linksparteienmilieu wird hier gemessen durch die Summe des bei nationalen Wahlen erzielten Stimmenanteils von sozialdemokratischen, sozialistischen und kommunistischen Parteien.

[84] Die Korrelation unter den erklärenden Variablen liegt weit unter dem als kritisch erachteten Multikollinearitätsniveau von $r = 0.80$.

[85] Vgl. hierzu OECD 1997d: 151 ff. Dort wird den USA auf der Basis einer eingehenden vergleichenden Analyse „pervasive entrepreneurship" bescheinigt - im Sinne eines umfassenden „dynamic process of identifying economic opportunities and acting upon them by developing, producing and selling goods and services".

blemlösung und die nicht minder tief verwurzelte Tradition einer privatwirtschaftsfreundlichen Kultur.[86]

Tabelle 5. Bestimmungsfaktoren des Niveaus privater Pro-Kopf-Gesundheitsausgaben in 21 Demokratien, 1961 bis 1995

Unabhängige Variable	*Unstandardisierter Regressions-Koeffizient*	t-Statistik
Bruttoinlandsprodukt pro Kopf (Geary-Khamis Dollar, nach Maddison 1995: Anhang D)	0,017	22,85***
Linksparteienmilieu (% Stimmenanteil Parlamentswahl)	-0,442	-2,58**
„Gatekeeper"-Strukturen in der Primärversorgung (=1, sonst = 0)	-20,678	-2,00*
USA-Dummy (USA = 1, sonst = 0)	668,380	10,64***
Konstante	-12,864	-1,04
R^2 (bereinigt): 0,602; N = 735		

Anmerkungen: * = signifikant auf dem = 0,05-Nivau, ** = signifikant auf dem 0,01-Niveau, *** = signifikant auf dem 0,0001-Niveau - Die Koeffizienten der Tabelle 5 entstammen der - 21 Länder im Zeitraum von 1961 bis 1995 umfassenden - kombinierten („gepoolten") Quer- und Längsschnittregression der privaten Pro-Kopf-Gesundheitsausgaben (Basis OECD 1997a) zu konstanten und international sowie historisch vergleichbaren Preisen. Diese basieren auf der Preisbereinigung der OECD-Angaben nach Kaufkraftparitäten mit den Schätzungen des Bruttoinlandsproduktes in Maddison (1995: Anhang D, Geary-Khamis Dollars). Die Koeffizienten und die Signifikanz wurden mit der S2-R1-Variante der Two-Stages Generalized Least Squares (GLS)-Regressionen von LIMDEP (Version 7.0) ermittelt. „S2" steht für Bereinigung um die Effekte von gruppenweiser und von „cross-group"-Heteroskedastizität und „R1" für Bereinigung der Schätzwerte um gemeinsame Autokorrelation. Tests mit der OLS-PCSE-Methode (ordinary least squares mit panel corrected standard errors) nach Beck und Katz (1995) stützen das Erklärungsmodell in vollem Umfang.

[86] Schlußendlich können auch die jährlichen Veränderungen der privaten Gesundheitsausgaben in den OECD-Ländern zumindest teilweise durch die tief verankerten politischen und sozio-ökonomischen Strukturen erklärt werden, wenngleich auch hier der derzeitige Erkenntnisstand wiederum nur einfache Erklärungsmodelle erlaubt. Berücksichtigt man die jeweilige Ausgangslage im Vorjahr und mißt man diese durch die privaten Pro-Kopf-Gesundheitsausgaben im Vorjahr, so erweist sich naturgemäß diese Größe als besonders starker Prädiktor der privaten Gesundheitsausgaben im nachfolgenden Jahr. Darin spiegelt sich der hinlänglich bekannte Tatbestand, daß das Niveau der Ausgaben in der Gegenwart meist weitgehend vom Niveau der Ausgaben in der Vorperiode geprägt werden. Interessant ist allerdings, daß zusätzlich zur Höhe der Ausgaben in der Vorperiode zwei weitere Faktoren erklärungskräftig sind. Wiederum sind der Stand der wirtschaftlichen Entwicklung, als Sammelanzeiger einer Vielzahl von angebots- und nachfrageseitigen Konstellationen, sowie eine USA-Dummy-Variable besonders einflußreiche Größen.

4. Schlußfolgerung

Warum variieren die Höhe und das Wachstumstempo der öffentlichen und der privaten Gesundheitsausgaben in der Demokratie von Land zu Land so stark? So lautete eine Leitfrage des vorliegenden Beitrags. Beantwortet wurde sie in zwei Schritten. Zunächst wurde die Variation der Gesundheitsausgaben - unter Heranziehung von Befunden der einschlägigen neueren Gesundheitssystemforschung - mit Kombinationen von Nachfrage-, Angebots- und Finanzierungsstrukturen des Gesundheitswesens erklärt. Anschließend wurde erkundet, in welchem Ausmaß die Gesundheitsausgaben durch gesellschaftlich tief verankerte politische und sozio-ökonomische Grundlagen bestimmt werden.

Beide Vorgehensweisen ergänzen sich. Die erste Vorgehensweise richtet die Aufmerksamkeit hauptsächlich auf gesundheitssystemspezifische Bedingungsgefüge - allerdings unter weitgehender Ausklammerung von politischen und gesellschaftlichen Rahmenbedingungen und Fundamenten. Die Ergebnisse des zweiten Untersuchungsteils runden die gesundheitssystemzentrierte Betrachtung ab. Sie verdeutlichen, daß die Variation der öffentlichen Gesundheitsausgaben und die Unterschiede der privaten Gesundheitsausgaben auf politischen und sozio-ökonomischen Fundamenten beruhen, die sich viel schwerer bewegen lassen als die meisten angebots- oder nachfrageseitigen Determinanten.

Zu den Fundamenten hoher öffentlicher Gesundheitsausgaben gehören - wie gezeigt - nach dem bisherigen Erkenntnisstand vor allem

- das Niveau der wirtschaftlichen Entwicklung, also eine Schlüsselvariable der klassischen sozio-ökonomischen Modernisierungstheorie,[87]
- politisch-administrative Traditionen etatistischer oder marktorientierter Problemlösung, also eine politisch-kulturelle Größe der Staatstätigkeit,[88]
- sodann die Verlagerung von Gesundheitsdienstleistungen vom Haus zum Markt oder Staat, also eine Schlüsselgröße der Geschlechterordnung und der Arbeitsteilung zwischen dem privaten und dem öffentlichen Bereich,[89]
- ferner die parteipolitische Färbung von Regierung, mithin eine Schlüsselgröße der Parteiendifferenzthese,[90]
- sodann die Rückwirkungen transnationaler Verflechtung auf die nationalstaatliche Politik und somit eine Schlüsselgröße der Lehre der inter- und transnationalen Beziehungen.[91]

Hinzu kamen die Fundamente der privaten Gesundheitsausgaben. Sie hängen, wie gezeigt, nicht nur mit dem Stand der ökonomischen Entwicklung und den Strukturen der Staatsverfassung, wie der Direktdemokratie, zusammen, sondern auch mit der Stärke oder Schwäche des Linksparteienmilieus, also einer weiteren

[87] Vgl. neben Klassikern wie Rostow 1960 die Anwendung auf die Sozialpolitik z.B. bei Wilensky 1975.

[88] Vgl. auch die Politik-Erblast-Theorie (Rose und Davies 1994).

[89] Hagen, Jenson und Reddy 1988.

[90] Schmidt 1996b.

[91] Leibfried und Pierson 1998.

Kernvariablen der politikwissenschaftlichen und soziologischen Komparatistik. Nicht zuletzt stützt die international vergleichende Analyse der privaten Gesundheitsausgaben die These vom US-amerikanischen Sonderweg in der Sozialpolitik. Dort hat das Zusammenwirken von hoher Wirtschaftskraft, Schwäche des Linksparteienmilieus und privatwirtschaftsfreundliche Kultur einen gesundheitspolitischen Sonderweg geschaffen: einen ungewöhnlich großen und expansiven privaten Gesundheitssektor, dessen Größe sogar den - ebenfalls schon beachtlich hohen - Anteil der öffentlichen Gesundheitsausgaben am Sozialprodukt überragt.

Aber nicht nur für die vergleichende Forschung von Gesundheitswesen geben die hier vorgestellten Befunde Aufschluß; von Belang sind sie auch für die wissenschaftliche Beobachtung der Staatstätigkeit in den demokratisch verfaßten Industrieländern.[92] Die Ergebnisse stützen nämlich eine allgemeinere Hypothese der vergleichenden Staatstätigkeitsforschung: Ohne Berücksichtigung der politischen, sozio-ökonomischen und sozio-kulturellen Fundamente des Handelns in Staat und Gesellschaft wird man die Unterschiede des Leistungsprofils der OECD-Mitgliedstaaten - wie die großen Unterschiede der Höhe, Zusammensetzung und Entwicklungsrichtung der gesundheitspolitischen Ausgaben - nicht angemessen verstehen können.

Und noch mehr läßt sich aus der hier vorgelegten Analyse der Fundamente der Gesundheitsausgaben ableiten: erstens die These, daß die Fundamente der Gesundheitsdienstleistungen weiterhin auf Expansion der Gesundheitsausgaben weisen, und zweitens die Hypothese, daß eine Politik der Kosteneindämmung im Gesundheitswesen mit Hindernissen rechnen muß, die viel tiefer verankert und viel schwerer auflösbar sind als die Mechanismen, an denen Kostendämpfungsvorhaben typischerweise ansetzen. Der Nachweis, daß das hohe Niveau der Gesundheitsausgaben und ihre beträchtliche Expansion auf massiven Fundamenten politischer und gesellschaftlicher Art ruhen, macht besser verständlich, warum den meisten Bemühungen um Kostensenkung nur kürzere Lebensdauer beschieden ist: sie haben die Fundamente der Gesundheitsausgaben meist nur touchiert, aber nicht wirklich bewegt oder beseitigt.

Literatur

Abel-Smith B (1996) The Escalation of Health Care Costs: How Did We Get There?. In: OECD 1996, Health Care Reform. The Will To Change, Paris: OECD

Alber J (1988) Die Gesundheitssysteme der OECD-Länder im Vergleich. In: Schmidt MG (Hrsg) Staatstätigkeit (Politische Vierteljahresschrift Sonderheft 19). Opladen: Leske + Budrich, S 116–150

Alber J (1989) Die Steuerung des Gesundheitswesens in vergleichender Perspektive. In: Journal für Sozialforschung 29:259–284

Alber J (1996) Towards a Comparison of Recent Welfare State Developments in Germany and the United States, Manuskript (Health Policy Seminar of the Institution for Social and Policy Studies). Yale University, New Haven, Conn., 5. 2. 1996)

[92] Als Überblick u.a. Schmidt 1988.

Alber, J, Bernardi-Schenkluhn B (1992) Westeuropäische Gesundheitssysteme im Vergleich. Frankfurt/Main, New York: Campus

Beck N, Katz JN (1995) What to Do (and Not to Do) with Time-Series-Cross-Section Data in Comparative Politics. American Political Science Review 89:634-647

Bernardi-Schenkluhn B (1992) Schweiz. In: Alber J, Bernardi-Schenkluhn B, Westeuropäisches Gesundheitssystem im Vergleich. Frankfurt/Main und New York: Campus

Bundesminister für Gesundheit (Hrsg) (1997) Daten des Gesundheitswesens. Ausgabe 1997. Baden-Baden: Nomos

Castles FG (1997) Comparative Public Policy: Patterns of Post-war Transformation. Aldershot: Edward Elgar

Döhler M (1990) Gesundheitspolitik nach der „Wende“ – Policy-Netzwerke und ordnungspolitischer Strategiewechsel in der Bundesrepublik Deutschland, Großbritannien und den USA. Berlin: edition sigma

Döhler M, Manow P (1997) Strukturbildung von Politikfeldern. Das Beispiel bundesdeutscher Gesundheitspolitik seit den fünfziger Jahren. Opladen: Leske + Budrich

Esping-Andersen G (1990) The Three Worlds of Welfare Capitalism. Cambridge: Polity Press

Fuchs VR (1990) The Health Sectors Share of the Cross-National Product. Science, Bd 247, No 4942, 2. Februar 1990, p 534–538

Gerdtham U-G (1992) Pooling International Health Care Expenditure Data. Health Economics 1:217–231

Gerdtham UG, Sogaard J, Andersson F, Jonsson B, (1992a) An Economic Analysis of Health Care Expenditure: A Cross-Section of OECD Countries. Journal of Health Economics 11:63–84

Gerdtham UG, Sogaard J, Jonsson B, Andersson F. (1992b) A Pooled Cross-Section Analysis of the Health Care Expenditure of the OECD Countries. In: Zweifel P, Frech H (Hrsg) Health Economics World Wide. Dordrecht: Kluwer, p 287–310

Gerdtham UG u.a. (1994) Factors Affecting Health Spending: A Cross-Country Econometric Analysis. In: Oxley H, MacFarlan M, Health Care Reform. Controlling Spending and Increasing Efficiency, Paris OECD Economics Department Working Papers No. 149, Annex

Greiner W, Graf von der Schulenburg J-M (1997) Germany. In: Raffel MW (ed) Health Care and Reform in Industrialized Countries. University Park, Penn.: University Press, p 77–104

Grothe R (1997) Gesundheitspolitik in Japan. Die staatliche Kostendämpfungspolitik und die Positionen des Ärztebundes Japans. München: Iudicium

Hagen E, Jenson J, Reddy C. (eds) (1988) Feminization of the Labour Force. Cambridge: Polity Press

Hakansson S, Nordling S (1997) Sweden. In: Raffel MW (ed) Health Care and Reform in Industrialized Countries. University Park, Penn., p 191–226

Hatcher PR (1997) United Kingdom. In: Raffel MW (ed) Health Care and Reform in Industrialized Countries. University Park, Penn.: University Press, p 227–263

Huntington SP (1991) The Third Wave. Democratization in the late Twentieth Century. Norman: University of Oklahoma Press

Immergut E (1992) Health Politics: Interests and Institutions in Western Europe. Cambridge, Mass.: University Press

Jaggers K, Gurr TR (1996) Polity III: Regime Type and Political Authority, 1880–1994. Ann Arbor

Janoski T, Hicks AM (eds) (1994) The Comparative Political Economy of the Welfare State. Cambridge: University Press

Leidl R (1998) European Integration, Economic Growth, and Health Care Expenditure. In: Leidl R (ed) Health Care and its Financing in the Single European Market. Amsterdam: IOS Press, p 38–58

Leibfried S, Pierson P (eds) (1998 (engl 1995) Standort Europa. Europäische Sozialpolitik. Frankfurt a.M.: Edition Suhrkamp

Leu RE (1986) The public-private mix and international health care costs. In: Culyer AJ, Jönsson B. (eds) Public and Private Health Services. Oxford: Blackwell

Levit KR u.a. (1994) National Health Spending Trends 1960–1993. In: Health Affairs, Winter, p 15-31

Maarse JAM (Hans) (1997) Netherlands. In: Raffel MW (ed) Health Care and Reform in Industrialized Countries. University Park, Penn.: University Press, p 135–162

Maddison A (1995) Monitoring the World Economy. Paris: OECD

Manow P (1994) Gesundheitspolitik im Einigungsprozeß. Frankfurt a.M., New York: Campus

Müller W (1995) Ausgaben für Gesundheit 1993. In: Wirtschaft und Gesellschaft 12/1995 914–922

Nakahara T (1997) Japan. In: Raffel MW (ed) Health Care and Reform in Industrialized Countries. University Park, Penn.: University Press, p 105–134

Newhouse JP, (1977) Medical-Care Expenditure: A cross-national survey. The Journal of Human Resources 12, No. 2 1:115–125

Newhouse JP, (1987) Cross National Differences in Health Spending. What do they mean?. Journal of Health Economics 6:159–162

OECD (1988) Women's economic activity, employment and earnings. A review of recent developments. In: OECD, OECD Employment Outlook 1988. Paris: OECD, p 129–172

OECD (1992) The Reform of Health Care. A comparative analysis of seven OECD countries. Paris: OECD

OECD (1995) New Directions in Health Care Policy (Health Policy Studies No. 7). Paris: OECD

OECD (1997a) OECD Health Care Data '97. Paris: OECD (CD-ROM)

OECD (1997b) OECD Economic Surveys: Japan 1997. Paris: OECD

OECD (1997c) OECD Economic Surveys: Germany 1997. Paris: OECD

OECD (1997d) OECD Economic Surveys: USA 1997. Paris: OECD

OECD (1997e) OECD Economic Outlook No. 62 (Dezember (1997). Paris: OECD

Olson M (1982) The Rise and Decline of Nations. Economic Growth, Stagflation, and Social Rigidities. New Haven und London: Yale University Press

Oxley H, MacFarlan M (1995) Health Care Reform: Controlling Spending and Increasing Efficiency. OECD Economic Studies No. 24:7–56, Paris: OECD

Pierson P (1996) The New Politics of the Welfare State. World Politics 48:143–179

Pritchett L, Summers LH (1996) Wealthier is Healthier. The Journal of Human Resources 31:841–868

Raffel MW (Hrsg) (1997a) Health Care and Reform in Industrialized Countries. University Park, Penn.: University Press

Raffel MW (1997b) Dominant Issues: Convergence, Decentralization, Competition, Health Services. In: Raffel MW (Hrsg) Health Care and Reform in Industrialized Countries. University Park, Penn.: University Press, p 291–303

Raffel MW, Raffel NK (1997) United States. In: Raffel MW (Hrsg) Health Care and Reform in Industrialized Countries. University Park, Penn.: University Press, p 263–290

Roemer M (1977) Comparative National Policies on Health Care. New York und Basel: Dekker

Rose R, Davis PL (1994) Inheritance in Public Policy: Change Without Choice in Britain. New Haven/London: Yale University Press

Rosewitz B, Webber D (1990) Reformversuche und Reformblockaden im deutschen Gesundheitswesen.Frankfurt a.M., New York: Campus

Rostow WW (1990) (3. Ausgabe, erstmals (1960) The Stages of Economic Growth. A Noncommunist Manifesto. Cambridge: Cambridge University Press

Sachverständigenrat für die Konzertierte Aktion im Gesundheitswesen (1994) Sachstandsbericht 1994. Gesundheitsversorgung und Krankenversicherung 2000. Baden-Baden: Nomos

Sachverständigenrat für die Konzertierte Aktion im Gesundheitswesen (1996) Sondergutachten 1996. Gesundheitswesen in Deutschland. Kostenfaktor und Zukunftsbranche. Band I: Demographie, Morbidität, Wirtschaftlichkeitsreserven und Beschäftigung. Baden-Baden: Nomos

Sachverständigenrat für die Konzertierte Aktion im Gesundheitswesen (1997) Sondergutachten (1997. Gesundheitswesen in Deutschland. Kostenfaktor und Zukunftsbranche. Band II: Fortschritt und Wachstumsmärkte, Finanzierung und Vergütung. Baden-Baden: Nomos

Schieber GJ, Poullier J-P, Greenwald LM (1993) Health Spending, Delivery, and Outcomes in OECD Countries. Health Affairs 12, No. 2:120–129

Schieber GJ (1995) Preconditions for Health Reform: Experiences from the OECD Countries. In: Bermann P (ed) Health Sector Reform in Developing Countries. Making Health Development Sustainable. Boston, Mass.: Harvard University Press

Schieber GJ, Poullier J-P, Greenwald LM (1994) Health System Performance in OECD Countries 1980–1992. Health Affairs 13, No. 3:100–112

Schludi M (1997) Kürzungspolitik im Wohlfahrtsstaat - Deutschland und Schweden im Vergleich. Diplomarbeit, Universität Konstanz, Fakultät für Verwaltungswissenschaft

Schmidt MG (1982) Wohlfahrtsstaatliche Politik unter bürgerlichen und sozialdemokratischen Regierungen. Ein internationaler Vergleich. Frankfurt a.M., New York: Campus

Schmidt MG (1988) (Hrsg) Staatstätigkeit. International und historisch vergleichende Analysen (Politische Vierteljahresschrift Sonderheft 19). Opladen: Leske + Budrich

Schmidt MG (1996a) Staat und Markt in den demokratischen Industrieländern. Spektrum der Wissenschaft, Nov. 1996, S 36–44

Schmidt MG (1996b) When Parties Matter: A Review of the Possibilities and Limits of Partisan Influence on Public Policy. European Journal of Political Science 30:155–183

Schmidt MG (1997) Determinants of Social Expenditure in Liberal Democracies: The Post World War II Experience. Acta Politica 32:153-173

Schmidt MG (1998) Sozialpolitik in Deutschland. Historische Entwicklung und internationaler Vergleich., Opladen: Leske + Budrich

Scott CD (1997) New Zealand. In: Raffel MW (ed) Health Care and Reform in Industrialized Countries. University Park, Penn.: University Press, p 163–190

Tocqueville A de (1981) (1835/40) De la Démocratie en Amérique. Paris: GF-Flammarion, 2 Bde

Von Böventer E (1961) Untersuchungen über die langfristige Entwicklung der Nachfrage nach Pharmazeutika in Deutschland. Zeitschrift für die gesamte Staatswissenschaft 117:86–118

Wagner A (1893) Grundlegung der Politischen Ökonomie, Teil I: Grundlagen der Volkswirtschaft. Leipzig

Wagner A (1911) Staat (in nationalökonomischer Hinsicht). In: Handwörterbuch der Staatswissenschaften (3. überarbeitete Auflage), 7. Band, Jena: Fischer, S 727–739

Weltbank (1993) Weltentwicklungsbericht (1993) Investitionen in die Gesundheit. Washington D.C.: Weltbank

Wilensky HL (1975) The Welfare State and Equality. Berkeley: University of California Press

Zöllner D (1997) Soziale Sicherung. Systematische Einführung. München/Wien: Duncker und Humblot

Diskussionsbeitrag

Moderator (Prof. Graf v. Kielmansegg):
[...] mit einem uns allen sicher erwünschten Akzent auf dem spannenden dritten Teil. Ich möchte jetzt vorschlagen, wenn sie einverstanden sind, daß sie nicht auf die Einzelfragen eingehen, sondern daß wir erst die Kommentare sammeln und daß sie dann noch einmal Gelegenheit haben, dazu Stellung zu nehmen. Das ist wahrscheinlich die ökonomischste Nutzung der wenigen Minuten, die wir für diese wichtige Aufgabe haben. Bitte sehr -

Dr. Busse:
In ihrem Papier führen sie ja aus, daß bereits die existierende Forschung zu Zahlen kam, daß die nachfrageorientierten Faktoren bis zu 50% erklären. Wenn ich mir jetzt die R^2-te von ihren Modellen anschaue, sind die ja ebenfalls sehr hoch. Wie würden Sie denn diese beiden Modelle oder Erklärungsversuche, sozusagen „sources" und „causes", gegeneinander abwägen? Welcher Ansatz ist nun wichtiger über alles? Danke.

Prof. Dr. Wille:
Mit den meisten Thesen Ihres interessanten Referates stimme ich überein. Ich möchte deshalb nur eine kurze Anmerkung machen und eine Frage stellen. Sie erwähnten, daß staatlich finanzierte Gesundheitssysteme, wie z.B. in Schweden und Großbritannien, niedrigere Gesundheitsquoten aufweisen und somit ausgabendämpfender wirken als primär beitrags- oder prämienorientierte. Diese Feststellung trifft mit Blick auf die Daten des Jahres 1996 zu. Im Jahre 1980 dagegen verzeichnete Schweden, das ein weitgehend steuerfinanziertes System besitzt, die höchste Ausgabenquote aller OECD- Länder. Mit Hilfe einer starken Kostendämpfungspolitik, die mit erheblichen Selbstbeteiligungen einherging, gelang es dann, diese Quote spürbar zu senken. Steuerfinanzierte Gesundheitssysteme schließen insofern zumindest temporär hohe Gesundheitsquoten nicht aus.

Ihre Regression der Gesundheitsausgaben pro Kopf auf das Sozialprodukt des jeweiligen Landes enthält auch eine Variante zu konstanten Preisen. Gingen hier im Rahmen der Preisbedingungen die Kaufparitäten der Gesundheitsversorgung oder diejenigen des Sozialproduktes in die Berechnung ein? Dient in diesem Kontext der spezielle Preisindex für Gesundheitsausgaben als Deflator, dann sinkt z.B. die amerikanische Gesundheitsquote von ihrer Spitzenposition auf den

OECD-Trend. Auf der Grundlage derart preisbereinigter Werte nimmt die amerikanische Gesundheitsversorgung keine Sonderstellung ein.

Prof. Dr. Raspe:
Sie haben von „Tiefenstrukturen" für das Ausgabenniveau gesprochen und dabei auf das Alter einer Demokratie, die politische Orientierung und die Frauenerwerbsquote hingewiesen. Wenn ich das nun auf Deutschland beziehe, sind mir Ihre Argumente nicht unmittelbar plausibel.

Erstens ist das Alter unserer Demokratie noch relativ gering im Vergleich mit den USA oder Großbritannien. Zweitens haben wir seit fast 20 Jahren eine Mitte-Rechts Regierung, und drittens ist die Frauenerwerbsquote in der Bundesrepublik, gemessen an anderen europäischen Ländern, doch auch relativ bescheiden. Darf ich Sie noch um einige Hinweise dafür bitten, was man tun kann, um die Tiefenstrukturen mit Mitteln der Politik zu verändern, welche Interventionsmechanismen bieten sich an?

Prof. Pfaff:
Mir hat ihr Vortrag sehr gut gefallen, vor allem auch, daß Sie zusätzlich zu den ökonomischen politologische Indikatoren mit hineingenommen haben. Zum ökonomischen fehlt mir aber vielleicht ein Punkt, der manchmal etwas vernachlässigt wird. Man bezieht die Ausgabenentwicklung sehr oft nur auf Einkommen, aber eigentlich müßte man so etwas schwer Beobachtbares auf die Präferenzstrukturen oder Nutzungsfunktionen beziehen. Herr Baier hat das sehr schön in seinem Lehrbuch gezeigt, daß im Prinzip die Steigerung zum Teil auch eine Folge der Präferenzordnung sein kann. Vielleicht ist der Umstand der Kostendämpfung zu sehr global gesehen worden. Es geht in der Präferenz nicht um eine schlechtere Versorgung, sondern es geht allenfalls um eine effiziente Erstellung. Aber allein die Beziehung von Ausgaben zu Einkommen, die eigentlich alles so ziemlich dominiert, zeigt, daß hier dieser Effekt überwiegt. Wenn da nicht wirklich auf der politischen Ebene, sei es jetzt durch Budgetierung oder durch einen nationalen Gesundheitsdienst oder Steuerfinanzierungsfaktor, bewußt gegengesteuert wird, dann kann eigentlich auch in einem demokratischen System wahrscheinlich nichts anderes herauskommen. Danke.

Herr Krüger:
Ich möchte bewußt eine ganz pragmatische Perspektive aus der Region einbringen und damit eine Frage verbinden, weil ich eine Hypothese bestätigt fühle. Die Region ist ja dadurch gekennzeichnet, daß der Rhein-Neckar-Raum sicherlich nicht zu den wirtschaftsschwächsten Regionen der Bundesrepublik gehört. Wir haben hier vergleichsweise hohe Grundlohnsummen, aber wir müssen mit der interessanten Erkenntnis fertig werden, daß – aus der Perspektive einer Krankenversicherung gedacht – dieser Raum hochgradig subventioniert wird. Dies gilt grundsätzlich für jede Krankenversicherung, aber ich möchte das mal am Beispiel der AOK, da kann ich es per Daten belegen, deutlich machen. Die Region Rhein-Neckar wird jährlich innerhalb der AOK Baden-Württemberg mit etwa 180

Millionen DM subventioniert. Das heißt, wir liegen in der Grundlohnsummenentwicklung nicht schlecht, aber dennoch sind die Leistungsausgaben so atypisch hoch, daß wir dieser Subvention bedürfen. Was das bei selbständigen Krankenkassen bedeutet, kann sich jeder ausrechnen. Ich stelle daher in dem Zusammenhang die Hypothese auf, daß diese extreme Ausgabenhöhe in einem engen Zusammenhang mit der Zahl der Dichte der Leistungserbringer steht und fasse das pragmatisch immer mit dem Schlagwort „Menge treibt Kosten". Würden Sie eine derartige Einschätzung teilen? Und wenn ich jetzt auf eine Fragestellung komme: Sie sagen, die Akteure, die für die Kostendämpfungsgesetze verantwortlich zeichnen, sind nicht nahe genug an die Tiefenstrukturen herangekommen. Ich würde das mit der Frage verbinden: Sehen Sie überhaupt eine Chance, daß die Akteure, auch wenn sie die notwendigen Erkenntnisse hätten, diese Tiefenstrukturen überhaupt beeinflussen könnten? Der politische Handlungsspielraum stößt doch - wie die verzweifelten und teilweise unsinnigen Kostendämpfungsgesetze zeigen - schnell an Grenzen und reibt sich immer wieder fest, weil diejenigen, die die Strukturen bestimmen, hoch elegant oder weniger elegant sofort zu Ausweichmechanismen greifen?

Moderator (Prof. Graf v. Kielmannsegg):
Herr Schmidt, ich glaube wir sind alle daran interessiert, daß sie sich trotz der vorgeschrittenen Zeit nicht zu kurz fassen mit ihrer Antwort.

Prof. Dr. Schmidt:
Vielen Dank für die Anmerkungen und die Anregungen. Ich gehe der Reihe nach vor.

Herrn Busses Frage, welche der beiden Ansätze denn ergiebiger ist, möchte ich so beantworten: Beide benötigt man. Es ist wie bei dem guten Beobachter: Er sieht dann am meisten, wenn er verschiedene Beobachtungswinkel einnimmt. Und gemessen an den sonst üblichen Kriterien für eine leistungsfähige Erklärung sind beide gleich gut, so daß man sich also diese Freiheit ohnehin nehmen darf.

Die zweite Intervention war von Herrn Wille. Sie hatten mit Recht auf den Fall Schweden hingewiesen. Mein Hinweis auf die staatliche Finanzierung als ein Wirkungsfaktor entstammte dem Referat der Ergebnisse der OECD-Studie und bezieht sich auf eine Langfristtendenz. Sie schließt nicht aus, daß man Abweichungen hat, und interessanterweise ist Schweden eine solche Abweichung. Ich möchte sie zu einer Hypothese nutzen: Sie macht uns darauf aufmerksam, daß die Wahrscheinlichkeit einer Kostendämpfungspolitik unter anderem mit den Staatsstrukturen zusammenhängt. Wenn der politische Wille da ist, kann man in einem zentralisierten Staat eher das Projekt der Kostendämpfung auf den Weg bringen und durchführen. Viel schwieriger ist das in der föderalistisch organisierten Staatsverfassung, weil dort schon die Schwierigkeiten der Kompromißbildung größer sind und weil in der Regel auch die Konsensbildungskosten beträchtlich höher sind, sofern man überhaupt schneller reagieren kann.

Herr Raspe fragt nach der Anwendbarkeit des Modells auf die Bundesrepublik Deutschland. Ich muß präzisieren: Die zugrundeliegende Datenbasis besteht nicht nur aus Ländern, sondern sie besteht aus der Zahl der Länder und der Zahl der Jahre der Untersuchungsperiode, so daß man die Hürde noch höher legen und fragen müßte, inwieweit stimmt das Modell denn zu den einzelnen Ländern und zu den jeweiligen Jahren der Untersuchungsperiode. Aber wenn man zusammenfaßt und die Bundesrepublik nun in der gesamten Untersuchungsperiode herannimmt, dann ist die Antwort zunächst so: Das Modell paßt ziemlich gut, nicht vollständig aber ziemlich gut zur Bundesrepublik und zwar aus folgenden Gründen - der Schlüssel liegt in der Tabelle 4. Die Bundesrepublik ist ein Land mit hohem Sozialprodukt, sie hat also diesen starken Einkommenseffekt, der, wie Frau Pfaff zu Recht erwähnte, von überragender Bedeutung ist. Ein zweiter besonders wichtiger Faktor ist derjenige, das hatte ich vorhin in der Eile der Zusammenfassung vergessen zu erwähnen, der Grad der etatistischen Problemlösung außerhalb des Gesundheitswesens. Wenn der hoch ist, strahlt das auch in das Gesundheitswesen hinein, und da besteht in der Bundesrepublik eine beträchtliche Neigung zu den staatlichen Lösungen, und nicht zu den marktorientierten Lösungen. Wir haben drittens eine Frauenerwerbsquote, die im Vergleich der Industrieländer auf etwa durchschnittlichem Niveau ist, sogar mit einer in den Jahren seit 1985 sehr stark zunehmenden Tendenz, so daß dieser Verlagerungsprozeß vom Haus zum Markt oder zum Staat doch beträchtlich, wenngleich nicht soweit vorangekommen ist wie etwa in den anglo-amerikanischen Ländern mit Ausnahme von Irland. Wir haben viertens natürlich in der Bundesrepublik ein Land, daß seit langem Mitglied der Europäischen Gemeinschaft ist und damit dem Prozeß unterliegt, der offensichtlich neben der Liberalisierung auf der einen Seite auch über Prozesse der Diffusion von Normen ausgabenerhöhend wirkt. Es ist ferner ein Land, in dem in der Tat der Parteienfaktor anders gelagert ist - mit Ausnahme der Jahre von 1969–1982. Das sind im übrigen, das wurde gestern Abend mit Recht schon vermerkt, die Jahre, in denen der Anstieg der Ausgaben besonders groß ist, nebenbei gesagt gar nicht nur allein wegen der Regierungspolitik, sondern auch wegen dem Zusammenwirken von Regierungspolitik und nachlassender Expansionsdynamik der Wirtschaft. Und wir haben schlußendlich in Deutschland nun gewiß nicht National-Health-Service-Strukturen, so daß also dieser dämpfende Effekt wegfällt.

Frau Pfaff hat unter anderem die Präferenzen und Nutzen-Funktionen als Präzisierung des Arguments vorgebracht, daß der Sozialprodukteffekt oder Einkommenseffekt wirkt. Das ist eine hilfreiche Präzisierung. Für den internationalen Vergleich ist die Anregung beim derzeitigen Datenstand leider nicht umzusetzen, weil wir nicht die erforderlichen vergleichenden Daten haben, jedenfalls nicht für alle Länder und alle Jahre der Untersuchung.

Herr Krüger hat mit Recht auf eine vieldiskutierte These aufmerksam gemacht, daß nämlich das Angebot möglicherweise die Nachfrage schaffe. In der Tat gibt es auch in der Gesundheitssystemforschung mehr oder minder gute Belege für diese These, aber auch Argumente dagegen. Ich will mit Hinweis auf Anmerkung 38, wo das etwas genauer ausgebreitet wird, so viel sagen, daß eine vorläufige Auswertung der allerdings unvollständigen Daten zur Arztdichte und ihrer Wechselwirkung mit den Ausgaben schon Hinweise darauf gibt, daß ein solcher Mechanismus wirkt. Doch die mangelnde Vergleichbarkeit der vorhandenen Daten und die großen Lücken, die vor allem bei der Erfassung verschiedener Länder bei dieser Größe vorhanden sind, insbesondere Großbritannien ist da ein dorniges Problem, haben mich dazu bewogen, auf diesen Faktor in dieser Präsentation zu verzichten. Er wäre auf ungesicherten Pfeilern gestanden.

Schlußendlich eine Frage, die sowohl Herr Krüger wie auch Herr Raspe aufgeworfen hatte: Was kann denn eigentlich die Politik mit diesen Tiefenstrukturen tun? Das ist eine delikate Frage. Will man den liberalen Verfassungsstaat, sind viele Größen tunlichst aus der Reichweite der Politik herauszuhalten. Aber es ist in der Tat so, daß die Struktur der Staatsverfassung einen enormen Unterschied macht, so wie das die Staatsformenlehre von ihrem Anfang an vorhersagte. Daß die Niveaus der ökonomischen Entwicklung von überragender Bedeutung sind, ist auch klar. Aber wer wollte im Ernst empfehlen, das Niveau der ökonomischen Entwicklung zurückzuschrauben? Dann gibt es Größen, die sind „in the long run" schon beeinflußbar. Der Grad der etatistischen Problemlösung ist keine naturgegebene Größe, sondern eine gesellschaftlich und politisch erzeugte veränderliche Größe. Gleiches gilt für andere Faktoren. Die EU-Mitgliedschaft ist keine naturgegebene Größe, sondern Ergebnis politischer Entscheidung, so und nicht anders zu handeln. Die parteipolitischen Größen sind sehr viel stärker veränderbar - auch kurzfristig - und bei dem National Health Service wiederum sind wir bei einer Gesundheitssystemstrukturvariable, die gewiß nicht von heute auf morgen veränderbar ist. Das Ganze fügt sich zu dem Befund, den ich am Schluß des Vortrages angedeutet habe. Wenn man von der Tiefenstrukturenanalyse ausgeht, dann erweist sich das Gesundheitswesen als ein hochgradig expansives System, bei dem die Wahrscheinlichkeit der Kostendämpfung geringer ist als es optimistische Steuerungsprognosen nahelegen.

Rationalisierung und Rationierung aus ökonomischer, insbesondere wohlfahrtstheoretischer Sicht*

Eberhard Wille

1. Das Wirtschaftlichkeitsprinzip im Rahmen des wohlfahrtstheoretischen Ansatzes

Im Zuge sich verengender Finanzierungsspielräume sieht sich die Gesundheitsversorgung zunehmend mit ökonomischen Aspekten und Kriterien konfrontiert. In diesem Kontext herrscht vielerorts die Befürchtung, daß ökonomische Postulate medizinisch-ethische Normen verdrängen oder zumindest ihre Verwirklichung gefährden.

Da jedoch das Wirtschaftlichkeitsprinzip immer eine Zweck-Mittel- bzw. Outcome-Input-Relation beinhaltet, fordert es keineswegs in Form einer isolierten Betrachtung eine Ausgabenreduktion oder Kostendämpfung um ihrer selbst willen bzw. „um jeden Preis". Schon diese einfache Überlegung deutet darauf hin, daß das Wirtschaftlichkeitsprinzip über seine Outcomekomponente von seinem methodischen Ansatz her auch die Qualität und Humanität der Gesundheitsversorgung und Krankenbehandlung berücksichtigt. Aus dieser Perspektive möchten wir im folgenden aufzeigen, daß zwischen ethisch-medizinischen Normen und dem ökonomischen Wirtschaftlichkeitsprinzip in der Regel kein Gegensatz besteht. Die häufig unterstellte Dichotomie zwischen medizinischer Ethik und ökonomischen Maximen geht zumeist auf eine Mißinterpretation der Intentionen des ökonomischen Effizienzdenkens zurück.

Das *Wirtschaftlichkeitsprinzip* bezieht sich wie schon angedeutet immer auf eine angestrebte Zweck-Mittel-Relation. In dieser Hinsicht läßt es sich in zwei konzeptionellen Varianten formulieren:

- Mit gegebenen Mitteln soll ein maximaler Zweck, d.h. hier ein maximaler gesundheitlicher Outcome, realisiert werden (sog. Maximalprinzip).
- Ein gegebener Zweck, d.h. ein bestimmtes Niveau von medizinischen Wirkungszielen, ist mit minimalen Mitteln zu verwirklichen (sog. Minimal- oder Sparsamkeitsprinzip).

Beide Versionen dieses ökonomischen bzw. Wirtschaftlichkeitsprinzips stehen normativ betrachtet grundsätzlich gleichrangig nebeneinander. Eine Vermischung beider Versionen mit der Absicht, einen maximalen Zweck mit minimalen Mitteln zu erreichen, scheitert daran, daß sich ein Extremwert nur in eine Richtung, d.h. maximaler Zweck oder minimale Mittel, bestimmen läßt. Bei reali-

---

* Es handelt sich im folgenden um eine überarbeitete und erweiterte Fassung meines Beitrages „Ist § 70 SGB V (Qualität, Humanität und Wirtschaftlichkeit der Versorgung) realisierbar?". In: Arzt und Krankenhaus, Heft 7/1997, S. 208–213.

siertem Maximalprinzip entspricht gegebenen Mitteln ein maximaler Zweck, so daß man dann die Mittel nicht mehr verringern kann, ohne gleichzeitig Abstriche an der Zweckerfüllung zu machen.

Das Wirtschaftlichkeitsprinzip erlangt seine normative Bedeutung durch die Existenz von Allokationsproblemen, die ihrerseits aus der Knappheit der verfügbaren Mittel bzw. Ressourcen resultieren. Das Allokationsproblem besteht insofern darin, bei nahezu unbegrenzten Wünschen und Ansprüchen der Wirtschaftssubjekte die knappen Ressourcen auf verschiedene Produktionsprozesse bzw. konkurrierende Wirtschaftspläne aufzuteilen.[1] Die *Ressourcenknappheit* begründet die Notwendigkeit eines Allokationsmechanismus, der als Selektionsinstrument die vielfältigen – für sich betrachtet alle verständlichen und legitimen – Ansprüche und Wünsche mit den jeweils vorhandenen Ressourcen abstimmt. In einer Welt knapper Ressourcen bedeutet jede Mittelverwendung zwangsläufig den Verzicht auf die Inangriffnahme eines anderen Projektes und damit den Entgang des entsprechenden alternativen Nutzens. In diesem Sinne stehen dem (Brutto-)Nutzen, den ein Projekt erzeugt, seine Opportunitätskosten gegenüber, denn die von diesem Projekt beanspruchten Ressourcen können nun in keine andere Verwendung mehr fließen und dort Nutzen stiften. Das Effizienzpostulat verlangt somit von jedem Projekt, daß sein (Brutto-) Nutzen mindestens den entsprechenden Opportunitätskosten entspricht, wobei letztere den Nutzenentgang der besten unterbliebenen Alternative widerspiegeln.[2]

Da sowohl das Maximal- als auch das Minimalprinzip zunächst von den Motiven und Zielen des Handlungsträgers abstrahieren, lassen sie sich als formale Regeln auf jede Art von Zweck-Mittel-Relationen anwenden. Aus dieser Sicht bildet das Wirtschaftlichkeitsprinzip per se eine bloße Technik und erscheint insofern wertindifferent, als das an ihm orientierte Handeln jeweils die Qualität jener Werte annimmt, denen es dient.[3] Ein Handeln im Sinne dieses Effizienzpostulates strebt danach, die Verschwendung knapper Ressourcen zu vermeiden, und trägt damit zur Lösung von Allokationsproblemen bei, denn die dadurch eingesparten Ressourcen können dann in eine andere bzw. weitere Verwendung fließen und dort (zusätzlichen) Nutzen stiften. Ein Handeln nach dem Wirtschaftlichkeitsprinzip erhöht somit den Nutzen der Wirtschaftssubjekte innerhalb einer Gesellschaft und auf diese Weise gewinnt das Effizienzpostulat zumindest mittelbar seinen normativen Anspruch und wohl auch seine *ethische Dimension*. Lediglich im Schlaraffenland, in dem es keines Ausschlusses von Ansprüchen und Wünschen durch eine selektive Koordination bedarf, verliert das Effizienzdenken seine normative Grundlage.

---

[1] Vgl. Eberhard Wille, Rationalität, Effizienz und Effektivität aus der Sicht des Ökonomen. in: Hans Rüdiger Vogel (Hrsg.), Effizienz und Effektivität medizinischer Diagnostik, Stuttgart 1985, S. 15 ff.

[2] Diese Betrachtungsweise verlagert die volkswirtschaftliche Bewertung von Kosten bzw. Ressourcenverzehr auf die Nutzenseite, d.h. „economic costs are benefits lost". G.H. Fisher, Cost Considerations in Systems Analysis. New York 1971, S. 25.

[3] Vgl. Gérard Gäfgen, Theorie der wirtschaftlichen Entscheidung. Untersuchungen zur Logik und Bedeutungdes rationalen Handelns, 3. Aufl.. Tübingen 1974, S. 89.

Im Sinne der ökonomischen Wohlfahrtstheorie verlangt das Effizienzpostulat, bei der Aufteilung der begrenzten Ressourcen einer Volkswirtschaft die höchstmögliche gesellschaftliche Wohlfahrt zu verwirklichen. Bei der Bewertung der Wohlfahrt, die ein bestimmtes Projekt stiftet, folgt die ökonomische Wohlfahrtstheorie einem strengen methodischen Individualismus, der nur auf das betroffene Individuum abstellt. Als Bewertungsinstanz der Wohlfahrtseffekte kommen nur jene Wirtschaftssubjekte in Frage, bei denen sich die Nutzen und Opportunitätskosten der Projekte niederschlagen, und nicht irgendwelche, noch so wohlmeinende paternalistische Gremien. In die Wohlfahrtsfunktion der Individuen gehen die gesundheitlichen Outcomes zweifellos als relevante Argumente ein, so daß das Effizienzpostulat vom Ansatz her das gesamte Nutzenspektrum der Gesundheitsversorgung berücksichtigt. Das Wirtschaftlichkeitsprinzip steht insofern hinsichtlich seiner Zielorientierung nicht in einem prinzipiellen Konflikt mit der Outcomebetrachtung der Gesundheitsversorgung oder den Wertvorstellungen, die aus der medizinischen Ethik erwachsen.

Obgleich die Bürger dem wohlfahrtsrelevanten Lebensbereich Gesundheit laut Umfragen einen sehr hohen Stellenwert beimessen,[4] stellt sich im Sinne des Wirtschaftlichkeitsprinzips die Frage, ob bei allen Projekten und Maßnahmen der Gesundheitsversorgung die mit ihnen erzielten gesellschaftlichen Nutzen noch die entsprechenden Opportunitätskosten rechtfertigen. Infolge der generellen Ressourcenknappheit steht auch unter dem Aspekt der Maximierung der gesellschaftlichen Wohlfahrt grundsätzlich jede medizinische Maßnahme sowohl mit anderen Projekten im Gesundheitswesen als auch mit Vorhaben in den übrigen wohlfahrtsrelevanten Lebensbereichen in Konkurrenz um die knappen Ressourcen. Dabei tritt das Allokations- bzw. Selektionsproblem bei eingeengten Finanzierungsspielräumen zwangsläufig verschärft auf. Die Verschwendung knapper Ressourcen verursacht dann besonders hohe Wohlfahrtsverluste, so daß einer Rationalisierung unter Allokationsaspekten allerhöchste Priorität zukommt. Im Rahmen der Gesundheitsversorgung liegt grundsätzlich ein *Rationalisierungspotential* vor, wenn medizinische Leistungen generell oder indikationsspezifisch

- keine Wirksamkeit besitzen und/oder keinen Nutzen stiften,
- eine geringere Wirksamkeit aufweisen als alternative Maßnahmen, die keine höheren Kosten verursachen oder
- kostengünstigere Alternativen nicht an Wirksamkeit übertreffen.[5]

In den obigen Fällen handelt es sich um eindeutige Verstöße gegen das Wirtschaftlichkeitsprinzip und damit um eine Verschwendung knapper Ressourcen. Das Effizienzpostulat kann aber auch darüber hinaus einen Verzicht auf Gesundheitsleistungen nahelegen, wenn der Nutzen, den diese Güter stiften, geringer als ihre Opportunitätskosten ausfällt. Dies bedeutet, daß die durch die betreffenden

---

[4] Siehe z.B. Statistisches Bundesamt (Hrsg.), Datenreport 1994. Zahlen und Fakten über die Bundesrepublik Deutschland.Bonn 1994, S. 441.

[5] Vgl. Sachverständigenrat für die Konzertierte Aktion im Gesundheitswesen, Sondergutachten 1995, Gesundheitsversorgung und Krankenversicherung 2000. Mehr Ergebnisorientierung, mehr Qualität und mehr Wirtschaftlichkeit. Baden-Baden 1995, S. 36.

Gesundheitsleistungen gebundenen Ressourcen in einer anderen Verwendung einen höheren Nutzen erzeugen würden. Um diesen Grundgedanken zu verdeutlichen, abstrahieren wir hier von den fraglos erheblichen Problemen, welche die Nutzenmessung im konkreten Falle aufwirft. Unabhängig von allfälligen Bewertungsproblemen fordert das Wirtschaftlichkeitsprinzip bzw. Effizienzpostulat auch den selektiven Ausschluß jener Gesundheitsleistungen, deren Nutzen in einer Welt knapper Ressourcen nicht zu ihrer allokativen Legitimation ausreicht. Eine solche *Rationierung* von durchaus effizient produzierten Gesundheitsleistungen, die auch für ihre Empfänger einen Nutzen abwerfen können, steht ebenfalls nicht in Konflikt mit ethischen Werten, denn die Ressourcenverlagerung, die mit einem Verzicht auf diese Leistungen einhergeht, erhöht die gesellschaftliche Wohlfahrt.[6]

2. Zum Outcomespektrum der Gesundheitsversorgung

Die bisherigen Überlegungen deuteten bereits an, daß nicht nur die medizinische, sondern auch die ökonomische Betrachtungsweise auf die Zielrealisierung der Gesundheitsversorgung abstellt. Die ökonomische Analyse setzt zwar häufig bei den Kosten oder Ausgaben an, aber unbeschadet ihrer Existenzberechtigung läßt die Ressourcenbetrachtung für sich alleine noch keine Schlüsse über die Outputs und Outcomes der Gesundheitsversorgung und damit über die gesellschaftlichen Wohlfahrtseffekte der betreffenden Aufwendungen zu. Eine erste Orientierungshilfe für den Wohlfahrts- bzw. Outcomecharakter von Gesundheitsausgaben und -leistungen bieten die *medizinischen Orientierungsdaten*, nach denen die gesundheitliche Betreuung und Behandlung vorrangig darauf abzielt,[7]

- den vermeidbaren Tod zu verhindern bzw. das Leben möglichst zu verlängern,
- Krankheit und die mit ihr verbunden Schmerzen und Befindlichkeitsstörungen zu verhüten, zu heilen und zu lindern,
- die körperliche und psychische Funktionstüchtigkeit wiederherzustellen sowie
- die menschliche Würde und Freiheit auch in Krankheit und Tod zu wahren.

---

[6] Es geht uns hier nur um das Aufzeigen des grundsätzlichen Verhältnisses von Rationierung und gesellschaftlicher Wohlfahrt und nicht um das organisatorische Procedere von Rationierungsmaßnahmen. Es liegt nahe, solche Entscheidungen auf Makro- oder Mesoebene zu treffen, und sie nicht dem behandelnden Arzt vor Ort zu übertragen, denn dieser kann einem Patienten kaum bzw. nur unter Gefährdung der Compliance eine Gesundheitsleistung mit dem Hinweis auf ihre zu hohen Opportunitätskosten verwehren. Siehe auch unten unter 4.

[7] Vgl. Friedrich W. Schwartz, Optionen für medizinische Orientierungsdaten und Gesundheitsziele. In: Gesellschaft für Versicherungswissenschaft und -gestaltung (Hrsg.), Weiterentwicklung des Gesundheitswesens – Medizinische, ökonomische und politische Orientierung. Bergisch-Gladbach 1987, S. 18–31; Sachverständigenrat für die Konzertierte Aktion im Gesundheitswesen, Sachstandsbericht 1994. Gesundheitsversorgung und Krankenversicherung 2000. Eigenverantwortung, Subsidiarität und Solidarität bei sich ändernden Rahmenbedingungen.Baden-Baden 1994, S. 50.

Diese Charakterisierung der Outcome- bzw. Zieldimension der Gesundheitsversorgung deutet bereits an, daß sich das „Gut Gesundheit" einer direkten Beobachtung und einer unmittelbaren, eindimensionalen Messung entzieht und sich nur mit Hilfe partieller Indikatoren oder konstruierter Gesundheitsindizes abbilden und umschreiben läßt.[8]

Wie Abbildung 1 illustriert, befinden sich die Gesundheitsausgaben als monetäre Inputs auf der untersten Ebene einer Ziel-Mittel-Hierarchie, die den Ressourceneinsatz im Gesundheitswesen schrittweise mit den medizinischen Orientierungsdaten bzw. den medizinischen Behandlungszielen verknüpft. Mit Hilfe der finanziellen Ressourcen erwerben die Ausgabenträger zunächst personelle und sachliche Kapazitäten (z.B. Ärzte, Krankenschwestern, Röntgengeräte, Arzneimittel), um mit ihnen das medizinische Produkt bzw. Angebot zu erstellen. Aus dieser Sicht bilden die einzelnen Behandlungsarten Produktionsfaktoren, die zumeist in Kombination mit anderen Behandlungsarten das „Gesundheitsprodukt" bzw. das medizinische Angebot erzeugen. Obgleich diese sachlichen und personellen Kapazitäten im Vergleich zu den Ausgaben schon auf einer höheren funktionalen Ebene rangieren, gehören sie unter Outcome- bzw. Zielaspekten noch vollständig zum Inputbereich. Sie verkörpern noch nicht das medizinische Produkt, d.h. das für den Patienten konsumierbare Angebot, sondern dienen erst dazu, dieses als physische Inputs zu erzeugen. Auch im Hinblick auf die medizinischen Behandlungsziele bildet das fertiggestellte Produkt (z.B. das Angebot an diagnostischen Untersuchungen sowie ambulanten und stationären Behandlungen) in dieser Ziel-Mittel-Hierarchie die unterste Ebene, die unter Angebotsaspekten einen gewissen Outputcharakter besitzt. Die Existenz dieses Angebots sichert aber noch nicht seine Nutzung bzw. Inanspruchnahme oder gar positive Effekte auf die Behandlungsziele.

Wenn die Bürger bzw. Patienten das medizinische Angebot in Anspruch nehmen, trifft auf der Ebene der Ausbringungsziele das medizinische Angebot auf die Nachfrage nach Gesundheitsleistungen. Sofern sich das Angebot an den Bedürfnissen der Bürger orientiert, kann sich eine Outcome- bzw. gesellschaftliche Wohlfahrtsanalyse bei den Gütern, die der Marktmechanismus koordiniert, mit der Ebene der Inanspruchnahme begnügen, denn die Konsumenten äußern mit dieser Nachfrage ihre Zahlungsbereitschaft und damit ihre Präferenzen. Ein Konzept, welches allein auf die Inanspruchnahme abstellt und die Wirkung der betreffenden Nutzung ausklammert, reicht aber bei den meisten Gesundheitsleistungen nicht aus, denn die Konsumenten entrichten hierfür kein spezielles Entgelt und sehen sich insofern auch nicht gezwungen, ihre Zahlungsbereitschaft zu offenbaren. Ohne Kenntnis der individuellen Zahlungsbereitschaft vermögen Ausbringungs- bzw. Nutzungsindikatoren aber nicht valide über die Wohlfahrts- bzw. Zieleffekte zu informieren, die mit der Inanspruchnahme dieser Leistungen einhergehen. Eine gestiegene Nutzung von Gesundheitsleistungen garantiert noch keine Realisierung der angestrebten medizinischen Behandlungsziele, denn

---

[8] Siehe hierzu ausführlicher Eberhard Wille und Walter Ried, Indikatoren als Instrumente einer gesamtwirtschaftlichen Steuerung von Gesundheitsausgaben. In: Engelbert Theurl (Hrsg.), Tödliche Grenzen. Rationierung im Gesundheitswesen. Meran 1994, S. 114 ff.

Ziel-Mittel-Ebene	*Beitrag zur Gesundheits-produktion*	*Indikatoren-typ*	*Beispiele*	*mögliche Ursachen für Ineffizienzen und Ineffektivitäten*
(7) Wohlfahrtsziele (goals)	Enumeration allgemeiner Ziele bzw. wohlfahrtsrelevanter Lebensbereiche	nicht zu konkretisieren	Steigerung der Gesundheit, Verbesserung des Gesundheitszustandes	Fehleinschätzung der Präferenzen der Konsumenten (nicht prüfbar zu formulieren
(6) gesellschaftliche Leitbilder	allgemeine Charakterisierung der Ziele innerhalb der Lebensbereiche		moderne Gesundheitsvorsorge, gezielte Rehabilitation, bedarfsgerechtes Angebot an medizinischen Leistungen	
(5) Wirkungsebene	Konkretisierte operationale Wirkungsziele (impact objectives)	Resultatindikatoren auf individueller Ebene (Outcome-indikatoren)	Mortalitäts- und Morbiditätsindizes, Indizes der Lebenserwartung	fehlender Zielbezug der Maßnahmen, mangelnder Zielerreichungsgrad derselben
(4) Ebene der Inanspruchnahme	konkretisierte operationale Ausbringungsziele (output objectives)	Nutzungsindikatoren	Anzahl der in Anspruch genommenen Impfungen, diagnostischen Untersuchungen sowie ambulanten und stationären Behandlungen	fehlender Zielbezug, mangelnde Nachfrage, Überkonsumtion, Angebotslücken
(3) Angebotsebene	fertiggestelltes, konsumierbares Produkt, verfügbares und erreichbares Angebot	Angebots- bzw. Leistungsindikatoren	Angebot an Impfungen, diagnostischen Untersuchungen sowie ambulanten und stationären Behandlungen	ineffiziente Produktion: • technisch bedingt • infolge fehlender Motivation
(2) Ausstattungsebene	personelle und sachliche Kapazitäten	physische Input- oder Ausstattungsindikatoren	Ärzte, Krankenschwestern, Krankenhäuser, Arzneimittel	unwirtschaftlicher Erwerb von Produktionsfaktoren bzw. Vorleistungen; vermeidbare Steigerung spezieller Preisindizes
(1) Ausgaben- bzw. Finanzierungsebene	Ausgaben bzw. monetäre Inputs	monetäre Inputindikatoren	Gesundheitsausgaben nach • Ausgabenträger • Ausgabenarten • Leistungsarten	Zuwiderhandlungen beim Vollzug, strafbare Verfehlungen

Abb. 1. Ziel und Mittelebenen von Gesundheitsindikatoren

die betreffenden Maßnahmen können weitgehend wirkungslos bleiben und in ungünstigen Fällen den Gesundheitsstatus der Patienten noch verschlechtern.

Da die Ausbringungsziele unabhängig von Zahlungsbereitschaften nur lückenhaft über den Nutzen der jeweiligen Güter informieren, bietet es sich im Rahmen einer zielorientierten Analyse an, die Wohlfahrtseffekte von Gesundheitsausgaben bzw. -leistungen auf der Wirkungsebene zu bestimmen. Auf der *Ebene der Wirkungsziele* dienen dann finale Outputs bzw. Outcome-Indikatoren der Mortalität, der Morbidität, der Lebenserwartung und der Lebensqualität dazu, die medizinischen Behandlungsziele in operationaler und damit auch prüfbarer Form abzubilden. Dies setzt hinsichtlich der Validität der Outcomes allerdings voraus, daß ihre Wohlfahrtsrelevanz nicht in Frage steht. Im Vergleich mit der noch höher postierten Zielebene besitzen die Wirkungsziele zwar nur Mittelcharakter, aber die wohlfahrtsrelevanten Lebensbereiche und die gesellschaftlichen Leitbilder entziehen sich einer Operationalisierung und Prüfbarkeit.

Obgleich Mortalitäts- und Morbiditätsindikatoren sowie Indizes der Lebenserwartung wohlfahrtsrelevante Tatbestände anzeigen, spiegeln sie das Ziel- und Outcomespektrum der Gesundheitsversorgung nur zu einem Teil, d.h. letztlich lückenhaft, wider. Zur vollständigen Erfassung der Wohlfahrtseffekte fehlen u.a. noch Informationen über die Erreichbarkeit medizinischer Leistungen[9] sowie über die Zeitkosten, Funktionseinbußen, Verunsicherungen und Leidgefühle der Patienten. Den Outcomeindikatoren fällt insofern die Aufgabe zu, nicht nur die Länge des Lebens, sondern auch die *Lebensqualität* in dieser Zeit zu erfassen. Die programmatische Devise „Add years to life and life to years" bringt dies in positiver Formulierung anschaulich zum Ausdruck. Es gibt zahlreiche Gründe für die Annahme, daß in entwickelten Volkswirtschaften im Rahmen medizinischer Innovationen künftig der Lebensqualität eine wachsende Bedeutung zukommt.[10] Da die Lebensqualität, wie Abbildung 2 synoptisch zusammenfaßt,[11] recht heterogene Dimensionen der menschlichen Wohlfahrt einschließt, erlaubt sie allerdings keine so einfache und vor allem keine direkte, eindimensionale Messung wie die Lebenserwartung.

Im Sinne einer möglichst umfassenden Erfassung der Lebensqualität bietet es sich häufig an, innerhalb einer Komponente bzw. Dimension mehrere Gesundheitsindikatoren zu betrachten, wie z.B. im Falle der physischen Funktionsfähigkeit die Möglichkeit zur Selbstpflege (Essen und Trinken, Körperpflege) oder das Spektrum der Haushaltsaktivitäten. Als Indikatoren der psychischen Komponente lassen sich die Zahl der Angstzustände innerhalb eines bestimmten Zeit-

---

[9] Zur Bedeutung der Erreichbarkeit unter Wohlfahrtsaspekten siehe OECD, Measuring Social Well-Being. A Progress Report on the Development of Social Indicators. Paris 1976, S. 19.

[10] Vgl. Henry Aaron, Thinking About Health Care Finance: Some Propositions. In OECD (Hrsg.), Health Care Reform: The Will to Change, Health Policy Studies No. 8. Paris 1996, S. 50.

[11] Abbildung 2 wurde zusammengestellt nach B.R. Luce und A. Elixhauser, Standards for Socioeconomic Evaluation of Health Care Products and Services. Berlin et al. 1990, S. 109.

raumes sowie das Ausmaß der emotionalen Kontrolle anführen. Schließlich stellen das Ausmaß der sozialen Kontakte und die Anzahl der Bezugspersonen Beispiele für Indikatoren der sozialen Funktionsfähigkeit dar. Mit Hilfe einer gleichzeitigen Erfassung von Gesundheitsindikatoren unterschiedlicher Dimensionen der Lebensqualität kann ein Profil des individuellen Gesundheitszustandes entstehen, das verschiedene Komponenten der latenten Variable Gesundheit berücksichtigt.[12]

3. Kombinationen von Ressourceneinsatz und Zielrealisierung

Das Effizienzpostulat verlangt somit in einer Welt knapper Ressourcen eine Gegenüberstellung des (Brutto-)Nutzens, den eine Maßnahme stiftet, mit den Opportunitätskosten, die aus der entsprechenden Bindung der Mittel und den dadurch nicht realisierbaren alternativen Projekten erwachsen. Diese Abwägung gilt im Prinzip auch für medizinische Innovationen, die im Vergleich mit der besten bisher verfügbaren Technologie zu einer unstrittigen Verbesserung der gesundheitlichen Outcomes führen. Wie Abbildung 3 veranschaulicht, treten keine Allokationsprobleme auf, wenn eine Innovation bei verringertem oder unverändertem Ressourceneinsatz die Zielrealisierung verbessert (Felder 1 und 3). Eine Verbesserung der Wirtschaftlichkeit liegt ebenfalls vor, wenn eine Innovation dazu verhilft, mit einem verringerten Mitteleinsatz die bisherige Zielrealisierung zu erreichen (Feld 3). Da die Kombinationen 4 und 6 als uninteressante bzw. ineffiziente Konstellationen ausscheiden, verbleibt als Problem Feld 5, das eine verbesserte Zielrealisierung bei erhöhtem Ressourceneinsatz anzeigt.

Dimension	Beispiele
Allgemeines Wohlbefinden	Allgemeiner Gesundheitszustand, Wahrnehmungsvermögen, Allgemeines Zufriedenheitsniveau
Physische Funktionsfähigkeit	Mobilität, Selbstpflege, Fähigkeit zur Ausübung alltäglicher Aktivitäten, Schmerz, physische Symptome
Psychische Funktionsfähigkeit	Depression, Zorn, Hilflosigkeit, Zukunftserwartung
Kognitive Funktionsfähigkeit	Erinnerungsvermögen, Aufnahmefähigkeit, Urteilsvermögen
Soziale Funktionsfähigkeit	Teilnahme an sozialen Aktivitäten, sexuelle Funktionsfähigkeit, Familienbeziehungen, Freizeitaktivitäten

Abb. 2. Dimensionen der Lebensqualität

[12] Ein Beispiel für ein solches Gesundheitsprofil bildet das Nottingham Health Profile. Vgl. Bowling, Ann,Measuring Health. A Review of Quality of Life Measurement Scales. Philadelphia 1991, S. 64 ff.

Zielrealisierung / Ressourcen-Einsatz	verbessert	unverändert
verringert	1	2
unverändert	3	4
erhöht	5	6

Abb. 3. Kombinationen von Ressourceneinsatz und Zielrealisierung

Die rein medizinische Sichtweise mag hier zu dem Schluß gelangen, daß eine solche Innovation schon insofern eine Umsetzung verdient, als sie medizinischen Fortschritt verkörpert und den Zielerreichungsgrad erhöht, d.h. die Lücke zwischen den tatsächlichen und den angestrebten Outcomewerten verringert. Das Wirtschaftlichkeitsprinzip setzt auch hier den Nutzen, der aus der verbesserten Zielrealisierung erwächst, mit den Opportunitätskosten, die der erhöhte Ressourceneinsatz verursacht, ins Verhältnis. Bei sog. Sprunginnovationen, die eine deutliche Verbesserung der Zielrealisierung bewirken, dürften beide Ansätze angesichts des hohen Stellenwertes, den das „Gut Gesundheit" in entwickelten Volkswirtschaften genießt, kaum zu divergierenden Empfehlungen gelangen. Löst die Innovation dagegen bei erheblich höherem Ressourceneinsatz nur eine marginale Verbesserung der Outcomewerte aus, würde eine ökonomische Kosten-Nutzen-Analyse[13] angesichts ihres negativen Netto-Nutzens (=Bruttonutzen minus Opportunitätskosten) ihren Verzicht nahelegen. Die betreffende Innovation vermag zwar den anvisierten Patienten Nutzen zu stiften, der dazu notwendige Ressourceneinsatz verursacht jedoch an anderer Stelle einen höheren Nutzenentgang, so daß die gesellschaftliche Wohlfahrt bei Umsetzung der Innovation sinken würde.

Sofern wie in Feld 5 eine bestimmte Gesundheitsleistung die vorgegebene medizinische Zielsetzung besser realisiert als ein deutlich kostengünstigeres Verfahren, können Minimal- und Maximalprinzip bei isolierter Betrachtung[14] zu unterschiedlichen Ergebnissen bzw. Handlungsanweisungen führen. Eine Orientierung am medizinisch höchstmöglichen Nutzen als vorgegebenem Zweck läuft bei die-

[13] Siehe zur Kosten-Nutzen-Analyse im Gesundheitswesen u.a. Birch, Stephen und Donaldson, Cam, Applications of Cost-Benefit Analysis to Health Care. Departures from Welfare Economic Theory. In: Journal of Health Economics, Vol. 6 (1987), S. 211 ff.; Michael F. Drummond, Greg L. Stoddart, George W. Torrance, Methods for the Economic Evaluation of Health Care Programmes. Oxford et al. 1987; Eberhard Wille, Die Kosten-Nutzen-Analyse als Hilfsmittel zur Verbesserung von Effizienz und Effektivität im Gesundheitswesen, In: Michael Arnold, Karl W. Lauterbach, Klaus-Jürgen Preuß, Managed Care. Ursachen, Prinzipien, Formen und Effekte. Stuttgart, New York 1997, S. 301 ff.

[14] Im Rahmen einer umfassenden Effizienzanalyse löst sich dieser Gegensatz übrigens auf, denn dann erweist sich unter Kosten-Nutzen-Aspekten entweder der vorgegebene Zweck oder der limitierte Ressourcenplafonds als nicht allokationsoptimal.

ser Konstellation im Sinne des Minimalprinzips zwangsläufig auf das medizinisch leistungsfähigere, aber kostenintensivere Verfahren hinaus. Auf der Grundlage eines vorgegebenen, limitierten Ressourcenplafonds, der die Finanzierung der kostenintensiveren Alternative nicht erlaubt, fällt die Wahl im Sinne des Maximalprinzips dagegen auf das kostengünstigere Verfahren. Diese Perspektive mag vielerorts die Befürchtung nähren, daß das ökonomische Wirtschaftlichkeitsprinzip in Verbindung mit restriktiven Ausgabenbudgets die Qualität der Gesundheitsversorgung und die Humanität der Krankenbehandlung gefährden.

So berechtigt diese Befürchtungen im einzelnen sein mögen, sie finden im Wirtschaftlichkeitsprinzip, d.h. im Effizienzpostulat als solchem, keine theoretische Fundierung. Das Effizienzpostulat berücksichtigt im Outcomespektrum vom konzeptionellen Ansatz her sowohl alle denkbaren Qualitätsaspekte als auch alle finalen Effekte, die aus einer humanen Krankenbehandlung resultieren. Die *Qualität* bildet auch im Sinne einer ökonomischen Effizienzbetrachtung einen integralen Bestandteil jeder Outcomekomponente. Dies gilt unmittelbar für die Ergebnisqualität, aber auch für die künftigen bzw. potentiellen Outcomeeffekte, die auf eine aktuelle Verbesserung von Struktur- und Prozeßqualität zurückgehen. In diesem Kontext bereitet allerdings die Qualitätsmessung vor allem bei arbeitsintensiven Dienstleistungen, die mit einer persönlichen Zuwendung einhergehen, erhebliche und teilweise noch unlösbare methodische Probleme.

Im Sinne des Effizienzpostulates bildet die Ergebnisqualität zwar das eigentliche Ziel einer medizinischen Behandlung, gleichzeitig aber auch die schwierigste Form der Qualitätssicherung. Das zentrale Problem einer Überprüfung der Ergebnisqualität liegt in dem komplexen *Ursache-Wirkungs-Geflecht* begründet, das zwischen einer ärztlichen Behandlung und einer Veränderung der gesundheitlichen Outcomes besteht. Letztere hängen nicht nur von der Qualität der ärztlichen Behandlung, sondern auch vom selbstverantwortlichen Mitwirken des Patienten, d.h. der Compliance, und von teilweise vielfältigen Einflußgrößen ab, die wie die Umweltfaktoren außerhalb des Gesundheitswesens liegen. Zudem treten Outcomeänderungen, die auf eine bestimmte Behandlung zurückgehen, häufig erst mit erheblicher zeitlicher Verzögerung auf und überlagern sich dann mit anderen Effekten.

Angesichts der methodischen Probleme, die Ergebnisqualität zu messen und allfällige Outcomeveränderungen eindeutig bestimmten Einflußgrößen zuzuschreiben, dürfte sich die Qualitätssicherung in praxi auf absehbare Zeit vornehmlich auf die Überprüfung der Prozeßqualität konzentrieren. Dies schließt nicht aus, daß epidemiologische und gesundheitsökonomische Studien u.a. mit Hilfe von qualitativen Gegenüberstellungen ähnlicher Leistungserbringer sowie interregionalen und internationalen Vergleichen versuchen, Anhaltspunkte über Niveau und Entwicklung der Ergebnisqualität zu gewinnen. Diese Erkenntnisse erlauben dann unter Umständen auch Rückschlüsse auf die Prozeßqualität.

4. Der Leistungskatalog im Lichte von Rationalisierung und Rationierung

Bei sich verknappenden Ressourcen bildet die Einengung des Leistungskataloges der gesetzlichen Krankenversicherung (GKV) insofern eine Finanzierungsoption, als die dadurch frei werdenden Mittel nun in andere vor allem dringlichere Gesundheitsleistungen fließen können. Die Versicherten bzw. Patienten müssen in einem solchen Fall nicht zwangsläufig auf diese Gesundheitsleistungen verzichten, denn es steht ihnen frei, diese im Rahmen der Selbstmedikation zu erwerben oder eine entsprechende private Zusatzversicherung abzuschließen. So induzierten z.B. die Einsparungen, die das Arzneimittelbudget im Jahre 1993 in der GKV verursachte, einen signifikanten Anstieg der Arzneimittelausgaben im Bereich der Selbstmedikation und die Ausklammerung des Zahnersatzes für Jugendliche stimulierte in der privaten Krankenversicherung den Abschluß entsprechender Zusatzversicherungen. Die Versicherten gelangen ohne jede Minderung ihres verfügbaren Einkommens weiterhin in den Genuß von Gesundheitsleistungen, wenn deren Finanzierung lediglich von der GKV auf einen anderen Sozialversicherungsträger oder die öffentlichen Gebietskörperschaften übergeht.

In diesem Zusammenhang steht die häufig erhobene Forderung, die *krankenversicherungsfremden Leistungen* der GKV aus anderen öffentlichen Budgets zu finanzieren. Die krankenversicherungsfremden Leistungen belaufen sich in enger Abgrenzung auf gut 4 Mrd. DM und schließen weiter gefaßt den gesamten sog. Familienlastenausgleich ein. So bietet sich z.B. zur Finanzierung dieser Leistungen aus den Budgets der Gebietskörperschaften neben Ausgabensenkungen auch eine Erhöhung des Mehrwertsteuersatzes an. Eine Mehrwertsteuererhöhung besitzt gegenüber vielen anderen Finanzierungsinstrumenten den Vorzug, als allgemeine Verbrauchsteuer nicht die Investitionen zu belasten und wegen des Bestimmungslandprinzips beim grenzüberschreitenden gewerblichen Handel in der Europäischen Union auch nicht die Exporte zu behindern bzw. die Importe zu fördern.

Bei einer kritischen Überprüfung des Leistungskataloges der GKV stellt sich zunächst die Frage nach den *Ausschlußkriterien.* Eine Gesundheitsleistung gehört nicht bzw. um so weniger in den Leistungskatalog der GKV, wenn folgende Tatbestände vorliegen:[15]

- Wirkungslosigkeit im Hinblick auf die medizinischen Outcomes,
- Ineffizienz der Gesundheitsproduktion, d.h. alternative Verfahren ermöglichen eine bessere Zielrealisierung oder verwirklichen die gleichen Outcomes mit geringeren Ressourcen,
- finanzielle Tragbarkeit bzw. geringe soziale Belastung,
- Vorhersehbarkeit des Schadensfalles,
- Vermeidbarkeit des Ereignisses sowie
- niedrige Kosteneffektivität.

[15] Siehe auch Sachverständigenrat für die Konzertierte Aktion im Gesundheitswesen, Sachstandsbericht 1994, a.a.O., S. 176 ff.; derselbe, Sondergutachten 1997, Gesundheitswesen in Deutschland, Kostenfaktor und Zukunftsbranche. Bd. II: Fortschritt und Wachstumsmärkte, Finanzierung und Vergütung, Baden-Baden 1998, S. 324.

Bei Vorliegen von einem der beiden ersten Kriterien handelt es sich eindeutig um eine Rationalisierung im Sinne des ökonomischen Effizienzpostulates. Letzteres zielt darauf ab, die Verschwendung knapper Ressourcen zu vermeiden und über die alternative Verwendung der eingesparten Mittel den Nutzen der Wirtschaftssubjekte in der Gesellschaft zu erhöhen. Die Bereinigung des Leistungskataloges der GKV um wirkungslose Maßnahmen, z.B. über Positivlisten oder erweiterte Negativlisten, stößt allerdings in der Praxis häufig dadurch auf kaum überwindbare Probleme, als die meisten Leistungen nicht per se, sondern nur bei bestimmten Indikationen und/oder bestimmten Personengruppen wirkungslos bleiben. Das Effizienzproblem der deutschen Gesundheitsversorgung besteht weniger in einem zu umfangreichen Leistungskatalog als vielmehr in einem zu intensiven bzw. zu wenig selektiven Gebrauch desselben. Zudem können bei Gesundheitsleistungen die Wirksamkeit im Sinne einer Veränderung medizinischer Parameter und der therapeutische Nutzen bzw. die individuelle Wohlfahrt des Patienten deutlich voneinander abweichen.

Bei allen anderen Ausschlußkriterien (außer den beiden ersten) geht die Einengung des Leistungskataloges mit einer *Rationierung* einher, denn die Versicherten bzw. Patienten erhalten dann nicht den von ihnen gewünschten Umfang an – möglicherweise durchaus effizient produzierten – Gesundheitsleistungen. Eine Rationierung von Gesundheitsleistungen muß aber grundsätzlich weder mit dem Effizienzpostulat noch mit dem Solidaritätsprinzip in Konflikt geraten. Beide Prinzipien können aus gesamtwirtschaftlicher Perspektive einen Verzicht auf bestimmte Gesundheitsleistungen nahelegen, wenn der Nutzen, den diese Güter stiften, geringer als ihre Opportunitätskosten ausfällt. Dies bedeutet, daß im konkreten Fall die durch die betreffenden Gesundheitsleistungen gebundenen Ressourcen in einer anderen Verwendung einen höheren Nutzen erzeugen würden. Trotz der berechtigten Forderung „Rationalisierung vor Rationierung" wirft nicht jede Mengenrationierung im Gesundheitswesen ethische Probleme auf und mündet auch nicht notwendigerweise in eine „Zweiklassenmedizin".

Die *Qualitätssicherung* orientiert sich in instrumentaler Hinsicht ebenfalls am Effizienzpostulat, indem sie eine zügige und umfassende Diffusion und Umsetzung des vorhandenen indikationsspezifischen Wissens anstrebt. In diesem Zusammenhang können im Hinblick auf die Prozeßqualität evidenzbasierte Leitlinien bzw. Guidelines und wo immer möglich ergebnisorientierte Vergütungssysteme zum Einsatz kommen. Diese Guidelines mögen in manchen Fällen auch weniger Gesundheitsleistungen bzw. Mengenrationierungen nahelegen. Sie konfrontieren dann den einzelnen Arzt mit dem Compliance-Problem, dem Patienten die medizinische Berechtigung einer Unterlassung bzw. Nicht-Verordnung zu erklären, die häufig nicht mit dessen Erwartungshaltung übereinstimmt. Im Konfliktfalle bedürfen die Ärzte dann auch einer Unterstützung durch die Politik und eines gewissen Problemverständnisses seitens der Rechtsprechung. Andernfalls besteht die Gefahr, daß sie zu einer ausgabenintensiven Defensivmedizin Zuflucht nehmen.

5. Zusammenfassung

Das Effizienzdenken, das wohlfahrtstheoretischen Normen folgt, bietet in entwickelten Volkswirtschaften keinen konzeptionellen Ansatz, um den Patienten eine qualitativ hochwertige Gesundheitsversorgung und eine humane Krankenbehandlung vorzuenthalten. Eine mögliche Gefahr liegt hier nicht im Wirtschaftlichkeitsprinzip als ökonomischem Postulat, sondern in einer zu einseitigen Betonung der Ausgabenebene, was auf ein Defizit an medizinisch fundierter Ergebnisorientierung hindeutet. Die Dominanz der Ausgabenbetrachtung kommt in der deutschen Sozialgesetzgebung u.a. auch darin zum Ausdruck, daß mit der Beitragssatzstabilität ein monetärer Inputindikator - und nicht etwa oder zumindest ebenfalls gesundheitliche Ziele in Form von Outcomegrößen - eine gesetzliche Verankerung in § 71 SGB V fand. Das Wirtschaftlichkeitsprinzip als ökonomische Maxime kann aber nicht für negative Effekte haften, die in praxi bzw. bezogen auf allfällige Kennziffern aus einer Überbetonung des Nenners und/oder eine Vernachlässigung des Zählers resultieren. Bei einer zutreffenden Interpretation des Effizienzpostulates steht wirtschaftliches Handeln nicht im Konflikt mit medizinisch-ethischen Normen, sondern trägt vielmehr zur Realisierung von Qualität und Humanität der Gesundheitsversorgung bei.

Diskussionsbeitrag

Moderator (Prof. Graf v. Kielmannsegg):
Herr Häfner koinzidiert uns zwei Fragen und es kommt also darauf an, den Finger ganz schnell zu heben. Einer war schon da - bitte.

Prof. Dr. Fülgraff
Ein gutes Beispiel für eine Rationierung, die unter Public-Health-Aspekten nur Nutzen gestiftet hat, war die Aufnahme der Abführmittel in die Negativliste.

Ich möchte den Vortrag von Herrn Wille zum Anlaß für eine Anregung nehmen. Wir sollten einmal versuchen, in einer geeigneten Runde einige Schlüsselbegriffe wie zum Beispiel Wirksamkeit, Nutzen oder Effizienz in den an der Bewertung und Ausgestaltung des Gesundheitssystems beteiligten wissenschaftlichen Disziplinen wie zum Beispiel Ökonomie und Epidemiologie übereinstimmend zu definieren. Es würde das Verständnis füreinander und die intersubjektive Kommunikation gewiß erleichtern.

In der medizinisch-epidemiologischen Bewertung therapeutischer Verfahren bezeichnen wir als Nutzen die Verlängerung des Lebens und die Verbesserung der Lebensqualität. Leider können wir diese beiden Endpunkte nur selten direkt untersuchen, weshalb statt dessen Sourrogat-parameter als Indikatoren oder Kriterien herangezogen werden, Senkung des Blutdrucks, Beeinflussung eines Laborparameters o. ä. Die Summe solcher therapeutisch erwünschter Sourrogatparameter bezeichnen wir als Wirksamkeit. Das große Problem bei der Bewertung von Nutzen und Effizienz medizinsch-therapeutischer Maßnahmen liegt nun darin, daß wir häufig nicht ausreichend wissen, wie gut die Sourrogatparameter mit den tatsächlichen langfristigen Endpunkten Lebensdauer und Lebensqualität verknüpft sind.

Prof. Dr. Wille:
Ich glaube, daß im Hinblick auf den Nutzen von Gesundheitsleistungen wohlfahrtstheoretisch orientierte Ökonomen und Mediziner und hier vor allem Epidemiologen in der Terminologie relativ schnell zueinander finden können. Die Wohlfahrtstheorie benutzt in ihren formalen Modellen den Begriff „Nutzen“ derart abstrakt, daß er zunächst keine Operationalisierung und Prüfbarkeit erlaubt. Ein Projekt stiftet dann einen Nettonutzen, wenn sein Bruttonutzen die Opportunitätskosten übersteigt. Letztere fallen bei Ressourcenknappheit dadurch an, daß die in dem Projekt gebundenen Mittel nun in keiner anderen Verwendung mehr Nutzen stiften können. Die Opportunitätskosten geben insofern den Nutzen der besten konkurrierenden Alternativen an, die wegen der Knappheit der Mittel nicht mehr zum Zuge kommen kann.

Bei Gütern, die der Markt koordiniert, bietet der Marktpreis als Untergrenze der individuellen Zahlungsbereitschaft zumeist einen Ansatzpunkt für die Nutzenmessung. Da die Patienten infolge des Versicherungsschutzes ihre Zahlungsbereitschaft bei Gesundheitsgütern aber in der Regel nicht offenlegen müssen, bedarf es hier eines anderen Verfahrens. Eine Möglichkeit der Nutzenmessung bzw. -schätzung besteht darin, diese auf die Wirkungsebene der Gesundheitsleistungen zu verlagern. Der Nutzen von Geusndheitsleistungen fällt hier als Zugewinn an Lebenserwartung und Lebensqualität an. In dieser Hinsicht unterscheidet sich die wohlfahrtsökonomische Nutzenmessung nicht grundsätzlich vom Ansatz der medizinischen Orientierungsdaten. Die stärker soziologisch ausgerichtete Sozialindikatorenforschung strebt mit ihren „Resultatindikatoren auf individueller Ebene“ die Lösung des gleichen methodischen Problems an. Unbeachtet aller Schwierigkeiten, die Lebensqualität valide zu messen, eignet sich die Gesundheitsversorgung im Vergleich zu anderen Lebensbereichen, wie z.B.: der inneren und äußeren Sicherheit, noch recht gut für eine Nutzenschätzung auf der Wirkungsebene.

Moderator (Prof. Graf v. Kielmannsegg):
Ich habe keinen zweiten Finger gesehen und ich danke, glaube ich, in ihrer aller Namen Herr Wille und wir können den Ring für das Panel freigeben.

Adressen der Panelteilnehmer

Hans-Jürgen Firnkorn
Geschäftsführung, Robert-Bosch-Stiftung
Heidehofstraße 31, 70184 Stuttgart

Prof. Dr. Christoph Fuchs
Bundesärztekammer
Postfach 41 02 20, 50862 Köln

Dr. Joachim Kohler, Ministerialdirigent
Ministerium für Arbeit, Gesundheit und Sozialordnung
Postfach 10 34 43, 70029 Stuttgart

Prof. Dr. Reiner Leidl
Universität Ulm, Abt. Gesundheitsökonomie
Albert-Einstein-Allee 47, 89081 Ulm

Prof. Dr. Hans-Günter Sonntag
Direktor des Hygiene-Instituts, Universität Heidelberg
Im Neuenheimer Feld 324, 69120 Heidelberg

Prof. Dr. Dr. h.c. Hans F. Zacher
Max-Planck-Institut für ausländisches und internationales Sozialrecht
Leopoldstraße 24, 80802 München

Schlußpanel

Teilnehmer: Min.-Dir. Dr. Kohler, Prof. Leidl, Prof. Fuchs, Prof. Sonntag, H.-J. Firnkorn, Prof. Zacher, Prof. Häfner (Vorsitz)

Moderator (Prof. Häfner):

Meine Damen und Herren, ich darf Ihnen die Mitglieder des Panels vorstellen: links außen sitzt Herr Ministerialdirigent Dr. Kohler, der den Minister für Soziales, der für Gesundheit zuständig ist, des Landes Baden-Württemberg repräsentiert, neben ihm der Hauptgeschäftsführer der Bundesärztekammer, Herr Prof. Fuchs, dann Herrn Prof. Leidl aus Ulm haben Sie schon kennengelernt, Herrn Prof. Sonntag aus Heidelberg auch, rechts von mir sitzt repräsentierend die Robert-Bosch-Stiftung Herr Firnkorn und ganz rechts außen, auch ihn kennen Sie alle, der ehemalige Präsident der Max-Planck-Gesellschaft und Prof. für Sozialrecht an der Universität München, Prof. Hans Zacher.

Ja, meine Damen und Herren, Thema Gesundheit unser höchstes Gut? – das wichtigste an diesem Thema war das Fragezeichen. Und jetzt nach 1½ Tagen mit exzellenten Vorträgen, interessanten und zum Teil sehr engagierten Diskussionen, die viele Perspektiven aufgegriffen haben, Perspektiven aus unterschiedlichen Disziplinen, auch aus unterschiedlichen Themenbereichen, jetzt ist es an uns, einige Wege durch das Dickicht zu schlagen. Um diesen weiten Horizont von Themen für die Diskussion etwas zu erschließen, haben wir uns vorgenommen, ihn wenigstens in zwei Themenkomplexe aufzuteilen. Bevor ich sie nenne, will ich noch sagen, wir haben beschlossen, daß wir nicht beginnen mit Statements seitens der Panel-Mitglieder, sondern Sie alle aufrufen, in die Diskussion mit einzutreten. Die Mitglieder des Panels haben das Privileg, sich in die Diskussion einzuschalten. Am Schluß werden dann 3 Mitglieder des Panels Herr Zacher, Herr Sonntag und Herr Kohler, zusammenfassende, auf bestimmte Themenkomplexe konzentrierte Beiträge geben.

Die Themen, die wir uns vorgenommen haben, ergeben sich mit einer gewissen Selbstverständlichkeit: Das erste Thema ist das Gesundheitswesen im engeren Sinne, denn das ist der Bereich, der in die Krise geraten ist und damit auch zum Anlaß für unsere Tagung wurde. Zur Krise beigetragen haben äußere Faktoren, etwa die demographische Entwicklung oder die Abnahme der Beschäftigtenzahl und der Lohnarbeit, aber auch innere Faktoren, die kostensteigernd wirken. Wir haben diskutiert, ob Gesundheit im Hinblick auf Kosten und auf konkurrierende sozialpolitische Ziele wirklich unser höchstes Gut ist. Es hat sich ein Konsens herausgebildet, daß Gesundheit in der Tat hohe Wertschätzung erfährt. Die

Verantwortung des Staates um die Gesundheitsversorgung der Bevölkerung ist eine zivilisatorische Leistung, wie Herr Zacher das formulierte. Gesundheit als ausdrückliches Staatsziel in der Verfassung zu verankern scheint jedoch mehr Nachteile als Nutzen zu bringen.

Es ist aber auch - und dies mehr oder weniger im Konsens - der Grundsatz: „Gesundheit für alle", die Idee der Verteilungsgerechtigkeit artikuliert worden. Damit ist ein sehr bedeutsames sozialstaatliches Ziel angesprochen worden, dessen Verwirklichung durchaus Raum für Interpretation und sozialpolitische Handlungsalternativen zuläßt. Wir werden uns in der Diskussion weiter mit diesem Thema beschäftigen müssen.

Aber lassen Sie mich zum Ausgangspunkt zurückkehren: Um das Gesundheitswesen unter den angesprochenen sozialstaatlichen Zielen funktionsfähig zur angemessenen Erfüllung seiner Aufgaben zu erhalten, ist dreierlei erforderlich:

1. Sicherstellung der Finanzierung auch bei sinkender Beschäftigung, Ausgleich zwischen Aufwand und Leistung, was die Finanzierung der Solidargemeinschaft durch die jeweils arbeitende Generation angeht.
2. Ausgabenreduzierung unter Verbesserung von Qualität und Verteilungsgerechtigkeit in der Zielerfüllung.
3. Reformfähigkeit und Anpassungsbereitschaft aus sich selbst heraus.

Wir haben uns mit einigen hierzulande bereits vollzogenen Lösungsmodellen und einigen, nur aus dem Ausland - sprich den USA - bekannten Reformschritten beschäftigt. Das Gespräch kreiste vor allem um die Einführung von Marktkomponenten. Ihr besonderer Nutzen soll der Anreiz zu effektivem Handeln, zu wirtschaftlichem Denken, das Erzielen von Spareffekten und die Mobilisierung ineffektiver Strukturen sein. Aber Marktsegmente im überwiegend politisch gesteuerten System haben ihre Probleme. Herr Haverkate hat einerseits auf die Unvereinbarkeit der Wettbewerbsbeschränkungen und Zugangsbeschränkungen zur kassenärztlichen Tätigkeit mit europäischem Recht aufmerksam gemacht. Andererseits hat er die ungleiche Verteilung der Macht zwischen den Konkurrenten im korporatistisch eingebundenen Wettbewerbs- und Marktmodell aufgezeigt.

Die Frage, wie gut und schlecht das historisch gewachsene korporatistische System unserer Solidargemeinschaft geeignet ist, Ausgleich der ungleichen Marktmächte und Regelung des so beschränkten Wettbewerbs wirksam zu leisten, ohne gegen europäisches Recht zu verstossen, haben wir kontrovers diskutiert.
Es fehlte nicht an radikalen Perspektiven und nicht an der Warnung, ein System, das besser funktioniert als sein Ruf und zudem reformfähig sei, leichtfertig über Bord zu werfen. Die Bedeutung des korporatistisch organisierten Gesundheitswesens als beherrschendes Steuerinstrument hat schließlich Prof. Zacher mit dem Hinweis reduziert, daß es nur noch 50% der gesamten Gesundheitsausgaben deckt. Was aber ist der Weg, der weiterführt?

Wir sind schließlich, was die Generalfrage der Finanzierbarkeit und Wirtschaftlichkeit des Gesundheitswesens angeht, in Detailfragen eingetreten, die sich den Themen und Empfehlungen des Sachverständigenrats angenähert haben.

Wir haben uns hier konkreter mit Steuerungsinstrumenten, mit Fragen der Effizienz, mit Outputindikatoren und praktischen und ethischen Konsequenzen von Reformmaßnahmen beschäftigt. Hier sind wichtige Antworten und Anregungen gegeben worden und doch viele Fragen offen geblieben. Dies alles, die notwendigen Reformen des Gesundheitswesens unter sozialethischen, wirtschaftlichen und demographischen Herausforderungen, sollte das erste der drei Themen unserer Schlußdiskussion sein.

Das zweite Thema ist die Gesundheit im weiteren Sinne, was vor allem heute morgen in den Vorträgen von Frau Kickbusch oder Herrn Badura noch einmal angesprochen wurde. Es geht um Gesundheitsförderung im Sinne dessen, was unter Salutogenese verstanden wird, um einen Gesundheitsbegriff, der über den des Nichtkrankseins hinausreicht, der etwas mit Lebensqualität und der alten WHO-Definition von körperlichem, seelischem und geistigem Wohlbefinden zu tun hat. Ziele von Interventionen sind dann nicht nur präventive, sondern umfassende Interventionen der Beeinflussung von menschlichem Verhalten und menschlicher Entwicklung, von Gesundheitsverhalten und Lebensbewältigung. Damit wird natürlich die Frage aufgeworfen, welche Handlungsmöglichkeiten hier bestehen und wie die Politikbereiche zu definieren sind, um die es hier zu gehen hätte. In jedem Fall reichen Sie weit über das Gesundheitswesen hinaus.

Damit hätte ich meine Aufgabe, ein wenig vorzustrukturieren, erfüllt. Ich bitte Sie, sich zu melden zum Thema 1: „Gesundheitswesen" mit dem Versuch, den Faden aufzunehmen, der sich aus unseren Vorträgen und Diskussionen zu diesem Thema ergeben hat.

Prof. Baier:

Meines Erachtens müßte man jetzt doch noch genauer diskutieren und zusammenfassen, was Gesundheit bedeutet als ein Integral der Medikalisierung , der Verrechtlichung, der Ökonomisierung, der Soziologisierung, denn was wir sonst gehört haben ist ja eine Beschreibung und Beurteilung von Gesundheit mit den unterschiedlich dimensionierten Kategorien, Methoden, Konzepten verschiedener Wissenschaften. Und es war durchaus eine Leistung, daß wir hier uns untereinander verständigt, sogar wie ich meine zu einem guten Teil auch verstanden haben. Aber damit ist noch nicht klar, was ist Gesundheit aus der Perspektive, aus der Dimension der jeweiligen Wissenschaft heraustretend und auch verbindend? Meine Antwort war ja: „Gesundheit als Lebensqualität". Und ich habe immer wieder genau zugehört, daß es tatsächlich vom Ökonomen, von Herrn Wille, bis zu Frau Kickbusch aus der WHO-Perspektive in diese Richtung läuft. Auch die juristische Argumentation, Integrität des Lebens usw. läßt sich ja ohne weiteres in ein solches Konzept fassen. Das wäre jetzt eine interessante Frage, ob „Gesundheit als Lebensqualität" die integrale Formel wäre. Ich möchte abschließend sagen: Gesundheit als höchstes Gut kann ja möglicherweise durchaus ein eurozentrisches kulturelles Ideologem sein. In meinen Vorlesungen „Geschichte des Wohlfahrtsstaates", aus der ich ja hier auch vorgetragen habe, habe ich vor allen Dingen darauf Wert gelegt, daß zum Beispiel der Ausdruck Securitas – sine cura – über Jahrhunderte ein von den Theologen, am schärfsten übrigens von

Luther, aber auch von Thomas, abgelehnter Begriff war. Er ist nämlich die Übersetzung des epikureischen ataraxia, also die Moral und Mentalität dessen, was man heute neuen Hedonismus nennt. Über Jahrhunderte war Gesundheit kein höchster Wert, weder im Katholizismus noch im Protestantismus, geschweige in der orthodoxen Kirche. Wir können das übrigens sehr schön sehen an der Mutter Theresa. Mutter Theresa hat in Indien nicht etwa ihre Mädchen und Betreuten gesünder machen wollen, sondern sie in ihrem Hungern und Leiden auf den Weg zu Gott führen. Die neue Ethnizität, die Ethnisierung der Gesundheit wird uns auch vor diese Probleme bringen, denn der Islam, der Hinduismus oder der Buddhismus hat eine ganz andere – insbesondere der Islam – eine ganz andere Vorstellung von Gesundheit als Lebensqualität hier auf der Erde. Also ich meine, daß sollte man durchaus bedenken und das kulturrelative Ideal von Gesundheit als Integral verschiedener Perspektiven auch unter diesem Gesichtspunkt sehen. Aber ich denke, wie überhaupt in der vom Westen bestimmten Weltgesellschaft, daß wir hier eine Dominanz eurozentrischer Kulturideale haben, die nicht zuletzt – es ist eine Pointe für Frau Kickbusch – die WHO bestimmt. Danke.

Frau Dr. Kickbusch:
Es wird zur Zeit in den Gremien der WHO eine Diskussion über die Revision der Verfassung der WHO geführt. Besonders die Entwicklungsländer wünschen eine Ausweitung der Gesundheitsdefinition der WHO auf zwei Dimensionen. Derzeit heißt es ja „health is a state of physical, mental and social wellbeing“. Eingefügt werden soll das Wort „dynamic“ und das Wort „spiritual“ – wie folgt: „Health is a dynamic state of physical, mental, social and spiritual wellbeing“. Als die ursprüngliche Definition 1948 formuliert wurde, waren die Westmächte sicherlich sehr bestimmend und viele Entwicklungsländer noch nicht Mitglied der WHO. Es gibt nun innerhalb der WHO-Gremien eine sehr heftige Auseinandersetzung über diesen Ausweitungsvorschlag – besonders von Seiten der westlichen Länder, die einwerfen, daß die spirituelle Dimension nicht meßbar sei, während die Entwicklungsländer – insbesondere die islamistischen und buddhistischen Länder – die spirituelle Definition von Gesundheit als zentral für ihr Gesundheitsverständnis auffassen. Diese Diskussion ist noch nicht abgeschlossen.

Prof. Taupitz:
Herr Häfner, wenn man „Gesundheit“, wie es heute offenbar auch bei den übrigen Diskutanten communis opinio ist, derart weit versteht, wie Sie es uns eben noch einmal dargelegt haben, dann stellt sich die Frage, welche Folgerungen dies hat. Eine Definition grenzt bekanntlich ab – der Begriff „Definition“ geht ja auf „finis“, die Grenze, zurück –, und zwar grenzt sie einen Begriff von anderen Begriffen ab, so daß eine Definition nie ziellos, sondern auf einen bestimmten Abgrenzungszweck hin ausgerichtet ist. Von daher sollten wir fragen, welche Auswirkungen eine sehr weite und von daher unspezifische Definition des Begriffs „Gesundheit“ auf die Beteiligten des Gesundheitswesens hat.

Das Gesundheitswesen seinerseits besteht ja in Deutschland nicht aus einer homogenen Masse von Beteiligten, sondern es wirken sehr unterschiedliche Beteiligte mit ihren jeweils eigenen und durchaus begrenzten Aufgaben zusammen. Beispielsweise haben wir ein Krankenversicherungssystem, nicht etwa ein Gesundheitsversicherungssystem; dieses Krankenversicherungssystem beruht auf dem Gedanken, daß ein bestimmter *engerer* Ausschnitt des Bereichs Gesundheit - bzw. des Fehlens von Gesundheit - mit Versicherungsleistungen versehen wir, mit Hilfe versorgt wird usw. Wir haben die Medizin, die sich vor allem der Heilung von Krankheit gewidmet hat und sich der Gesundheitsvorsorge, der Prävention, eher am Rande (wenn auch in den unterschiedlichen Epochen in ganz unterschiedlichem Ausmaß) angenommen hat.

Von daher stellt sich die Frage, inwieweit die Medizin von einem weiten Verständnis des Begriffs „Gesundheit" betroffen ist und möglicherweise durch die Aufgabe, sich der menschlichen „Gesundheit" in voller Breite widmen zu müssen, ihre Identität verliert. Entgegen Andeutungen in einem Vortrag von heute morgen ist die Medizin ja nicht erst durch die „modernen" ökonomischen Zwänge einem Rechtfertigungsdruck ausgesetzt; vielmehr mußte sie sich seit jeher aus ganz unterschiedlichen Blickwinkeln rechtfertigen, gegen Anfeindungen zur Wehr setzen, gegen konkurrierende Disziplinen durchsetzen und damit ihre Eigenständigkeit und Autonomie bewahren:

Die Medizin hat sich emanzipiert von der Kirche, etwa der Monopolisierung der Heiltätigkeit bei Mönchen und dem Pabstbann gegen das blutige Operieren, und letztlich von der Vorstellung daß die gottgewollte Ordnung nicht durch Menschenhand gestört werden dürfe, man dem Schicksal nicht „hineinpfuschen" dürfe. Sie hat von daher ihre Autonomie als „Naturwissenschaft" erst erkämpfen müssen.

Sie mußte sich sodann rechtfertigen gegenüber der Gesellschaft, indem der Gesellschaft der Unterschied zwischen Medizinern und „Kurpfuschern" (Scharlatanen) verdeutlicht werden mußte, um ein eigenes Behandlungsmonopol errichten und sichern zu können. Hierzu war und ist es erforderlich, glaubhaft darzustellen, daß man selbst eine Kompetenz hat, die andere nicht haben und auch nicht bekommen können und sollen - man denke an die Abgrenzung gegenüber Heilpraktikern und Psychotherapeuten.

Die Medizin mußte des weiteren der Wissenschaftskritik standhalten, der Wissenschaftskrise, und zwar im Spagat zwischen Wissenschaftsgläubigkeit einerseits und der Furcht vor seelenloser Apparatemedizin andererseits: Sie mußte und muß ihre „Menschlichkeit" trotz (oder besser in) ihrer „Naturwissenschaftlichkeit" beweisen, um weiterhin definieren zu dürfen, was Krankheit und damit behandlungsbedürftig und damit ihr ureigenes Aufgabengebiet ist.

Heute schließlich sind ökonomische Aspekte in das Zentrum der Rechtfertigungszwänge getreten, aber auch hier geht es letztlich um die Frage der Autonomie, der Entscheidungsbefugnis, was richtig und wichtig und notwendig und (nur) von „Medizinern" zu „behandeln" ist.

Wenn wir von daher die Medizin mit einem sehr weiten Gesundheitsverständnis konfrontieren, wenn also die Medizin auch aus dem Blickwindel eines weiten Gesundheitsverständnisses rechtfertigungsbedürftig wird, dann fragt sich, inwieweit die Medizin damit nicht überfordert wird. Können die Mediziner es überhaupt leisten, als breit ausgerichtete „Sozialingenieure" tätig zu sein, für alles mögliche zuständig zu sein, entsprechend der Schule, die alles das zurechtrücken soll, was das Elternhaus versäumt hat? Kann die Medizin wieder - wie in den Anfängen - mit Seelsorge identifiziert werden oder zumindest in breitem Umfang seelsorgerische Aufgaben wahrnehmen? Und kann und soll schließlich die Medizin gesundheitsökonomische Aufgaben wahrnehmen, sich der Lösung von Finanzierbarkeitsfragen widmen - und zwar nicht im Sinne einer Mitsprache als Betroffener, sondern im Sinne eigener Entscheidungszuständigkeit und damit auch Entscheidungsverantwortung? Meiner Meinung nach wäre die Medizin durch eine derart weite Aufgabenzuweisung überfordert - und wäre auch die ärztliche Selbstverwaltung damit überfordert. Die Medizin (und damit auch die ärztliche Selbstverwaltung) darf nicht für alles zuständig sein, was irgendwie mit Medizin zusammenhängt; vielmehr bedarf es einer Arbeitsteilung zwischen der Medizin und anderen Disziplinen ebenso wie zwischen der Medizin und der Gesellschaft insgesamt.

Und bezogen auf die ärztliche Selbstverwaltung nur eine ganz kurze Bemerkung zu dem angestellten Vergleich mit der Situation in England: Die deutsche ärztliche Selbstverwaltung in Form der Ärztekammern ist - anders als die englische - „mittelbare Staatsverwaltung", also (auch) Staatsorganisation. Die deutsche Ärzteschaft steht im ständigen Spagat zwischen berufsständischer Kammer-*Selbst*verwaltung als autonomer Selbstverantwortung einerseits und Selbst*verwaltung* als staatlich-bürokratischer (gemeinwohlverpflichteter) Verwaltungsaufgabe andererseits. Die nicht im gleichen Maße in den Hoheitsbereich des Staates einbezogene englische Ärzteschaft hat es da sehr viel einfacher; sie kann ihre Aufgaben sehr viel „standesbezogener" selbst definieren. Von daher hinken viele Vergleiche mit den Aktivitäten und Äußerungen der Ärzteschaften anderer Länder, muß man der deutschen Ärzteschaft zugute halten, daß ihr rechtliches und ihr gesellschaftliches Umfeld ein anderes ist als in jenen Ländern. Vielen Dank.

Moderator (Prof. Häfner):
Ja, vielen Dank Herr Taupitz, das war nicht nur inhaltlich eine wertvolle Bemerkung, es war auch stimulierend, denn hier haben sich vier schon gemeldet.

Ich darf vielleicht selber rasch ein paar Worte dazu sagen. In der Tat ist auch die historische Betrachtung hilfreich, denn die Definition und der Inhalt solch wesentlicher Lebensbegriffe wie Gesundheit sind natürlich zeitgeschichtlich bestimmt. Es gab eine Zeit, wo alles unter Seelenheil eingeordnet wurde, auch krank und gesund. Wahrscheinlich dadurch, daß wir im letzten Jahrhundert einen faszinierenden Aufstieg der Medizin erfuhren, der Gesundheit und Krankheit erst säkularisierte und dann zu zentralen politischen Themen der Menschheit werden ließ, ist Gesundheit zu einem weiten Begriff geworden, der viele andere mit aufnimmt.

Um ein Beispiel aus meinem Fachgebiet zu nennen: Wo einst in einer religiösen Kultur die Welt als Jammertal verstanden worden war, dürfte eine höhere Leidenstoleranz geherrscht haben. Wenn heute die Medizin für nahezu alle Körperbeschwerden Mittel zur Hand hat, dann erwartet der Bürger Abhilfe auch bei seelischem Leid. Der Arzt und nicht mehr der Priester oder irgendeine Transzendenz wird nun gefordert, dafür zu sorgen, daß der Bürger sich glücklich fühlen kann.

Mit Recht monieren Sie, daß die Krankenversicherung nicht alles, was dieser umfassende „Heilsbegriff" Gesundheit fordert, finanziell und praktisch erfüllen kann. Mit anderen Worten: Es ist zu definieren, welchen Bereich aus dem Gesamtbegriff von Gesundheit das Gesundheitssystem, die gesetzliche Krankenkasse oder der Bürger selber wahrzunehmen haben, unabhängig davon, daß es nicht nur Risiken gibt, die der Einzelne nicht zu steuern vermag, sondern daß es auch Risiken gibt, die lange, bevor sie eintreten, in seiner Hand gelegen haben mögen. Das heißt: Der Gesamtbegriff Gesundheit in diesem weiten Umfang zwingt uns dazu, Teilbereiche herauszunehmen und in einer operationalen Beziehung zu verschiedenen Handlungssystemen der menschlichen Gesellschaft zu sehen.

Prof. Taupitz:
Ich muß ihnen doch widersprechen, daß Medizin nur kurative Medizin bedeutet. Sie haben es dann relativiert, aber aus dem Geschichtlichen heraus ist es ganz klar, daß wir natürlich – Galen hat es schon festgelegt – drei Säulen der Medizin haben. Es ist die Prävention, die kurative Medizin und die Rehabilitation. Und wenn sie das heute sehen und mal die Kosten vergleichen, dann macht die Rehabilitation bereits einen ganz mächtigen Anteil der Kosten aus im Vergleich zur kurativen Medizin und ich sehe hier einfach nur Verschiebungen und die Prioritäten sind verschoben worden. Und die Frage, die sich stellt und auf die ich zum Schluß auch noch einmal deutlich hinweisen möchte auch im Hinblick auf das, was Frau Kickbusch gesagt hat, die Frage hinsichtlich auch der Kostenentwicklung, das ist nicht etwas, was von heute auf morgen machbar ist, ist nämlich die, inwieweit wir hier jetzt wieder eine Verschiebung machen müssen, inwieweit wir von dem Schwerpunkt kurativ abweichen müssen. Rehabilitation ist eine Entwicklung aus der kurativen Medizin, die Frage ist, wie weit wir wieder mehr in den präventiven Bereich hineingehen müssen. Wie ist eine andere Frage, aber ich glaube, das ist ein ganz wesentlicher Aspekt.

Dr. Kohler:
Sie haben mich als Repräsentanten der Gesundheitspolitik vorgestellt. Für die Gesundheitspolitik ist es sicher ein Unterschied, ob man sich mit den täglichen Problemen befaßt – dazu werden wir noch kommen – oder auch diesen langfristigen Trends Aufmerksamkeit schenkt. Ich würde diesen utopischen Perspektiven gar nicht widersprechen. Es ist heute morgen ja angeklungen, daß die Umwelt es geschafft hat, sich als großes Megathema, das ausstrahlt auf andere Sektoren, durchzusetzen, und das halte ich für die Gesundheitsthemen im weiteren Sinne auch für denkbar mit allen positiven Effekten für die Versorgungsstrukturen, für den Arbeitsmarkt, die wirtschaftliche Entwicklung usw.. Ich glaube, das Thema wird aber dann auch im Blick auf die Akteure erweitert. Das werden dann nicht mehr die Mediziner sein, sondern es werden Gesundheitsberufe in weite-

rem Sinne sein und dazu gehören künftig Berufe, die wir heute noch in ganz anderen Kästchen verorten. Religion ist ja auch angedeutet worden. Insofern kann man mit einem weiten Gesundheitsbegriff gut arbeiten und heute schon mal anfangen zu sagen, Gesundheitspolitik strahlt weit über das Gesundheitsversorgungssystem im engerem Sinne hinaus. Sie erhebt auch den Anspruch, andere Lebensbereiche zu beeinflussen. Ein praktisches Beispiel hierfür ist die zunehmende Interdisziplinarität. Die Krankenkassen haben sich medizinischen Sachverstand geholt, aufgerüstet. Die Ärzte in den Versorgungssystemen holen sich Managementsachverstand, sie bilden sich in diesen Kompetenzen weiter. Wir können insgesamt eine ökonomische Betrachtungsweise in diesem Gesundheitssystem feststellen, die vor 10 Jahren noch völlig undenkbar gewesen wäre. Und insofern ist dieses sich gegenseitig Durchdringen, wo die Wissenschaften sich durchdringen unter dem Oberbegriff Gesundheit in vollem Gange und wir werden – auch das heutige Forum hat es ja bewiesen – auch eine gemeinsame Sprache finden.

Herr Firnkorn:
Das Thema „Gesundheit unser höchstes Gut?“ samt Fragezeichen stellt sich vor allem deswegen, weil wir das Problem haben, die Gesundheit als höchstes Gut im Augenblick zu bezahlen. Uns reicht das Geld nicht mehr. Dies ist nicht deswegen so, weil wir eine eminente Kostensteigerung infolge der erheblich besseren Leistungen des Gesundheitswesens hätten, sondern alle Experten sagen uns, daß wir einen massiven Einnahmenausfall haben, weil die Basis der Einnahmenerzielung, nämlich die Lohnsumme, infolge des wirtschaftlichen Rückgangs wesentlich geringer geworden ist hier. Die Frage, „Gesundheit unser höchstes Gut?“, stellt sich also deswegen, weil wir entweder bei den Gesundheitsleistungen Abstriche machen müssen, – das wäre die eine Lösungsmöglichkeit – oder aber weil wir danach suchen müssen, neue Einnahmequellen für die GKV zu finden – das wäre die andere Möglichkeit. Die dritte Möglichkeit haben wir nur verdeckt diskutiert, daß man ein System aus beiden Komponenten, Reduktion der unnötigen Leistungen auf der einen Seite und neue Finanzierungsquellen beispielsweise durch Zuzahlungen auf der anderen Seite zustande bringt. Eine zweite Schwierigkeit neben dem Mangel an Geld besteht darin, daß wir in unserem Gesundheitswesen eine ganz spezifische Mischung von zwei unterschiedlichen Zielen haben. Wir wollen einerseits eine effiziente Versorgung mit Gesundheitsleistungen für die Bevölkerung sichern, das ist das eine gesundheitspolitische Ziel; wir wollen aber zweitens auch eine massive Umverteilung bei der Finanzierung zustande bringen. Und die Kombination beider Ziele ist es nun, die uns hindert, daß wir ganz naheliegende Lösungen in Anspruch nehmen; denn es wäre durchaus denkbar sich darauf zu einigen, wie ein effizientes Gesundheitsversorgungssystem auf einer niedrigeren Basis als der jetzigen ausgestaltet werden kann. Wir könnten auf diese Weise bei der Finanzierung ziemlich schnell wieder in Übereinstimmung mit den Ausgaben kommen. Die Frage, die wir jetzt diskutieren müßten, wäre die, inwieweit wir hinnehmen wollen, daß effiziente und effektive Versorgung mit Gesundheitsgütern von dem Problem Verteilung gelöst wird und wir bereit sind, Ungleichverteilungen in Kauf zu nehmen.

Prof. Hess:
Herr Häfner, ich möchte gerne einen Gesichtspunkt aufgreifen, den sie bereits angeschnitten haben. Sie haben von einer Krise der Medizin gesprochen, und wir haben gestern und heute bemerkenswerte Analysen der formal-technischen Probleme ihrer Bewältigung behandelt. Ich meine jedoch, daß dieser Teil der Krise nur reflektiert, was sich in diesen Jahrzehnten inhaltlich in den medizinischen Wissenschaften und ihrer Praxis abspielt und entwickelt, und zwar nicht nur in der Technologie der Medizin. Die moderne Molekulargenetik vor allem revolutioniert im Rahmen der molekularen Medizin in einer fast atemberaubenden Stille im weitesten Sinne unser Denken, unsere bewährten Auffassungen der Grundlagen von Krankheit, der Pathogenese und Pathophysiologie und jener vielschichtigen Zwischenräume zwischen Gesundsein und Kranksein. Wie soll sich ein Arzt verhalten, wenn er bei einem Patienten zufällig oder aufgrund ernster Beschwerden genetische „Defekte" diagnostiziert, die neutral sind, oder wenn krankhaft, vielleicht nie behandelt werden können? Während mancher dieser relevanten Defekte vielleicht selten sein mögen, geht die Frequenz der multigenetisch bestimmten, konstitutionellen Defekte z.B. auf dem Gebiet der Parasiten- oder Infektionskrankheiten in viele Größenordnungen. Bald werden die 67–80 000 Gene des Menschen sequenziert sein und eine Zuordnung von Defekten – Mendelsche Defekte, chromosomale, somatische, mitochondriale oder polygenetische – zu einer Vielzahl von Krankheiten vor uns liegen (siehe auch die ständige Information über die laufende Entwicklung unter http://www.ncbi.nlm.nih.gov/Omim/). Der Begriff der Krankheit, von der WHO vor langem eingerichtet, muß ständig neuen Entdeckungen gerecht werden. Ganz allgemein hat man den Eindruck, daß die gesundheitspolitischen Klassifizierungen von Krankheitstypen, von Diagnosetechniken oder von molekulargenetischen Beratungen zu wenig diese Entwicklungen berücksichtigen.

Ich meine, daß bei aller Behandlung aktueller Fragen einer permanenten Anpassung der Gesundheitspolitik und ihrer pragmatischen Lösungen den Inhalten einer molekularen Medizin fortlaufend Rechnung getragen werden sollte. Die Ärzteschaft, die ständig der angewandten medizinischen Molekulargenetik – technisch wie inhaltlich – folgen und ihre Aufgaben anpassen muß, erwartet zu Recht, daß die medizinische Verwaltung in Gesundheitspolitik und praktischer Umsetzung im weitesten Sinne all dem Rechnung trägt.

Moderator (Prof. Häfner):
Gut, vielen Dank Herr Hess für diesen Hinweis auf die revolutionären Entwicklungen in der Medizin, die sich als Konsequenz rasch voranschreitender molekularbiologischer und molekulargenetischer Methoden und Erkenntnisse ereignen werden. Wenn wir uns etwas unabhängig machen von den wohlfeilen Voraussagen etlicher unserer molekularbiologisch forschenden Kollegen, in 5 oder 10 Jahren sei eine erfolgreiche Gentherapie vieler großer Krankheiten, etwa der Demenz vom Alzheimer-Typ, möglich, dann bleibt in jedem Fall die Erwartung, daß eine große Zahl von Krankheiten und Krankheitsdispositionen ähnlich wie der Brustkrebs, in einer präzise diagnostizierbaren Weise auf Suszeptiblitätsgene

zurückgeführt werden können. Eine große Zahl von Menschen wird mit einem statistisch definierbaren Krankheitsrisiko leben müssen. Es wird also in jedem Fall einen gewaltigen Einbruch von Wissen um Risiken, von Konfrontation mit krankheitsbelasteter Zukunft passieren. Wir können nur hoffen, daß der molekularbiologischen Entdeckung und diagnostischen Identifikation von Risikofaktoren die Entwicklung wirksamer Präventions- oder Therapieverfahren bald nachfolgt. Leider ist dies wegen der ungleich größeren Schwierigkeiten und Risiken der Intervention an pathologischen Genprodukten oder gar der Genmanipulation selbst nach bisheriger Erfahrung nicht besonders aussichtsreich. So wird die von Ihnen angesprochene molekularabiologische Revolution, die uns einen gewaltigen Wissenszuwachs bescheren dürfte, nicht nur das Gesundheitswesen vor neue Probleme stellen, etwa, welche Risiken noch in die Verantwortung der Allgemeinheit - sei es der Solidargemeinschaft, sei es eines staatlich finanzierten Gesundheitsdienstes - fallen und was den Betroffenen selbst im finanziellen Sinn zur Risikominderung überlassen bleibt. Eines allerdings ist auch gewiß und das schließt sich an die Vorträge von Herrn Raspe und Frau Kickbusch an, nämlich daß die Bedeutung des Gesundheitsverhaltens und bei Eintritt des Risikos auch des Krankheitsverhaltens in enormem Maße zunehmen wird, wenn mehr und mehr Menschen durch den molekulargenetischen Wissensfortschritt wissend lebenslang durch genetisch bedingte Vulnerabilität belastet sind mit dem Risiko von Krankheiten, deren Eintreten durchaus von Umwelt- und Verhaltensfaktoren mitdeterminiert sein kann.

Prof. Diesfeld:
Vielen Dank, Herr Vorsitzender. Ich wollte jetzt eigentlich auch noch auf einen Bereich zu sprechen kommen, der bisher nicht so deutlich angesprochen worden ist, der unter die Kategorie der Leistungserbringer fällt. Es war von Partizipation die Rede. Wir haben überhaupt nicht gesprochen von dem Leistungserbringer Bevölkerung, Familien, Mütter, Pflegekräfte innerhalb der Familie, Selbsthilfegruppen, Freiwilligenorganisationen und einzelne Freiwillige, die als Leistungserbringer im Gesundheitswesen sicher eine auch ökonomisch bedeutende Rolle spielen, die wir in unseren Kalkulationen aber überhaupt nicht berücksichtigen. Ich glaube, dieser Bereich sollte ebenfalls berücksichtigt werden. Danke.

Prof. Leidl:
Ich würde mich gerne zur Wirtschaftlichkeit im Gesundheitswesen äußern. Wirtschaftlichkeitsfragen wurden in einer Reihe von Referaten angesprochen, und wir haben auch ein grundlegendes Referat von Herrn Wille über die Methoden der Wirtschaftlichkeitsanalyse gehört. Ich glaube dennoch, daß noch nicht deutlich ist, wie wichtig die Wirtschaftlichkeit von einzelnen Maßnahmen im Gesundheitswesen in der Zukunft sein wird. Die technologische Entwicklung nimmt einen ganz entscheidenden Einfluß auf die Entwicklung der Gesundheitsausgaben; das hat Herr Gäfgen heute morgen herausgestellt. Wir werden meiner Meinung nach daher nicht darum herum kommen, bei den künftigen medizinischen Technologien neben der Effektivität auch die Kosteneffektivität zu untersuchen. Herr

Raspe hat in seinem Referat die „Evidence-Based-Medicine“ vorgestellt und dabei vor allem auf die medizinische Effektivität abgehoben. Aber auch die „Evidence-Based-Medicine“ kann nicht im ressourcenfreien Raum stattfinden. Dasselbe gilt in den anderen Bereichen gesundheitlicher Intervention, beispielsweise im Bereich „Health-Promotion“. Meiner Meinung nach muß in allen Bereichen untersucht werden, welche Wirtschaftlichkeit mit einzelnen Maßnahmen zu erzielen ist. Wir müssen uns daher künftig in erheblichem Umfang mit der Wirtschaftlichkeit der verschiedenen gesundheitlichen und medizinischen Maßnahmen beschäftigen und uns auch mit den entsprechenden Studien auseinandersetzen. Ferner kommt meiner Ansicht nach eine große Aufgabe auf unsere Gesellschaft zu, wenn wir einmal Wirtschaftlichkeitsinformationen in qualitativ hochwertiger und vergleichbarer Weise zur Verfügung haben. Dann stehen wir nämlich vor der Frage, wie wir diese Wirtschaftlichkeitsinformation in unsere Entscheidungen im Gesundheitswesen einbringen können. Darüber wurde eigentlich sehr wenig gesprochen. Es wurde einmal das Konzept der QALYs (quality-adjusted life years) genannt. Vielleicht kenne Sie die berühmten „QALY-League-Tables“. Diese Tabellen zeigen, wieviel Gesundheit man bei verschiedenen Interventionen, zum Beispiel bei Informationskampagnen gegen das Rauchen, offenen Herzoperationen, Nierendialysen usw., zu welchem Preis einkaufen kann. Hinter einer Anwendung dieser Tabellen zur Mittelvergabe steht ein paternalistisches Konzept. Dabei wird für die Gesellschaft als Ganzes versucht, die Gesundheit zu maximieren. Wir müssen uns fragen, ist es das, was wir erreichen wollen, oder wollen wir viel mehr das Gewicht auf die Präferenzen der Individuen legen? So läßt sich beispielsweise im Rahmen von konkurrierenden Krankenversicherungen (mit unterschiedlichen Leistungskatalogen) herausfinden, was die Leute gerne haben wollen. Ich glaube, über das Erarbeiten neuer Wirtschaftlichkeitsinformationen hinaus müssen wir eine normative Diskussion darüber führen, wie wir Wirtschaftlichkeit im Rahmen unserer Wertvorstellungen in das Gesundheitswesen einbringen können, und eine weitere Diskussion darüber, auf welche Weise wir das organisieren können.

Prof. Fuchs:
Ich habe mich vorhin auch gefragt, ob das Gesundheitswesen in Deutschland tatsächlich in der Krise ist. Ich denke, unser Gesundheitssystem ist kein Jammertal, im Gegenteil. Wenn wir uns international orientieren, dann ist es ein Hochleistungssystem, das wir nicht zu verstecken brauchen: Dies vor dem Hintergrund des ordnungspolitischen gemeinsamen gesellschaftlichen Konsenses, nämlich des gleichen Zuganges für alle – im Prinzip der Grundgedanke des Solidarsystems. Ist das Gesundheitssystem wirklich in der Krise? Ich meine nein. Was wir feststellen können ist allerdings eine gewisse Unruhe. Diese Unruhe ist zum Teil bedingt durch den medizinischen Fortschritt. Aber der führt ja nicht nur zur Ressourcenknappheit. Die Unruhe ist wohl auch dadurch bedingt, daß dieser Fortschritt so hochdynamisch ist, so daß wir uns ein wenig hilflos vorkommen angesichts der Tatsache, daß eben neue wissenschaftliche Erkenntnisse in freier Diffusion zur Anwendung gelangen, ohne daß wir auch unter ethischen Aspekten das

eine oder andere hinreichend durchdringen oder begleiten. Dies ist wirklich für mich ein Punkt, der zur Verunsicherung Anlaß geben kann. Was die Ressourcenknappheit anbelangt, so denke ich, ist dies letztlich auch nichts Neues – das hat Herr Wille ja eindrucksvoll gezeigt. Sie ist nur stärker ins Bewußtsein geraten. Dies heißt, wir haben eine gesesellschaftliche Wahrnehmung der Ressourcenknappheit. Letztlich lautet die Aussage, daß die Mittel nicht beliebig verfügbar sind. Nun ist die Frage, wie gehen wir damit um? Da hat jeder gute Vorschläge, wie es bei dem anderen wohl auch preiswerter gehen könnte. Aber unabhängig davon sehe ich das Problem, das selbst bei Ausschöpfung aller Finanzierungsreserven wir uns nicht um die Frage der Prioritätensetzung drücken können. Es gibt viele begründete Versorgungsziele und -bereiche, die unter gesundheitspolitischer Zielsetzung verantwortet werden müßten. Wir müssen einfach sagen, alles geht nicht und insofern müssen wir Prioritäten setzen. Wenn wir uns zu der Notwendigkeit, Prioritäten zu setzen, bekennen würden, dann würden wir schon ein wenig mehr Ruhe ins System bekommen. Denn wir würden zu entscheiden haben, welche Entscheidungskriterien für die Satzung von Prioritäten und Posterioritäten in Frage kommen. So halte ich es zum Beispiel für sehr schwierig, wenn wir uns stärker auf utilitaristische Konzepte konzentrieren, wie es in Oregon der Fall gewesen ist. Man hat dort das Leben eines Kindes, das knochenmarktransplantiert werden mußte, gewichtet gegen den leberzutransplantierenden Alkoholiker, der für diesen Alkoholismus wohl möglich selber Schuld trug. Wir leben in einer Gesellschaft, in der das Solidarsystem einen breiten gesellschaftlichen Konsens findet und wo Gerechtigkeitskriterien und Gleichheitskriterien dominieren. Insofern denke ich, sollten wir über die Gefährdungstatbestände des Solidarsystems nachdenken und überlegen, wie wir dieses Solidarsystem schützen können.

Prof. Raspe:
Diesem Appell, das Solidarsystem zu retten, würde ich mich sehr gerne unmittelbar anschließen. Dabei möchte ich einen weiteren Gesichtspunkt noch in die Diskussion bringen: Es sind mehrere Argumente dafür gefallen, das Gesundheitswesen in seiner Reichweite und in seinen Aufgaben eng zu definieren, d.h. ihm eine klare funktionale Spezifität zu geben. Dies bedeutet auch, sich – für den Bereich der medizinischen Versorgung – von einem sehr weiten Gesundheitsbegriff, etwa dem der WHO, zu verabschieden. Andernfalls binden wir zu viele dringend benötigte Kapazitäten in der Beschäftigung mit „the worried well" oder „the epidemics of apprehension", Epidemien ängstlicher Erwartung. Umweltmedizinische Diskussion haben mich darüber belehrt, wohin die Beschäftigung mit solchen „Gesundheitsstörungen" führen kann.

Es ist das Manuskript von Herrn Arnold verlesen worden. Ihm habe ich die Feststellung entnommen, daß Versorgungsbedarf nicht objektivierbar sei. Dem möchte ich ausdrücklich widersprechen. Zum Glück hat Herr Wille zum Schluß seiner Ausführungen von bedarfsgerechter Versorgung gesprochen. Es scheint, daß sich die Mitglieder des Sachverständigenrates in diesem Punkte nicht ganz einig sind.

Bedarf erscheint mir objektivierbar - auch innerhalb der und mit den von Herrn Arnold benutzten Kategorien. Denn Herr Arnold hat immer wieder von Indikationen gesprochen, die in der Medizin gestellt werden. Solche z.B. therapeutischen Indikationen haben immer zwei Anteile: Den der fallbezogenen oder sogar personalen Indikationsstellung und den der jeweils herangezogenen Indikationsregel. In dieser ist festgehalten, was man in einem typischen „Fall von ..." denken oder erwägen sollte.In ihrer einfachsten Form formuliert sie eine wenn-dann-Beziehung. Und diese Indikationsregeln sind genau das, was die sog. „evidence-based medicine", oder das Health Care Technology Assessment begründen und deren Befolgung Praxisleitlinien erreichen wollen. Wenn es also möglich ist, Indikationsregeln zu formulieren und zu begürnden, dann enthält eine Bedarfsfeststellung im Kern nichts Anderes als eine „epidemiology of indications" (Frankel). Um es bildlich zu sagen: Auf unseren Straßen laufen im Augenblick Personen herum, die bestimmte Indikationen - jedenfalls nach den genannten Indikationsregeln - sozusagen mit sich herumtragen. Es käme darauf an festzustellen, wer diese Personen sind, wieviele es pro 1000 Einwohner gibt etc.pp. In dieser Perspektive ist es auch möglich vorherzusagen, mit wieviel terminale Nierenversagen und damit notwendigen Dialyseplätzen bzw. Transplantationen wir im nächsten Jahr rechnen müssen. Oder noch einmal auf die aktuelle Zeit bezogen: Wenn Studien zeigen, daß Typ-II-Diabetiker von einer jährlichen Schulung im Hinblick auf Myokardinfarkte, Amputationen und Visusverlusten wesentlich profitieren, dann konstituiert dies einen Bedarf für Schulungen, zuerst einmal unabhängig davon, ob individuelle Ärzte die notwendigen Indikationen stellen oder individuelle Patienten Schulungsangebote akzeptieren.

So meine ich also: Bedarf ist objektivierbar und wir sollten in unserem Gesundheitssystem darauf einstellen. Sind wir so weit sind, dann ist der Schritt zu einem zweiten Gesichtspunkt nur kurz: Nicht jeder Bedarf ist gleich notwendig. Es gibt absoluten und relativen Bedarf, so wie es absolute und relative Behandlungsindikationen gibt. Dies zu unterscheiden ist eine Aufgabe der Priorisierung, d.h. der Feststellung einer Vor- bzw. Nachrangigkeit einzelner Indikationen. Bedarf ist nicht entweder da oder nicht da, sondern er ist mehr oder weniger gegeben. Mit dem Problem der Priorisierung gesundheitlicher Leistungen wird sich - hoffentlich - in Zukunft auch die Zentrale Ethik-Kommission bei der Ärztekammer beschäftigen.

Herr Firnkorn:
Jetzt muß ich doch versuchen, Herrn Arnold richtig zu interpretieren. Es gibt nicht den geringsten Zweifel an dem, was Sie sagen. Auch Herr Arnold würde daran nicht zweifeln. Seine These lautet nur, Bedarf ist wissenschaftlich nicht objektivierbar, d.h. es gibt keine Möglichkeit, mit rein wissenschaftlichen Kriterien Bedarf als logisches Konstrukt abzuleiten, sondern wir müssen genau das machen, was Sie geschildert haben: Wir müssen versuchen, daß wir Regeln kreieren, Normen setzen, mit deren Hilfe wir uns auf bestimmte Quantitäten und Qualitäten verständigen. Das war die These.

Prof. Vogel:
Ja, ich möchte eigentlich doch zu dem etwas sagen, was Herr Hess eben gesagt hat. Er hat zweifellos darin Recht, daß die molekulare Genetik und heute nennt man es manchmal molekulare Medizin, dabei ist, ein völliges Umdenken zu bringen, insbesondere in der Frage der Krankheitsursachen. Das hat verschiedene Folgen schon seit einigen Jahrzehnten. Die erste Folge liegt darin, daß man bestimmte Anomalien oft voraussagen kann, sehr früh, pränatal, und das hat zur Einführung der pränatalen Diagnostik mit häufigem anschließenden Schwangerschaftsabbruch für eine ganze Reihe von gar nicht so seltenen Anomalien geführt. Die molekulargenetische Analyse führt nun mehr und mehr dazu, daß man auch Krankheitsdispositionen im Erwachsenenalter feststellen kann und es ist sehr schwer, dort entsprechende Schlußfolgerungen zu ziehen. Man muß, wenn man das im Bereich des öffentlichen Gesundheitswesens tut, außerordentlich sorgfältig und vorsichtig die Chancen von den Risiken absetzen. Ich darf einen Begriff der Chancen geben in anderen Ländern, mit denen wir direkt nichts zu tun haben: In Italien, beispielsweise in Sardinien, ist eine bestimmte Störung, die sogenannte Thalassämie, eine schwere und im Prinzip unheilbare Blutkrankheit, sehr häufig. Man kann sie voraussagen, da beide Eltern Überträger sind, und man bietet deshalb im öffentlichen Gesundheitswesen dieser Gegenden den Eltern eine molekulargenetische Diagnose daraufhin an, ob sie beide Überträger sind. Wenn das der Fall ist, hat jedes Kind ein Risiko von 25%, an dieser schweren und wie gesagt therapeutisch nur sehr schwer beeinflußbaren Krankheit zu leiden, und dann wird denen der Schwangerschaftsabbruch angeboten, und zwar mit Toleranz der katholischen Kirche. Ähnlich sind die Dinge in Zypern, wo die griechisch-orthodoxe Kirche das sogar vorsichtig aktiv unterstützt. Das ist nur ein solches Problem und seine praktische Lösung. Bei uns wird es heute mehr und mehr möglich, auch Krankheiten des mittleren, des fortgeschrittnen Lebensalters vorauszusagen aufgrund von molekularbiologischen Befunden, die bei gesunden Menschen erhoben werden können. Der große Vorteil dabei ist, daß man in sehr vielen Fällen die Chance hat, die Lebensform oder die Lebensführung zu ändern durch Vermeidung bestimmter Nahrungsmittel oder beispielsweise einer besonders starken Fetternährung oder durch andere Parameter. Man kann diesen Verlauf verzögern oder in positivem Sinne beeinflussen. Das ist zweifellos ein positiver Schritt. Die negative Gefahr dabei besteht eben darin, daß die Solidarität darunter leidet, daß man dann nicht mehr mit solchen Menschen solidarisch ist, die bestimmte besondere Risiken haben, daß man ihnen vielleicht überhöhte Krankenkassenbeiträge auferlegt usw. und daß man eventuell auch in manchen Fällen selektive Schwangerschaftsabbrüche ins Auge fassen könnte. Wie weit muß unsere Solidarität gehen, wie weit können wir hier im Interesse der betroffenen Familie, im Interesse auch der Gesellschaft als Ganzer um die Kosten des Gesundheitswesens zu reduzieren, hier eingreifen? Mit welchen Methoden können wir eingreifen? Diese Probleme werden in der Scientific Comunity der medizinischen Genetiker seit vielen Jahren international sehr sorgfältig diskutiert. Ich kann da Herrn Fuchs nur vollständig zustimmen, es ist hier die Solidarität gegenüber auch schwächeren oder gefährdeteren Mitgliedern unser Gesellschaft

sehr stark gefragt, und es wird in Zukunft dieses Problem wahrscheinlich noch in wesentlich stärkerem Maße auf uns zukommen.

Prof. Hess:
Ich glaube, Herr Vogel, daß wir weit über den Bereich der klassischen Mendelschen Krankheitstypen hinaus blicken müssen, um den Umfang der auf die Gesundheitspolitik zukommenden Probleme zu erfassen. Denken wir nur an die weltweite intensive Erforschung der molekulargenetischen Grundlagen der verschiedenen Suchtformen oder des Schlaganfalls und vieler anderer Krankheiten, deren Ergebnisse, in die Praxis umgesetzt, die öffentliche Diskussion und die Ärzteschaft auf Jahre hinaus beschäftigen werden. Diese Entwicklung impliziert aber auch eine permanente Besinnung der ärztlichen Ethik auf die neue genomische Medizin, deren Grundlagen und Konsequenzen 1989 auf der internationalen Konferenz über Bioethik der G5-Staaten von einer Expertenkommission formuliert und verabschiedet wurden und seitdem in vielen Gremien behandelt werden. Jedes Individuum, ob „gesund" oder krank, ist auch genetisch einzigartig und unverwechselbar, mit allen Konsequenzen für sein Leben in einem sozialisierten Umfeld einer praktischen Gesundheitspolitik. Damals wurde von Frau Prof. Bartha Knoppers (Montreal) auf eine „reconsideration of the relation of individuals to society in terms of genetic justice" gedrungen, ein weites Thema, das auf dem Grunde unseres Gesundheitskonzeptes zu suchen ist.

Moderator (Prof. Häfner):
Ich danke Ihnen, daß Sie noch einmal die enorme Bedeutung des explodierenden molekulargenetischen Wissens in der Medizin in seiner Bedeutung für das Gesundheitswesen, und ich möchte hinzufügen in seiner Bedeutung für das Verständnis von Gesundheit überhaupt, betont haben. Zu einem Teilproblem, das Sie ansprachen, nämlich der Sucht, dem krankhaften Mißbrauch psychoaktiver Substanzen, erlauben Sie mir eine kleine ergänzende Bemerkung. Unser bisheriges Wissen zu diesem Thema ist bescheiden. Wir kennen Suszeptibilitätsgene, die Einfluß auf die Verstoffwechselung verschiedener psychoaktiver Substanzen, etwa auch des Alkohols, und damit auf Geschwindigkeit und Intensität der Wirkung haben. Ihr Beitrag zur Erklärung süchtigen Verhaltens ist gering. Er liegt bisher deutlich unter 10%. Es ist nicht unwahrscheinlich, daß noch einige Suszeptiblitätsgene identifiziert werden. Es ist aber sehr unwahrscheinlich, daß ein großer Genort lokalisiert wird, der Sucht in einer ihrer wichtigsten Formen als mendelnde Erbkrankheit erkennen läßt. Die Folgerung daraus ist, daß wir wahrscheinlich auf lange Zeit, vielleicht für immer, die quantitativ wirksamsten und damit wichtigsten Interventionsmöglichkeiten auf der Verhaltensebene haben. Mir liegt beim Thema Sucht an dieser Aussage deshalb viel, weil wir hier bereits über wirksame Interventionsmethoden auf dieser Ebene verfügen, die allerdings viel früher anzusetzen sind als die offiziellen, von der Politik wegen ihrer Öffentlichkeitswirksamkeit geschätzten Aufklärungsprogramme an Erwachsenen. Ich will keineswegs die Hoffnung auf wirksame Beiträge zur Suchtprävention aus künftigen molekularbiologischen Forschungsergebnissen zerstören. Ich möchte

nur die Anstrengungen zur Bekämpfung dieses gewaltigen Problems der Volksgesundheit mit den verfügbaren Mitteln nicht durch vorerst nicht erfüllbare Hoffnungen schwächen.

Frau Dr. Kickbusch:
Ich wollte die Idee aufgreifen, die sie angesprochen haben mit der Frage sozialer Gerechtigkeit/Solidarität, die auch Herr Fuchs und Herr Firnkorn angesprochen hat. Wir kommen, glaube ich, in zunehmendem Maße vielleicht fühlbarer in einen Konflikt zwischen Effektivität und sozialer Gerechtigkeit, wenn die ökonomischen Ressourcen explizit im Sinne einer Kostendämpfungspolitik beschränkt werden sollten. Wir hatten immer eine Rationierung, aber zum Teil ist Rationierung nicht wahrgenommen worden beziehungsweise nur auf die ökonomische Rationierung beschränkt wurde, die man im Prinzip weitgehend überwunden dachte durch eine umfassende Versorgung. Ein bißchen lag das natürlich auch daran, daß die Rationierung auf die Ebene vielleicht mangelnder Bildung oder von Zugangsschranken, die anders sozial bestimmt waren, verlegt wurden und durch Verbesserung im Bildungssystem diese Schranken wegfallen und wenn Menschen nun tatsächlich ihre Chancen, die ihnen zur Verfügung stehen, in umfangreicherem Sinn wahrnehmen, gibt das natürlich auch eine gewisse Expansion von Nachfrage, nicht nur Bedarf, der vielleicht auch ja vorher da war. Im Zuge dieser Rationierung, die wichtiger werden kann, glaube ich, kommen wir in die Gefahr, die wir mit den letzten Stufen der ökonomischen Teilen der Reformen, glaube ich, gesehen haben, daß möglicherweise auf eine versteckte Form die soziale Gerechtigkeit und die Solidarität abgebaut wird. Das ist nicht sosehr in Form der Selbstbeteiligungen, die tut das auch, aber die ist eher sichtbar, vielmehr kann es aber so sein, daß bei manchen Gruppen, die weniger sozial begünstigt sind, die weniger gesundheitlich von Haus aus, von ihrer Veranlagung her begünstigt sind einfach die Versorgung zu teuer wird und das die Rationierung in der Form stattfindet, daß man auf die Effektivität schaut. Und dann ist vielleicht das sehr wichtig, was Herr Fuchs angesprochen hat, nämlich eine umfassende Diskussion über die Prioritäten und die eigentlichen gesundheitspolitischen Ziele, die man heute ja immer auf Nebenkriegsschauplätze abschiebt und die wichtigen Sachen eigentlich nicht behandelt. Danke.

Prof. Pitschas:
Wir sind in einer nicht beneidenswerten Position am Ende dieser Tagung. Was fängt sie eigentlich an mit den vielen interdisziplinären Vorschlägen? Das gilt insbesondere dann, wenn man sich überlegt, daß Aufgabe der Rechtswissenschaften nicht nur die Anwendung des Rechts ist, sondern auch die Regeln zu setzen, solche Regeln, von denen hier, latent oder explizit, zuletzt immer wieder die Rede gewesen ist. Wenn wir uns als Rechtswissenschaftler überlegen, welche Regeln setzt man, so nehmen wir vor allem Bezug auf das Integral Gesundheit, von dem Herr Baier gesprochen hat. Verrechtlichung ist in einem Rechtsstaat, der soziale Demokratie ist, gleichsam Bestandteil der Diskussion über Gesundheit und deren Entwicklung. Aber wie und welche Regeln setzen? In der Antwort

hierauf bleibt der Rechtsstaat zum Beispiel lange Zeit im Verborgenen bei der Regelsetzung, aber dann gibt es Kulminationspunkte, wo er gleichsam aus der Versenkung auftaucht, die interdisziplinären Ideen aufnimmt und dann Regeln zur Kosten-Nutzen-Orientierung medizinischer Maßnahmen freigesetzt werden. Denn: Recht ist nicht effizienzblind. Genausowenig wie die soziale Demokratie und der Rechtsstaat davon absehen dürfen, den Konflikt zwischen dem Streben nach Lebensqualität, sozialer Gerechtigkeit bei ihrer wettbewerblichen Sicherung und Solidarität in „Regeln" seiner Bewältigung zu gießen.

Man kann mit ihrer Zuhilfenahme eine ebenso effektive wie effiziente Gesundheitsversorgung organisieren und sie möglichst bedarfsgerecht steuern. Das dem auch zugrundeliegende Wirtschaftlichkeitsprinzip ist Bestandteil der Gesetzgebungskapazität und der Rechtsmöglichkeiten. Aber man sollte dann doch von einem anderen Kulminationspunkt her sehen, daß wir Solidarität anders als früher bestimmen müßten. Deshalb warne ich etwas davor, an die Umverteilungsmöglichkeiten qua Regelsetzung zuviel Ansprüche zu stellen. Wir werden wahrscheinlich bei der Regeldurchsetzung letztlich wieder auf das von Herrn Haverkate angegebene und etwas umstrittene Arzt-Patienten-Verhältnis zurückgeführt. Das kommt daher, daß man nicht alle interdisziplinären Ideen in einer bestimmten Regelungsstruktur abbilden kann, die noch verständlich ist für Patienten, anwendbar durch die Heilberufe, und letztlich auch noch effektiv und effizient wirkt. Das heißt, wir sind zurückgeführt bei dem Versuch zu regeln auf bestimmte Kompetenzen, die wir bestimmten einzelnen Tragpfeilern eines solchen Systems oder auch eines veränderten Systems in wahrzunehmender Eigenverantwortung zuweisen müssen. Bei diesem Bemühen bin ich etwas ratlos durch die Diskussion, denn wir sehen, daß uns der bisherige Tragpfeiler auf der einen Seite des Arzt-Patienten Verhältnisses zu entschwinden droht, nämlich die Kompetenz des Arztes bzw. die Berufung des Arztes. Diesbezüglich darf ich an Herrn Schmidt's Begriff anknüpfen von der Tiefenstruktur, denn der freie Beruf „Arzt" gehört auch zu dieser Tiefenstruktur. Wir haben indessen die Zugriffsmöglichkeit des Regelungsgebers auf die Kompetenz und Verantwortung dieses Berufes in den letzten Jahren zunehmend ausgedehnt und die ärztliche Verantwortung in Frage gestellt. Statt dessen kommen nun andere Berufe ins Spiel, andere Zuständigkeiten. Wir können aber nicht alle deren Aufträge in Regelungsstrukturen umsetzen; wen nehmen wir dann eher? Auf der anderen Seite haben wir eine breite Palette sozialwissenschaftlicher Ansätze für die Gesundheitsentwicklung ausgemalt. Sind diese Entwicklungen nun alle neben den Arzt qua dritter Sektor, Selbsthilfe, qua Internationalität, WHO etc. zu setzen, oder wie regeln wir dann doch wieder alles in der Zuständigkeit des Patienten, der entscheiden muß? Für einen Augenblick habe ich mir erlaubt, den Kolleginnen und Kollegen vorzuführen, wozu eine Diskussion – wie die hiesige –, die interdisziplinär auf Handlungserfolge abstellt und zu Handlungsverpflichtungen führt, zwingt, wenn wir über Recht steuern. Wie setzen wir diese rechtliche Steuerung an? Möglicherweise war das bisherige Zuständigkeitssystem Arzt-Patient, in deren Händen die Entscheidung liegt, gar nicht so schlecht, oder?

Prof. Haverkate:
Wir haben uns zwei Tage lebhaft gestritten. Eine Vermutung spricht dafür, daß der neuralgische Punkt nicht in dem liegt, worüber wir uns gestritten haben, sondern in dem, worin wir uns einig sind. Denn es gibt ja ein Bedürfnis, die wirklichen Streitpunkte, zu vermeiden. Und der entscheidende Punkt unserer Einigkeit liegt wohl in dem, was Herr Fuchs, Frau Pfaff und Herr Vogel angesprochen haben: Es muß einen gleichen Zugang für alle zu Gesundheitsleistungen geben. Um es in den Worten der Grundrechtserklärung des Europäischen Parlaments zu sagen: „Jeder hat das Recht auf alle Maßnahmen, die ihm den bestmöglichen Gesundheitszustand gewährleisten". Ein solches Gleichheitsideal, so vermute ich, ist in einer Zeit entwickelt worden, als medizinisch sehr viel weniger machbar war als heute. Herr Kübler hat gestern davon gesprochen, wie sinnvoll es wäre, in seinem Arbeitsbereich zur Prävention koronarer Erkrankungen einige Milliarden auszugeben. Vor hundert Jahren, so nehme ich an, konnte man bei koronaren Erkrankungen nur sagen: Steigen Sie nicht so schnell die Treppe herauf, schonen Sie sich; rauchen Sie nicht so viel; bewegen Sie sich mäßig und regelmäßig. Aber viel mehr hat man wohl nicht machen können. Da war das Gleichheitsideal relativ leicht zu verwirklichen, man mußte nur geringe finanzielle Mittel in Gang setzen, um in diesem Punkt ökonomische Gleichheit zu erreichen. Aber jetzt haben wir offensichtlich mit der Steigerung des Machbaren etwas Neues: Die Notwendigkeit, knappe Güter zu verteilen hätten. Und dann stellt sich die Frage nach den Kriterien. Bisher haben wir das so gehandhabt, wie es Frau Pfaff angesprochen hat: Wir haben in versteckter Form Rationierung betrieben – unter der Vorgabe rein medizinischer Kriterien. Es hat keiner etwas gemerkt. In den meisten Bereichen gibt es ja gar keine fixierten Regeln. Wo sie existieren, da lohnt es, sie anzuschauen. Z.B. die Regelen über die Organ-Allokation – Euro-Transplant; da merkt man schnell, wieviel Politik in diesen scheinbar medizinischen Kriterien drinsteckt. Das ist das Grundproblem: Wir können immer mehr machen, aber vergleichsweise immer weniger bezahlen; es muß verteilt werden – und die Verteilung, das ist das Entscheidende, kann nicht nach rein medizinischen Kriterien erfolgen. Wer könnte und sollte über Kriterien entscheiden? Der Gesetzgeber? Ich sehe nicht die geringste Möglichkeit, daß wir im Hinblick auf diese Fragen soviel Konsens in der Gesellschaft erreichen, daß eine gesetzliche Regelung denkbar würde. Das gerade verabschiedete Transplantationsgesetz – in dem Verteilungsregelungen fehlen – ist ein anschauliches Beispiel. Die von vielen favorisierte Lösung: Die öffentlich-rechtlichen Korporationen, die gesetzlichen Krankenkassen, die kassenärztlichen Vereinigungen. Hier kommen wir allerdings rasch an die Grenze des verfassungsrechtliche Machbaren. Die Selbstverwaltungsgremien dürfen nur eigene Angelegenheiten regeln, nicht Belange Dritter, Außenstehender. Also bleibt der Schwarze Peter bei den Ärzten vor Ort. Wir habe die Ärzte vor Ort stickum zu Verteilungspolitikern gemacht und werden das zukünftig noch in höherem Maße machen müssen. Das ist ein unangenehmer Befund. Eine Fußnote: Wo wir die Ärzte vor Ort heimlich zu Verteilungspolitikern machen, stellt sich die Frage nach der Methodenvielfalt innerhalb der Ärzteschaft, über die wir gestern diskutiert haben, in einem neuen

Licht. Die Unterschiedlichkeit ärztlich-methodischer Ansätze im medizinischen Bereich schließt wahrscheinlich gewisse Präferenzen in den „politischen" Verteilungsfragen ein.

Prof. Fuchs:
Dazu: es ist sinnvoll, erst einmal zu erkennen, daß die Entscheidung, wer steuert, wer verteilt, letztlich auf drei verschiedenen Ebenen stattfinden muß. Es gibt einmal die Mikroebene; das ist die Ebene, wo die Entscheidungen im weißen Kittel stattfinden müssen. Dort harte Rationierung durchführen zu müssen, ist überhaupt nicht wünschenswert, und wir sollten versuchen, alle Möglichkeiten auszuschöpfen, damit im individuellen Fall es nicht auf eine solche Entscheidung ankommt. Es gibt aber heute schon Situationen, in denen entschieden werden muß, zum Beispiel bei der Allokation von knappen Organen, die in Deutschland nicht käuflich sind. Es gibt eine zweite Ebene; das ist die Ebene, die ich als Mikroebene bezeichne; es ist die Ebene der gemeinsamen Selbstverwaltung. Dann gibt es drittens die Makroebene; das ist die Ebene, in der der Gesetzgeber die Rahmenbedingungen definiert, innerhalb derer dann die Verteilungsmechanismen ablaufen sollen. Wir haben in den letzten Jahren einen gewissen Wandel dahingehend erfahren, daß die Prädominanz der Steuerung offensichtlich der mittleren Ebene zugewiesen wurde. Herr Seehofer verwendet die Formel: Vorfahrt der Selbstverwaltung. Und dies schlägt sich, Herr Haverkate, zum Beispiel im Transplantationsgesetz nieder, wo eben auch die Frage der Organverteilung nicht vom Gesetzgeber selber geregelt wird. Die Bundesärztekammer hat den Auftrag, für Verteilungsgerechtigkeit zu sorgen. Dies ist neu. Wir sollten uns auf dieses Angebot einlassen. Im Moment, glaube ich, gibt es keine andere Wahl. Dabei habe ich ein ganz anderes Verständnis von Selbstverwaltung als es eben anklang. Die Selbstverwaltung hat erstens einen klaren gesetzgeberischen Auftrag, sie ist verlängerter Arm des Gesetzgebers; sie hat zum zweiten natürlich auch die Aufgabe der Interessenwahrnehmung. Ich sprach vorhin von gemeinsamer Selbstverwaltung, das ist also die Selbstverwaltung der Leistungserbringer gemeinsam mit der Selbstverwaltung der gesetzlichen Krankenversicherung. Wenn gesetzgeberische Aufträge an diese Ebene gehen, dann ist dies der Versuch, die so schwierigen Allokationsentscheidungen auf der Ebene stattfinden zu lassen, wo möglichst interdisziplinär, noch am nächsten zum Problem mutmaßlich die höchste Kompetenz vorhanden ist.

Moderator (Prof. Dr. Häfner):
Meine Damen und Herren, einer der faszinierendsten Eindrücke, den ich von diesem Symposium mitnehmen werde, ist Ihr enormes Diskussionsbedürfnis und die Brillanz vieler Ihrer Beiträge. Doch leider läuft uns die Zeit in großen Schritten davon. Wir müssen den drei Mitgliedern unseres Panels, die wir gebeten haben, zusammenfassende Voten zu definierten Teilthemen zu geben, diese Gelegenheit bewahren. Ich schlage Ihnen deshalb vor, daß wir das zweite Thema, das wir uns vorgenommen haben, noch zu diskutieren, jetzt mit aufrufen, zumal es bereits in einige Diskussionsbemerkungen miteingeflossen ist. Ich schlage Ih-

nen vor, daß wir die Trennung zwischen beiden Themen, die wir sowieso nicht hinreichend durchhalten konnten, aufgeben und die Ansprüche an das Gesundheitswesen mitdiskutieren, die sich aus der Morbiditätsentwicklung, aus dem Fortschritt der Medizin und aus einem erweiterten Gesundheitsbegriff ergäben. Sie sehen, daß die von Herrn Hess und Herrn Vogel angeschnittenen Themen molekularbiologische Revolution der Medizin und ihre Folgen für das Gesundheitswesen eine neue Perspektive für unsere Diskussion eröffneten. Es wäre interessant und wünschenswert, dieses Thema zu vertiefen. Wir müssen leider darauf verzichten, denn uns ist eine strenge zeitliche Grenze gesetzt. Ich muß den drei Mitgliedern unseres Panels, Herrn Zacher, Herrn Sonntag und Herrn Köhler, die notwendige Zeit retten. Zwei Diskutanden möchte ich vorher noch aufrufen: Herrn Dr. von dem Knesebeck, den Repräsentanten eines unserer Sponsoren, des Bundesministeriums für Bildung, Wissenschaft und Forschung, und Herrn Pickl aus Wien, der als Patientenanwalt viele der hier diskutierten Probleme aus einer ganz anderen, in ihrer Wichtigkeit kaum zu unterschätzenden Sicht, einzubringen vermag.

Herr Pickl (Wien):
Vielen Dank. Gleichzeitig möchte ich mich für die Einladung bedanken. Als Wiener Patientenanwalt möchte ich das Thema aus der Sicht der Patienten beleuchten. Die Patienten leiden unter den Mängeln der Verteilungsgerechtigkeit, sie sind aber von der Diskussion ausgesperrt. Es besteht wohl ein Dialog zwischen den Leistungsanbietern und Zahlern; die Betroffenen, die Patienten, haben aber keine Chance, mitzureden. Bei der letzten Konferenz der europäischen Gesundheitsminister wurde vorgeschlagen, die Patienten in das Gespräch über die Gesundheitsversorgung und Mittelverteilung miteinzubeziehen und einen neuen Sozialvertrag mit allen Beteiligten zu schaffen. Die Einbeziehung der Patienten ließe erwarten, daß mit der Mitsprache auch das Bewußtsein um Mitverantwortung gestärkt wird. Damit wird die Verpflichtung zur Vorbeugung angesprochen, an der es heute noch mangelt. Von den europäischen Gesundheitsministern wird auch die Schaffung von Patientenvertretern oder Patientenanwälten gefordert, welche sowohl individuell Hilfestellung gewähren, aber auch generell ein Sprachrohr für Patientenanliegen sein sollen. Patientenanwälte wären auch die Ansprechpartner für Leistungsanbieter und Zahler im Gesundheitsbereich. Die Patienten haben keine Lobby und keine Interessensvertretung. Patient sein ist keine ständige Funktion, wenn man von chronisch Kranken absieht. Patientenanwälte sind Ombudsmänner, welchen die Wahrung der Rechte und Interessen der Patienten kraft Gesetzes obliegen. In Österreich und in vielen anderen Ländern gibt es diese staatlichen Einrichtungen, leider noch nicht in Deutschland. Ich darf noch ein Wort zu einem Thema im Medizinbereich sagen, welches nicht nur für Patienten, sondern auch für die Volkswirtschaft negative Auswirkungen hat. Ich meine die Folgen ärztlicher Kunstfehler und Komplikationen. Neben dem Patientenleid wird auch die Volkswirtschaft geschädigt. Die Europäische Kommission bereitet ein Projekt vor, welches der möglichen Vermeidung von Patientenschäden gewidmet ist. Wenn wir ein integriertes Gesundheitssystem unter Einbe-

ziehung der Patienten anstreben, wird es auch leichter möglich sein, Gesundheit als unser höchstes Gut zu bewahren.

Moderator (Prof. Häfner):
Vielen Dank, Herr Pickl, Sie haben als staatlicher Patientenanwalt mit gesetzlichem Auftrag in Wien eine außergewöhnliche Position und es ist verständlich, daß Sie in der Interessenvertretung zunächst auf Probleme fokussieren, die Ihnen mit großem Nachdruck angetragen werden. Sie haben aber auch bereits erkennen lassen, daß Ihre Aufgabe und Ihre Einsicht weit über das für den betroffenen Kranken brennend wichtige, im ganzen aber periphere Thema ärztlicher Kunstfehler hinausreichen. Wir sind überzeugt, daß die Entwicklung zum mündigen Patienten, zur Einbeziehung des Bürgers in die Verantwortung um seine Gesundheit und um das Gesundheitswesen als ganzes ungleich mehr Mitspracherechte des Patienten oder des Bürgers überhaupt im Gesundheitswesen erfordert, als dies bisher in den meisten Ländern verwirklicht ist. Jetzt darf ich Herrn Dr. von dem Knesebeck bitten.

Dr. von dem Knesebeck:
Vielen Dank. Bevor Sie in Ihrer Diskussion den Themenbereich „Gesundheitswesen" insgesamt verlassen, möchte ich kurz aus der Sicht eines Förderers für Forschungen zum Gesundheitssystem Stellung nehmen. Es ist ja nun zwei Tage lang sehr interessant diskutiert und gestritten worden über Analysen, Perspektiven und Steuerungsmöglichkeiten des Gesundheitssystems. Die nächste Frage, die man sich aus meiner Sicht dringend stellen müßte, lautet: Was kann in Zukunft Wissenschaft und Forschung effektiv leisten, um erkannte Probleme wirklich zu überwinden? Reichen hier wissenschaftliche Analysen zum Gesundheitswesen aus, oder müßten nicht darüber hinaus Entwicklungen im Wissenschafts- und Gesundheitssystem gebahnt werden, um die drängenden Fragen so aufzugreifen, daß sie als Unterstützung bei der Lösung der anstehenden Probleme wirken können. Herr Prof. Leidl hat es eben angesprochen, wenn er betont, daß mehr gesundheitsökonomische Analysen durchgeführt werden müßten, und er hat dann meines Erachtens auch richtig weiter danach gefragt, was nützen derartige ökonomische Analysen, wenn man nicht weiß, ob und wie deren Ergebnisse überhaupt in Entscheidungsprozesse eingehen. Die Diskussion, die wir hier hatten, war wesentlich eine wissenschaftsinterne Diskussion; die politische Seite war nur äußerst schwach vertreten; dankenswerterweise waren aber eine ganze Reihe von Vertretern der Selbstverwaltungspartner einbezogen. Diese Diskussionen müßten aber intensiver und zum Teil auch wohl institutionell verankert zwischen Gesundheitssystem und Wissenschaft geführt werden.

Sie, Herr Prof. Häfner, hatten eingangs danach gefragt, wie geht es mit der Public Health-Förderung seitens des Bundesministeriums für Bildung, Wissenschaft, Forschung und Technologie weiter? Ich kann Ihnen darauf heute keine Antwort geben, soviel erscheint mir aber wesentlich: Die Forschungsförderung muß in eine Richtung weitergehen, in der eine intensive Zusammenarbeit zwischen dem Wissenschaftssystem und dem Versorgungssystem aufgebaut und etabliert wird. Es macht überhaupt keinen Sinn, neue Förderbereiche aufzugreifen, wie z.B. zur Qualitätssicherung oder zur Stärkung ökonomischer Analysen, wenn wir nicht wissen, ob die Forschungsergebnisse auch tatsächlich in Entscheidungsprozessen wirksam werden. Uns ist es im Gesundheitsforschungsprogramm erfreulicherweise gelungen, erste Kristallisationspunkte, z.B. in der Rehabilitationsforschung, zu schaffen, in denen es auch eine institutionelle Zusammenarbeit zwischen Forschung und Versorgung gibt. Hier ist dann auch zu erwarten, daß die Forschungsergebnisse für Steuerungen in der Versorgungspraxis genutzt werden. Ich wünsche mir, daß wir mehr derartige Anknüpfungspunkte etablieren können, die eine dauerhafte und wechselseitige fruchtbare Zusammenarbeit zwischen Forschung und Versorgung auf den Weg bringen.

Prof. Häfner (Moderator):
Vielen Dank. Für diesen wesentlichen Beitrag zum Thema Forschung auf dem Feld von Public Health als Grundlage wirtschaftlicher und politischer Entscheidungsprozesse sind wir Ihnen ausgesprochen dankbar. Man könnte der Forderung künftiger Forschungsbemühungen in diesem Kontext noch hinzufügen, daß eine kontinuierliche Erfassung von Individualdaten im Gesundheitswesen unerläßlich ist, wenn wir ein nachhaltiges Monitoring von Wirksamkeit und Wirtschaftlichkeit wesentlicher Bereiche des Gesundheitswesens als Grundlage notwendiger Anpassungs- und Verbesserungsmaßnahmen und von politischen Entscheidungen gewinnen wollen. Das bisher vorherrschende Verfahren des Vergleichs mitunter weit auseinander liegender Querschnittserhebungen liefert nur fragmentarische und in ihrer Gültigkeit eingeschränkte Ergebnisse zu Fragen einer morbiditätsbezogenen Qualitäts- und Wirtschaftlichkeitsanalyse des Versorgungssystems. Nun aber, meine Damen und Herren, müssen wir die allgemeine Diskussion abschließen. Ich darf das Wort an den ersten der drei Schlußredner, Herrn Prof. Zacher, geben.

Prof. Zacher:
Ja, ich weiß nicht, Herr Häfner, wieviel Sinn das jetzt noch hat, wir haben ja mit einem anderen Zeitbudget gerechnet. Sie haben mich vorhin, wie wir noch unter uns waren, gefragt, ob ich nicht noch einmal auf die verfassungsrechtlichen Aspekte zurückkommen könnte, und ich halte das in der Tat für sinnvoll. Ich möchte nochmal in Erinnerung rufen das Stichwort „Recht auf Gesundheit", ob man das so nennen soll oder nicht. Es besteht ein Rechtsprinzip, ein Verfassungsprinzip teils internationalen, teils nationalen Rechts, das man als „Grundwert Gesundheit", als „Staatsaufgabe Gesundheit" oder wie auch immer bezeichnen kann. „Staatsziel" wäre sicher ähnlich verfänglich wie „Recht auf Gesundheit". Doch ist das alles mißverständlich. Aber die Gesundheit ist ein Grundwert unseres Rechtssystems. Dieser Grundwert ist in drei wichtigen Stufen zu realisieren. Und ich bin sehr glücklich, daß diese heute noch einmal zur Sprache gekommen sind, vor allem durch Herrn Badura und dann durch Frau Kickbusch. Nämlich erstens durch die Entfaltung der Gesundheit, durch die Selbstverantwortung für die Gesundheit, sozusagen die ganze positive Dimension, angefan-

gen mit der Gesundheitserziehung. Das Zweite ist die Gefahrenabwehr, die wir kennen als die Hygiene, als die Bekämpfung ansteckender Krankheiten und dergleichen, sozusagen das Gesundheitspolizeirecht. Das Dritte ist dann die medizinische Versorgung für den Fall der Krankheit. Das zweite Prinzip, mit dem wir es die ganzen Tage zu tun hatten, war das Sozialstaatsprinzip. Das Sozialstaatsprinzip liegt sozusagen stets schräg zu diesem „Recht auf Gesundheit". Das Sozialstaatsprinzip wendet sich gegen Ungleichheit und ihre Folgen - Ungleichheit, die entweder ökonomisch bedingt oder ökonomisch relevant ist. Und dieser sozialstaatliche Auftrag hat zu all den drei Stufen des Rechts auf Gesundheit ein unterschiedliches Verhältnis. Zur positiven Seite des Rechts auf Gesundheit, zu seiner ersten Stufe, herrscht ein komplementäres Verhältnis. Ich darf hierzu vor allem auf das Bezug nehmen, was Herr Badura heute vormittag gesagt hat. Zur zweiten Stufe, zur Gefahrenabwehr, da besteht eher ein zufälliges Verhältnis. Aber natürlich gibt es soziale Bedingungen, die gesundheitliche Gefahren besonders hervortreten lassen. Ein ganz direktes Verhältnis besteht dagegen im Hinblick auf die dritte Stufe, die medizinische Versorgung. Das „Recht auf Gesundheit" zielt darauf, daß die medizinische Versorgung qualitativ und quantitativ angemessen vorgehalten wird. Das Sozialstaatsprinzip dagegen zielt darauf, den gleichen Zugang auch wirtschaftlich Ungleicher zu gewährleisten. Dieser getrennten Betrachtung sind jedoch von der Sache her Grenzen gesetzt. Die medizinische Versorgung bildet einen Block von Funktionen und Institutionen, der durch ein gewisses Bedürfnis nach Einheit, nach gemeinsamer Verantwortung, nach Prioritätensetzung oder wie immer man das nennt, gekennzeichnet ist, und auf der anderen Seite natürlich durch das Bedürfnis nach Vielfalt, nach Freiheit. Und wie ordne ich das? Es gibt eine zentrale Ordnung, das ist ein nationaler Gesundheitsdienst, und es gibt dezentrale Ordnungen marktwirtschaftlicher oder marktwirtschaftsähnlicher Natur. Wenn ich eine zentrale Ordnung habe, dann ist das soziale Problem des gleichen Zugangs damit schon aufgehoben. Das ist hundert Jahre später ungefähr in Großbritannien dasselbe gewesen wie hundert Jahre vorher die Einführung der Volksschule, die Schulgeldfreiheit und die Schulpflicht. Das Problem wird aus dem sozialpolitischen Ungleichheitsparadigma herausgenommen und in ein apriorisches Gleichheitsschema hineingeführt und damit der Sozialpolitik entzogen. Wir haben demgegenüber die dezentrale Möglichkeit, und die dezentrale Möglichkeit bedeutet nun, daß sich Angebot und Nachfrage gegenüberstehen. Das soziale Problem des gleichen Zugangs ist ganz offenkundig. Das Angebot ist in sich ja nicht sozial, kann es auch gar nicht sein. Jetzt brauche ich also eine soziale Steuerung, eine „Sozialisierung" der Nachfrage. Und hier haben wir das Problem, und das ist mir die ganzen Tage etwas zu kurz gekommen: Indem ich eine Sozialversicherungslösung habe, um für die besonders Schutzbedürftigen - das sind bei uns dann ja die große Mehrheit, aber trotzdem, um für die besonders Schutzbedürftigen - die Nachfrage zu sozialisieren, fragmentiere ich die Nachfrage. Und ich breche hier die Einheit auf. Genauso fragmentiert ist aber auch das Angebot. Denn zwischen der Einbindung des Kassenarztes, des Krankenhauses, der pharmazeutischen Industrie, der sonstigen Leistungserbringer sind ganz gewaltige Unterschiede. Und jetzt habe ich ein doppelt fragmentiertes System, und das Bedürfnis nach Einheit ist, so wie es beim Gesundheitsdienst überentwickelt ist, hier unterentwickelt, und ich würde das als eine ganz zentrale Sorge bei uns ansehen.

Moderator (Prof. Häfner):
Ja, herzlichen Dank, Herr Zacher, für die vertiefte Analyse jener zwei Prinzipien, die sich von Beginn unserer Tagung an als substantielle Probleme in Vorträgen und Diskussionen durchgezogen haben: Das „Recht auf Gesundheit", ich möchte es ausdrücklich in Anführungszeichen setzen, und das Sozialstaatsprinzip mit seiner Forderung nach Verteilungsgerechtigkeit. Wir sind Ihnen vor allem dankbar, daß Sie noch einmal die Probleme der Umsetzung beider Prinzipien in die Wirklichkeit sozialstaatlicher Regelungen und in unterschiedliche Systeme des Gesundheitswesen analysierten und die dabei aufbrechenden Widersprüche aufgewiesen haben.

Jetzt darf ich Herrn Sonntag bitten, den das Thema Gesundheitsförderung beschäftigen wird.

Prof. Sonntag:
Vielen Dank. Wegen der fortgeschrittenen Zeit nur kurz. Ich möchte nur auf die Gesundheitsförderung eingehen, die ja hier etwas kurz gekommen ist. Ich kann mich auf das beziehen, was Frau Kickbusch und was Herr Badura gesagt haben hinsichtlich der staatlichen Auswirkungen für die Gesundheitsförderung, die bereits im Kindergarten, in der Schule, in der Familie und dann im sogenannten Environment, wie sie es bezeichnet haben, anzusetzen hat.

Ein Aspekt, der meines Erachtens hier zu kurz gekommen ist, ist die Gesundheitserziehung, und zwar die Gesundheitserziehung dahin, daß nämlich die individuelle Verantwortlichkeit mehr gefördert wird. Es ist sehr viel hier gesprochen worden vom Staat, staatlicher Einflußnahme, von Ökonomie, von vielen Dingen, die eigentlich dem Patienten sozusagen angeboten werden, es ist meines Erachtens zu wenig gesprochen worden von der individuellen Verantwortlichkeit, und diese individuelle Verantwortlichkeit, meine ich, und dafür gibt es viele Beispiele, muß antrainiert werden, muß sehr früh, von klein auf, anerzogen werden. Ich bringe Ihnen ein Beispiel: Dänemark hat vor Jahren begonnen, Zahnarzthelferinnen in die Kindergärten zu schicken. Die Zahnarzthelferinnen haben die Kinder, zweites, drittes Lebensjahr, auf den Schoß genommen und haben täglich, morgens, mittags und abends, das Zähneputzen mit ihnen geübt. In der ersten Generation konnte die Karies um 40%, in der zweiten Generation um 85% reduziert werden. Hier zeigt sich der Erfolg eines frühkindlichen Trainings gesundheitserhaltender Maßnahmen. Dies steht meines Erachtens den vorher angesprochenen Maßnahmen entgegen, wie z. B. den Interventionskampagnen gegen Rauchen. Sie sind meines Erachtens unsinnig und bedeuten rausgeschmissenens Geld. Bergler, Psychologe in Bonn, konnte nachweisen, daß eine Beeinflussung auf das Rauchverhalten ab dem dritten, vierten Schuljahr schon nicht mehr möglich war. Das heißt also, wir haben hier meines Erachtens einen enormen Nachholbedarf in der frühkindlichen Gesundheitserziehung. Das sind Maßnahmen, die, von meiner Seite aus gesehen, überhaupt gar nicht kostenintensiv sind, hier geht es darum, unsere Lehrer, auch unsere Erwachsenen auszubilden, sie darauf vorzubereiten, wie Gesundheitserziehung stattzufinden hat. Mit solchen Maßnahmen kann man natürlich nicht die kurative Medizin ad absurdum führen, aber man kann auf diese Weise meines Erachtens durch frühes Training, durch Gesundheitserziehung, die Häufigkeit, insbesondere von Volkskrankheiten, reduzieren. Wer macht Krebsvorsorge, wie ist der prozentuale Anteil derjenigen, die wirklich sich regelmäßigen Krebsvorsorgemaßnahmen unterziehen und wir wissen, daß bei regelrechter Krebsvorsorge, bei Früherkennung von Krebs, eine frühzeitige Behandlung eintreten kann und damit natürlich auch in der Folge die Heilungschancen deutlich verbessert werden. Hier sehe ich einen wesentlichen Ansatz und ich meine, daß gerade hinsichtlich dieses Schwerpunkts Gesundheitsförderung, Gesundheitserziehung wesentlich mehr gemacht werden kann. Das ist ein langfristiger Prozeß, der sich nicht aktuell, auch sich politisch-ökonomisch nicht aktuell auswirken kann, aber der längerfristig gesehen doch auch hinsichtlich der Kostenentwicklung sicherlich enorm wichtig ist.

Moderator (Prof. Häfner)
Vielen Dank, Herr Sonntag, Sie haben Gesundheitsförderung ähnlich wie Frau Kickbusch oder Herr Badura in einem sehr weiten, umfassenden Sinne begriffen. Für moderne aufgeklärte Gesellschaften mündiger Bürger ist dies im Eigeninteresse und aus der Mitverantwortung für die Gesellschaft und ihr Gesundheitswesen gut und richtig. Hier geht es aber dann um die Frage, wie man das Gesundheitsverhalten des Bürgers wirksam und langfristig beeinflussen kann, was in einer freiheitlich-demokratischen Gesellschaft, die jedem Einzelnen auch das Recht zur selbstverantworteten Zerstörung seiner Gesundheit garantiert, zwar durch Verhaltensbeeinflussung, aber nicht durch Zwang geschehen kann. Glücklicherweise ist die wirksamste Periode der Verhaltensbeeinflussung Kindheit und Jugend, die Periode vor Abschluß der Hirnentwicklung. In dieser Periode stehen uns auch praktikablere Instrumente positiver Verhaltensbeeinflussung zur Verfügung als später, im Erwachsenenalter, nämlich systematische Strategien der Gesundheitserziehung und ein systematisches Verhaltenstraining. Bei den Gesundheitsrisiken, die Ziele solcher erfolgreicher Ansätze früher Gesundheitserziehung sind, ist nicht nur Rauchen, Zähneputzen und Karies zu nennen. Es geht auch um die Vorbeugung von Depressivität und Verhaltensstörungen wie destruktive Aggressivität und Sucht.

Nun aber darf ich Herrn Dr. Kohler vom Ministerium für Soziales des Landes Baden-Württemberg zu seinem Schlußvotum bitten, das sich mit den Möglichkeiten der staatlichen Regelung von Gesundheit und Gesundheitswesen befassen wird.

Dr. Kohler:
Vielen Dank, daß ich nochein paar Aspekte beleuchten darf. Lassen Sie mich auf die Subsidiarität hinweisen. Bei diesen vielschichtigen Gesundheitsbegriffen und den vielen Ebenen, auf denen die Aktivitäten entfaltet werden, ist es sehr schwer;

eine Priorisierung vorzunehmen. Ich möchte jetzt den Beitrag von Professor Sonntag nicht relativieren, wenn ich sage, uns drückt der Schuh ganz konkret eher bei der Weiterentwicklung der Versorgungssysteme und beim Freischaufeln von Ressourcen für medizinischen Fortschritt und demographische Entwicklung. Das ist das Thema, wo subsidiär auch der Staat gefordert ist und seine Regelungsmechanismen überprüfen muß. Ich darf betonen, daß wir doch sehr beeindruckt sind von den Erfolgen deregulierter Systeme. Wir haben im Gesundheitssystem in Verhältnis zu anderen Wirtschaftsbereichen noch Nachholbedarf. Gesundheitsfragen sind ja jetzt in der Zeitung immer unter „Wirtschaft" zu finden, und das finde ich auch wichtig und hilfreich. Andere Systeme sind viel weiter. Wir liegen in der Gesundheitspolitik auf dem richtigen Kurs, wenn wir die Elemente der dezentralen Vereinbarungen, Angebot und Nachfrage aufeinander auszurichten, stärken. Und das bedeutet eben, wir können durch entsprechend starke Nachfragemacht die Angebotsstrukturen zwingen, sich weiterzuentwikkeln. Das muß in den Anbieterstrukturen zunächst auch schmerzhaft sein, auch Abbau von nichtwirtschaftlichen Strukturen zur Folge haben, aber es können dann auch neue, tragfähigere Strukturen realisiert werden. Deshalb, denke ich, ist es eine wohlverstandene Aufgabe des Staates, sich in diesem subsidiären System zurückzunehmen und die Rahmenbedingungen zu gestalten, die insbesondere im Sozialstaat dahingehend zu konkretisieren sind, daß die soziale Marktwirtschaft im Gesundheitswesen gesichert bleibt und der humanitäre Solidaritätsaspekt nicht unterschätzt wird. Die ethische Dimension ist in einigen Beiträgen sehr eindrucksvoll angeklungen, nicht zuletzt auch hinsichtlich der finanziellen Leistungsfähigkeit und der Zugangsgleichheit. Daran arbeiten wir, die Konkretisierung sollte aber dann auf der Vereinbarungsebene zwischen der Angebots- und der Nachfrageseite stattfinden. Allein dieses Stichwort birgt in der Konkretisierung – Sie haben ja die Beiträge von heute morgen noch im Ohr – unheimlich viel Zündstoff, weil ja immer Besitzstände, Lobbyinteressen, Macht in einem großen Wirtschaftssektor, der 10% aller Erwerbstätigen umfaßt, dahinterstehen, und deshalb sind wir mit kleinen Schritten schon relativ zufrieden. Sie werden einem Vertreter eines Landes, der ja nur einen partiellen Anteil abdeckt, nachsehen, daß wir unsere Möglichkeiten hier ganz nüchtern und realistisch sehen, aber die Organisation von Diskursen in dieser Richtung auch weiterhin als unseren Auftrag ansehen.

Prof. Häfner:
Herr Dr. Kohler, ich bedanke mich in unser aller Namen, daß Sie noch einmal auf Notwendigkeit und Probleme des Einstiegs sozialer Marktwirtschaft in das Gesundheitswesen hingewiesen haben. Sie haben die ethische Dimension unterstrichen, die einen Ausgleich unterschiedlicher finanzieller Leistungsfähigkeit in der Gesundheitsversorgung in Gestalt eines humanitären Solidaritätsaspekts verlangt. Sie haben noch einmal unterstrichen, daß hier der Staat subsidiär gefordert ist, um Zugangs- und Verteilungsgleichheit zu gewährleisten und den Ausgleich von Macht und Lobbyinteressen auf der Angebots- und Nachfrageseite zu gewährleisten. Wir sind uns mit Ihnen der Schwierigkeit der Balance gerade in

Zeiten kritischer Entwicklungen und gleitender Gewichtsverschiebungen voll bewußt.

Meine Damen und Herren, wir sind am Ende unserer Tagung angelangt. Ich danke noch einmal Herrn Zacher, Herrn Sonntag und Herrn Kohler, daß sie die drei wesentlichen Perspektiven, 1. von den Problemen der Umsetzung des Rechts auf Gesundheit und des Anspruchs auf Verteilungsgerechtigkeit in funktionierende Systeme des Gesundheitswesens, 2. von der Notwendigkeit und den Möglichkeiten der Gesundheitsförderung des Einzelnen und der Bevölkerung und 3. von den Aufgaben des Staates zu Subsidiarität und Interessenausgleich zwischen Anbietern und Nachfragern, noch einmal herausgehoben und vertieft haben. Ich danke allen Sprechern. Wir haben ausgezeichnete Referate gehört und eine ungewöhnlich lebendige, engagierte und anspruchsvolle Diskussion geführt. Das Ziel unserer Tagung, Probleme und Perspektiven von Gesundheit und Gesundheitswesen in unserer Bevölkerung und in unserem demokratischen System einmal über die Disziplinen hinweg unbeeinflußt von aktueller Tagespolitik in einem weiten Problemhorizont zu behandeln, hat sich gelohnt. Ein Hauptgewinn unserer Tagung war, so glaube ich, daß wir gegenseitig mehr Wissen und mehr Verstehen über die Grenzen unserer Disziplinen und über die Grenzen von Interessenbindungen hinweg vollzogen haben. Ich danke allen für die außerordentlich intensive und fruchtbare Diskussion, die wir trotz eines großzügigen Zeitrahmens nie zu Ende führen konnten. Ich denke, wir alle haben den Eindruck gewonnen, daß Referate und Diskussionen unserer Tagung ein beachtliches Maß an Nachdenken bei uns allen ausgelöst haben, ein Nachdenken, das weiter gehen wird, als jenes Wissen, das jeder von uns als Einzelner hierher mitgebracht hatte.

Es ist nicht möglich, das Ergebnis der Tagung erschöpfend zusammenzufassen und hier noch abschließend darzustellen. Das war auch nicht meine Aufgabe. Dennoch läßt sich auf einen kurzen Nenner bringen, worüber wir alle Konsens erzielt haben. Die Krise unseres Gesundheitswesens und des Sozialstaats überhaupt ist nicht erst durch eine kurze Periode wirtschaftlichen Abschwungs mit steigender Arbeitslosigkeit und Kosten der Wiedervereinigung entstanden. Sie entspringt vielmehr der langfristigen Krise der Solidargemeinschaft, deren *wichtigster und unausweichlicher Grund die demographische Entwicklung mit permanenter Abnahme der Arbeitenden und Zunahme der Nichtarbeitenden bei permanenter Abnahme der Einzahlenden und Zunahme der Leistungsempfänger ist. Alle Reformen von Sozialstaat und Gesundheitswesen, die nicht eine grundlegende Änderung dieses Prinzips der Finanzierung des Sozialstaats anstreben, führen über kurzfristige Entlastungseffekte nicht hinaus.*

Konsens besteht auch darin, daß alles, was an Einsparungen oder Reformen geplant ist, die Qualität der Gesundheitsversorgung nicht vermindern soll. Die Qualität wird aber hier nicht nur im medizinischen Sinne oder als Lebensqualität im Kontext medizinischer Maßnahmen verstanden, sondern auch unter dem übergreifenden Gesichtspunkt der Verteilungsgerechtigkeit. Die Öffnung des Gesundheitswesens für mehr Markt und Wettbewerb mit geeigneten Anreizen in Systemen, die in den Vereinigten Staaten schon weit gediehen sind, ist eine Seite. Das Sozialstaatsprinzip, das für alle Bürger ein gleiches Zugangsrecht zu den notwendigen Leistungen des Gesundheitswesens verankert, ist die andere Seite – Herr Kohler unterstrich noch einmal, daß dieses ethisch-humanitäre Prinzip in der europäischen Geistes- und Rechtsgeschichte so tief verankert ist, daß es anders als in den USA selbst in Zeiten finanzieller Krisen nicht über Bord geworfen werden kann.

Mit diesen wenigen Sätzen will ich die Tagung beschließen. Wir hoffen, einen Anstoß für eine gründliche und abgewogene Diskussion des großen Themas Gesundheit auch in den politischen Raum hineingeben zu können. Ich danke noch einmal herzlich dem Bundesministerium für Bildung, Wissenschaft, Forschung und Technologie und der Robert-Bosch-Stiftung, daß sie uns diese Tagung ermöglicht haben, und bedanke mich in Ihrer aller Namen bei den Mitarbeitern der Akademie, die nicht nur ein erhebliches Maß an Arbeit in Vorbereitung und Betreuung dieser Tagung geleistet, sondern auch in entscheidendem Maß zur sympathischen und entspannten Atmosphäre beigetragen haben.

Zusammenfassung und Ausblick

Heinz Häfner

Sinn des Nachworts zu den Texten einer Tagung, deren Thema von erstklassigen Experten aus Wissenschaft und Gesellschaft, aus medizinischen und rechtlichen, politischen, wirtschaftlichen und administrativ-organisatorischen Perspektiven aufbereitet wurde, kann nicht die zusammenfassende Wiederholung des Gesagten sein. Sinnvoll erscheint vielmehr, mit ein paar groben Strichen die wichtigsten Linien zu skizzieren, die sich trotz unterschiedlicher Sichtweisen durch Vorträge und Diskussionen ziehen, Linien, die in die Zukunft weisen.

Wir haben im Einleitungsreferat die Frage aufgeworfen, was die Heidelberger Akademie der Wissenschaften motiviert hat, dieses Symposium zu einem Thema zu organisieren, das immerhin seit etlichen Jahren in zahlreichen kompetenten Gremien und in politischen Diskussionen ein hohes Maß an Aufmerksamkeit gefunden hat. Was mag nicht zuletzt die beiden Sponsoren, unumstrittene Vorreiter der Förderung kritisch-wissenschaftlicher Analysen und innovativer Reformansätze unseres Themas, das Bundesministerium für Bildung; Wissenschaft, Forschung und Technologie und die Robert-Bosch-Stiftung, bewogen haben, noch ein weiteres Symposium eines anderen Veranstalters, einer Wissenschaftsakademie, zu fördern? Die Antwort, die wir auf diese Frage zu geben versuchten, verwies gerade auf die besonderen Möglichkeiten einer Akademie, nämlich die Gewährleistung einer vom politischen Aktualitätsdruck und den Reaktionen der Öffentlichkeit entlasteten Atmosphäre. Sie hat in der Tat nicht nur gründliche Analysen und eine umfassende Diskussion des gesamten Problembereichs, seiner philosophisch-ethischen, medizinischen, rechtlichen, sozialen und wirtschaftlichen Zusammenhänge, sondern auch das Aufzeigen unkonventioneller Lösungsansätze ermöglicht. Daß dies gelingen konnte, ist dem Sachverstand der Referenten, der Weite und der Offenheit der Perspektiven und der Ausgewogenheit kontroverser Sichtweisen in der Diskussion zu verdanken.

Freilich, ein schlichtes Therapierezept, das alle Übel in kurzer Zeit zu kurieren verspricht, ist nicht herausgekommen. Der Übel sind zu viele, und ein guter Teil von ihnen scheint mit Partialinteressen oder echten Vorteilen für einzelne Akteursgruppen im Gesundheitswesen eng verknüpft zu sein. Es bedarf deshalb entweder vieler und recht unterschiedlicher Rezepte oder einer Radikalkur, die sich über Partialinteressen hinwegsetzt und die kleinen mit dem großen Übel heilt, aber, wie alle radikalen Kuren, große Opfer fordern würde. Die Radikalkur: Abschaffung des staatlich garantierten Solidaritätsprinzips im Gesundheitswesen und Abkehr vom Sozialstaatsprinzip hat keiner der Teilnehmer gefordert. Aber die abwägende Analyse, das Nachdenken über ein Für und Wider staatsphilosophisch, verfassungsrechtlich und europarechtlich relevanter Systemänderungen mit Konsequenzen für die Grenzziehung zwischen Selbstverantwortung und Solidaritätsprinzip in der Volksgesundheitspflege und im Gesundheitswesen war aus dem Horizont der Diskussion nicht ausgeschlossen. Auch das Denken in alternativen Entwürfen, deren Verwirklichung jenseits von Opportunität und politischer Wahrscheinlichkeit liegt, hat sich als fruchtbar erwiesen, denn es eröffnet mitunter einen neuen Blick auf gewohnte Zusammenhänge und damit neue Perspektiven.

Die finanzielle Krise des Gesundheitswesens

Ausgangspunkt der Tagung, aber nicht der volle Horizont des Themas, war die vieldiskutierte finanzielle Krise des Gesundheitswesens:

- angesichts der Internationalisierung und des ungeschützten Wettbewerbs nationaler Wirtschaftssysteme - der Globalisierung - mit der Folge stagnierender oder sinkender Zahl von Beschäftigungsverhältnissen, steigender Arbeitslosigkeit und schrumpfender lohnabhängiger Beiträge zum Solidarsystem;
- angesichts des immer noch kontinuierlich fortschreitenden demographischen Wandels, des Alterns der Bevölkerung mit Abnahme der Beitragszahler und steigenden Zahlen von Leistungsempfängern;
- angesichts abnehmender solidarischer Motivation der anspruchsberechtigten Leistungsnehmer, steigender Inanspruchnahme von Leistungen für geringe Risiken;
- angesichts der Expansion kostenwirksamer, aber nicht gesundheitswirksamer Leistungen der gesetzlichen Krankenversicherungen durch politische Vorgaben des Gesetzgebers.

Alleine die Beschreibung der „finanziellen" Krise und ihrer wichtigsten Hintergründe spiegelt das eingangs Gesagte wieder. Die Antwort auf die Frage, was geschehen kann, um einer Zuspitzung der finanziellen Probleme des Gesundheitswesens vorzubeugen, ohne sich mit kurzen, mitunter systemfremden Übergangslösungen zufrieden zu geben, wirft einen weiten, fächerübergreifenden Horizont von Fragen auf. Fragt man weiter und genauer, was getan werden kann, um unter abschätzbaren epidemiologischen, demographischen und wirtschaftlichen Bedingungen der nächsten Jahrzehnte ein mit den notwendigen Anpassungsmechanismen ausgestattetes funktionsfähiges Gesundheitswesen zu erhalten, und aus welchen staatsphilosophischen oder politischen Zielen seine Leistungen definiert und begrenzt werden sollen, dann steht man bereits vor den Kernproblemen. Einige der Kernfragen in diesem Kontext lauten: Wo liegt der tatsächliche Bedarf an sozialstaatlich abgesicherten Gesundheitsleistungen, und wo müssen seine Grenzen gegenüber der Selbstverantwortung des Bürgers gezogen werden. Mit welchen Trends von Gesundheitsrisiken müssen wir rechnen? Wie können wir die Gesundheit der Bevölkerung wirksam fördern, und wo kann Mißbrauch bei Leistungsnehmern und Leistungserbringern begrenzt werden? Wie kann man das solidarische Bewußtsein beider fördern? Mit welchen Anreizen kann man das wirtschaftliche Handeln beider Partner so beeinflussen, daß es zur Ausgabensenkung oder wenigstens zur Mäßigung des Anstiegs beiträgt? Müssen weitere Regelungs- und Kontrollmechanismen eingeführt werden? Sollten die Lasten anders verteilt werden? Ist eine Aufkommenssteigerung aus demographischen Gründen unvermeidbar und zugleich wirtschaftlich verantwortbar? Empfiehlt es sich aus den gleichen Gründen, die Beiträge vom Arbeitseinkommen abzukoppeln und schrittweise zu einer steuerfinanzierten Volksversicherung überzugehen? Allein dieser Horizont von Problemen, die alle Gegenstand der Vorträge und Diskussionen des Symposiums waren, läßt erkennen, daß eine isolierte, auf finanzielle Aspekte fokussierte Betrachtung der Krise des Gesundheitswesens als Grundlage für weiterreichende und steuerungsfähige Problemlösestrategien zu kurz greift. Hier liegt der Grund für das umfassende Thema der Tagung und den Einschluß mehrerer Teilthemen, Wissensgebiete und Erfahrungsbereiche in das Programm.

Soll der Staat für die Gesundheit seiner Bürger sorgen?

Dieses Thema, in den ersten beiden Beiträgen (H. Häfner, H. Baier) aufgenommen und auf dem Hintergrund ideengeschichtlicher, staatsphilosophischer und sozialhistorischer Tradition entfaltet, hat sich durch die gesamte Tagung bis zur Schlußdiskussion gezogen. Die Frage, ob der Staat für die Gesundheit seiner Bürger sorgen soll, ist ein Ausschnitt aus der umfassenderen Sozialstaatsidee, die dem Staat abfordert, dort sorgend einzutreten, wo seine Bürger selbst nicht in der Lage sind, für ihr gemeines Wohl zu sorgen. Das sind in erster Linie die Lebensperioden und Situationen der Abhängigkeit, in der der Einzelne zwingend angewiesen ist auf den Schutz und auf solidarische Hilfe der Allgemeinheit: Kindheit, Behinderung, Krankheit und Alter. Beide Eingangsreferenten, H. Häfner und H. Baier, haben deutlich gemacht, daß die Verantwortung des Staates für das so definierte Wohlergehen der Bürger vor allem in Europa in einer starken geistesgeschichtlichen und staatsphilosophischen Tradition wurzelt. Der humanitär oder ethisch begründete Anspruch auf die Verantwortung der Monarchen oder des Staates für die Gesundheit der Bürger hat sich vom Absolutismus über die konstitutionelle Monarchie bis hin zur Demokratie unverändert erhalten. Die Sozialstaatsidee unserer Tage hat damit eine im europäischen Denken tief verwurzelte, als staatsphilosophisch-humanitäres Ethos verstandene geistige Tradition, der sich in der Gegenwart mehr oder weniger alle europäischen Staaten unabhängig von ihrer wirtschaftlichen Leistungsfähigkeit verpflichtet fühlen. Das hat auch die vergleichende Analyse der Gesundheitssysteme der EU-Mitgliedsstaaten durch M. Schneider deutlich gemacht.

Selbst wenn dem Geburtshelfer des modernen deutschen Sozialstaats, Bismarck, angekreidet wird, er habe mit den Sozialgesetzen nur die Sozialisten entmächtigen wollen, so wird gerade darin ein weiteres wesentliches politisches Ziel der Sozialstaatsidee verkannt: Die Integration der Arbeiter und später aller minderprivilegierten Gruppen in einen Staat, der für sie sorgt, wenn sie krank, alt oder in Not sind, in einen Staat, mit dem sie sich aus diesem Grunde identifizieren können. Im demokratischen Staat, dessen Souverän das Volk ist, läßt sich das Sozialstaatsprinzip vermutlich auch deshalb nicht mehr abschaffen und durch alternative Prinzipien radikaler Liberalität, ungeregelten Wettbewerbs und uneingeschränkter Selbstverantwortung des Bürgers und seiner Familie für Gesundheit und Wohlergehen ersetzen.

Dieser geistesgeschichtliche und staatsphilosophische Hintergrund macht den breiten Konsens verständlich, den das sozialstaatliche Ethos, wenn auch mit sehr unterschiedlichen Vorstellungen über Inhalt und Grenzen, als unverzichtbarer Kern künftiger Entwicklungen, Reformen und Steuerungsinstrumente fand. Die Sorge für die Gesundheit ist nur ein Teil der Aufgaben sozialstaatlichen Handelns, aber sie ist ein außerordentlich wichtiger und ein kostenträchtiger und kostenexpansiver Bereich.

Der Verfassungsrang von Gesundheit und die staatliche Verantwortung für Gesundheitspflege

Eine der Eingangsfragen des Symposiums, jene nach dem Verfassungsrang von Gesundheit und nach der staatlichen Verantwortung für Gesundheitspflege, hat ein Spektrum positiver Antworten gefunden. Gesundheit und Gesundheitspflege als Staatsziel steht dem übergreifenden Wert der Würde des Menschen näher als Tierschutz oder Umweltschutz. Die Abwehrrechte des Bürgers gegen staatliche Eingriffe sind durch das Grundrecht auf Achtung der körperlichen (Artikel 2, Abs. 2 GG) und auf Achtung der psychischen Integrität (Artikel 2, Abs. 2 GG) ausreichend geschützt (G. Haverkate, R. Pitschas). Die ausdrückliche Einführung eines „Grundrechts auf Gesundheit" in das Grundgesetz würde aber nach Meinung von G. Haverkate ein Kernproblem des Gesundheitswesens, nämlich Verteilungsgleichheit und bestmögliche Versorgung mit Gesundheitsgütern, der politischen Entscheidung durch Wahlentscheidung der Bürger und durch das Parlament entziehen. Sie würde möglicherweise eine Vielfalt von Klagen, die sich auf dieses Grundrecht auf Gesundheit stützen, in diesem Verteilungskampf auslösen und richterlicher Entscheidung übertragen. Damit wären sie der politischen Gestaltung und Entscheidung im demokratischen Staat entzogen (G. Haverkate).

Die Aufgabe des Verfassungsrechts sieht Haverkate in erster Linie im Schutz des Gegenseitigkeitsverhältnisses zwischen dem Kranken und dem Arzt, das er als ein Kernproblem des Gesundheitswesens und damit auch als Grundlage einer umfassenden Problemanalyse definiert. Diese Aufgabe floß auch in Überlegungen zur gefährdeten Machtsymmetrie der Verbände im korporatistisch verfaßten Gesundheitswesen und zu den Risiken der Wettbewerbsverzerrung ein.

R. Pitschas ging in der Interpretation verfassungsrechtlicher und europarechtlicher Grundlagen staatlicher Aufgaben in der Gesundheitspflege und ihrer Ausgestaltung deutlich weiter, wenn auch mit der Folge enger Grenzen für den konkreten Umfang quasi verfassungsrechtlich sicherungspflichtiger Risiken. Er sieht in Art. 2 Abs. 2 GG das Grundrecht auf gesundheitliche Integrität (Recht auf Leben und körperliche Unversehrtheit) nicht nur als Abwehrrecht begründet. Vielmehr zählt er auch die Gestaltung von Gesundheitsschutz zu jenen Kernaufgaben des modernen Staates, die dieser jederzeit wahrzunehmen hat. Aus dieser extensiven Interpretation erwächst die Verpflichtung staatlicher Organe, Gesundheit sowohl vor rechtswidrigen Eingriffen von Seiten anderer zu bewahren, als auch in ihrer Entwicklung, als Zustand des vollständigen körperlichen, geistigen und sozialen Wohlbefindens - wie es die WHO definiert (eine extensive Gesundheitsdefinition, die erneut kontrovers diskutiert wurde) - zu fördern. Die gleichen Grundrechte sieht R. Pitschas in der europäischen Charta zum Schutz der Menschenrechte und der Grundfreiheiten sowie in der europäischen Sozialcharta niedergelegt, woraus er auch eine supranationale Verfassungspflicht zu einem - im Grundsatz homogenen - Gesundheitsschutz der Europabürger ableitet.

Bedingungen der Umsetzung staatlicher Verantwortung für die Gesundheit der Bürger

Damit war die komplexe Frage nach den Bedingungen der Umsetzung der Sozialstaatsidee in politische, rechtliche und organisatorische Wirklichkeit der Gesundheitspflege und des Gesundheitwesens angesprochen. Zweifelsfrei als sozialethisches Postulat akzeptiert ist das Solidaritätsprinzip „stark für schwach, reich für arm und gesund für krank". Zweifelsfrei akzeptiert scheint auch das Ziel zu sein: „Gesundheit für alle", die Verteilungsgerechtigkeit, wenn es um ernste Gesundheitsrisiken geht. Der Vermittler des solidarischen Transfers zwischen reich und arm, gesund und krank ist der Staat. Eine Vielfalt von Instrumenten steht dafür zur Verfügung: Der Staat kann als Steuer-, Sozial- und Gesundheitsgesetzgeber solidarischen Ausgleich anstreben. Er kann in Gestaltung, Organisation und Regelung der Solidargemeinschaft oder des gesamten Gesundheitswesens tätig werden oder die Idee der Verteilungsgleichheit in der Gesundheitsversorgung radikaler als eigener, durch Steuereinnahmen finanzierter, monopolistischer Unternehmer - im staatssozialistischen oder im nationalen Gesundheitsdienst realisieren.

Der naturgegebene Interessenkonflikt zwischen Beitrags- oder Steuerzahlern auf der einen und Leistungsempfängern auf der anderen Seite hat sich seit einiger Zeit durch die Belastung der Wettbewerbsfähigkeit der Industrie und des Arbeitsmarkts mit hohen Lohnzusatzkosten zugespitzt. Dieser Sachverhalt verschärft die Frage nach Aufgaben und Grenzen sozialstaatlicher Leistungen im Gesundheitswesen gegenüber der Selbstverantwortung eines Bürgers, der für seine eigenen Gesundheitsrisiken selbst aufkommen könnte, und gegenüber der Verantwortung von Familie und Gesellschaft gegenüber einem bedürftigen Kranken oder anderweitig in Not geratenen Mitglied. Dies letztgenannte Prinzip, die Subsidiarität sozialstaatlicher Leistungen, steht in der Tradition der Armenhilfe, der Unterstützung Bedürftiger, die keine unterstützungsfähigen Angehörigen besitzen. Es ist in der Sozialhilfe noch in eingeschränktem Maße beibehalten worden. Bei allen sonstigen sozialstaatlichen Leistungen und insbesondere jener der gesetzlichen Krankenversicherung ist das Bedürftigkeitskriterium oder Almosenprinzip mit der Einführung der Bismarckschen Gesetzgebung Schritt für Schritt aufgegeben worden.

Diese Entwicklung sollte an eine ausschlaggebende Voraussetzung des gegenwärtigen Ausmaßes sozialstaatlicher Leistungen erinnern: Nur eine hinreichende Zahl gut verdienender Bürger stellt über lohnabhängige Beiträge oder Steuern die Mittel zur Verfügung, aus denen die sozialstaatlichen Leistungen bestritten werden können. Das bedeutet, was leicht vergessen wird, daß die Zukunft sozialstaatlicher Leistungen von der zukünftigen Entwicklung des Wohlstands der Bevölkerung abhängt. Auf anderer Ebene bedeutet das, daß auch Sozial- und Gesundheitspolitik von der nationalen Wirtschaft, von der Entwicklung der Arbeitseinkommen und von der Zahl und Leistungskraft der Beitrags- oder Steuerzahler im Vergleich zu den Anspruchsberechtigten oder Leistungsnehmern abhängig sind.

Allerdings sind unter dem Prinzip der freiwilligen Solidarität, der Gegenseitigkeit gesellschaftlicher und familiärer Hilfen bei Gesundheitsrisiken, Behinderung oder Pflegebedürftigkeit nicht nur materielle Lösungen angesprochen. Ein entscheidend wichtiger Bereich der nichtorganisierten oder gesellschaftlichen Solidarität ist die familiäre, Nachbarschafts- und Selbsthilfe, die v.a. bei Versorgung und Pflege Kranker, Behinderter und alter Menschen eine inzwischen durch die allgemeine Pflegeversicherung auch mit finanziellen Anreizen geförderte enorme Bedeutung hat. Die Rolle des 3. Sektors, der kirchlich-caritativen und freigemeinnützigen Organisationen, ist darüber hinaus für das Funktionieren eines modernen sozialstaatlichen Gesundheitssystems unerläßlich, vor allem, wenn man an schrumpfende Solidaritätsressourcen der Familie einmal durch abnehmende Eheschließungen und Kinderzahl und steigende Scheidungsraten (H. Häfner, R. Dinkel), zum anderen durch einen Mentalitätswandel von Familiensolidarität auf Selbstverwirklichung (H. Baier) denkt.

Staatliche Aufgaben in der Gesundheitspflege

Es gibt einen Bereich der Gesundheitspflege, der einigermaßen zweifelsfrei der Leistungspflicht der öffentlichen Hand zuzuweisen ist. Dieser Bereich umfaßt die Gesundheitsrisiken, die nicht der Einzelne, sondern nur das Gemeinwesen bewältigen kann (H. Häfner): Beispielsweise Abwasser- und Nahrungsmittelhygiene, Seuchenschutz und Katastrophenhilfe. Die frühzeitige Wahrnehmung dieser öffentlichen Aufgaben aus der Gesundheitspflege durch Staaten und Gemeinden hat in entscheidender Weise zur Förderung der Gesundheit und zum kontinuierlichen Anstieg der Lebenserwartung in den entwickelten Ländern beigetragen unabhängig davon, auf welche Weise der Bürger zur Finanzierung dieser Aufgaben herangezogen wurde und wird. Der sozialstaatliche Grundsatz der Verteilungsgerechtigkeit ist in diesem wenig mißbrauchsanfälligen Bereich erfolgreich realisiert.

Anders, vom Erfolg her bescheidener, von den wirtschaftlichen Perspektiven und von der Verantwortungsteilung zwischen Bürger und Staat her problematischer, hat sich das Gesundheitswesen im engeren Sinne entwickelt. Der enorme Ausgabenanstieg seit der Aufbauphase nach dem 2. Weltkrieg ist nicht nur durch den Fortschritt der medizinischen Forschung,[1] durch neue kostenintensive Technologien und Therapien, sondern, und dies in erheblichem Maße, auch durch permanente Leistungsausweitung und -verteuerung bei unzureichenden Steuerungsinstrumenten in einem Monopolsystem staatsgesteuerter Körperschaften verursacht worden. Auf diesem Wege ist das System an die Grenze eines möglichen und wirtschaftlich unschädlichen Einnahmewachstums und in ernste Widersprüche geraten (H. Baier). Der erste Widerspruch zwischen dem Zwang zu Kosteneinsparung, besonders der Minderung der Lohnzusatzkosten einerseits und kostenträchtiger Leistungsausweitung, Qualitätsverbesserung und politisch gewollter Wohlfahrtssteigerung andererseits läßt sich im Hinblick auf die europäische Verpflichtung zum Abbau der Staatsverschuldung und auf die begrenzte Belastbarkeit von Bürger und Wirtschaft selbst mit steuerlichen Maßnahmen nicht mehr hinreichend lösen (H. Baier). Der zweite Widerspruch geht tiefer. Er hat mit der Wandlung des Sozialstaats zu einem umfassenden System der Daseinsvorsorge und -fürsorge zu tun, ein politischer Weg, der seit der Gründung der Republik im Konsens der Parteien des Deutschen Bundestags ohne hinreichende Rücksicht auf Ausgaben, Wirksamkeit und Zukunftsrisiken beschritten wurde. G. Haverkate hat einen dieser Schritte an der Neufassung der Aufgaben der gesetzlichen Krankenversicherung im Sozialgesetzbuch V (eingeführt mit Wirkung vom 1. 1. 1989) exemplifiziert: Der Satz, die Krankenversicherung sei „Versicherung für den Fall der Krankheit" aus der RVO wurde durch den Satz, die Aufgabe der Krankenversicherung sei „die Gesundheit der Versicherten zu erhalten, wieder herzustellen oder ihren Gesundheitszustand zu bessern" ersetzt. Das ist fürwahr ein umfassendes Ziel der Gesundheitsvorsorge und -fürsorge, das sich nicht gerade leicht in Maßnahmen der GKV und ihre finanzielle Deckung umsetzen läßt.

Der Mentalitätswandel von der allgemeinen Wohlfahrt zum individuellen Wohlbefinden

Die Vielfalt und Großzügigkeit sozialstaatlicher Leistungen im Bereich der Gesundheitsfürsorge und -vorsorge hat beinahe naturgemäß zu einer enormen Ausweitung der Inanspruchnahme der GKV geführt, womit, wie H. Baier auf-

[1] Ein Faktor ist allerdings bei den Vorträgen und Diskussionen dieses Symposiums nur am Rande erwähnt worden, obwohl es ihm zum großen Teil zuzuschreiben ist, daß das Gesundheitswesen so viel teurer geworden ist: Der Fortschritt der Wissenschaft, der es heute möglich macht, viele Krankheiten wirksam zu behandeln, - oder ihnen manchmal auch wirksam vorzubeugen - die die Menschheit noch vor wenigen Jahrzehnten einfach als schicksalhaft hinnehmen mußte. Das englische Office of Health Economics hat einmal ausgerechnet, wieviel wir heute für die Gesundheit ausgeben müßten, wenn sich die Medizin seit 100 Jahren nicht geändert hätte. Ergebnis: Etwa 1% des gegenwärtigen Budgets (vgl. H.G. Sonntag, „Wissenschafts-Technologie und Gesundheits-Ökonomie-Managment", Heidelberger Jahrbücher XLI (1997): 163-173). Angesichts der nun folgenden Diskussionen sollte uns dieser Gesichtspunkt immer präsent sein.

weist, auch Leistungen erbracht und Ansprüche befriedigt werden, die weder der Krankenbehandlung noch der Gesundheitsförderung, sondern schlicht der Lebensverbesserung oder der individuellen Daseinsgestaltung dienen. Einen entscheidenden Faktor, der diesen über die ursprünglichen Aufgaben des Gesundheitswesens deutlich hinausführenden und zum Kostenanstieg beitragenden Prozeß mit herbeiführt, sieht er im tiefgreifenden Wertewandel der Nachkriegsgesellschaft zu einer Erlebnisgesellschaft und zu einem neuen Hedonismus: Vom Sozialstaat wird die Förderung von Wohlbefindlichkeit erwartet. Gesundheit wird transformiert in Selbstgenuß. Für Solidarität und Altruismus und damit für ein Ethos, das die Balance zwischen Selbstverantwortung des Bürgers und Leistung des Sozialstaats tragen könnte, ist nicht mehr genügend Raum. Aus einer solchen Sicht scheint das Solidaritätsprinzip im Gesundheitswesen und der Sozialstaatsgedanke überhaupt an einem Mentalitätswandel zu kranken.

Eine alternative ideengeschichtliche und staatsphilosophische Tradition hat H. Häfner aufgezeigt. Sie hat gegenwärtig in den USA dem sozialstaatlichen Anspruchsdenken der Bürger geradezu entgegengesetzte Mentalitätsprobleme geschaffen. Die englische Tradition des radikalen Liberalismus, die dem Wohlfahrtsstaat grundsätzlich abgeneigt, dem Bürger eine ziemlich unbegrenzte Verantwortung für sein eigenes Leben und seine Gesundheit abforderte, blieb in den USA bis heute die herrschende Staatsmaxime. Großbritannien hat dagegen 1947 mit der Einführung des staatlichen Gesundheitsdienstes einen radikalen Umbruch in die europäische Ideentradition vollzogen. Wie einstmals in Großbritannien, so waren und sind in den USA Armut, Krankheit und soziale Not großer Teile der Bevölkerung Folge enormer sozioökonomischer Ungleichheiten (J. Siegrist) durch ein nur in bescheidenen Bereichen sozialstaatlich gestütztes, im Kern radikal-liberales Gesundheits- und Sozialsystem. Aber der Versuch der Clinton-Administration, dieses Problem durch einen gewaltige Schritt in Richtung der europäischen Ideentradition, in eine staatlich gelenkte Solidargemeinschaft zu lösen, scheiterte an der Mentalität der amerikanischen Mittelklasse: Der Überzeugung, der Bürger müsse sein Leben aus eigener Kraft bewältigen. Scheitert er, kann man ihm allenfalls privat helfen. Ein staatliches Wohlfahrtssystem aber unterminiere die Bereitschaft des Einzelnen, sich selbst zu helfen und gefährde deshalb eine Grundposition der amerikanischen Gesellschaft, nämlich das Idol des freien und unabhängigen Bürgers (H. Häfner).

Was ist zu tun?

Die unübersehbaren Fehlentwicklungen im deutschen und in den meisten europäischen Sozialstaatssystemen haben gezeigt, daß die beschriebene Mentalität der amerikanischen Mittelklasse, auch wenn sie weit über sozialethisch vertretbare Positionen hinausschoß, einen richtigen Kern hat. Die schlechte Gesundheitslage und die Not großer Teile der amerikanischen Bevölkerung sind auf der anderen Seite ein unübersehbarer Hinweis, daß ein effektiv und finanzierbar gestaltetes sozialstaatliches Prinzip ein notwendiger sozialpolitischer Bestandteil humanitärer demokratischer Gesellschaften ist. *Wo liegt der Weg, der zwischen den beiden Extremen des nicht mehr verantwortbaren und des nicht mehr finanzierbaren Systems weiterführt und wie kann die Mentalität der Mehrheit der Bevölkerung für eine gemäßigte Solidaritätsidee wiedergewonnen werden?* Die erste Antwort, die von den Referenten und Diskutanten wenn auch nicht ohne nachdenkliche Einschränkung gegeben wurde, lautet: *Umbau des Sozialstaates, Öffnung für mehr Flexibilität, und v.a. mehr Markt im Gesundheitswesen.* Das wirksame Prinzip, das hinter diesem Vorschlag steht, ist die Hoffnung, daß Markt mehr Wettbewerb der Anbieter und damit Verbilligung der Leistungen, ein stärkeres Interesse der Leistungsnehmer an Wirtschaftlichkeit und Wirksamkeit und damit am sparsamen Umgang mit der Inanspruchnahme von Leistungen freisetzen würde. Das aber bedeutet, daß Marktsegmente und Marktmechanismen, für die sich das Gesundheitssystem öffnet, nach ihrer Fähigkeit eingeschätzt werden müssen, diese Effekte auch wirklich und ohne Schaden für die Kranken oder für einen Teil der von Gesundheitsrisiken Betroffenen zu erbringen.

Soziale Ungleichheit der Verteilung von Gesundheit, Verteilungsgleichheit im Gesundheitswesen

Ein aus dem Sozialstaatsprinzip resultierendes Ziel des Gesundheitswesens ist die Verteilungsgleichheit. Unter diesem Grundsatz gewährt die gesetzliche Krankenversicherung jedem Versicherten freien und gleichen Zugang zu einer mit dem Sicherstellungsauftrag definierten ausreichenden und zweckmäßigen medizinischen Versorgung. Der Grundsatz der Verteilungsgleichheit wird zwar beispielsweise durch die Einführung von Zuzahlungen zu Gesundheitsleistungen in Frage gestellt, aber die Ungleichheit wird durch Sozialklauseln gemindert.

Die Verteilungsgleichheit von Gesundheitsleistungen ist nicht identisch mit einer Gleichverteilung der Kosten von Gesundheit für alle Bürger. Die Ungleichheit der individuellen gesundheitlichen Risiken, der Lebensstile und Lebenslagen (H. Baier), die auch durch eine optimale Inanspruchnahme von Gesundheitsleistungen nicht ausgeglichen werden kann, sorgt dafür, daß Gesundheit und Krankheit in der Gesellschaft ungleich verteilt bleiben. Aber die Frage nach dem Verteilungsmuster in der Gesellschaft und nach den Möglichkeiten, die erhebliche soziale Ungleichheit von Gesundheit (J. Siegrist) durch eine gute Gesundheitspolitik zu verringern und damit vielleicht Gesundheitskosten senken zu können, stellte sich als eine der wesentlichen Fragen des Symposiums heraus.

Der Versuch einer Antwort stößt in Deutschland auf ein unerwartet großes Wissensdefizit, eine Folge der langen Unterbewertung des Fachgebiets Medizinsoziologie innerhalb der Soziologie, der Unterentwicklung der epidemiologischen Forschung in der Medizin und ihrer einseitigen Bindung an die Repräsentanten ihrer Hilfswissenschaft, der medizinischen Informatik, in den medizinischen Fakultäten. Das Referat von J. Siegrist machte deutlich, daß in allen europäischen Staaten – vornehmlich in Großbritannien und den nordischen Ländern – in denen das Thema eingehend untersucht wurde, ein Sozialgradient von Gesundheitsindikatoren zutage trat, der sich keineswegs auf die Unterschicht oder den Armutsanteil der Bevölkerung beschränkt, vielmehr kontinuierlich über alle Schichten der Bevölkerung erstreckt. Je niedriger der sozioökonomische Status, je niedriger das Bildungsniveau, desto höher die Krankheitslast, die Sterblichkeit und desto niedriger die Lebenserwartung. Grundsätzlich trifft dieser Zusammenhang auch für die Bundesrepublik zu. Wenig erforscht sind allerdings die Ursachen, die diesen Zusammenhang vermitteln. Auf der Querschnittsebene sind die soziale Ungleichverteilung gesundheitsschädigenden Verhaltens und belastender Lebensbedingungen bedeutsame Faktoren. Deutlich ist auch, daß die „soziale Differenz" der Gesundheitsindikatoren, Sterblichkeit als Summe aller Todesursachen und die Lebenserwartung - für koronare Herzkrankheiten ist sie in Deutschland durch die DHT-Studie nachgewiesen - zwischen den niedrigeren und den höheren Schichten der Gesellschaft zugenommen hat. Zugenommen haben damit auch die Kosten aus der Gesundheitsleistung für den sozioökonomisch minderprivilegierten Teil unserer Bevölkerung. Die Konsequenz, die sich daraus ergibt, ist zweierlei: 1. Da die Studien in benachbarten Ländern nur mit Einschränkungen übertragbar sind, bedürfen sie der Replikation an der deutschen Bevölkerung. 2. Analytische Studien, die der Aufdeckung von Zusammenhängen zwischen Gesundheitsindikatoren mit genetischen und Entwicklungsfaktoren einerseits, den sozioökonomischen Lebensbedingungen andererseits dienen, können das Verständnis des Zustandekommens sozialer Ungleichheit der Gesundheitsrisiken vertiefen. Sie eröffnen vielleicht auch Ansatzpunkte für eine präventive Intervention. Gesundheitsförderung für alle, die auf dem vorhandenen Wissen gründet und durch neue medizinische und psychologische Kenntnisse erweitert wird, muß in der Zukunft - das ist durch den Beitrag der Weltgesundheitsorganisation (I. Kickbusch) deutlich geworden - ein weitaus größeres Gewicht gewinnen. Den wichtigsten Beitrag dazu liefert die Erkenntnis, daß Bildung im allgemeinen und eine gute und gründliche Gesundheitserziehung in Kindheit und Jugend das Gesundheitsverhalten im Erwachsenenalter erheblich verbessern und Gesundheitsrisiken vermindern. Der Entwicklung und Evaluation geeigneter Programme wird deshalb in der künftigen Gesundheitsforschung hohe Priorität zukommen (I. Kickbusch).

Neue Ungleichheit der Gesundheitsrisiken durch molekulargenetische Diagnostik

Das Prinzip der Chancengleichheit für Gesundheit wird in naher Zukunft durch Erkenntnisse und Methoden der Molekulargenetik in hohem Maß in Frage gestellt und mit schweren psychologischen und ethischen Problemen belastet werden (B. Hess, F. Vogel). Die wachsende Entschlüsselung des menschlichen Genoms, die zunehmende Entdeckung von Hauptgenen für Erbkrankheiten oder Risikogenen für komplex vererbte Erkrankungen und die darauf gründende Entwicklung der Frühdiagnostik eröffnen ein gewaltiges Spektrum der Identifikation individueller Gesundheitsrisiken lange vor ihrem Eintreten. Das bedeutet, daß eine zunehmende Zahl von Menschen, wenn sie das Untersuchungsergebnis präsentiert bekommen, ihr Leben belastet von früher Krankheits- und Todeserwartung führen müssen. Wir können in absehbarer Zeit nicht damit rechnen, daß die Entwickung von Gentherapien dieses gewaltige Problem auch nur in minimalem Ausmaß zu steuern vermag. Wir müssen aber damit rechnen, daß die Kosten molekularbiologischer Untersuchungs- und später auch von Behandlungsmethoden steil anwachsen werden. Dieses Problem ist nicht neu. Es hat sich in analoger Weise mit der Einführung der bildgebenden Verfahren vollzogen.

Das Problem ungleicher Risiken jedoch erfordert eine sorgfältige vorausschauende Analyse und Planung, denn auf den Ausbruch eines solch hohen Ausmaßes von Ungleichheit in den basalen Lebensrisiken ist weder die hedonistische Mentalität unserer Gesellschaft (H. Baier) noch das psychologische Repertoire der Ärzteschaft vorbereitet. In diesem Kontext gewinnt der Hinweis (B. Badura) an Bedeutung, daß der inflationären Leistungsausweitung und Kostenexplosion im Gesundheitswesen nunmehr durch Kostenzwänge eine Phase der Selbstanalyse folgte, die dazu zwang, auch den Konsumenten in aktiver Weise einzubeziehen: Ohne Mitwirkung und Mitgestaltung der Bürger sind Probleme wie die oben angesprochenen sowieso nicht mehr zu lösen. Potentiale für Gesundheitsverhalten und für die Fähigkeit zur Bewältigung von drohenden Risiken und eingetretener Krankheiten sollten nur in bescheidenem Umfang von institutionalisierten Gesundheitsagenturen erwartet, zuallererst aber vom Individuum und seinen unmittelbaren sozialen Ressourcen selbst aufgebracht werden. Beim Vorliegen eines genetisch determinierten Risikos, besonders, wenn es sich um Suszeptibilitäts- oder Risikogene handelt, kommt dem Gesundheitsverhalten oft eine hohe Bedeutung zu. Geeignete Verhaltensmuster können dazu beitragen, den Eintritt des Risikos zu verhindern, zu verzögern oder abzuschwächen. Gesundheitsfördernde oder Präventivmaßnahmen sind deshalb bei zahlreichen genetischen Risiken nicht weniger wichtig als bei vielen anderen Krankheitsursachen. Allenfalls sind sie häufig von spezifischer Natur und stellen deshalb einen relativ hohen Anspruch an das individuelle Gesundheitsverhalten.

Gesundheitsförderung als Prävention von Massenkrankheiten

Gesundheitsförderung hat zwei Aspekte. Der eine – als Salutogenese bezeichnet – zielt auf die Entwicklung und Förderung des individuellen Gesundheitsverhaltens als Bestandteil von Persönlichkeit und des Stils umfassender Lebensgestaltung. Ohne die Prävention bestimmter Krankheiten anzustreben zielt Salutogenese auf die Entwicklung von Gesundheitswissen, von persönlicher Kontinuität, Kontrollüberzeugung gegenüber Selbst und Umwelt, Gestaltung des eigenen Lebens, und damit auf eine gesundheitsfördernde Lebensführung, die zugleich eine günstige Voraussetzung für ein spezifisches Gesundheitsverhalten mit dem Ziel der Krankheitsprävention ist. Strategien der allgemeinen Gesundheitsförderung erfahren gegenwärtig von der Weltgesundheitsorganisation nachhaltige Unterstützung. Sie sind besonders in den Entwicklungsländern nützlich, weil sie unter vielfältigen, schwer überschaubaren Risikobedingungen ein aktives und flexibles Verhalten und die Vermeidung erkennbarer Gesundheitsrisiken fördern.

Die zweite Zielrichtung von Gesundheitsförderung, die Prävention schwerwiegender oder besonders ausgabenträchtiger Gesundheitsrisiken, hat eine größere Nähe zu meßbaren Erfolgen. Die Gesundheitsindikatoren, die Hinweise für die Schwerpunktsetzung liefern, lassen sich auf demographischer und auf epidemiologischer Ebene definieren. Die eingangs angesprochene (H. Häfner) und im Referat von R. Dinkel eingehend analysierte demographische Prognose zeigt, daß 1950 jeder 7. Deutsche, 1997 jeder 5. Deutsche über 60 Jahre alt war. 2030 wird es bereits jeder 3. sein. Der Anteil der über 64jährigen wird von derzeit 15,4% auf 26,7% im Jahre 2030 steigen. Das Ende der zunehmenden Alterung unserer Bevölkerung mit wachsender Lebenserwartung und sinkenden Geburtenraten ist noch nicht abzusehen.

Die Konsequenzen dieser Entwicklung für das Gesundheitswesen und natürlich auch für die Alterssicherung im Sozialstaat gaben seit langem Anlaß zur Sorge. Morbidität, Inanspruchnahme und Gesamtkosten von Gesundheitsleistungen alter Menschen liegen deutlich über dem Durchschnitt der Gesamtbevölkerung. Mit Sorge wurden die auf dem Vergleich von Periodensterbetafeln gründenden Aussagen der Weltgesundheitsorganisation (1992, s. H. Raspe) aufgenommen, daß mit der Zunahme der Lebenserwartung vor allem im Alter nur die in Krankheit und Behinderung verbrachten Jahre zugenommen hätten. Die Erfahrung einer enormen Zahl gesunder und aktiver alter Menschen scheint dieser Botschaft zu widersprechen. Ihr widerspricht aber nicht nur die Alltagserfahrung. Vergleichende Kohortenanalysen auf der Basis der Mikrozensusbefunde haben R. Dinkel erlaubt, erstmals an der deutschen Bevölkerung zu belegen, daß mit dem Gewinn an Lebensjahren im Alter tatsächlich ein Gewinn an „gesunden" Lebensjahren verbunden ist. Mit wachsender Lebensdauer kommt es zu einem Zusammendrängen der Morbidität am Lebensende und damit zu einem echten Gewinn krankheitsfreier Lebensjahre. Der durchschnittliche Gesundheitszustand der Altersbevölkerung in der BRD hat sich spätestens seit dem Jahr 1970 verbessert. Die Fakten, die dieser neuen Botschaft zugrunde liegen, haben sich vermutlich bereits in einem nicht wahrnehmbaren Ausbleiben eines höheren Kostenanstiegs im Gesundheitswesen niedergeschlagen.

Es war nicht Aufgabe des Symposiums, in Detailprobleme wie die Vorbeugung chronischer Erkrankungen des hohen Lebensalters durch Prävention und frühzeitige Behandlung – etwa Hochdruckbehandlung oder Bewegungstraining – einzutreten. Bedeutsam aber schien der Hinweis, den die Analyse der WHO, der Weltbank und der Harvard School of Public Health (Murray und Lopez; s. Literaturverzeichnis H. Raspe) unter dem Titel „Global Burden of Disease" auf die wichtigsten Gesundheitsrisiken der Länder mit entwickelter Marktwirtschaft gegeben hat. Mittels des Indikators DALY (Disability-Adjusted Life Years), der vorzeitige Mortalität und in gewichteter Form durch Behinderung verlorene Lebensjahre zusammenfaßt, war es möglich geworden zu zeigen, daß die größten Gesundheitslasten dieser Länder auf chronische, degenerative, nicht übertragbare Krankheiten zurückgehen. Unter unveränderten medizinischen und sozialen

Bedingungen werden sie bis zum Jahr 2020 weiter deutlich zunehmen. An erster Stelle stehen neuropsychiatrische Erkrankungen, wobei die depressiven Erkrankungen (major depressive disorder) die Spitze einnehmen, und Demenz und Schizophrenie immerhin noch unter den 10 wichtigsten rangieren. Kaum weniger gewichtig sind kardiovaskuläre, maligne und muskuloskelettale Erkrankungen. Das bedeutet, daß diese Krankheitslasten den Schwerpunkt der Gesundheitsforschung und der Gesundheitsförderung für das kommende Jahrzehnt bilden müssen. Mindestens im Bereich der Public Health-Forschung war die nach der Krankheitslast am höchsten gewichtete Gruppe der neuropsychiatrischen Erkrankungen bisher stark unterrepräsentiert.

Ein substanzielles Problem mit Kostenwirksamkeit im Gesundheitswesen ist nicht nur die Morbidität an diesen Massenerkrankungen, sondern, wie die Referate von H. Raspe und B. Badura deutlich machen, auch ein psychologischer Aspekt: das Gesundheits- und Beschwerdeverhalten und seine sekundären materiellen und immateriellen Kosten in Gestalt unnötiger Leistungen, verlorener Arbeitstage und unnötigen Leidens. Um nur zwei Beispiele zu nennen: 1. Die Periodenprävalenz muskuloskelettaler Beschwerden ohne zugrundeliegende schwere Erkrankung betrug in der westdeutschen Bevölkerung 40%, in der ostdeutschen jedoch mit 27% rund 1/3 weniger (H. Raspe). Hier stellt sich die Vermutung ein, daß ein Mentalitätsfaktor, etwa die Schwelle der Beschwerdetoleranz, und ein Verhaltensfaktor, etwa das Ausmaß von natürlicher Bewegung, einen Erklärungsbeitrag zu den hohen Raten von Beschwerdeprävalenz leisten. 2. Die Jahresprävalenz depressiver Erkrankungen liegt in der Bevölkerung der Bundesrepublik bei rund 10%. Aber noch einmal ein etwa gleich großer Anteil der Bevölkerung gibt in Feld- oder Allgemeinpraxisstudien depressive Beschwerden an, die in ihrem Ausmaß unterhalb der Schwelle einer ICD-Diagnose liegen. Beide Krankheitsbilder – muskuloskelettale Beschwerden und Depressionen – produzieren hohe direkte Kosten, beachtliche Verluste durch Krankheitstage und sekundäre Risiken. Für beide Massenkrankheiten stehen geeignete Präventionsmethoden, die Lebensstilcharakter haben, zur Verfügung. Es ist dringend zu empfehlen, hier Schwerpunkte der Public Health-Forschung im Sinne experimenteller und auf einen breiten Transfer zielender Interventionsprogramme zu setzen.

Kontinuierliche Gesundheitsbeobachtung und Gesundheitsberichterstattung, wie sie H. Raspe in seinem Beitrag direkt, B. Badura und J. Siegrist indirekt fordern, sind für eine moderne Gesundheitspolitik, für Schwerpunktsetzung und Erfolgsprüfung der Gesundheitsförderung und für die Steuerung eines unter schwierigen Bedingungen arbeitenden Gesundheitswesens notwendige Bedingung.

Kostenbegrenzung in der gesetzlichen Krankenversicherung auf der Ebene medizinischen Handelns

Die Vernunft und der Gesetzgeber gebieten, daß der Anspruch auf bedarfsgerechte medizinische Versorgung (§ 141 (1) SGB V) das Maß des notwendigen nicht übersteigen soll. Wie, so fragt M. Arnold in seinem Referat, ist dieses Sparsamkeitsgebot - abgesehen von der inzwischen eingeführten Eigenbeteiligung - gegen eine tendenziell unbegrenzte Nachfrage bei kostenloser Inanspruchnahme und gegen eine Überkapazität von Anbietern mit dem verständlichen wirtschaftlichen Interesse der Leistungsausweitung, durchsetzbar? Unabhängig von der Möglichkeit, durch mehr Markt und Wettbewerb den Zwang zu wirtschaftlichem Handeln zu erhöhen, wurden die Fragen der Kosten des medizinischen und technischen Fortschritts, besonders in Zusammenhang mit neuen Großgeräten, etwa in der Bildgebung, diskutiert. Der Gesetzgeber hat in den zwei NOG (§135 SGB V, 1997) die Aufgabe formuliert, den diagnostischen und therapeutischen Nutzen neuer, aber auch bereits angewandter Methoden und ihre medizinische Notwendigkeit und Wirtschaftlichkeit zu prüfen, ähnlich, wie dies das Arzneimittelgesetz für Medikamente vorsieht. M. Arnold unterscheidet in diesem Zusammenhang zwischen dem Einsatz nichteffektiver Verfahren, den der Gesetzgeber vermindern will, dem Einsatz effektiver Verfahren ohne Indikation - der klassischen Form der Leistungsausweitung mit der Möglichkeit der Honorarsteigerung beim Einzelleistungs-Abrechnungssystem - und dem Nichteinsatz effektiver Verfahren trotz bestehender Indikation, einem schlichten Qualitätsmangel ärztlichen Handelns.

Die materiellen Kosten solchen nicht bedarfsgerechten oder ineffizienten medizinischen Handelns, das sich keineswegs auf die ärztliche Praxis beschränkt, sondern den gesamten Bereich der medizinischen Leistungen umfaßt, lassen sich, wie M. Arnold darlegt, derzeit nicht zuverlässig ermitteln. Der Sachverständigenrat hat 1990 in einem Sondergutachten das Beispiel der unnötig durchgeführten Osteodensitometrie aufgegriffen und die Einsparmöglichkeit ohne gute empirische Grundlage auf 100 Millionen pro Jahr geschätzt. Die begründete Vermutung beachtlicher materieller, aber auch immaterieller Kosten nichteffektiver Verfahren, unterbliebener effektiver Maßnahmen und unwirtschaftlicher, mit dem Effekt unnötiger Leistungs- und Ausgabenerweiterung eingesetzter neuer Verfahren und Technologien, macht das Bedürfnis nach einer nachhaltig verbesserten Datenerfassung und Datenauswertung im Gesundheitswesen deutlich. Analysen von Bedarfsgerechtigkeit und Notwendigkeit diagnostischer und therapeutischer Leistungen und ihrer Kostenaspekte, die eine Zuordnung zu Krankheiten und Kranken erfordern, lassen sich nur auf der Basis von Individualdaten durchführen. Solche Daten stehen in Krankenhausinformationssystemen in zunehmendem Umfang zur Verfügung. Sie sollten in verstärktem Maß von der epidemiologisch-evaluativen Forschung unter Einschluß wirtschaftswissenschaftlicher Aspekte genutzt werden. Was die ambulante Versorgung anlangt, so erfassen die Mitgliedskassen der GKV inzwischen Individualdaten für erbrachte Leistungen. Es ist schwer verständlich und nicht zu verantworten, daß diese Daten zur Zeit nicht zur unabhängigen Analyse mit Hilfe epidemiologischer Evaluationsmethoden zur Verfügung gestellt werden.

Ein Weg, dieses Ziel zu erreichen, sind Qualitätskontrolle und speziell für das ärztliche Handeln das Prinzip der evidence-based medicine. In dieser Zielsetzung treffen sich zwei Entwicklungen unterschiedlicher Herkunft: Die Intention des Gesetzgebers zur Durchsetzung eines am Bedarf optimierten und durch das Maß des Notwendigen begrenzten medizinischen Handelns und die geschichtliche Entwicklung der Medizin zu einem enorm angewachsenen Forschungswissen mit der Tendenz zur Umsetzung in empirisch geprüftes und ergebnisorientiertes ärztliches Handeln.

Die Konsequenz des Prinzips der evidence-based medicine ist das Bemühen um die Konzentration des ärztlichen Handelns auf diagnostische und therapeutische Verfahren, die hinsichtlich ihrer Effektivität geprüft sind. Es ist klar, daß solche Absichten des Gesetzgebers, die in zunehmendem Umfang von der internationalen medizinischen Forschung wahrgenommen werden, im Rahmen eines staatsnahen Instrumentariums schwer präzise abzustecken und umzusetzen (M. Arnold) wären. In den Detailregelungen dazu liegt wahrscheinlich auch nicht die Aufgabe des Gesetzgebers und der staatlichen Verwaltung, aber es gibt hier einzelne Regelungsfelder staatlicher Verantwortung. Ein Beispiel ist der medizinisch gebotene und für die GKV wirtschaftliche Einsatz von Großgeräten.

Ein Teilproblem blieb kontrovers: Die dauerhafte Zulassung der Kostenübernahme für sogenannte alternative Heilmittel und Heilverfahren. Der von den medizinischen Teilnehmern vertretenen Position, daß diese auf Dauer dem Gebot eines wissenschaftlichen gesicherten Wirksamkeitsnachweises und damit dem Erfordernis bedarfsgerechter und sinnvoller Anwendung entsprechen müßten, wenn ihre Kosten weiter von der Solidargemeinschaft oder von staatlichen Beihilfen getragen werden sollen, widersprach G. Haverkate mit verfassungsrechtlichen Argumenten: Wenn die Methoden der Schulmedizin von konsolidierten Minderheiten mit Gründen bestritten würden, so sollten im Rahmen einer konsolidierten Meinungsvielfalt beide Ansichten für vertretbar gehalten werden. Zur Übereinstimmung kam es nicht. In der Diskussion wurde darauf verwiesen (H. Häfner), daß die sogenannte Schulmedizin wie auch die Jurisprudenz für sich in Anspruch nähmen, das kritisch-logische Instrumentarium des menschlichen Verstands ohne Einschränkung zur Klärung ihrer Fragen zu benutzen. Wenn sich Minderheiten weigerten, dieses Instrumentarium und seine wissenschaftslogischen Werkzeuge konsequent auf ihr Forschen und Handeln anzuwenden, so könne diese Weigerung weder im Recht noch in der Medizin auf Dauer als Minderheitenrecht geltend gemacht werden.

Zu einiger Zurückhaltung in diesem Kontext mahnt jedenfalls ein Hinweis aus den Analysen von Indikatoren medizinischer Versorgungsqualität: Patientenzufriedenheit und optimale Erhaltung und Verbesserung des Gesundheitszustands fallen offensichtlich häufig auseinander, etwa im Kurwesen oder wenn die Unterbringung im Krankenhaus Hotelqualität erreicht (H. Raspe). Es ist nicht unwahrscheinlich, daß auch die Zufriedenheit bestimmter Gruppen von Akteuren im Gesundheitswesen und die optimale Wirksamkeit und Wirtschaftlichkeit ihres medizinischen Handelns sich nicht immer befriedigend decken.

Aufkommenssicherung und Kosteneinsparung in der Gesundheitsversorgung durch Rationalisierung

Unter dem Druck notwendiger Kosteneinsparungen, ohne das sozialstaatliche Ziel staatlicher Verantwortung für eine optimale Gesundheitsfürsorge für alle Bürger anzutasten, stellt sich im gesamten Bereich medizinischen Handelns die in mehreren Beiträgen behandelte Frage nach mehr Effizienz bei gleicher oder verbesserter Qualität der Gesundheitsversorgung (G. Gäfgen, M. Arnold, H. Baier, E. Wille). Ohne die Frage der Zusammenhänge dieses Problems mit den rechtlichen und organisatorischen Rahmenbedingungen des Gesundheitswesens bereits aufzuwerfen, erscheint es sinnvoll, hier noch einmal einige Maßnahmen und Vorschläge anzusprechen, die unter dem Grundsatz Rationalisierung vor Rationierung bereits angewandt oder angedacht wurden. Hintergrund sind entweder Erfahrungen mit Reformschritten im eigenen Gesundheitswesen oder Vergleiche mit ähnlichen Maßnahmen in anderen europäischen Ländern oder den USA (M. Schneider).

Wie E. Wille deutlich macht, haben Rationalisierungsmaßnahmen gegenüber der Rationierung von Gesundheitsleistungen den unschätzbaren Vorteil, sich innerhalb ethischer und sozialstaatlicher Regeln, etwa der Verteilungsgerechtigkeit, bewegen zu können, während Rationierung mit dem Zwang zur Aufstellung von Prioritätsregeln wie Wartelisten oder Ausschlußkriterien für Operationen zwingen, ein unterschiedlich großes Maß an Ungleichheit oder Ungerechtigkeit in die Gesundheitsversorgung der Bevölkerung einzuführen.

Die Maßnahmen, die hier kurz und zusammenfassend angesprochen werden, sind nur eine Auswahl der beim Symposium diskutierten und der grundsätzlich möglichen Maßnahmen. Teilweise sind sie in ersten Schritten bereits realisiert, mit Teilerfolgen oder auch erfolglos.

Der Vollständigkeit halber soll die vor allem im politischen Raum diskutierte Entlastung der GKV von krankenversicherungsfremden Leistungen genannt werden. E. Wille schätzt ihre Kosten auf jährlich 4 Milliarden und nennt den Familienausgleich als den gewichtigsten verantwortlichen Faktor,. Mit der Erhöhung der Mehrwertsteuer zum 1. 4. 98 um 1% zugunsten dieses Ziels ist ein wesentlicher Schritt in diese Richtung bereits vollzogen worden. Die Konsequenzen dieses Schritts für die künftige Finanzierungsform der GKV sind noch nicht absehbar. Sie eröffnen jedenfalls den politisch unterschiedlich bewerteten Weg für eine Mischfinanzierung, die ein Auffangen der aus demographischen und wirtschaftlichen Gründen sinkenden Beitragseinnahmen des Solidarsystems durch einkommensabhängige Steuermittel und damit durch die Gesamtheit der Bürger nach ihrer steuerlichen Leistungsfähigkeit erlauben würde. Für das Gesundheitssystem, die GKV, entstünden daraus keine schwerwiegenden ordnungspolitischen Probleme. Anders jedoch für die Rentenversicherung, die mit der Beitragsabhängigkeit der Renten auch eine verdienst- oder einzahlungsbezogene Schichtung der Höhe der Rentenleistung gewährleistet. Das aber ist nicht unser Thema.

Maßnahmen, die auf der ökonomischen Ebene eingesetzt werden sollen, sind Anreize, die wirtschaftliches Handeln bei der Gewährung und der Inanspruchnahme von Leistungen fördern, beispielsweise bei den Leistungserbringern den Anreiz zur Mengenausweitung von Leistungen beseitigen. Das ist inzwischen für die ärztlichen Leistungsentgelte und Verschreibungen durch die Bemessung an Durchschnittswerten im Rahmen der Budgetverteilung der kassenärztlichen Vereinigungen in einer Form eingeführt worden, die weder marktwirtschaftlich gestaltet noch qualitätsneutral ist. Bei den Leistungsnehmern ist ein erster bescheidener Schritt in die richtige Richtung mit der Eröffnung der Möglichkeit der partiellen Beitragsrückgewähr bei Nichtinanspruchnahme von Kassenleistungen getan worden. Bei der stationären Versorgung ist das unheilvolle Prinzip der Quersubventionierung (M. Arnold) durch aufwand- und leistungsbezogene Teilpflegesätze aufgebrochen worden. Es bleibt abzuwarten, ob diese fragmentarischen Öffnungen gegenüber Marktprinzipien die gesetzten Ziele erreichen werden. Diskutiert wurde kurz auch der Ersatz des Sachleistungs- durch das Kostenerstattungsprinzip und der Einzelleistungsvergütung durch eine Pauschalvergütung, ohne daß sich daraus unmittelbar realisierbare Perspektiven im Rahmen der diskutierten Marktmodelle ergaben.

Die medizinnäheren Vorschläge kristallisierten sich um das Prinzip eines effizienten Einsatzes medizinischer Ressourcen (G. Gäfgen). Als eine der Möglichkeiten wurde der Übergang von der „Ein-Mann-Praxis“ mit hohen Transfer- oder Fixkosten und geringer Kompetenz in medizinischen Spezialproblemen zu unterschiedlichen Formen (der vom Partnerschaftsgesetz rechtlich abgesicherten Möglichkeiten) des Zusammenschlusses mehrerer Ärzte und verschiedener Spezialitäten diskutiert. Eine der leitenden Ideen ist die Verkürzung der Wege und der Zeit zwischen dem Erstkontakt des Patienten und den ggf. notwendigen Spezialuntersuchungen oder -behandlungen. Der Nachteil ist die Erleichterung der Überweisung zum Facharzt. Doch damit ist eine andere mögliche Maßnahme, die Wirtschaftlichkeit der ärztlichen Versorgung zu verbessern, angesprochen: der sogenannte Gateway vom Allgemeinarzt zum Facharzt und zur stationären Behandlung im Krankenhaus. Vergleichsuntersuchungen der Kosten bestimmter Komponenten von Gesundheitssystemen in europäischen Ländern (M. Schneider) zeigen nämlich, daß ein gut etabliertes Primärarztsystem – in Deutschland der Kassenarzt -, das die volle Kontrolle der Überweisung von Patienten in fachärztliche Behandlung und ins Krankenhaus in Händen hält, eindeutig kostengünstiger ist. Die Qualitätsaspekte der Systemkomponente eines primärärztlich streng kontrollierten Zugangs zum Krankenhaus und zur fachärztlichen Behandlung sind noch nicht hinreichend untersucht. Gesichert erscheint jedoch, daß eine Einbindung der gesamten fachärztlichen Tätigkeit in das Krankenhaus deutliche Kostenspareffekte aufweist, und zwar aus zwei Gründen: Einer besseren Kapazitätsauslastung der diagnostischen und therapeutischen Einrichtungen der Krankenhäuser mit entsprechend geringen Fixkosten, zum anderen wegen der niedrigeren Hürde zur ambulanten Behandlung, was sich besonders bei den ambulanten Operationen auswirkt. Ein Blick auf das Gesundheitswesen in Deutschland mit seiner hohen Dichte niedergelassener Fachärzte außerhalb der Krankenhäuser läßt jedoch rasch erkennen, daß hier ein totaler Systemwandel nicht zu erwarten ist. Die vom Gesetzgeber bereits eingeleiteten kleinen Anpassungsschritte gehen mindestens in die richtige Richtung, ohne daß wir ihre Wirkung auf medizinische Qualität, Patientenzufriedenheit und ökonomische Effizienz bereits hinreichend kennen würden.

Der letzte hier zu erwähnende Rationalisierungsweg – er wurde in mehreren Beiträgen und Diskussionsbemerkungen aufgegriffen – betrifft noch einmal den effizienten Einsatz medizinischer Ressourcen, und zwar mit Blick auf die medizinische Wirksamkeit erstattungsfähiger Leistungen. Dieses Problem, das im Kontext von evidence-based medicine bereits angesprochen und in Bezug auf die sogenannte Alternativmedizin unter dem Verfassungsgebot des Minderheitenschutzes kontrovers diskutiert wurde, wird von Wirtschaftswissenschaftlern unvoreingenommener gesehen. Bei einem limitierten Ressourcenplafond ist nicht nur die kostenintensivere Alternative bei gleicher medizinischer Effektivität nicht erlaubt, sondern auch der Ausschluß von Maßnahmen, die medizinisch wirkungslos sind, geboten (E. Wille). Damit ist die Bereinigung des Leistungskatalogs der GKV von wirkungslosen Maßnahmen gefordert (E. Wille). Ein diesem Ziel dienendes Instrumentarium sind Positiv- oder erweiterte Negativlisten. Aber, und das sieht auch der Wirtschaftswissenschaftler, diesem Gebot stehen schwer überwindbare Widerstände im Wege. Der gemeinsame Ausschuß der Ärzte und Krankenkassen, dem der Gesetzgeber die Aufgabe der Entscheidung über die Erstattungsfähigkeit von Leistungen in der GKV übertragen hat, kann die notwendige wirtschaftliche und medizinische Reform der GKV unter dem Prinzip einer konsequenten Annäherung an einen effizienten ökonomischen und medizinischen Einsatz der verfügbaren Ressourcen kaum in wesentlichem Umfang leisten; für diesen Eingriff in einen Interessenkonflikt entbehrt er der demokratischen Legitimation (R. Pitschas). Hier ist nicht nur die konsequente Weiterentwicklung der medizinischen Forschung in Richtung auf eine evidence-based medicine auch im Bereich alternativer Heilverfahren geboten, ein Ansatz, dem verfassungsrechtliche Bedenken sicher nicht im Wege stehen. Hier ist auch die demokratische Legitimation und die Vorgabe von Entscheidungsrichtlinien durch die Politik gefordert.

Strukturelle und administrative Reformen des Gesundheitswesens

Historisch gesehen ist die gesetzliche Krankenversicherung auf dem Hintergrund ihrer europäischen Ideen- und Sozialgeschichte unter Bismarck nicht zur Daseinsfürsorge, sondern zur Behebung unmittelbarer sozialer Not entwickelt worden. Am Anfang stand, wie P. Manow in seiner historischen Analyse der gesetzlichen und administrativen Entwicklung aufzeigt, die Arbeiterversicherung und nicht eine Volksversicherung. Dazu wurde die GKV erst in der Zeit nach dem 2. Weltkrieg. Von Beginn an zeigte die GKV eine ständige Expansion ihrer Leistungsbreite und der beteiligten Bevölkerungskreise. Die größten Expansionsschritte waren der Einschluß der Familienmitglieder des Beitragszahlers und der Einschluß der Rentner und der Landwirte in den Kreis der Leistungsberechtigten.

Der Verzicht auf Bedürfnisprüfung, die Einführung des gleichen Rechts auf Leistung aus der GKV beseitigte die diskriminierende Armenhilfe und realisierte insoweit das Prinzip der Verteilungsgleichheit. Was die Ausweitung der Leistungen angeht, so führte nicht nur die Einführung von Mutterschafts-, Wochenhilfe und Sterbegeld zu höheren Ausgaben, sondern v.a. der enorme relative und absolute Anstieg der medizinischen Dienstleistungen und ihrer Kosten. Die GKV entwickelte sich von einer Arbeiterkasse, die in erster Linie Krankengeldzahlungen leistete, zu einer Volksversicherung, die nur noch 7% ihrer Ausgaben für Krankengeld aufwendet (P. Manow). Das wachsende Mißverhältnis zwischen der Zahl der Anspruchsberechtigten, der Leistungen und ihrer Kosten auf der einen Seite und der Einnahmen auf der anderen Seite resultiert nicht nur aus dem medizinischen Fortschritt, dem demographischen Wandel und den wachsenden Ansprüchen von Leistungsnehmern und Leistungserbringern, sondern auch aus einem ordnungspolitischen Systemmerkmal.

Als Arbeiterversicherung unter historischen und zeitgeschichtlichen Bedingungen organisierter Solidarität geschaffen (P. Manow) und unter den in der preußischen Staatsverwaltung realisierten Hegelschen Ideen gestaltet, wurde und blieb die GKV ein lohn- oder gehaltsabhängig finanziertes Solidarsystem. Die zunächst gewaltige, dann aber stark schrumpfende Zahl von Krankenkassen wurde in einem immer weiter differenzierten kooperativen System mit Ärzteverbänden und Kammern staatlich geregelt und in begrenztem Umfang auch gesteuert. P. Manow spricht in diesem Zusammenhang von Organen mittelbarer Staatsverwaltung und bezeichnet die entsprechenden Kammern, Verbände oder Ausschüsse als semi-autonome, staatsnahe Körperschaften. Damit haben wir ein System sozialstaatlicher Gesundheitsversorgung vor uns, das sich von den sozialistischen Systemen eines staatlichen, kollektivierten Gesundheitswesens (z.B. die GUS-Staaten) oder von einem staatsgetragenen nationalen Gesundheitsdienst (z.B. Schweden, Norwegen, Finnland) auf der einen Seite und einem überwiegend marktorientierten Gesundheitsdienst (z.B. USA, Schweiz) auf der anderen Seite deutlich unterscheidet.

Dieser Zwangsversicherung mit ihren Zwangskörperschaften, die allerdings nur noch rund 50% der erwachsenen Bevölkerung umfaßt (H. Zacher), ist derzeit das wichtigste staatliche Gestaltungs- und Steuerungsinstrument des Gesundheitswesens. Die private Krankenversicherung, die eigentlich eine marktorientierte Form der Gesundheitsversicherung anbietet, ist in zahlreiche staatliche Regelungen eingebunden und derzeit noch gezwungen, zur Subventionierung ambulanter und stationärer Leistungserbringung dort beizutragen, wo die Leistung der GKV durch Budgetierung oder andere Sparmaßnahmen beschränkt sind.

Die körperschaftliche Verfaßtheit der Angebots- und Nachfrageseite und die Konzentration staatlicher Steuerungs- und Reformmaßnahmen auf kooperative Akteure entwickelte sich zu einem zentralen, durchaus kontrovers diskutierten Thema.

Durch einen Vergleich der Gestaltung des Gesundheitswesens europäischer Länder und der Verantwortungsteilung zwischen Leistungsnehmern (Patienten), Leistungserbringern (Arzt), Finanzierungsträgern (Versicherungen) und Staat demonstrierte M. Schneider die Vor- und Nachteile der verschiedenen Gesundheitssysteme. Die Mehrheit der Mitgliedsstaaten der EU folgte der Vorstellung einer umfassenden sozialen Verantwortung des Staates für die Gesundheitsversorgung, wobei der Verantwortung des Bürgers für seine Gesundheit, der freien Arztwahl, einem ausreichend wirksamen und wirtschaftlichen Versicherungsschutz und der Gewährung von Leistungen unabhängig von der Zahlungsfähigkeit des Klienten als Qualitätskriterien Bedeutung zugemessen werden. Das System einer sozialen Krankenversicherung, das den Vorteil der freien Arztwahl mit dem Risikoausgleich verbindet, ist offenbar allenthalben schwer zu steuern und noch schwerer einer tiefgreifenden Reform oder gar einer Systemänderung zu unterziehen. Mehrere Mitgliedsstaaten, Dänemark, Schweden, Finnland, Irland, Italien, Spanien, Portugal und Griechenland, haben die soziale Krankenversicherung in jüngerer Zeit in einen nationalen Gesundheitsdienst umgestaltet. Der Effekt ist eine stärkere Steuerfinanzierung bei geringerem Anteil der Beitragsfinanzierung, mit der Folge auch von mehr öffentlicher Verwaltung, mehr Hierarchie, weniger Markt, weniger Selbstverwaltung und weniger Freiheit für den Kranken. Der auf allen Entscheidungsebenen von Gestaltung, Steuerung und Regulierung über die Finanzierung und die Leistungserbringung vom Staat getragene Gesundheitsdienst erleichtert es, die Ausgaben zu begrenzen. Aber die Effizienz auf der Mikroebene ist fragwürdig. M. Schneider registriert weniger Produktivität und Qualität in der Patientenversorgung, längere Wartelisten, geringere Wahlfreiheit und sinkende Patientenzufriedenheit. Mit dem Weißbuch von Margaret Thatcher (1989) sind deshalb im britischen Gesundheitsdienst interne Marktmechanismen eingeführt worden, die sich nicht wie im deutschen Gesundheitssystem auf korporativ organisierte Akteure, sondern auf das Angebotsverhalten des einzelnen Arztes konzentrieren. Inzwischen hat die Labourregierung neue, überwiegend gegensätzliche Reformen in Gang gesetzt, deren Erfolg noch nicht beurteilbar ist, die aber ähnlich wie Margaret Thatchers Versuche der Ausgabensteuerung bereits Nachahmer gefunden haben. Die rasche Aufeinanderfolge dieser ordnungspolitischen Eingriffe in das Gesundheitswesen macht auf dem Hintergrund der gemeinsamen sozialstaatlichen Orientierung der EU-Länder die Schwierigkeit der Regierungen deutlich, System, Organisation und Steuerung des Gesundheitswesens unter den gegenwärtigen Bedingungen optimal zu gestalten; denn die Ziele der beteiligten politischen Parteien sind weitgehend ähnlich.

Konsequenter als alle anderen Referenten leitete R. Pitschas die Notwendigkeit einer grundlegenden Reform des deutschen Gesundheitswesens aus dem gesamten europarechtlichen Gefüge und besonders aus den Empfehlungen der OECD ab. Er zitierte die Empfehlungen zu mehr Markt in Gestalt des aktiven Einkaufens von Gesundheitsleistungen anstelle passiver Finanzierung mit dem Ziel einer Effizienzsteigerung der Leistungserbringer. Ein derart neustrukturiertes Gesundheitswesen in einem sozial gebundenen Wettbewerbsrahmen mit erheblich verstärkter Eigenverantwortung der Bürger, so meinte er, werde den Herausforderungen der veränderten Rahmenbedingungen besser gewachsen sein; es werde auch dem deutschen und europäischen Verfassungs-, Sozial-, Gesundheits- und

Wettbewerbsrecht gerecht. Er sieht die Versuche des Gesetzgebers, mehr Eigenverantwortlichkeit der Bürger und mehr Markt im deutschen Gesundheitssystem einzuführen, meint aber, daß gleichzeitig mehr „solidarische" und institutionell-bürokratische Korsettstangen eingezogen wurden. Die Kernelemente der fortgesetzten Gesundheitsreform, Modellvorhaben und Strukturverträge, schafften in seiner Sicht ständig neue rechtliche Rahmenbedingungen, die sich inzwischen zu einem breit- und tiefgefächerten Regelungssystem – das er als „Verhau" bezeichnet – entwickelt haben. Diese ausdifferenzierte Verrechtlichung wirkt seiner Meinung nach lähmend auf die Akteure im Gesundheitswesen.

Pitschas sieht in der Förderung der Gesundheit eine vom Grundgesetz geforderte Kernaufgabe des modernen Staates. Daraus leitet er auch die Steuerungsermächtigung des Gesetzgebers für eine jederzeit funktionsfähige Krankenversorgung und zur Eingliederung der ärztlichen Leistungserbringer in das solidarisch finanzierte Leistungssystem ab. Aber vorrangig liege der Gestaltungsverantwortung das Freiheitsprinzip der Verfassung und die von diesem aufgegebene Verantwortungsteilung für die Gesundheitsversorgung zwischen Bürger, Markt und Staat zugrunde. Das europäische Gesundheitsrecht verstärkt in seiner Sicht den freiheitsrechtlichen gegenüber dem sozialstaatlichen Denkansatz im Recht auf gesundheitliche Integrität. Insofern sieht R. Pitschas, wie schon im Abschnitt „Der Verfassungsrang von Gesundheit und die staatliche Verantwortung für Gesundheitspflege" (S. 378 f.) erwähnt, im Grundgesetz nicht nur ein Abwehrrecht für gesundheitliche Integrität gegen staatliche Eingriffe, sondern auch ein positives Gestaltungsgebot realisiert. Im Endergebnis ist für R. Pitschas Gesundheit primär personale Eigenverantwortung des Bürgers, der sich Gesundheitsleistungen über den Markt zu besorgen hat. Der Staat hat eine Ausfallbürgschaft für jene zu übernehmen, die, aus welchen Gründen auch immer, nicht in der Lage sind, dies zu tun. Das Freiheitsprinzip verlangt aus seiner Sicht, die GKV auf ein Mindestniveau der Gesundheitssicherung bei gegebener Verteilungsgerechtigkeit zu beschränken. Vor dieser subsidiären Verantwortung des Staates steht die Eigenverantwortung des Bürgers und der Markt der Anbieter. Der Unterschied dieses subsidiären Systems zum solidarisch finanzierten Gesundheitsschutz liegt darin, daß die Leistungen der GKV nur nach Behandlungsbedürftigkeit und nicht nach Regeln des freien Wettbewerbs erbracht werden.

Die Forderung nach einer konsequenten Ausweitung der Eigenverantwortung des Bürgers, der extensiven Privatisierung des Gesundheitsschutzes unter Zurückdrängung wohlfahrtsstaatlicher Sicherung und staatlicher Gestaltungsmacht auf ein „Mindestniveau" der Gesundheitssicherung fand in der Diskussion Widerspruch aus der kassenärztlichen Bundesvereinigung (Ohnesorge), von der Spitze der Landesärztekammer (Kolkmann), aber auch aus verfassungsrechtlicher und sozialrechtlicher Perspektive (H. Zacher). Die Reformfähigkeit des korporatistischen Systems unter Stärkung der Eigenverantwortlichkeit des Bürgers und der Einführung funktionsfähiger Marktmechanismen wurde von mehreren Teilnehmern des Symposiums wesentlich optimistischer beurteilt als von R. Pitschas. Offen blieb die Frage, ob das europäische Wettbewerbsrecht nicht unerwartet zu tiefgreifenden Systemänderungen zwingt, dann nämlich, wenn die

Krankenkassen als Betriebe definiert dem europäischen Wettbewerbsrecht unterworfen werden. In der juristischen Beurteilung dieses Sachverhaltes zeigten sich Unterschiede.

Als Konsequenz des geforderten Systemwandels zu einem neustrukturierten Gesundheitswesen mit erheblich verstärkter Eigenverantwortung und Abbau der lähmend wirkenden Verrechtlichung stellte R. Pitschas zwei Gruppen von Forderungen auf – solche, die der Gesundheitsversorgung und jene, die der Gesundheitsförderung dienen:

1. Die schrittweise Aufhebung der Zulassungsbeschränkung für ärztliche, zahnärztliche und pharmazeutische Berufe;
2. Die Wettbewerbsorientierung des gesamten Gesundheitswesens mit Gewährleistung der nach seiner Sicht vom Freiheitsprinzip der Verfassung aufgegebenen Verantwortungsteilung zwischen Bürger, Markt und Staat;
3. Die Beschränkung auf ein gleiches Mindestniveau der sozialstaatlich gewährleisteten Gesundheitssicherung mit Zwang zur ständigen Überprüfung des Leistungskatalogs;
4. Die Integration von Gesundheitsförderung oder Public Health in das Gesundheitswesen mit dem allerdings noch unausgeformten Vorschlag zum rechtsförmigen Anschluß geeigneter Institutionen;
5. Die Aktivierung des öffentlichen Gesundheitsdienstes für die Aufgaben der Gesundheitsförderung, der Gesundheitsvorsorge und der Gesundheitsberichterstattung;
6. Die Entwicklung von Rechtsvorschriften, die einer angemessenen Gestaltung und Absicherung dieser Aufgaben dienen und ein Gleichgewicht zwischen dem Prinzip der Sozialstaatlichkeit und dem Freiheitsprinzip gewährleisten.

Ein Vorschlag, der sich hier unmittelbar anschließt, ist die Forderung, ein Gesundheitsgesetzbuch als Rechtsrahmen unter Lichtung des Dickichts der kaum noch überschaubaren gesetzlichen Regelungen niederzulegen, das durch seine Einfachheit und Klarheit einen Beitrag zur verständlichen und zweifelsfreien Gestaltung und Steuerung des Gesundheitswesens leistet.

Verständlicherweise wurde die je nach Sichtweise progressive oder konservative, in jedem Fall aber stark liberalistische Konzeption eines veränderten Gesundheitswesens nicht im vollen Konsens diskutiert. Zwar teilten die meisten Gesprächsteilnehmer einige der ausgesprochenen Bedenken, etwa jene gegen die Zulassungsregelungen im Kassenarztrecht im Hinblick auf Verfassung und europarechtliche Gebote der Freiheit der Berufsausübung. Weniger Akzeptanz fand die These, das europäische Gesundheitsrecht verstärke den freiheitsrechtlichen gegenüber dem sozialstaatlichen Ansatz in einem Maße, das die Subsidiarität des Staates auf ein gesundheitliches Mindestniveau – im wesentlichen die Sicherung gegen schwere Risiken – beschränke und alles andere der Eigenverantwortung des Bürgers zuweise. Das würde bedeuten, daß sich der Bürger den größten Teil des Gesundheitsschutzes in personaler Eigenverantwortung in Gestalt von Gesundheitsleistungen auf dem Markt zu besorgen hätte, während der Staat die Ausfallbürgschaft für jene zu leisten hätte, die dazu nicht in der Lage sind. Die staatlichen Subsidiaritätssysteme zur weitgehend privatwirtschaftlich organisierten obligatorischen Krankenversicherung in der Schweiz oder den Niederlanden (M. Schneider) sind Beispiele dafür. Was die von R. Pitschas vorgeschlagenen Steuerungsinstrumente unter dem Ziel einer Ausgabensenkung und Qualitätsverbesserung angeht, so war hier etwas mehr Konsens zu erzielen. Aber diese waren nur zum bescheidenen Teil wirklich revolutionär und neu: Die Einführung einer ergebnisorientierten Anreizstruktur und Förderung der Entscheidungskraft der Patienten im Gegensatz zu Beschränkungen der Wettbewerbs- und Anreizelemente auf der Ebene der Versicherer. Instrumente dazu könnten beispielsweise Risikozuschläge einerseits, Selbstbehalt, Beitragsermäßigung und Beitragsrückgewährung andererseits sein. Auch die Einwirkung auf die ärztliche Vergütung, die eine Ertragssteigerung durch Mengensteuerung ausschließt und schließlich der Verzicht, die Versorgungs- und Budgetverantwortung auf die Leistungserbringer zu beschränken, wurden genannt.

In der offenen Perspektive von Einkaufslösungen bietet sich naturgemäß das vom Gesetzgeber optional zugelassene managed care-System an, ein integriertes Modell von Versicherern und ärztlichen Leistungserbringern, das erlaubt, Gruppenkontrakte über definierte Gesundheitsleistungen einzuwerben. Das Problem, das sich inzwischen v.a. in den USA mit den Gruppenabschlüssen dieser integrierten Anbietersysteme teilweise scharf gestellt hat, ist der aus der Gewinnerzielungsabsicht resultierende Einkauf günstiger Risiken und damit der Ausschluß schwerer Gesundheitsrisiken. Nicht nur bei diesen Organisationsformen marktwirtschaftlicher Gesundheitsversorgung, sondern bei allen Institutionen, die in der Lage sind, eine vorteilsorientierte oder latente Risikoselektion zu betreiben - stellt sich die Frage, des Risikostrukturausgleichs. Das gilt beispielsweise auch für den neuerdings eingeführten und funktionell durchaus erfolgreichen Wettbewerb der gesetzlichen Krankenkassen. Der Gesetzgeber hat ihn für die im Wettbewerb stehenden Kassen eingeführt und damit notwendigerweise die Dynamik der durch den Wettbewerb vermittelten marktwirtschaftlichen Reformkräfte geschwächt. Gibt es eine bessere Lösung? Ist die sozialstaatliche Subsidiaritätsverantwortung des Staates, wie sie von R. Pitschas gesehen wird, die günstigere Alternative? Im Gegenteil, sie muß dazu führen, daß den marktwirtschaftlich orientierten Akteuren im Gesundheitswesen die Profitmaximierung durch Auswahl der kleineren Risiken und der ertragsstärkeren Leistungen zufällt, während dem Staat die subsidiäre Verantwortung für die schweren Risiken und die kostenungünstigen Leistungen verbliebe. Es ist verständlich, daß dieser auf das Bedürftigkeitsprinzip schrumpfenden sozialstaatlichen Gesundheitsversorgung die Position erfolgreicher Reformierbarkeit des korporatistisch organisierten und als Volksversicherung funktionierenden sozialstaatlichen Gesundheitswesens mit begrenzter Öffnung für marktwirtschaftliche Komponenten entgegengehalten wurde (Kolkmann, Ohnesorge).

Entwicklung der Gesundheitsausgaben und der Staatsquote im Vergleich demokratischer Industrieländer

Nicht nur nach den Symptomen steigender Gesundheitsausgaben - die Deutschland nach den USA und der Schweiz per capita an die 3. Stelle aller Länder gebracht haben (1996: USA 3839 $, Schweiz 2499 $, Deutschland 2278 $/3870 DM pro Einwohner für Arztbesuche, Medikamente und Heilmittel, andere Therapien und Krankenhausaufenthalte; Quelle: OECD 1998) - sondern auch nach den Ursachen auf der Ebene politischer Gestaltungsprozesse fragte M. Schmidt in einem Vergleich von 21 Demokratien in 35 Jahren (1960/61-1995). In allen demokratisch verfaßten Industrieländern, so sein Ergebnis, hat das Gesundheitswesen wesentlich, aber mit großen Unterschieden, im Wachstumstempo und in der relativen Höhe der Ausgaben zum Anstieg der Staatsquote beigetragen. Die Wachstumsdynamik ist noch nicht gebrochen.

Faktoren, die mit der Steigerung der Gesundheitsausgaben verbunden waren, sind in den untersuchten Ländern der EU eine besonders hohe Staatsquote, ein besonders hohes Niveau wirtschaftlicher Entwicklung und verfügbarer Budget-Mittel und hohe Arbeitslosenraten. Auf der politisch-administrativen Ebene erwies sich das Ausmaß der Verlagerung vom Markt zum Staat und das Alter der Demokratie und die hiermit zusammenhängende Chance der Bildung stabiler Sonderinteressengruppen, sogenannter Verteilungskoalitionen, als ein expansiver Faktor. Schließlich führte die Regierungsbeteiligung von Linksparteien eher zu expansiver Entwickung der staatlichen Gesundheitsausgaben, während ein „national health service factor", d.h. die Organisation und Steuerung aller Ebenen des Gesundheitswesens durch den „Alleinunternehmer" Staat wie in Großbritannien verständlicherweise die Gesundheitsausgaben zu reduzieren vermag. Der private Teil der Gesundheitsausgaben wurde durch eine fortgeschrittene wirtschaftliche Entwicklung und damit durch den finanziellen Wohlstand der Bevölkerung gesteigert. Gleiche Effekte kamen durch schwache Linksparteien, durch schwache Gatekeeperstrukturen (leichter Zugang zu Facharzt und Krankenhaus) der Primärversorgung und durch für die Privatwirtschaft freundliche Bedingungen des Gesundheitsmarktes nach dem Muster des US-Gesundheitswesens zustande.

Diese innovative Analyse, die einen Einblick in die Faktoren und Prozesse gewährt, die der Ausgabensteigerung auf beiden Seiten, der staatlichen und privaten, im Gesundheitswesen zugrunde liegen, macht verständlich, weshalb M. Schmidt durch seine Analysen zur Folgerung kommt: „Die Kostendämpfungspolitik hat die Fundamente der Gesundheitsausgaben in der Regel nur berührt, aber nicht wirklich bewegt oder beseitigt". Die Barrieren gegen eine wirklich effektive Reform des Gesundheitswesens sind viel tiefer verankert und viel schwieriger zu beseitigen, als jene Hindernisse, auf die sich die konventionelle Kostendämpfungspolitik eingestellt hat.

Schluß

Damit wendet sich am Ende des Symposiums der Blick wieder zurück auf den Beginn, auf die Analyse der historischen Entstehung von Ideen, ihrer ethisch-humanitären Bewertung und ihrer staatsphilosophischen Tradition. Dieses sehr europäische Gedankengut steht zu einem wesentlichen Teil hinter den durchaus unterschiedlichen politischen Prozessen, die als Kausalfaktoren die Entwicklung des Gesundheitswesens und seiner Kosten in den europäischen Ländern vorangetrieben haben. Es steht in komplementärer Weise hinter der Entwicklung jener Anspruchsmentalität, die den Bürger dieser Staaten zu extensiven Leistungen ihres Gesundheitswesens brachte. Die Ansprüche und Erwartungen, die sich offensichtlich vom Optimum der Solidarität als Verantwortung des Einzelnen für das Ganze, als Eintreten des Schwächeren für den Stärkeren deutlich emanzipiert haben, beeinflussen in einem Prozeß gegenseitiger Verstärkung die Überzeugungen und Ziele von Politikern und Parteien, die dann ihrerseits durch ihr politisches Handeln das Sozialstaatsprinzip zur umfassenden Daseinsvor- und fürsorge ausgeweitet und so wiederum zur Stärkung der Anspruchsmentalität der Bürger beigetragen haben.

Neu in diesem Auffschaukelungsprozeß wachsender Ansprüche, Leistungskataloge und Gesundheitsausgaben ist der Einbruch von Entwicklungen, die zur Sparsamkeit, zum Abbruch der expansiven Trends und längerfristig auch zu Systemänderungen zwingen. Damit ist das Nachdenken in Gang gekommen, Nachdenken über die gesetzliche Krankenversicherung, über die Struktur und Finanzierung des Gesundheitswesen, die Gesundheitspflege insgesamt und über die Ausgestaltung des Sozialstaatsprinzips. Der Sachverständigenrat für die konzertierte Aktion im Gesundheitswesen wurde mit der Aufgabe der Politikberatung im nötigen Reformprozeß geschaffen. Er hat mit seinen Analysen nicht nur der Politik Anregungen und Vorschläge für Steuerungsinstrumente in die Hand gegeben, sondern auch erste Schritte zu einem tiefer greifenden Verständnis der Zusammenhänge vermittelt.

Es ist richtig, wenn G. Gäfgen kritisiert, die Politik sei wegen des Zwangs zu rasch sichtbaren Erfolgen in der Versuchung, kurzsichtige Schritte zu tun und dauerhaft Problemlösungen aufzuschieben. Es ist richtig, daß bisher keine durchgreifenden Reformen in Gang gekommen sind. Dennoch sind die Voraussetzungen besser denn je, denn in weiten Kreisen der denkenden Bevölkerung ist ein Problembewußtsein entstanden, das tiefer sieht und weiter reicht, als die bisher realisierten Reformansätze erkennen lassen. Die Krise hat auch dazu beigetragen, daß erste Ansätze einer Mentalitätsänderung erkennbar sind. Schließlich läßt sich auch die als eigensüchtig kritisierte Mentalität der Selbstverwirklichung für die Motivation zu verbessertem Gesundheitsverhalten gewinnen, denn Gesundheit, Kraft, gutes Aussehen und sportliche Leistungsfähigkeit sind hochbewertete Ziele der so kritisierten Generation. Dieser gesundheitsförderliche Prozeß ist sogar deutlich in Gang gekommen.

Der entscheidende Beitrag zum Anstoß und zur Schaffung der Grundlagen für eine Verbesserung der Gesundheitsförderung und für die Reform des Gesundheitswesens ist die Vertiefung und Verbreiterung unseres Wissens. Dieses Wissen, und das hat das Symposium „Gesundheit, unser höchstes Gut?" deutlicher gezeigt, als jede Veranstaltung zu diesem Thema je zuvor, kann nur in der konzeptuell geleisteten Zusammenarbeit der beteiligten Disziplinen erarbeitet werden. Der fachübergreifende Forschungsbedarf ist hier erheblich. Dringend ist aber auch der Bedarf nach kontinuierlicher Datenerfassung als Grundlage für eine medizinische und eine ökonomische Gesundheitsberichterstattung. Hier ist nicht nur der Staat zur Finanzierung, sondern hier sind die Akteure, v.a. die GKV zur intensiven Mitarbeit und Unterstützung aufgefordert.

Schließlich ist eine bessere Information über die Gesundheitsförderung und über das Gesundheitswesen und seine Probleme notwendig. Zu diesem Thema hat diese Tagung nicht nur wesentliche Beiträge zusammengetragen und in der offenen, kritischen Diskussion der Experten einer abgewogenen Betrachtung nähergebracht. Von besonderer Bedeutung ist auch, daß einige der Beiträge substanzielle neue Erkenntnisse präsentierten, etwa in der Frage, ob die mit verlängerter Lebenserwartung gewonnenen Jahre im Alter Jahre der Krankheit oder Jahre der Gesundheit sind. Auch zur Frage nach den politischen, wirtschaftlichen und sozialen Faktoren, die in den europäischen Ländern, aber auch in Deutschland zur Ausweitung der Gesundheitsleistungen und der Gesundheitskosten beitrugen, wurden neue und sehr lehrreiche Forschungsergebnisse vorgelegt. So können wir nur hoffen, daß die Texte dieses Symposiums in viele verständige Hände kommen und dort Wissen, Einsicht und Anstoß für die Weiterentwicklung der Reform des Gesundheitswesens in Deutschland vermitteln.